# 朔伊尔
# 肝脏活检病理解读

Scheuer's Liver Biopsy Interpretation

（第 9 版）

原　著　Jay H. Lefkowitch
主　译　袁　农
副主译　董　蕾　孙明瑜
主　审　王泰龄

人民卫生出版社

**图书在版编目（CIP）数据**

朔伊尔肝脏活检病理解读 /（美）杰伊·勒夫科维奇（Jay H. Lefkowitch）著；袁农主译 . —北京：人民卫生出版社，2016

ISBN 978-7-117-23820-5

I.①朔⋯　II.①杰⋯　②袁⋯　III.①肝疾病 - 活体组织检查 - 病理学　IV.①R575.02

中国版本图书馆 CIP 数据核字（2016）第 310797 号

| | | |
|---|---|---|
| 人卫智网 | www.ipmph.com | 医学教育、学术、考试、健康，购书智慧智能综合服务平台 |
| 人卫官网 | www.pmph.com | 人卫官方资讯发布平台 |

**朔伊尔肝脏活检病理解读**

主　　译：袁　农

出版发行：人民卫生出版社（中继线 010-59780011）

地　　址：北京市朝阳区潘家园南里 19 号

邮　　编：100021

E - mail：pmph @ pmph.com

购书热线：010-59787592　010-59787584　010-65264830

印　　刷：北京顶佳世纪印刷有限公司

经　　销：新华书店

开　　本：787×1092　1/16　印张：27

字　　数：726 千字

版　　次：2017 年 5 月第 1 版　2018 年 9 月第 1 版第 2 次印刷

标准书号：ISBN 978-7-117-23820-5/R·23821

定　　价：198.00 元

打击盗版举报电话：**010-59787491**　　**E-mail：WQ @ pmph.com**

（凡属印装质量问题请与本社市场营销中心联系退换）

# 朔伊尔
# 肝脏活检病理解读
## Scheuer's Liver Biopsy Interpretation
### （第9版）

原　著　Jay H. Lefkowitch

主　译　袁　农

副主译　董　蕾　孙明瑜

主　审　王泰龄

译　者（按姓氏笔画排序）

王进海　西安交通大学医学院第二医院消化科主任医师、教授

王　萍　陕西省人民医院消化科主任医师

冯　琴　上海中医药大学肝病研究所，曙光医院，副研究员、副教授

孙明瑜　上海中医药大学肝病研究所，曙光医院，研究员、教授

杨　军　西安交通大学医学院第二医院病理科主任医师、教授

陈美佳　上海中医药大学肝病研究所，曙光医院，博士、助理研究员

赵　刚　西安交通大学医学院第二医院消化科主治医师、讲师

袁　农　上海中医药大学肝病研究所，曙光医院，主任医师、教授

徐　琳　上海中医药大学肝病研究所，曙光医院，博士、助理研究员

郭晓燕　西安交通大学医学院第二医院消化科主任医师、教授

曹红燕　上海中医药大学中西医结合医院消化科，学术秘书

董　蕾　西安交通大学医学院第二医院消化科主任医师、教授

鲁晓岚　西安交通大学医学院第二医院消化科主任医师、教授

人民卫生出版社

# ELSEVIER

Elsevier(Singapore) Pte Ltd., 3 Killiney Road, #08-01 Winsland House I, Singapore 239519, Tel:(65) 6349-0200, Fax:(65) 6733-1817

Scheuer's Liver Biopsy Interpretation, 9/E

Copyright 2015 by Elsevier Inc.

ISBN-13:9780702055485

## Notice

This publication has been carefully reviewed and checked to ensure that the content is as accurate and current as possible at time of publication. We would recommend, however, that the reader verify any procedures, treatments, drug dosages or legal content described in this book. Neither the author, the contributors, nor the publisher assume any liability for injury and/or damage to persons or property arising from any error in or omission from this publication.

图字:01-2016-6081

# 序言（一）

Peter Scheuer 所著的《肝脏活检病理解读》(*Liver Biopsy Interpretation*) 一直是病理医生作肝活检诊断时喜爱的参考书。上世纪 80 年代，在 NIH 图书馆我第一次看到它时，深感它对指导诊断肝病活检简明实用，曾作了各个章节的详细摘记，为以后的工作参考。陆续的再版内容日加全面深入。2016 新版的内容，袁农教授已经作了介绍，在此，我想谈一下从它背后故事得到的启发。

P. Scheuer，犹太人，1928 年生于德国汉堡，1938 年与家人因逃离纳粹迫害到达英国。中学毕业后，在医院的实验室做技术员，在病理专家的鼓励下，他于 1949 年报考了英国皇家医学院，1957 年在该院作病理，其后确定以肝脏病理为研究方向，并到国际肝病权威、美国功勋教授 Hans Popper 处学习，拓宽了肝病病理经验。

当时 Sheila Sherlock 是皇家自由医院知名内科教授，她首先将肝穿刺活检从科研应用于临床。并在 1955 年出版了《肝脏和胆管系统疾病》(*Disease of liver and Biliary System*)（第一版），现已更新至第十二版；1959 年建立了肝病科 (liver unit)，并与 Scheuer 开展了全面的合作，他们每周的肝病临床病理讨论促进了对肝病的深入认识，并广泛地培训了临床及病理人才，使英国皇家自由医院成为享誉国际的肝病诊治及临床和病理医师培训中心。

在 1959 年 Menghini 介绍了经皮穿刺活检技术，肝穿活检得到广泛开展。1968 年 Scheuer 即时总结了十年中的肝穿活检结果，出版了首部《肝脏活检病理解读》(*Liver Biopsy Interpretation*)，崭新的肝病病理为肝穿活检诊断提供了实用的参考并规范了标准。此后，他不断融合肝病学与肝脏病理学二者的发展，每 5~6 年更新再版一次。2000 年 Sherlock 为其第六版作序："自 1968 年第一版，本书成为肝穿活检的圣经，一直是临床医师最好的朋友，放在手边，随时查阅。每年肝脏病学进展变化甚大，此书洞察了现代肝病学的发展，及时更新再版，高年资临床医师需随之更换新版"。纽约哥伦比亚大学临床病理及细胞生物学教授 Jay H. Lefkowitch（曾于 1978—1979 年在 Scheuer 处学习）自第五版 (1994 年) 加入了该书的编写。2006 年 Scheuer 去世，为纪念他对肝脏病理现代认识作出的重要贡献，Lefkowitch 将该书更名为 *Scheuer's Liver Biopsy Interpretation*，并秉承 Scheuer 的宗旨，以提供精确的显微镜下标准为首要，不断增加肝脏病理学新信息，并融进分子生物学相关新进展，成功主编了第八版和第九版。

历史的回顾充分说明肝病临床专家与病理专家的密切合作、共同努力是促进肝病学发展的重要途径。

袁农教授非常重视肝病临床与病理的结合。2008 年即编写了《肝病活检病理与临床》一书。*Scheuer's Liver Biopsy Interpretation* 2016 版一经出版，他迅即组织临床有关肝病专家进行了翻译，来促进国内临床肝病医师了解病理。这一中文译本必将使我国更多临床、病理医生从中受益。6月初译稿完成，邀我主审。鉴于病理专著具有较强的专业性和相关的规范用语，有必要再从病理视角对译文进行仔细阅读及作必要的校正，为争取中译本能在同年出版，出版社要求7月初即需交稿，时间紧迫，特邀请刘晖博士参与审阅，交主译修正，部分内容刘晖博士修改定稿，邵晨博士协助打印。在此期间，再次邀请北京首都医科大学附属佑安医院二位对肝病病理诊断具有丰富经验的副主任医师，刘晖博士和王欣欣博士，协助我对修改稿作了复查。但仍觉时间仓促，难免尚有疏漏，恳请各位读者即时予以批评指正。

在此书即将出版之际，谨作此序，感谢袁农教授及各位参与翻译及审阅的专家，在繁忙的医教研工作中，抽暇非常认真负责地为这本译著的及时出版付出的辛勤劳动。深信通过更多临床和病理专家的通力合作，将使我国迅速发展的肝病事业不断深入。

王春艳

2016年深秋

# 序言（二）

　　《朔伊尔肝脏活检病理解读》乃是肝活检病理的世界名著，第一版自 1968 年问世以来，内容不断更新，目前该书原版已经到了第九版。袁农教授身为一位资深的消化病学专家，有感于我国肝脏病学发展的需求，带领年富力强的团队，及时将该书最新版译为中文版，此实为我国肝病学界的幸事。

　　近半个世纪以来，肝脏病学的理论与临床发生了巨大变化，甚至一部分可认为是颠覆性的，如由于抗乙肝病毒药物的广泛应用、长期跟踪随访研究，不仅改变了肝纤维化不可逆转的传统概念，部分早期肝硬化病理组织学也是可以改善的，这对于深入解析纤维化的逆转过程具有重要的理论意义，也从一个侧面充分显示肝活检病理的动态观察及其解读的重要性。我们对此必须有充分的认识，肝活检病理的准确解读不仅仅是病理科医师的责任，也是临床肝脏病学医师的必修课程，掌握肝活检病理解读的知识，将临床信息资料与肝活检病理解读紧密结合的分析，乃是发现新问题，探求新知识，提出新策略的重要途径，是提高我国肝脏疾病临床诊疗水平的重要环节。

　　当前，尤其要大力倡导临床专业医师积极开展肝活检工作，这是肝病临床学科发展的需要，是不断提高肝病临床诊疗水平的基础条件之一；没有大量的肝活检标本，其准确解读的知识积累则是难以实现的。因而，期冀该书中文译本的出版能引起我国消化与肝病学界同道的关注，积极推动肝活检病理诊断学的发展，努力提高我国肝脏病的诊疗水平，这也正是该书译者的初衷吧！

上海中医药大学原副校长

中国中西医结合学会肝病分会主任委员

刘　平

2016 年 12 月 1 日

# 译者前言

闻名遐迩的世界一流医学院校英国伦敦皇家自由医学院病理学系主任、著名肝脏病理学家 Peter J. Scheuer 主编的《肝脏活检病理解读》(Liver Biopsy interpretation)是本简明而实用的肝脏活检病理学说明书,被誉为肝穿活检的圣经。因此,深受全世界广大病理学家和肝病专业临床医师的一致赞誉!本书自 1968 年第 1 版问世以来至今已 48 年,先后再版 9 次,前 5 版由 Scheuer 教授主编,其后,第 6、第 7 版改由 Scheuer 教授和美国哥伦比亚大学临床病理和细胞生物学专家 Jay H. Lefkowitch 教授合编。Scheuer 教授于 2006 年谢世后,Lefkowitch 教授继承 Scheuer 教授的学术思想,在原著基础上,根据肝病研究进展不断增加新的内容,陆续出版了第 8、第 9 版。为了纪念已故原作者——肝病理学家 Peter J. Scheuer 教授,故更名为《朔伊尔肝脏活检病理解读》(Scheuer's Liver Biopsy Interpretation)。

本书第 9 版于 2016 年先期出版发行,这一版本是在 2010 年第 8 版基础上增加了当今世界最前沿的肝病学信息,补充了免疫病理和分子遗传学病理等新理论、新技术的研究成果。全书共分 17 章,分别论述了正常肝脏、病变肝脏的镜下结构和变化;各种肝病包括不同病因的急慢性肝炎;胆道疾病;脂肪性肝病;药物性肝损伤;肝硬化;肝肿瘤及结节;血管性肝病;儿童及遗传性肝病;铜和铁代谢障碍;系统疾病、妊娠与肝病;肝移植以及电子显微镜及其他技术等,最后对肝活检常用病理学术语作了简要精准的定义。更为突出的是本书图文并茂,附有 50 幅表和 346 帧插图。本书简明翔实的理论配合精美难得的病理图谱互相补充印证,使读者能尽快地学习和掌握肝病理知识,方便查阅以解决临床肝病理的诊断问题,并对进一步钻研新病理知识和技术打下良好的基础。

病理学是诊断疾病最重要的方法之一,也是指导治疗和评估预后的依据,因此被称为“金标准”,甚至誉为“医学之本”。而肝活检病理更是肝病理学最为实用和普遍的检查手段。临床实践证明,学习和掌握肝活检病理,开展肝活检病理与临床相关性研究对提高肝病医师的医疗水平至关重要。Scheuer 主编的《肝脏活检病理解读》作为世界名著,应该是每位肝病医师必读的专业教材或进修专著。然而本书至今在我国尚无中文翻译版本,为此,我们征得原作者同意,在人民卫生出版社的支持下获得了本书的版权进行翻译,组织了以上海中医药大学肝病研究所和西安交通大学医学院附属第二医院消化科副教授以上医师为主的翻译委员会,参加的主要译者均有扎实的肝病专业理论知识、丰富的临床经验和良好的医学英语水平,为本书的编译准确性和顺利出版提供了保障。作为主译,我负责地对本书翻译稿全文进行了认真的审校和修改,出版发行之后,如果广大医界同仁对本书翻译编写认可和满意的话,我相信每位译者都会感到欣慰。如果书中存在纰漏,则是由于我本人的疏漏和水平所限,敬请广大读者多批评指正。

　　王泰龄教授是我国著名的病理学家,她在病理学界辛勤耕耘近七十年,是我国肝脏病理专业德高望重的领军者。本书编译过程中,有幸获得了她热枕的指导,百忙之中,她不辞劳苦,对文稿逐字逐句修改、校正,使译文质量大大地提升,保障了译著顺利完成。同时,她还为本书撰写序言,表达了对我们全体译者的支持和鼓励,以及对我国肝病理学界和临床肝病医师所寄予的厚望!

　　本书编译过程中,受到上海中医药大学附属曙光医院、上海中医药大学肝病研究所和西安交通大学医学院附属第二医院各位领导的支持,以及研究所相关研究生的帮助,在此表示衷心感谢。最后,需提及的是,中日友好医院病理科邵晨博士,他为本书校对、打字和排版,付出了辛勤劳动,深表谢意。

　　我们希望本书出版后能成为广大病理医师,肝病、消化内外科临床医师,研究人员学习肝活检病理学的良师益友。

主译:袁农

2016 年 11 月于上海

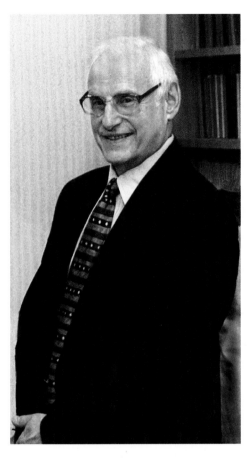

纪念彼得·朔伊尔

（In memory of Peter J. Scheuer, M.D.）

他是一个识明智审、才华横溢的人，我尚不知道还有谁堪与之媲美，这般温文尔雅，谦逊而和蔼可亲！时光荏苒，他给我们带来无数惊喜和欢乐，又那么的悲壮，良相佐国，日月精忠。

Robert Whittington（1520）

Peter J. Scheuer, M.D., 1928-2006

（Charlas manley，摄于哥伦比亚大学）

　　病理学家彼得·朔伊尔（Peter J. Scheuer）教授曾是英国伦敦皇家自由医学院组织病理学主任。1968 年，正是应用 Menghini 针经皮肝穿刺活检技术开展的第 10 年，Scheuer 教授亲自撰写完成了第一版《肝脏活检病理解读》。在该书随后的多个版本中，刊登了他在肝胆病领域发表的研究论文，包括对原发性胆汁性肝硬化、肝铁过载组织学分级和慢性肝炎分类等具有开创性意义的论述。Scheuer 教授和世界著名肝病临床学家、英国皇家爵士——希拉·舍洛克教授（Dame Scheia Sherlock），以及肝病临床中心的全体同仁广泛协作，将皇家自由医院建设成竭力为肝病患者服务、进行临床肝病学培训和肝病病理学研究的著名的国际医学中心。

# 原著前言

自 1968 年第一版问世以来,《朔伊尔肝脏活检病理解读》终于又一次再版。47 年已经过去,近半个世纪以来,肝脏病学领域发生了里程碑式的变化,从病毒学肝炎的研究种类认识的扩展(从甲肝扩展到戊肝),到用于挽救生命的肝移植技术成就惠及全球,发现非酒精性脂肪性肝病的临床表现形式是最常见的肥胖和糖尿病。本书自第 8 版面世以来,大量研究成果的出现对病理学家检查肝组织标本时的镜下所见产生较大影响。相应地,本书第 9 版特别集中配套了许多新图片,具体描述,参考文献和展望,对肝活检材料具有前沿性的解读,为读者提供了更广阔的视角。病理学家在日常诊断实践中,肝活检几乎经常遇见大泡性脂肪变,因此,他们应当认识脂肪性肝炎存在的可能性,以及它们早期和进展中的表现形式。同时要了解在这种情况下结缔组织、铁和一系列可能的免疫组织化学染色的价值。在这次版本中,这是内容更新的许多主题之一。在评估原发性和继发性肝肿瘤中,免疫组织化学染色仍然扮演至关重要的角色,而且该法的应用范围还在扩展。通过全基因组学、原位杂交、测序和其他分子学诊断技术对肿瘤进行基因诊断将变得更加容易可行。这种形态学研究适合于各种肝活检标本,甚至包括福尔马林固定、石蜡包埋的肝活检标本。因此,病理学家在肝肿瘤诊断中远不止严格的形态学检测,还涉及相关癌基因的突变、基因拷贝数、缺失和易位的测定,以明确其在靶向治疗中的意义。这一重要领域得益于各分支部门以及部门和研究机构的努力协作,以及相关部门和研究机构的努力合作。这是一个令人激动的领域,在未来若干年内将会变得更加重要!

第 9 版的重要目标(尽管引用以上的进展)仍与以前版本相同,即显微镜下实用和简明的"说明书"。对此我满怀希望,相信 Scheuer 教授会乐意见到,并鼓励我们在保持原有肝活检评估基本编撰的原则上能纳入新的题材。

Jay H. Lefkowitch

# 目录

# 第 1 章

# 肝活检评估的一般原则

## 引言

肝活检是用于评估和处理肝病患者的多种诊断工具之一,由于形态学是肝病概念和分类的基础,因此,对肝病诊断仍起着重要的作用。而且,通过显微镜观察肝活检标本,了解疾病侵袭肝脏是显示形态变化很直接的方法。病理医师解读(而不仅仅是列举性描述),用于回答重要的临床问题如疾病病因和活动性,并对制订治疗方案也是非常重要的[1]。详细地解读肝活检的发现,能对患者的诊断和治疗产生实质性影响。需要强调的是[2],自从 1958 年 Menghini 首次介绍了经皮针刺肝活检技术以后[3],60 年间,依据肝活检,病理文献发表了大量的观察报告,为解读肝活检病理提供了重要的基础。采用当代分子生物学和基因学技术对肝活检材料进行检测,探讨了更多的病理生理学基础问题。

如同书中所显示的内容一样,实行肝活检有许多原因(框 1.1),如建立肿瘤性疾病的组织学诊断,评估黄疸发生的病因,分析不明原因的发热仍是常见的诊断问题。当代新兴的个性化和精准医学,肝活检能诊断肿瘤(特别是肝细胞癌),经基因和分子学分析优化靶向治疗[3a.3b]。病理医师必须十分熟悉慢性肝炎正确的分级和分期(第 9 章包括这些内容)。普遍存在的肝功能实验异常,需用肝活检明确原因,由于肥

| 框 1.1 肝活检的原因 |
| --- |
| 异常肝功能试验的评估 |
| 明确不明原因发热 |
| 肿瘤的诊断 |
| 腹水和门静脉高压的评估 |
| 慢性肝炎的分级和分期 |
| 脂肪变性和可能并发症的证据 |
| 肝、肾和骨髓移植后肝功能障碍的评估 |
| 不明原因黄疸 |
| 治疗效果的确定 |

胖症、糖尿病、高脂血症和代谢综合征的广泛流行,现在常用脂肪变性、脂肪性肝炎及相关疾病来解释肝功能的异常结果(第 7 章)。甚至评估肝功能异常而血清学其他检查阴性的患者,肝活检检查结果罕见是正常的[4]。另外,肝、肾或造血细胞移植后,逐渐引起肝功能障碍的增多也是依靠及时的肝活检信息,重视这些患者的病理变化,有可能反映出多种病因。

## 肝活检标本的类型和适用性

现在使用的几种肝活检技术和路径(框 1.2)用作诊断,每个都有其固有的优缺点[1]。肝活检是一种侵入性检查技术,要求操作者技术熟练,并要有完善的预

经皮
    吸引式(如:Menghini,Klatskin,Jamshidi 针)
    切割式(如:Vin-Silverman,Tru-cut 针)
    弹射负载式

经颈静脉

超声 /CT 引导下细针穿刺

腹腔镜

手术楔形活检

细针吸引术

防措施,这可使发生并发症的危险降低到最小。不同的医疗中心所提出的实践指南有所差异[5],肝活检之后用明胶海绵或其他物质[6]栓塞针道可防止出血[7](图 1.1,图 1.2)。标准的 Menghini 法[3]经皮吸引针刺活检仍继续使用,在 CT 引导下细针穿刺获取肝标本,以及经颈静脉途径获取肝组织也常见到。然而无论选择什么方法,操作者应仔细考虑所获得的肝标本能否充分达到预期的诊断目的,如在超声影像引导下使用小孔径针取得的肝标本虽然诊断肝细胞癌是足够的,但不适用于慢性肝炎的诊断,特别是组织学评价[8]。使用 Menghini 针吸引活检取得的肝硬化组织易成碎屑(这在第 10 章进一步讨论)。文献报告使用切割针可获取较好的肝标本[9],但对于局灶性病变,用吸引针常可以抽吸到病变本身和邻近肝组织,对治疗方案的设计很有帮助。

活检病理与尸检病理相比,在于活检病理标本小,存在意想不到的缺陷。针刺活检取得的标本约占整个肝脏五万分之一,显然可能出现标本误差。有些肝脏病变呈弥漫性,病变累及每个腺泡,这样标本误差极少,小标本也可证实诊断。诊断急性病毒性肝炎的标本仅需几毫米长,而相似大小的肝穿刺标本就不能充分准确诊断和评估慢性肝病、估计胆管数目[10],也不能分析脂变的范围或探查一些局灶性病变,如肿瘤或肉芽肿。非引导下肝穿刺活检标本,因不能准确取到分布不均匀和灶性病变,因此当怀疑局灶性病变时,应实行多部位活检以减少取材误差。

慢性肝炎和肝硬化会出现抽样取材的特殊问题。一些肝炎病变因广泛坏死区直接邻近肝包膜,深层的肝实质受侵并不严重,因此,来自肝包膜下的小标本会出现误诊(图 1.3)。肝硬化形成的结节有时结构与正常肝组织相似,结节内组成

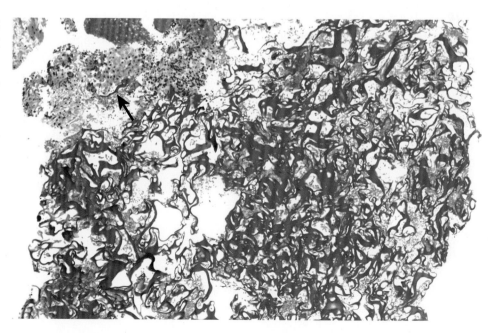

图 1.1 异物 这是用于栓塞针道的可吸收明胶。箭示少量肝组织。(针刺活检,苏木精 - 伊红染色(hematoxylin-eosin,HE)

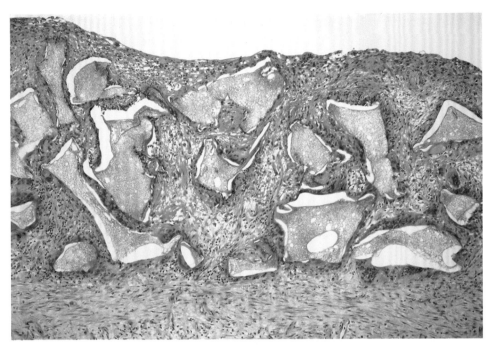

图 1.2 异物 用于堵塞针道的物质漏出，引起腹膜异物巨细胞反应[6]。（HE）

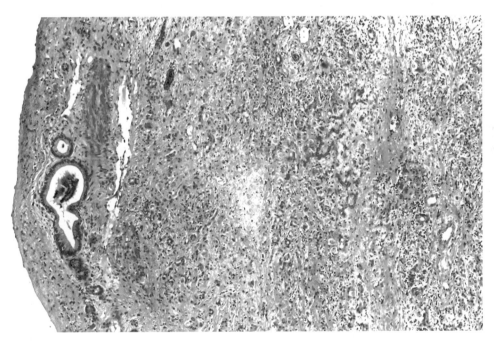

图 1.3 肝包膜下坏死 图示慢性肝炎患者多腺泡坏死带紧靠肝包膜下（图左侧），而这一改变很少深达深部肝实质（图右侧），在解读这种浅小病变的标本时要注意误判。（针刺活检，HE）

几乎全是肝实质组织，也会导致严重的诊断困难（**图 1.4**）。肝硬化因密集的纤维组织导致穿刺阻力增加，吸引穿刺活检会掠过纤维组织间隔，选择较为柔软的肝实质结节。正因为如此，一些临床医师对可疑肝硬化患者使用切割针活检取材[11]。

　　肝活检显示的异常改变可能来自既往的病理损害，而不是所怀疑的病变本身，例如大胆管阻塞病变，活检取材标本可以清楚地见到阻塞的结果，而观察不到阻塞的原因。有时活检取自肝内局部病灶的附近，如转移性肝癌，出现一个或多个范围的其他病理改变，常会使病理医师解读产生迷惑（**图 1.5**）。同样，体内别处

**图 1.4　肝硬化**
该标本来自肝硬化结节中心,几乎是正常肝组织,未包括纤维间隔。右下所见汇管区形成差而小。(针刺活检,HE)

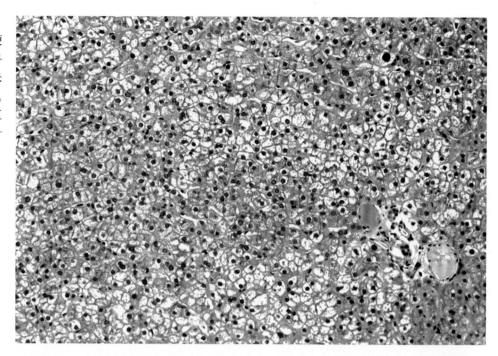

**图 1.5　转移性肿瘤附近的改变**　汇管区变化与胆管阻塞相似(左侧和右侧顶部),以及中央静脉周围出现肝窦扩张(右侧底部)。(针刺活检,HE)

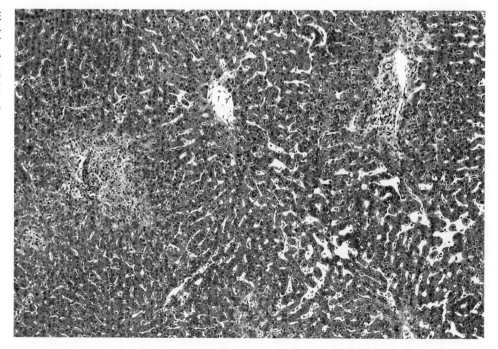

的疾病可导致肝脏反应性变化,活检显现不正常,而并非肝脏的原发性疾病。

肝活检可显示像结节病这样的良性病变,尸检几乎不可能看到的病变或疾病。在疾病进展到终末期的过程中,尸检甚或肝移植也很少能发现疾病早期和特征性的病理改变,而肝活检对病理过程能提供更深入的理解。

然而,肝活检不总是能提供决定性或完整的诊断,甚至有时会给出无价值的信息。在大多数情况下,恰当的活检在为患者所做的诊断中是最重要的组成部分。由于肝损伤的形态学改变范围相对有限,因此,尚需要完整的临床资料、生化学、免疫学及影像学资料弥补肝活检发现的不足。病理医师需要根据这些资料做出准确的诊断,以免做出对临床无帮助的诊断报告,甚或是误导的报告。为了避免看临床资料先入为主的偏见,他们乐于先读病理玻片[12]。要求病理医师应当为临床医师提供清晰而完整的活检报告,而每份报告都应回答一个或更多的临床问题,不管这些问题是否在申请表中明确地陈述了。有人使用标准化的检查一览表,这样作为一种确保方式不会忽略潜在有用的信息[13]。然而,目前大多数病理医师仍写非格式化的报告,这样病理医师可以把想要传递的基本信息总结在报告内。

## 临床和实验室标本

着手做肝活检之前,临床医师希望与病理医师讨论标本的处理方法,如标本的冷冻或需要电子显微镜检查的组织[12]。精确分析肝活检常见的细微变化,要求高质量的切片。病理医师要辨认肝活检材料中任何组织标本出现的人为改变,无论何时都应避免发生。足够大的活检材料,由于不细心处理(图1.6)、不良的固定、

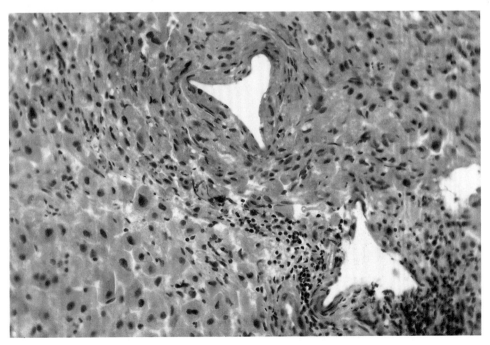

图1.6 创伤性人为假象 因用泡沫海绵粗糙地包裹标本,造成颇似血管的三角形空腔。(针刺活检,HE)

过分加热、劣质切片技术以及不规范的染色,会使组织学诊断难以理解,不可能做出正确的诊断。标本用较长时间盐水沉浸固定,有时会导致肝细胞肿胀,肝细胞广泛分离和肝板变形(图1.7)。铁染色假阳性,出现于无关的特定细胞或结构,或来自组织的不同切片平面的病灶都可能认为是一种人为改变。影像学检查注射造影物质可能使病理医师迷惑,这是由于不熟悉或因为未料想到其他部位发生栓塞。肝脏的原发性和转移性肿瘤常用药物洗脱化学栓子凝胶剂经动脉进行化学栓塞(transarterial chemoembolism,TACE),或用90-钇微球体实行选择性内脏放射治疗(selective internal radiation therapy,SIRT),由于TACE凝胶剂大(300μm),有可能嵌入汇管区内中等大肝动脉分支内[14],而90-钇微球体由于相当小(30~40μm),可以从汇管区肝小动脉移行入小门静脉微血管、门静脉周围入口血管和肝窦[15](图1.8)。

本书所见的主要病理改变,大多是石蜡片常规染色和制备的细胞学标本,但也有许多其他观察组织标本的方法,它们中一些有助常规诊断。免疫组织化学是评估肝活检组织必不可少的方法(它在各种疾病中的价值在随后各章节中论述)。例如,使用免疫染色探讨正常肝小叶和肝腺泡的各区功能的异质性,是依据含氧饱和度[16]和Wnt/β-catenin signaling(连环蛋白信号)通路决定的[17,17a]。肝脏各区带的划分可应用免疫组织化学染色对特有腺泡区域酶的定位而证实。另一个显著的例子是涉及氨代谢的谷氨酰胺合成酶,该酶仅出现在围绕中央静脉血管的几层肝细胞内(图1.9)。用细胞角蛋白7(cytokeratin 7,CK7)(或CK19)抗体染色证实的细胆管反应(图1.10),对重度慢性胆管性疾病、肝移植后纤维淤胆性肝炎以及脂肪性肝炎进行性纤维化和其他疾病都有重要的诊断价值[18]。免疫组织化学染色法还能证实病毒性肝炎病毒抗原(第9章),对抗胰蛋白酶缺乏症形态学诊断

图1.7　固定引起的人为改变　标本中心肝细胞肿胀,是由于不良固定引起的染色苍白,因较长时间的盐水沉浸分离引起肝细胞之间的空间扩张。(针刺活检,HE)

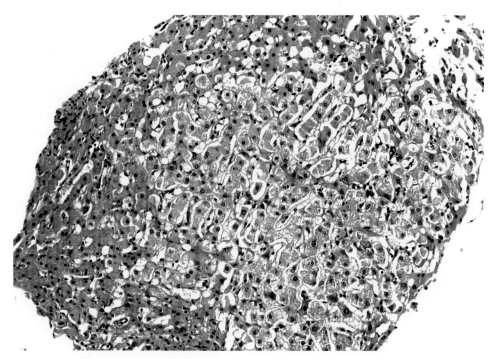

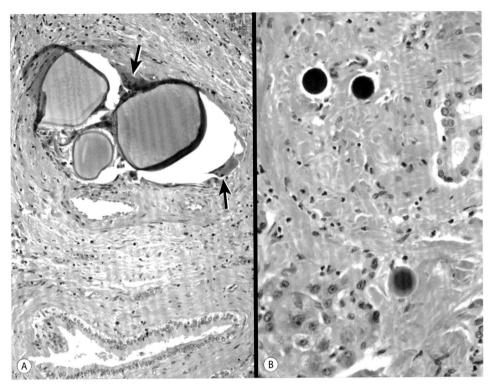

图1.8 化学栓塞凝胶剂和90-钇微球体 A.化学栓塞凝胶剂出现在中等大肝动脉分支,引起异物巨细胞反应聚集在凝胶剂周围(箭示)。B.90-钇微球体出现在汇管区邻近的微小血管内。(移植肝,HE)

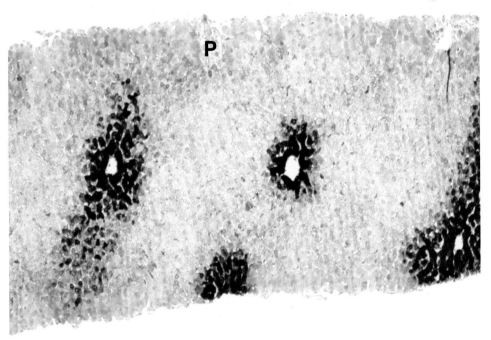

图1.9 肝小叶免疫组织化学的功能异质性 谷氨酰胺合成酶免疫染色阳性区,见于尿素循环酶定位的中央静脉周围的肝细胞,小叶中间带和汇管区周围呈阴性。P:汇管区

图 1.10　胆道疾病 CK7 免疫染色　图中 CK7 免疫染色显示了原发性硬化性胆管炎伴发旺盛的细胆管反应。此方法也可显示固有胆管（bd）

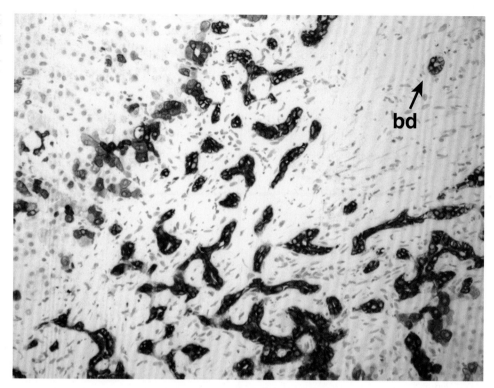

也是最精确的方法,还广泛应用于原发性和继发性肝肿瘤的诊断(第 11 章)。有关电子显微镜在肝脏病理学的重要地位将在最后一章论述。

应用肝组织进行原位分子杂交,可以确定或分析肝炎病毒和巨细胞病毒的复制。肝组织聚合酶链反应(polymerase chain reaction,PCR)法分析肝内病毒感染比血清学 PCR 法能提供更直接的证据。从肝活检组织内提取 DNA 可分析病毒感染和诊断一系列遗传代谢性疾病。

肝活检部分标本能用于分析铜、铁和异常物质在肝内沉积,也可用微量测定法分析酶的活性。铜和铁质沉着的病例,在肝活检组织石蜡包埋之后,是否能做测量,将在第 14 章讨论。组织切片用天狼星红洗脱为测定组织胶原提供了精确的方法[19],这种染色也可以用于胶原图像分析[20,21]。对肝脏功能带的评述,应用免疫细胞化学法或酶组织化学方法对酶进行原位证实[22,23]。

对肝组织切片建立形态测定的技术和影像分析,可获取正常肝脏和病变肝脏相对大量的组织成分的数据[24,25]。计算机三维重组技术能帮助了解疾病演变过程和解剖结构之间的关系[26~28]。

(曹红燕　袁农　译)

## 参考文献

1　Rockey DC, Caldwell SH, Goodman ZD, et al. Liver biopsy. Hepatology 2009;49:1017-44.

2　Crawford JM. Evidence-based interpretation of liver biopsies. Lab Invest 2006;86:326-34.

3　Menghini G. One-second needle biopsy of the liver. Gastroenterology 1958;35:190-9.

3a　Torbenson M, Schirmacher P. Liver cancer biopsy-back to the future?! Hepatology 2015;61:431-3.

3b  Sherman M, Bruix J. Biopsy for liver cancer: how to balance research needs with evidence-based clinical practice. Hepatology 2015;61:433-7.

4   Skelly MM, James PD, Ryder SD. Findings on liver biopsy to investigate abnormal liver function tests in the absence of diagnostic serology. J Hepatol 2001;35:195-9.

5   Sue M, Caldwell SH, Dickson RC, et al. Variation between centers in technique and guidelines for liver biopsy. Liver 1996;16:267-70.

6   Thompson NP, Scheuer PJ, Dick R, et al. Intraperitoneal Ivalon mimicking peritoneal malignancy after plugged percutaneous liver biopsy. Gut 1993;34:16-35.

7   Sawyer AM, McCormick PA, Tennyson GS, et al. A comparison of transjugular and plugged-percutaneous liver biopsy in patients with impaired coagulation. J Hepatol 1993;17:81-5.

8   Petz D, Klauck S, Röhl FW, et al. Feasibility of histological grading and staging of chronic viral hepatitis using specimens obtained by thin-needle biopsy. Virchows Arch 2003;442:238-44.

9   Sada PN, Ramakrishna B, Thomas CP, et al. Transjugular liver biopsy: a comparison of aspiration and Trucut techniques. Liver 1997;17:257-9.

10  Ratziu V, Charlotte F, Heurtier A, et al. Sampling variability of liver biopsy in nonalcoholic fatty liver disease. Gastroenterology 2005;128:1898-906.

11  Gerber MA, Thung SN, Bodenheimer HC Jr, et al. Characteristic histologic triad in liver adjacent to metastatic neoplasm. Liver 1986;6:85-8.

12  Desmet VJ. What more can we ask from the pathologist? J Hepatol 1996;25(Suppl. 1):25-9.

13  Foschini M, Sarti F, Dina RE, et al. Standardized reporting of histological diagnoses for non-neoplastic liver conditions in needle biopsies. Virchows Arch 1995;426:593-6.

14  Panaro F, Ramos J, Gallix B, et al. Hepatic artery complications following liver transplantation. Does preoperative chemoembolization impact the postoperative course? Clin Transplant 2014;28:598-605.

15  Luo D-L, Chan JKC. Basophilic round bodies in gastric biopsies little known by pathologists: iatrogenic Yttrium 90 microspheres deriving from selective internal radiation therapy. Int J Surg Pathol 2013;21:535-7.

16  Jungermann K, Kietzmann T. Oxygen: modulator of metabolic zonation and disease of the liver. Hepatology 2000;31:255-60.

17  Burke ZD, Reed KR, Phesse TJ, et al. Liver zonation occurs through a β-catenin-dependent, c-Myc-independent mechanism. Gastroenterology 2009;136:2316-24.

17a Yang J, Mowry LE, Nejak-Bowen KN, et al. Beta-catenin signaling in murine liver zonation and regeneration: a Wnt-Wnt situation! Hepatology 2014;60:964-76.

18  Williams MJ, Clouston AD, Forbes SJ. Links between hepatic fibrosis, ductular reaction, and progenitor cell expansion. Gastroenterology 2014;146:349-56.

19  Jimenez W, Pares A, Caballeria J, et al. Measurement of fibrosis in needle liver biopsies: evaluation of a colorimetric method. Hepatology 1985;5:815-18.

20  Pape L, Olsson K, Petersen C, et al. Prognostic value of computerized quantification of liver fibrosis in children with biliary atresia. Liver Transplant 2009;15:876-82.

21  Sandrini J, Boursier J, Chaigneau J, et al. Quantification of portal-bridging fibrosis area more accurately reflects fibrosis stage and liver stiffness than whole fibrosis or perisinusoidal fibrosis areas in chronic hepatitis C. Mod Pathol 2014;27:1035-45.

22  Lamers WH, Hilberts A, Furt E, et al. Hepatic enzymic zonation: a reevaluation of the concept of the liver acinus. Hepatology 1989;10:72-6.

23  Sokal EM, Trivedi P, Cheeseman P, et al. The application of quantitative cytochemistry to study the acinar distribution of enzymatic activities in human liver biopsy sections. J Hepatol 1989;9:42-8.

24  Ranek L, Keiding N, Jensen ST. A morphometric study of normal human liver cell nuclei. Acta Pathol Microbiol Scand [A] 1978;83:467-76.

25  Rohr HP, Luthy J, Gudat F, et al. Stereology: a new supplement to the study of human liver biopsy specimens. In: Popper H, Schaffner F, editors. Progress in Liver Diseases, vol. V, 1st ed. New York, NY: Grune & Stratton; 1976. p. 24.

26  Yamada S, Howe S, Scheuer PJ. Three-dimensional reconstruction of biliary pathways in primary biliary cirrhosis: a computer-assisted study. J Pathol 1987;152:317-23.

27  Nagore N, Howe S, Boxer L, et al. Liver cell rosettes: structural differences in cholestasis and hepatitis. Liver 1989;9:43-51.

28  Ludwig J, Ritman EL, LaRusso NF, et al. Anatomy of the human biliary system studied by quantitative computer-aided three-dimensional imaging techniques. Hepatology 1998;27:893-9.

# 第 2 章

# 实验室技术

## 样本处理

及时将取自患者的针吸活检组织样本轻轻地放入固定液,或者放置到载玻片、卡片或木板上。由于滤纸纤维会黏附组织而对此后的切片造成干扰,因而并不适用。样本的处理务必细心,严格避免违章操作;由于诊断常常依赖精微的组织改变,而此时任何粗暴的操作导致样本扭曲都可能会对准确诊断带来严重干扰。同时,最好由有经验的操作人员切取小块组织放入适当固定液用于电子显微镜检测(第 17 章),并留取样本进行化学分析或冷冻,冷冻切片常被用于显示脂滴。如果怀疑卟啉症,则需要将少量或全部未固定组织涂抹到载玻片上,在紫外线或适宜的石英卤素光源下进行检查。

用于石蜡包埋的组织应尽快放入固定液中。向固定样本的容器内注满固定液可有效地防止在样本运送到实验室的过程中引起样本的过多振动。缓冲福尔马林(甲醛)和盐水甲醛是两种常用的固定液,一般推荐室温固定 3 小时,如温度较高可适当缩短固定时间(**表 2.1**)。手术楔形活检样本或更大样本则应延长固定时间。除福尔马林固定液外,一些研究中心还成功地使用其他的固定液,实验室技术手册应该注明每一固定液的最佳固定时间和条件。

手工方式处理细小的组织比大块组织更为快捷,并能避免组织的过度收缩和硬化。自动化真空包埋技术可大幅度地缩短针吸组织样本处理时间,如**表 2.1** 所示;为了快速确定肝移植患者治疗方案,采用超快速处理方法在约 2 小时内制作出质量良好的组织切片已显得尤为重要。而通过常规方法应用冷冻切片机制备的冷冻切片偶尔也会被用于手术方式的决策。它们常常能诊断肿瘤等明显病变,但并不适用于细微病变的辨别,甚至引起误诊。

不同实验室每个组织蜡块所切的常规组织切片数量会有很大差别。Scheuer此前就职的伦敦皇家自由医院(Royal Free Hospital)的实验室里,一个组织蜡块切10 张或更多的厚 3~5μm 的连续组织切片,相间抽取组织切片进行染色,剩余组织切片保存备用。阶梯切片(step sections)可用于怀疑离散性病变像肉芽肿或肿瘤浸润,或怀疑胆管缺乏症时用于识别胆管。而应用多重免疫组织化学染色时,连续或近似连续切片(serial or near-serial sections)很有价值。

表 2.1　肝活检组织样本处理

| 试剂 | 自动化(真空)过夜法 * | 常规自动化过夜法 | 常规自动化(真空)法 * | 超快速法 |
|---|---|---|---|---|
| 缓冲福尔马林 | 3h | 3 h | 2h | 30min |
| 福尔马林 - 乙醇 - 水(1 : 8 : 1) | 过夜 | — | — | — |
| 70% 乙醇 | — | 3h | 1h | 3min |
| 90% 乙醇 | — | 3h | 1h | 2min |
| 100% 乙醇 | 2×1h | 2×2h | 3×1h | 3×2min |
| 二甲苯 | 3×1h | 3×1h | 4×1h | 4×5min |
| 石蜡(60℃ ) | 2×1h | 2×1h | 3×1h | 3×5min |
| 总时间 | 24h | 18 h | 14h | 1h 16min |

*除浸蜡步骤外,所有处理步骤均在 50℃ 条件下进行

## 染色方法的选择

　　由于各地习惯的不同,所用的肝活检样本的染色方法有一定差异。而苏木精 - 伊红染色(haematoxylin and eosin,HE)和可靠的结缔组织染色是最基本的染色方法。由于以下原因,作者更喜欢采用显示网状纤维的银染色作为显示结缔组织的主要方法,而三色染色(trichrome stains)也有重要的应用价值,可用于显示网状纤维染色不易观察到的变化,比如脂肪性肝炎时细胞周围纤维化。活检组织的常规铁染色可用于筛查铁贮积症,淀粉酶消化后的过碘酸希夫染色(periodic acid-Schiff,PAS)可粗筛 $\alpha_1$- 抗胰蛋白酶缺乏症和显示活化的巨噬细胞和胆管基底膜。此外,铜结合蛋白、弹性纤维和乙肝表面抗原染色不仅是有用的,也可以说是必不可少的。有一些病理医师更喜欢选择两张 HE 染色取连续切片的第一张和最后一张。其他的方法根据需要选用。需特殊染色的项目和数量最终由每一位病理医师来确定。

　　网状纤维染色对精确评估结构变化是很重要的。没有它,薄层结缔组织甚至形成的肝硬化可能会被漏诊,同时,网状纤维结构的高度异常也常常是诊断高分化肝细胞癌被关注的焦点(见图 11.13)。有时还会使用复合染色,但效果并不一定好。切记网状纤维染色的主要功能是用于在低倍镜下评价肝组织结构改变的敏感指征。

　　胶原蛋白染色法,如铬变素 - 苯胺蓝染色(chromotrope-aniline blue,CAB)是检测新生胶原蛋白,尤其是在酒精性脂肪性肝炎及类似病变中新生胶原的重要方法(第 7 章)。因此,胶原蛋白染色被推荐用于显示所有活检样本中出现的实质性脂肪变性。它也有助于显示瘢痕组织中阻塞的静脉,而这在 HE 染色中很容易被漏诊。因此,在怀疑血管性疾病时使用三色染色是很明智的选择。

　　弹性纤维染色如地衣红染色(orcein stain)、维多利亚蓝(Victoria blue)或弹性纤维 VG(elastic-Van Gieson)染色对于识别阻塞的血管也很有帮助。这些染色常

利于病理医师区分新近发生的组织结构塌陷和陈旧的纤维化,只有后者是阳性(第6章)。此外,在HE染色切片中是很难将两者区分开的,即使加胶原蛋白和网状纤维染色也难以区分。地衣红和维多利亚蓝染色还能显示铜离子结合蛋白和乙肝病毒表面物质。

Perls铁染色或其他类似的方法不仅能用于显示铁离子,还能评估胆汁、脂褐质和其他色素,详见第3章。而复染应该浅淡,以免掩盖少量色素。

用PAS法或Best胭脂红法的糖原染色能显示肝细胞丢失的程度,如显示肉芽肿中局灶性肝细胞的缺乏情况。应用淀粉酶消化去除糖原后的PAS染色能显示糖蛋白的存在。这种染色用于显示肥大的巨噬细胞,如急性肝炎或胆汁淤积后充满蜡样色素的库普弗细胞(Kupffer cell)。虽然$\alpha_1$-抗胰蛋白酶小体染色很强,但这一染色对于检测$\alpha_1$-抗胰蛋白酶缺乏病并不十分敏感。

正如在第14章详细描述的那样,铜染色主要用于诊断可疑的Wilson病,但它并非总有帮助,有时甚至可能得出阴性结果。罗丹宁(rhodanine)铜染色能很容易地把橙红色的铜与胆汁区分出来,这种差别有时用红氨酸铜染色很难做到。在Wilson病中,可染色的铜与可染色铜结合蛋白之间相关性不定,然而在慢性胆汁淤积症中,两者常是一致的。

偶尔用到的其他有价值的非免疫性方法包括能显示分枝杆菌和曼氏血吸虫(Schistosoma mansoni)卵的萋-尼染色(Ziehl-Neelsen stain)。胆红素很少使用特殊染色,但VG染色可将结合胆红素染成亮绿色(见图4.10)。常规染色即可以显示淀粉样蛋白。

应当使用标准化技术进行免疫组织化学染色。抗乙型肝炎病毒、丁型肝炎病毒、巨细胞病毒成分和$\alpha_1$-抗胰蛋白酶抗体在日常实践中很有应用价值。应用适当的抗体组合来检测组织来源不清或需鉴别的肿瘤。在肝细胞癌中,肿瘤细胞间毛细胆管可被与毛细胆管抗原存在交叉反应的多克隆抗-CEA(carcinoembryonic antigen)抗体染色。由于CK7和CK19可特征性识别胆管而不显示肝细胞的细胞质和毛细胆管,因而可被用于评估胆管损失程度(见第4章)。免疫组织化学以及其他现代技术的应用将在第17章更详细地讨论。

在许多实验室里,上述大多数染色方法作为常规技术被经常应用,具体方法在本章的末尾的目录中逐一列出,选择部分方法如框2.1。

**框2.1 染色方法**

### 2.1.1 网状纤维银染色法(Gordon & Sweet 银氨液法)

1. 切片脱蜡后放入蒸馏水中。
2. 酸化高锰酸钾液处理10min,蒸馏水冲洗。
3. 将切片放入1%草酸溶液中漂白(约1min),蒸馏水充分冲洗。
4. 2.5%铁明矾(硫酸铁铵)媒染10min,蒸馏水充分冲洗。
5. 滴加银溶液孵育直至切片透明(10~15s),蒸馏水冲洗。
6. 10%福尔马林还原30s(4%甲醛水溶液),流水冲洗。
7. 如果需要可用0.2%的氯化金调色1min,蒸馏水冲洗。
8. 2.5%硫代硫酸钠固定5min,流水充分冲洗。
9. 常规乙醇脱水、透明和封片。

续

网状纤维呈黑色。胶原蛋白的颜色因是否使用第 7 步而不同,不用氯化金染色则呈黄褐色。

**银溶液**

向 5ml 的 10% 硝酸银水溶液,逐滴滴入氢氧化铵(sp.gr.0.88),边滴边摇动容器,直至所形成的沉淀物恰好溶解。加入 5ml 3% 氢氧化钠,再逐滴滴入氢氧化铵(sp.gr. 0.88),直至沉淀物又再恰好溶解。溶液呈不完全透明,加入蒸馏水至 50ml。在配置过程中使用干净的玻璃器皿,并倍加小心。

**酸化高锰酸钾**

向 95ml 的 0.5% 高锰酸钾中加入 5ml 3% 硫酸。

### 2.1.2 胶原和 Mallory 小体 CAB(Chromotrope-aniline blue)染色

(纽约 Mount Sinai 医院使用方法,Roque1 和 Churg & Prado 改良[2])

1. 切片脱蜡至水。
2. 用天青石蓝 -Lillie Mayer 顺序法或其他方法染细胞核,蒸馏水充分冲洗。
3. 浸入 1% 的磷钼酸溶液中 1~3min。蒸馏水充分冲洗。
4. 用 CAB 溶液染色 8min,蒸馏水充分冲洗。
5. 快速脱水,透明和封片。

胶原蛋白呈蓝色。Mallory 小体呈点状蓝色或有时呈红色。巨大线粒体染成红色。

**CAB 溶液**

将 1.5g 苯胺蓝溶解在 2.5ml 盐酸和 200ml 蒸馏水缓慢加热后,加入 6g 铬变素 2R,调节 pH 为 1.0。

### 2.1.3 铜结合蛋白、弹性纤维和乙型肝炎表面物质地衣红染色[3]

1. 切片脱蜡至水。
2. 酸化高锰酸钾染色 15min。
3. 流水冲洗后 2% 草酸脱色。
4. 蒸馏水冲洗干净后,用自来水洗 3min。
5. 使用商品化地衣红色染液室温染色 30~60min。
6. 蒸馏水冲洗后,如果需要,采用含 1% HCl 的 70% 乙醇溶液分化。
7. 脱水,透明和封片。

弹性纤维,铜结合蛋白和乙肝表面物质(HBsAg)染成棕褐色。该方法对 HBsAg 的敏感性比免疫组织化学技术低。然而按照列表,在上述物质中,可靠的铜结合蛋白质染色是较为困难的。天然地衣红似乎比人工合成的效果更令人满意,但却很难或无法获得。万一出现问题,成倍提高地衣红和盐酸的浓度会有帮助(汉斯·波普尔,个人通信)。

**酸化高锰酸钾**

向 95ml 的 0.5% 高锰酸钾溶液中加入 5ml 3% 硫酸。

### 2.1.4 罗丹宁铜染色[4]

1. 切片脱蜡至水。
2. 罗丹宁工作液 37℃孵育 18h,或者 56℃孵育 3h。
3. 蒸馏水冲洗几次后,用 Carazzi 苏木精染色 1min。
4. 蒸馏水冲洗后硼砂溶液快速分化,蒸馏水充分冲洗。
5. 脱水,透明和封片。

沉淀的铜呈亮红色。胆汁染成绿色。弱阳性染色易于褪色,但提高染色温度和使用特殊的封片剂(如 Ralmount(Raymond A. Lamb),DPX 或 Diatex)可减少褪色。注意选择罗丹宁工作液相应的染色时间和温度,染色的时间可以缩短[5]。

续

**罗丹宁储存液**

| 对二甲氨基亚苄基罗丹宁 | 0.2g |
|---|---|
| 乙醇 | 100ml |

罗丹宁工作液的配置是取 3ml 充分摇匀的储存液加入 47ml 蒸馏水稀释而成。

**硼砂溶液**

| 四硼酸二钠 | 0.5g |
|---|---|
| 蒸馏水 | 100ml |

### 2.1.5 铜结合蛋白、弹力纤维和乙肝病毒表面物质维多利亚蓝染色[6]

1. 切片脱蜡至水。
2. 酸化高锰酸钾（见 Gordon & Sweets 网状纤维染色）孵育 5min。
3. 4% 焦亚硫酸钠水溶液孵育 1min。
4. 流水冲洗。
5. 70% 乙醇清洗。
6. 在玻片染色缸内用维多利亚蓝溶液染色至少 4h，过夜最好。
7. 70% 乙醇充分冲洗，这一步是分化，确保切片背景清晰。
8. 流水冲洗 1min。
9. 核固红染色 5min。
10. 流水冲洗 2min。
11. 脱水，透明和封片。

在粉色背景下，铜结合蛋白、弹性纤维和乙肝表面物质被染成蓝色。

**维多利亚蓝溶液**

| 蒸馏水 | 200ml |
|---|---|
| 糊精 | 0.5g |
| 维多利亚蓝 | 2g |
| 间苯二酚 | 4g |

缓慢加热上述混合物直到沸腾。逐步加入 25ml 沸腾的 29% 氯化铁溶液并煮沸 3min，冷却后用优质滤纸过滤。在 56℃烤箱内将滤纸上滤液完全干燥后溶解于 400ml 70% 的乙醇中，最后添加 4ml 浓盐酸和 6g 苯酚。溶液最好静置 2 周后使用。

**核固红**

取 0.1g 核固红溶解于 100ml 温热的 5% 硫酸铝溶液中，冷却后过滤。

（杨军 译）

## 参考文献

1 Roque AL. Chromotrope aniline blue method of staining Mallory bodies of Laennec's cirrhosis. Lab Invest 1953;2:15–21.

2 Churg J, Prado A. A rapid Mallory trichrome stain (Chromotrope–aniline blue). Arch Pathol 1956;62:505–6.

3 Shikata T, Uzawa T, Yoshiwara N, et al. Staining methods of Australia antigen in paraffin section–detection of cytoplasmic inclusion bodies. Jpn J Exp Med 1974;44:25–36.

4 Lindquist RR. Studies on the pathogenesis of hepatolenticular degeneration. II. Cytochemical methods for the localization of copper. Arch Pathol 1969;87:370–9.

5 Emanuele P, Goodman ZD. A simple and rapid stain for copper in liver tissue. Ann Diagn Pathol 1998;2:125–6.

6 Tanaka K, Mori W, Suwa K. Victoria blue-nuclear fast red stain for HBs antigen detection in paraffin section. Acta Pathol Jpn 1981;31:93–8.

## 扩展阅读

Bancroft JD, Gamble M, editors. Theory and Practice of Histological Techniques. 5th ed. London: Churchill Livingstone; 2002.

Kiernan JA. Histological and Histochemical Methods: Theory and Practice. 3rd ed. Oxford: Butterworth-Heinemann; 1999.

Lefkowitch JH. Special stains in diagnostic liver pathology. Semin Diagn Pathol 2006;23:190–8.

Polak JM, van Noorden S. Introduction to Immunocyto-chemistry. 2nd ed. Microscopy Handbooks 37. Oxford: Bios Scientific Publishers; 1997.

Prophet EB, Mills B, Arrington JB, et al., editors. Laboratory Methods in Histotechnology. Washington, DC: American Registry of Pathology; 1992.

# 第 3 章

# 正 常 肝 脏

## 结构和组成

### 功能单位和命名

在低倍光学显微镜下,见到的正常肝脏是以汇管区和中央静脉为基础的有规律的结构。最小的汇管区包括门静脉、肝动脉和小叶间胆管。血液从小静脉和小动脉通过肝窦系统到达输出肝小静脉,并渐次汇入较大静脉最终到达下腔静脉。胆汁从小胆管流入较大的胆管,再经由胆总管流入小肠。

这些不同结构之间的功能关系一直是争论的话题。应用最广泛的模型是"经典的小叶结构"和"Rappaport 腺泡结构"[1]。"肝小叶结构"在其中心有输出小静脉,在其周边有汇管区(图 3.1)。"肝腺泡"以终末汇管区为基础,血液从这里经过循序氧合减少的肝实质区 1、2 和 3 带,到达输出小静脉。需要强调的是,这里的肝小叶和肝腺泡指的是概念而不是固定的解剖结构。现在除修改后的原肝小叶模型外,还提出了其他几种模型[2~4]。从病理家学角度观察,肝小叶和肝腺泡概念在不同情况下都有它们的价值。例如,以肝小叶为基础,可

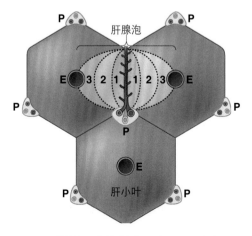

**图 3.1 简单肝腺泡结构示意图** 3 个邻近肝小叶,每个腺泡划分为 1、2 和 3 带。汇管区(P)包括胆管、小动脉和小门静脉。E,输出静脉(中央静脉或终末肝小静脉)

以更好地理解静脉流出道梗阻所致肝窦淤血在小叶中心区最为明显。然而,桥接肝坏死很难用"肝小叶结构"进行理解,它通常被解释为氧饱和度相对较低的腺泡区3带[3]的肝细胞死亡。在日常实践中,能使用的词语最好尽可能与任何一种模型相一致。因此,在这本书中我们采用"汇管区周围"这个术语来描述接近小汇管区的肝实质部分,用"小静脉周围"来描述靠近中央静脉的肝实质。

## 汇管区

在肝活检中可以看到大小不同的汇管区(见图4.1)。最小的汇管区代表着血液进入肝实质的终端管道。较大的汇管区包含血管和胆管承担与较小汇管区间传输血液和胆汁。病理过程对不同大小的汇管区的影响程度不一定相同。

一个典型的小汇管区包括胆管、小门静脉、小动脉和淋巴管,它们全部埋于结缔组织中(图3.2)。正常人的汇管区也可见一些淋巴细胞和肥大细胞,采用适当的染色技术,神经纤维亦可被显示。然而每个汇管区的确切内容是可变的,部分取决于切片的角度。通过对正常人采用16G肝穿活检研究发现[5],分别有38%、9%和7%的汇管区不包含门静脉分支、肝小动脉和胆小管。绝大多数而非全部的肝动脉分支与小胆管相伴随,这些发现在诊断胆管或血管缺失时有重要意义。一个可信的诊断是需要观察数个汇管区来得出。

图3.2 正常成人肝脏 一个小汇管区包含一个门静脉(V),小动脉(A)和小叶间胆管(B)。(针刺活检,HE)

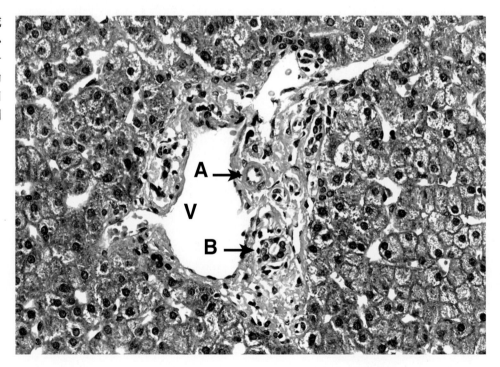

## 胆管

毛细胆管是相邻的肝细胞间形成的腔隙,在小的汇管区近旁或边缘与赫令管(Hering 管)相连通[6~8]。Hering 管部分衬以肝细胞,部分衬胆管上皮细胞。经Hering 管,胆汁流入完全由胆管上皮细胞衬的细胆管中(图 5.1)。无论是 Hering 管还是细胆管在正常肝脏中都不易被看到,但在肝脏病变中它们可能显而易见(图 3.3)。Hering 管和细胆管连接处的确切位置是不确定的,胆管有时位于肝实质内,二维切片中可看到肝细胞间有单独的细胆管。近年来 Hering 管和细胆管备受关注,因为它们被认为是祖细胞所在位置,当机体的肝细胞和胆管细胞再生不足的时候,这些祖细胞就会被激活[8~10]。祖细胞可被细胞角蛋白 CK7、CK19、上皮细胞黏附分子(epithelial cell adhesion molecule,EpCAM)和神经细胞黏附分子(neural cell adhesion molecule,NCAM)[11]免疫组化染色,也可被 OV-6 染色,OV-6 是啮齿动物冰冻组织中标记相似细胞(卵圆细胞)使用的抗体[11,12]。各种类型的肝损伤反应也可能有来自祖细胞来源的肝母细胞参与[12]。

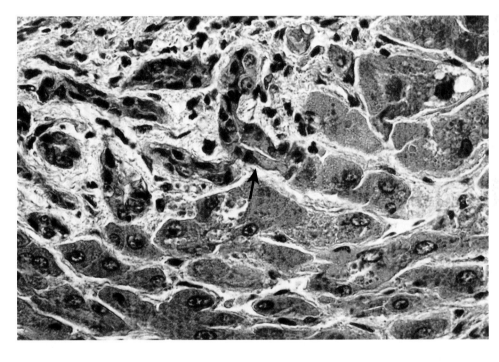

图 3.3 细胆管和 Hering 管 在此肝硬化标本中十分显著,箭示一个肝细胞板与细胆管相连。(针刺活检,HE)

小叶间胆管内径小于 100μm,大约位于小汇管区中央。内衬立方形或低柱状上皮,并具有淀粉酶消化的过碘酸 - 希夫(diastase periodic acid-Schiff,DPAS)染色阳性的基底膜。门静脉和肝动脉通常位于其附近,但正如之前所提到的,不是所有的三个结构必须同时出现在切片的同一平面。在病理状态下对胆管的识别是比较困难的,但通过角蛋白免疫组织化学染色后则容易见到,胆管细胞除了表达 CK7 和 CK19 之外,还表达 CK8 和 CK18,而后两者亦见于肝细胞[13]。

胆汁从小叶间胆管流入内径超过 100μm 的隔胆管。隔胆管衬以核位于基底部的高柱状上皮细胞,这些和近肝门部的更大胆管,有时伴有异位胰腺外分泌组织[14]。最大的肝内胆管周围有胆管周围腺[14]。

## 肝窦、Disse 间隙和细胞外基质

### 肝窦

肝窦内衬特殊的内皮细胞,这些内皮细胞间有孔,不连续,便于血液与肝细胞之间进行物质交换。肝窦内皮细胞的阳性标志物有 CD4、CD13、CD14、CD16、Cdw32、CD36 和 CD54,因此与毛细血管内皮、门脉小静脉和终末肝小静脉内皮的表型不同,而后三者的内皮细胞可被 CD31、CD34 并和荆豆植物凝集素结合(*Ulex europaeus*)而标记。

肝窦腔内有库普弗细胞,它是一种可被 CD68 免疫标记识别的肝脏特有的巨噬细胞。它不规则的突起过程可以跨越肝窦内皮细胞的腔隙,在汇管区附近,库普弗细胞数目较多。与内皮细胞不同,活化的库普弗细胞呈淀粉酶过碘酸-希夫(DPAS)阳性染色和溶菌酶阳性反应。在肝窦腔和汇管区还可见独特表型的淋巴细胞[15]。肝窦腔内的淋巴细胞还包含具有自然杀伤活性的 pit 细胞(陷窝细胞)[16]。

### 窦周间隙

位于肝窦内皮细胞和肝细胞之间的窦周间隙又称为 Disse 间隙,在肝活检石蜡包埋组织中不明显,但在尸检材料中人工改变可能比较明显。Disse 间隙包含细胞外基质、神经[17,18]和肝星状细胞等成分。

肝星状细胞是肌成纤维细胞家族成员。国际组织一致同意,使用"星状细胞"一词,而不要使用文献中的其他同义词[19](见词汇表)。星状细胞参与纤维化过程,并调控肝窦血流[20,21],它们也可作为抗原递呈细胞。在儿童及青少年中,星状细胞有 α-平滑肌肌动蛋白阳性,此后变为阴性,在一些病理状态下再激活[22]。经微波预处理的石蜡切片中无论静息或活化的星状细胞均呈突触素[23]、黏着斑蛋白 Vinculin(细胞骨架蛋白 α)[24]和细胞视黄醇结合蛋白-1(CRBP-1)[25]阳性。在正常肝脏的常规切片中很难识别星状细胞,但在病理状态下通过它们的空泡胞质和扇形细胞核有助于识别(图 7.6)。肝星状细胞可能不是与肝脏合成胶原有关的唯一细胞类型[26,27]。

细胞外基质包含许多不同的成分,其中 I 型和 III 型胶原蛋白为主要组成部分。其他还有胶原蛋白 IV、V、VI、VIII、XIV、XVIII、XIX 和蛋白聚糖,糖蛋白如纤维粘连蛋白、层粘连蛋白等[28]。III 型胶原蛋白是 Disse 间隙中网状纤维的主要组成部分(图 3.4),而 I 型胶原蛋白在汇管区和中央静脉壁含量丰富。汇管区丰富的弹性纤维在正常肝脏的肝窦壁不能显示[29]。

## 肝细胞

肝细胞被肝窦迷路隔开呈板状排列(图 3.5),紧邻汇管区的肝细胞层被称为界板。正常成人的肝细胞板是一个细胞层厚,但由于切线切割使得任何一张切片中的少数肝板显现更厚一些。广泛形成的双层肝细胞板提示近期或目前存在肝细胞增生。

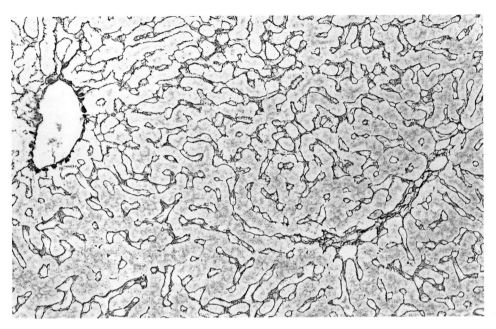

图 3.4 正常成人肝脏 在汇管区(右下)和中央静脉(左)之间有规则的网状纤维网络。(针刺活检,网状纤维染色)

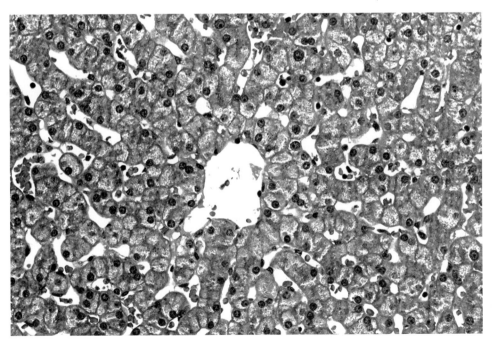

图 3.5 正常成人肝脏 肝细胞板大部分为一个细胞层厚,围绕中心的终末肝小静脉呈放射状排列。(楔形活检,HE)

肝细胞是边界清晰的多边形细胞,每一个细胞包含一个或多个细胞核。大多数细胞包含一个核,少数也可包含两个核,核仁较常见,但有丝分裂少见。大多数细胞核是二倍体[30],但少数也可见四倍体甚至见更大的细胞核,尤其是在老年人的肝脏中[31],因此多倍体及核大小变异一般是成人肝脏的正常特征。少数汇管区周围的肝细胞核会因为糖原积聚而呈空泡样,特别见于儿童和青少年肝脏中。

肝细胞的细胞质通常含有丰富的糖原。在苏木精 - 伊红染色的切片中,肝细胞的细胞质呈颗粒状,中心淡染以糖原和内质网为主。在没有明显疾病的情况下,也可看到少数脂肪空泡及偶见凋亡细胞。肝细胞内或细胞膜表面存在许多不同的蛋白,与肝脏诸多代谢功能相一致,其中包括分泌蛋白如白蛋白和细胞表面蛋白如黏附分子[32],结构蛋白包括细胞角蛋白 CK8 和 CK18,Hep Par1 抗体阳性染色,但这并不是肝细胞独有的[33]。

如前所述,肝细胞之间有毛细胆管,由 2~3 个肝细胞所形成的管壁,它们通常太小,在常规石蜡切片上,通过光镜不易被观察到,但偶尔在肝细胞胆管极面可见微小腔隙。正常肝组织切片中很少见到胆汁。毛细胆管网可通过与毛细胆管抗原胆小管糖蛋白反应的癌胚抗原(CEA)的多克隆抗体来显示(见图 11.15),也可选择抗 CD10(中性内肽酶)抗体显示,其中 CD10 表达于毛细胆管微绒毛的表面(见图 1.8)和胆管上皮细胞的顶端[34]。应当指出的是,CD10 的生理表达出现在出生 24 个月之后发育的毛细胆管上[34],因此,在新生儿和年幼儿,其免疫组织化学染色结果会是阴性的。

## 肝细胞色素(表 3.1)

表 3.1　肝细胞色素的鉴定

| | 含铁血黄素 | 脂褐素 | Dubin-Johnson 色素 | 胆色素 | 铜结合蛋白 |
|---|---|---|---|---|---|
| 分布 | 汇管区周围 | 静脉周围 | 静脉周围,也常在库普弗细胞内 | 常在静脉周围,也在毛细胆管和库普弗细胞内 | 慢性胆汁淤积的汇管区周围 |
| 细胞内位置 | 毛细胆管周围 | 毛细胆管周围 | 毛细胆管周围 | 毛细胆管周围或弥漫性分布 | 可变的 |
| 颗粒大小(近似) | 1μm | 常常 1μm | >1μm | 可变的 | ≤1μm |
| 颜色 | 金黄色、可折射 | 黄棕色 | 深棕色 | 黄色、棕色或绿色 | 灰色 |
| 普鲁士蓝铁染色 | + | − | − | − | − |
| DPAS 染色 | − | 可变 | 可变 | 可变 | 常常 + |
| 脂褐素染色 | − | + | 常常 + | − | − |
| 地衣红、维多利亚蓝染色 | − | − | − | − | + |

PAS,过碘酸 - 希夫染色

在靠近毛细胆管和静脉周围最丰富区域的肝细胞内,其内聚集含有细棕黄色颗粒的脂褐素(图 3.6)。脂褐素是成人肝脏的正常组成部分,随着年龄的增长而逐渐增加,但有时也可见于儿童。脂褐素颗粒是包含在溶酶体中不能被进一步降解的物质。正常肝脏组织色素含量差异较大,因此,在缺少控制良好的形态测定数据时,对疾病状况下色素的增加或减少的评估容易出现误差。根据它的成分和年龄,脂褐素也有不同的染色特性。它是抗酸的,具有还原性和淀粉酶过碘酸 - 希夫(DPAS)染色可变的特性,而普鲁士蓝铁染色是阴性的。

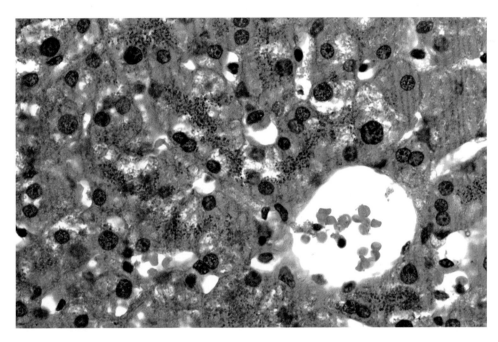

图3.6　脂褐素
正常成人肝脏的肝细胞胆管极有显著的棕色脂褐素颗粒沉积。(楔形活检,HE)

仅通过光镜难以将大量的脂褐素与 Dubin-Johnson 色素相区别,但是后者通常更粗糙、染色更深更暗(见图 13.19)。细胞内胆汁与脂褐素的鉴别用 Van Gieson 染色(见图 4.10),胆汁呈亮绿色,且几乎总可在毛细胆管内见胆栓(bile thrombi)。但有一种例外是在肝移植术后,常常可见弥漫性细胞内胆汁而无胆栓。

正常肝的可染铁是阴性的。但少量的铁可通过适宜的生物化学和基因学方法检测观察,因为它对常见、处于可治疗阶段的遗传性血色病患者非常重要(第 14 章)。

铜结合蛋白在高铜状态下可见于细胞质内,为灰褐色或红色颗粒,通常见于汇管区周围肝细胞内。它可用地衣红、维多利亚蓝和 DPAS 染色。

## 儿童的正常肝

胎儿期的肝脏造血功能活跃(图 3.7),一直持续到出生后数周。造血细胞见于汇管区和肝窦(图 3.8)。肝细胞板主要是 2 个细胞宽,直到 5、6 岁时成人的单层细胞板模式才建立。肝细胞及其细胞核大小的差异较小。在青春期之前,空泡化糖原核是常见的。在 20 岁之前,肝内无或极少脂褐素。

图 3.7　妊 娠 期 19 周胎儿肝脏 许多造血细胞见于肝窦和未成熟的汇管区内。在汇管区边缘见胆管板(箭示)提示胆管形成。(尸检肝,HE)

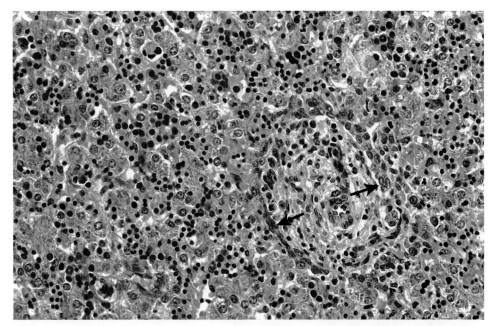

图 3.8　婴 儿 的 正常肝　汇管区和肝窦可见丰富的造血细胞。(尸检肝,HE)

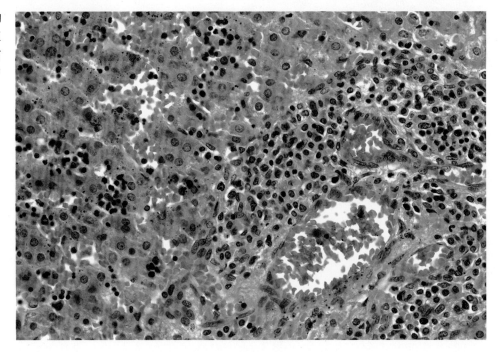

## 老化

随着年龄的增长,肝细胞及其核的大小变化越来越大,在小静脉周围区最显著(图3.9)。这种差异是由于出现大核和细胞体积大的多倍体细胞[31]造成的。肝细胞中脂褐素含量丰富,特别是在终末肝静脉周围(图3.6)。汇管区结缔组织变得致密,甚至血压正常人的动脉壁可能变厚。肝窦内皮呈假毛细血管化,渗透性丧失,这可能会对脂质代谢和血管疾病有重要影响[36]。

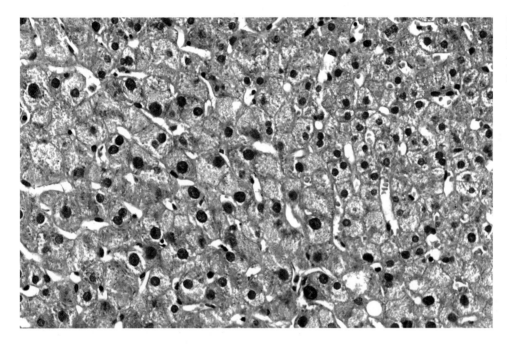

图3.9 老年人的肝 肝细胞核大小不一(针刺活检,HE)

## 正常肝脏穿刺活检

经皮肝穿刺活检必须通过肝包膜,包膜组织可见于肝穿组织一端或为单独一片,它有时包含血管和胆管,以其结缔组织的密度和成熟度可与病理性间隔相区分。在肝穿组织深处,病理性间隔也必须与纵切的汇管区组织相区别(图3.10)。正如在第9章中分级和分期标题下所讨论的,肝穿组织的长度和宽度对诊断非常关键。用细针穿刺取得过短或过细的组织条不足以诊断分布不均的非肿瘤性病变。

穿刺标本有时还包括其他器官和组织,尤其是皮肤、胸膜和肋间肌等。紧密附着于肝穿组织条的纤维组织或瘤样组织,不一定反映是肝纤维化或肝的肿瘤。

现在常用经颈静脉肝活检,它通常能够提供足够大的标本,有时还包括纵切的部位中央静脉壁。

从肝脏下缘切取活检标本通常是楔形的,两面覆以肝包膜。包膜下的组织结构与更深层的组织有些不同(图3.11),但包膜下和更深部的非实质成分的比例是

图 3.10 正常成人肝脏 两个正常的汇管区(P),纵切面类似间隔。在它们之间有一个肝输出小静脉(V)(针刺活检,网状纤维染色)

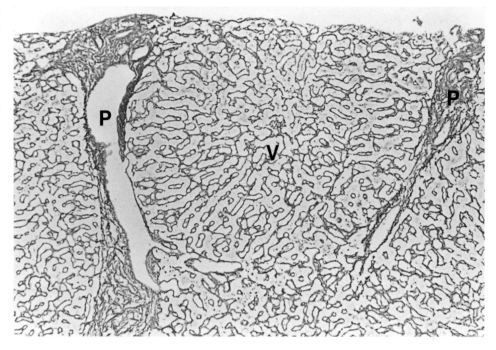

图 3.11 正常成人肝脏 肝包膜较厚,汇管区很显著。(尸检肝,三色染色)

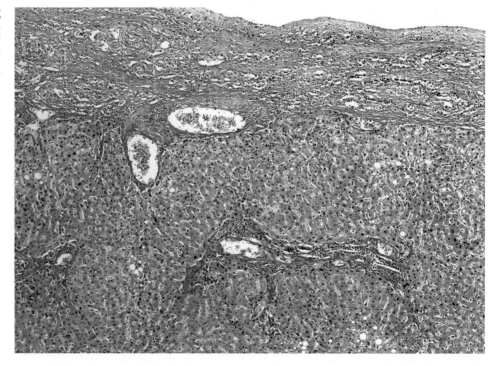

一致的[37]。包膜酷似肝硬化的结构,但当穿刺进针深度超过 2mm 后,就不会再看到,除非标本取得过浅且靠近包膜,一般与肝硬化不会发生混淆。

如果手术开始一段时间后进行外科活检,会发生中性粒细胞聚集在包膜下、汇管区、终末小静脉周围和局灶性肝实质内(图 3.12),在这里,有灶性肝细胞丢失。有报道称,在没有充分全身麻醉的深度镇静状态下,肝实质也会有类似的改变[37]。这种变化也发现于感染了巨细胞病毒的患者(第 15 章)。

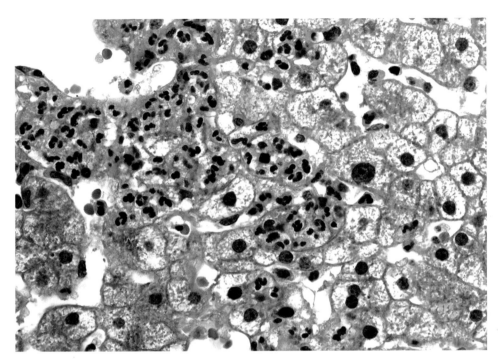

图 3.12　**手术楔形活检**　因手术操作造成肝细胞坏死的部位,有大量中性粒细胞聚集。看到中央静脉的一部分(左上)(楔形活检,HE)

(赵刚 译　　袁农 校)

## 参考文献

1　Rappaport AM. The microcirculatory acinar concept of normal and pathological hepatic structure. Beitr Pathol 1976;157:215–43.

2　Saxena R, Theise ND, Crawford JM, et al. Microanatomy of the human liver – exploring the hidden interfaces. Derivation of hepatocytes from bone marrow cells in mice after radiation-induced myeloablation. Hepatology 1999;30:1339–46.

3　Roskams T, Desmet VJ, Verslype C. Development, structure and function of the liver. In: Burt AD, Portmann BC, Ferrell LD, editors. MacSween's Pathology of the Liver. 5th ed. Edinburgh: Churchill Livingstone/Elsevier; 2007. p. 1–74.

4　Reuben A. Now you see it, now you don't. Hepatology 2003;38:781–4.

5　Crawford AR, Lin X-Z, Crawford JM. The normal adult human liver biopsy: a quantitative reference standard. Hepatology 1998;28:323–31.

6　Theise ND, Saxena R, Portmann BC, et al. The canals of Hering and hepatic stem cells in humans. Hepatology 1999;30:1425–33.

7　Saxena R, Theise N. Canals of Hering: recent insights and current knowledge. Semin Liver Dis 2004;24:43–8.

8　Roskams TA, Theise ND, Balabaud C, et al. Nomenclature of the finer branches of the biliary tree: canals, ductules, and ductular reactions in human livers. Hepatology 2004;39:1739–45.

9　Roskams TA, Libbrecht L, Desmet VJ. Progenitor cells in diseased human liver. Semin Liver Dis 2003;23:385–96.

10　Kuwahara R, Kofman AV, Landis CS, et al. The hepatic stem cell niche: identification by label-retaining cell assay. Hepatology 2008;47:1994–2002.

11　Roskams T, De Vos R, van Eyken P, et al. Hepatic OV-6 expression in human liver disease and rat experiments: evidence for hepatic progenitor cells in man. J Hepatol 1998;29:455–63.

12　Zhang L, Theise N, Chua M, et al. The stem cell niche of

human livers: symmetry between development and regeneration. Hepatology 2008;48:1598–607.

13  van Eyken P, Desmet VJ. Cytokeratins and the liver. Liver 1993;13:113–22.

14  Terada T, Nakanuma Y, Kakita A. Pathologic observations of intrahepatic peribiliary glands in 1000 consecutive autopsy livers. Heterotopic pancreas in the liver. Gastroenterology 1990;98:1333–7.

15  Norris S, Collins C, Doherty DG, et al. Resident human hepatic lymphocytes are phenotypically different from circulating lymphocytes. J Hepatol 1998;28:84–90.

16  Nakatani K, Kaneda K, Seki S, et al. Pit cells as liver-associated natural killer cells: morphology and function. Med Electron Microsc 2004;37:29–36.

17  Tiniakos DG, Lee JA, Burt AD. Innervation of the liver: morphology and function. Liver 1996;16:151–60.

18  Akiyoshi H, Gonda T, Terada T. A comparative histochemical and immunohistochemical study of aminergic, cholinergic and peptidergic innervation in rat, hamster, guineapig, dog and human livers. Liver 1998;18:352–9.

19  International Consensus Group. Hepatic stellate cell nomenclature. Hepatology 1996;23:193.

20  Pinzani M. Hepatic stellate (Ito) cells: expanding roles for a liver-specific pericyte. J Hepatol 1995;22:700–6.

21  Rockey DC. Hepatic blood flow regulation by stellate cells in normal and injured liver. Semin Liver Dis 2001;21:337–49.

22  Schmitt-Graff A, Kruger S, Bochard F, et al. Modulation of alpha smooth muscle actin and desmin expression in perisinusoidal cells of normal and diseased human livers. Am J Pathol 1991;138:1233–42.

23  Cassiman D, van Pelt J, De Vos R, et al. Synaptophysin: a novel marker for human and rat hepatic stellate cells. Am J Pathol 1999;155:1831–9.

24  Kawai S, Enzan H, Hayashi Y, et al. Vinculin: a novel marker for quiescent and activated hepatic stellate cells in human and rat livers. Virchows Arch 2003;443:78–86.

25  Lepreux S, Bioulac-Sage P, Gabbiani G, et al. Cellular retinol-binding protein-1 expression in normal and fibrotic/cirrhotic human liver: different patterns of expression in hepatic stellate cells and (myo)fibroblast subpopulations. J Hepatol 2004;40:774–80.

26  Cassiman D, Roskams T. Beauty is in the eye of the beholder: emerging concepts and pitfalls in hepatic stellate cell research. J Hepatol 2002;37:527–35.

27  Ramadori G, Saile B. Mesenchymal cells in the liver: one cell type or two? Liver 2002;22:283–94.

28  Schuppan D, Ruehl M, Somasundaram R, et al. Matrix as a modulator of hepatic fibrogenesis. Semin Liver Dis 2001;21:351–72.

29  Porto LC, Chevallier M, Peyrol S, et al. Elastin in human, baboon, and mouse liver: an immunohistochemical and immunoelectron microscopic study. Anat Rec 1990;228:392–404.

30  Deprez C, Vangansbeke D, Fastrez R, et al. Nuclear DNA content, proliferation index, and nuclear size determination in normal and cirrhotic liver, and in benign and malignant primary and metastatic hepatic tumors. Am J Clin Pathol 1993;99:558–65.

31  Kudryatsev BN, Kudryatseva MV, Sakuta GA, et al. Human hepatocyte polyploidization kinetics in the course of life cycle. Virchows Arch B Cell Pathol 1993;64:387–93.

32  Hinchliffe SA, Woods S, Gray S, et al. Cellular distribution of androgen receptors in the liver. J Clin Pathol 1996;49:418–20.

33  Wennerberg AE, Nalesnik MA, Coleman WB. Hepatocyte paraffin 1: a monoclonal antibody that reacts with hepatocytes and can be used for differential diagnosis of hepatic tumors. Am J Pathol 1993;143:1050–4.

34  Byrne JA, Meara NJ, Rayner AC, et al. Lack of hepatocellular CD10 along bile canaliculi is physiologic in early childhood and persistent in Alagille syndrome. Lab Invest 2007;87:1138–48.

35  Fiel MI, Deniz K, Elmali F, et al. Increasing hepatic arteriole wall thickness and decreased luminal diameter occur with increasing age in normal livers. J Hepatol 2011;55:582–6.

36  Le Couteur DG, Fraser R, Cogger VC, et al. Hepatic pseudocapillarisation and atherosclerosis in ageing. Lancet 2002;359:1612–15.

37  Ryoo JW, Buschmann RJ. Comparison of intralobular non-parenchyma, subcapsular non-parenchyma, and liver capsule thickness. J Clin Pathol 1989;42:740–4.

38  McDonald GS, Courtney MG. Operation-associated neutrophils in a percutaneous liver biopsy: effect of prior transjugular procedure. Histopathology 1986;10:217–22.

# 扩展阅读

Crawford AR, Lin X-Z, Crawford JM. The normal adult human liver biopsy: a quantitative reference standard. Hepatology 1998;28:323–31.

Crawford JM, Burt AD. Anatomy, pathophysiology and basic mechanisms of disease. In: Burt AD, Portmann BC, Ferrell LD, editors. MacSween's Pathology of the Liver. 6th ed. Edinburgh: Churchill Livingstone/Elsevier; 2012. p. 1–78.

Dollé L, Best J, Mei J, et al. The quest for liver progenitor cells: a practical point of view. J Hepatol 2010;52:117–29.

Friedman SL. Mechanisms of hepatic fibrogenesis. Gastroenterology 2008;134:1655–69.

Geerts A. History, heterogeneity, developmental biology, and functions of quiescent hepatic stellate cells. Semin Liver Dis 2001;21:311–35.

Lemaigre FP. Mechanisms of liver development: concepts for understanding liver disorders and design of novel therapies. Gastroenterology 2009;137:62–79.

Reuben A. Now you see it, now you don't. Hepatology 2003;38:781–4.

Roskams TA, Libbrecht L, Desmet VJ. Progenitor cells in diseased human liver. Semin Liver Dis 2003;23:385–96.

Roskams TA, Theise ND, Balabaud C, et al. Nomenclature of the finer branches of the biliary tree: canals, ductules, and ductular reactions in human livers. Hepatology 2004;39:1739–45.

Si-Tayeb K, Lemaigre FP, Duncan SA. Organogenesis and development of the liver. Dev Cell 2010;18:175–89.

Zhang L, Theise N, Chua M, et al. The stem cell niche of human livers: symmetry between development and regeneration. Hepatology 2008;48:1598–607.

# 第 4 章

# 病理学图像的鉴别诊断和评估

## 初步检查和报告

### 活检标本的肉眼检查和描述

虽然肉眼检查和描述资料对诊断价值是有限的,但可以减少标本混淆及错误的可能性。病理医师应该通过对已染色切片组织的大小与肉眼检测记录相比较,确定所染标本是否完整无误。肉眼检查还有助于选择合适的区域进行电子显微镜检测。除非因操作出现任何人为现象或有污染的异常标本,针刺活检标本的外形或颜色在固定液容器内、石蜡块内或载玻片上的外形或颜色也可能提供一些印象诊断。正常肝脏活检标本是有色泽和厚度的圆柱体,且不容易形成碎片。根据这个标准将针刺活检标本通常分为以下三种类型(图 4.1):①正常外形(表明结构相对完整,无进展性纤维化,然而有重要的病理现象如肝炎、淤胆或其他异常发现);②不规则外形(表明出现慢性疾病,因实质纤维化或肝硬化而具有局限性缩窄区域);③碎片活检组织(符合肝硬化、原发性肝细胞癌或转移性肿瘤)。如此鲜明的肉眼所见需要进一步在显微镜下证实。胆汁淤积的活检标本呈绿色,而脂肪肝标本呈淡褐色或黄色且漂浮在固定剂中,胆固醇酯贮积病和 Wolman 病标本呈明亮的橙色;这将提醒病理医师需要保留一些组织做冰冻切片和电子显微镜检查。黑色或深棕色是 Dubin-Johnson 综合征的特征。转移瘤类似于纤维组织,通常是白色的。充血性肝脏是深红色的。

### 常规显微镜检查

肝活检常规显微镜检查应包括整体结构的系统评估,汇管区及其内容,终末肝静脉,肝细胞及肝窦细胞。一些病理医师常使用预估单或备忘录单避免遗漏相关的数据[1]。

下面章节内容是为了帮助评估病理变化,大部分的信息会在本书后面的各个章节里复述。在表述上难免有一些重复,这是因为发现上述许多特点是联合的。本章的最后一部分包含了多个特殊病理学病变的鉴别诊断。

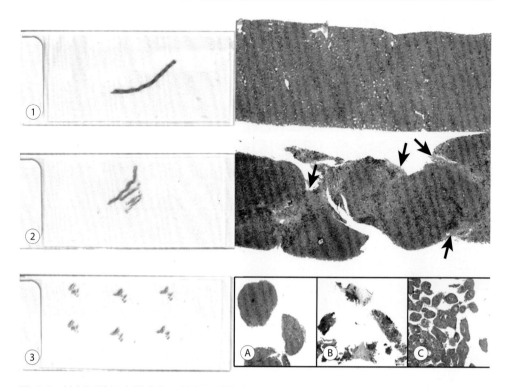

**图 4.1　针刺活检标本的变化**　针刺活检标本的组织条在载玻片上的外形可能提供初步印象诊断,通常是以下三种类别:①正常外形(表明结构相对完整,虽然出现慢性肝炎、脂肪变性或其他疾病,但无纤维化);②不规则外形,纤维化或肝硬化形成局灶性狭窄(箭显示汇管区纤维化);③碎片,通常是以下三种情况之一:肝硬化(A),转移性肿瘤(B)或原发性肝细胞癌(C)。(针刺活检,HE)

## 损伤的基本模式

### 结构改变,塌陷和纤维化

　　在 HE 切片上,微小的结构变化是难以识别的,的确可能会被完全忽略,因此结缔组织检查经常是很重要的。在肝穿或楔形活检标本中,正常肝组织能见到不同平面逐级分支大小各异的汇管区断面(**图 4.2**),这些汇管区的各个断面伴行有肝动脉、门静脉分支和胆管,它们遍布肝脏各个部位,因此又大致分为段、区、隔或末端汇管区单元(见图 5.1)。尽管切片用胶原染色最容易识别细胞周围纤维化,而观察最轻微的异常网状支架结构,最好采用不加衬染的银染色来显示网状纤维。

　　使用这些方法可以得到一个印象,虽然汇管区和中央静脉关系正常,但汇管区增大,甚至可能通过纤维间隔连接,它符合轻度慢性病毒性肝炎或者有以汇管区变化为主的一些疾病,如胆道疾病、血色病、先天性肝纤维化和血吸虫病。另一方面如果肝实质的网状支架是扭曲的,应当考虑那些有肝小叶损伤特点的病变,包括急性和慢性肝炎以及有肝细胞损伤形成的胆管疾病,尤其是原发性胆汁性肝

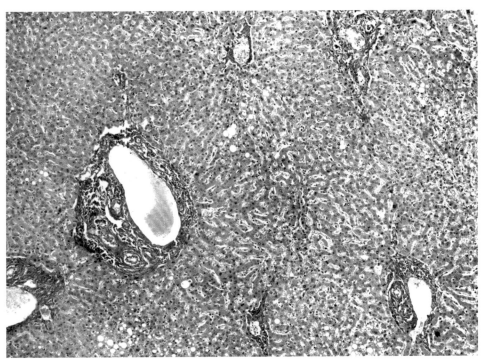

图 4.2 不同大小的汇管区 活检组织中包含的汇管区,从大的汇管区(左侧)到小的汇管区(右上和底部)。由终末汇管区血液进入肝实质。(楔形活检,铬变素 - 苯胺蓝染色)

硬化。有静脉充血可导致小静脉周围网状纤维规则的密聚。

即使应用良好的胶原染色,新近发生的塌陷和纤维化有时也很难区分,弹性纤维染色可以帮助解决这个问题,因为汇管区以外的弹性纤维是长时期病变的指征。胶原染色有助于识别如在坏死区内、酒精性肝病、静脉流出道梗阻和上皮样血管内皮瘤发生的静脉堵塞。正如业已指出的,胶原染色对检测细胞周围纤维化是很重要的,因此,当有明显的脂肪变性或可疑脂肪性肝炎应该采用胶原染色。

肝硬化的组织学诊断在第 10 章中将全面讨论。肝硬化一旦形成,纤维化模式的特点有助于明确其病因。如在原发性或继发性胆汁性肝硬化中,汇管区纤维化扩大和汇管区之间的相连比肝细胞发生再生出现早,可形成小叶周围宽阔的纤维间隔包绕着不规则岛状肝实质的形态学图像(图 5.11)。遗传性血色病或慢性静脉流出道梗阻的表现也是纤维化,而再生不是其主要的发病因素。在肝硬化前有长期纤维化的疾病中,会将肝实质半岛横断面误认为是真正的再生结节。这特别常见于肝包膜下的活检,因此对肝包膜下仅是孤立的岛状结节的活检结果的解释应当谨慎。

## 肝细胞损伤

肝细胞受损伤的组织学改变范围宽广,从影响细胞质或特定细胞器的细微变化到明显的肝细胞气球样变性、凋亡或坏死。正常肝细胞是多边形的,具有丰富淡染颗粒样富含糖原的细胞质。正常肝偶尔可见凋亡小体(嗜酸性小体),典型的凋亡小体从肝细胞板脱出后可在肝窦内见到(图 4.3)。这些卵圆形小体呈明显嗜酸性,因为其厚度是不与周围的组织同焦点,因此光镜下有时需要通过聚焦才能

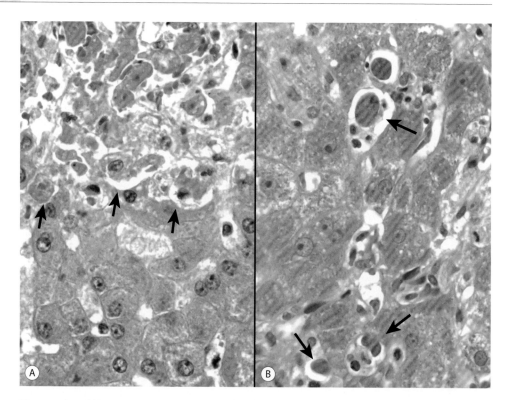

图 4.3　凝固性坏死 vs 凋亡　A. 箭示以上的肝细胞经历了凝固性坏死，它与下面存活的肝细胞间有一个很齐的界限。坏死是由于肝移植后肝动脉血栓形成引起的局部缺血。坏死的肝细胞呈嗜酸性，核固缩解离。(移植肝，HE)。B. 肝窦内(箭示)可见许多大小不等的凋亡小体，是由于肝移植 2 个月后丙型肝炎病毒感染早期复发肝细胞凋亡加重。(移植肝穿刺活检，HE)

观察到。在任何原因的胆汁淤积以及新近肝移植后的供肝内，除肝细胞有丝分裂外，常可见凋亡小体数量增加。而任何原因导致的急性肝炎也可发现丰富的凋亡小体[2]，凋亡小体首先由康西尔曼(Councilman)在黄热病中描述，故称"康西尔曼小体"，但只限用于该病(见第 6 章)。

　　肝细胞胞质的毛玻璃样改变可见于各种情况[3] (表 4.1)，受侵肝细胞呈现均匀一致的粉红色改变，与霜冻玻璃相似(图 4.4)，这种改变可累及全部或部分细胞质，呈圆形或新月状包涵体，有时周围出现人工的白色空隙。乙肝表面抗原阳性的慢性乙型肝炎患者，含毛玻璃包涵体是最为多见的(图 4.4A 和图 9.13)，这样的包涵体在肝小叶实质内呈随机散在分布，但有时很多。使用某些药物(如苯巴比妥类)或肝细胞淤胆[4]偶尔也可引起相似的表现，但多局限于小静脉周围肝细胞(图 4.4B，图 4.4D) (见图 8.1)，被称为"假毛玻璃样"改变。器官移植受体(如肝脏、心脏、骨髓移植)也可见毛玻璃样包涵体但包含异常糖原[5-7] (图 4.4C)。而 Lafora 病(肌阵挛性癫痫病)出现毛

表 4.1　毛玻璃肝细胞鉴别诊断

| 病变 | 染色方法 |
| --- | --- |
| 慢性乙型肝炎 | 地衣红，维多利亚蓝，HbsAg 免疫染色 |
| 药物(如苯巴比妥类) | — |
| 氰酰胺酒精厌恶治疗 | 淀粉酶 -PAS |
| Lafora 病 (家族性肌阵挛性癫痫病) | PAS，胶体铁 |
| 糖原贮积病 IV 型 | PAS |
| 移植肝受者 | PAS |

HbsAg，乙肝表面抗原；PAS，过碘酸 - 希夫染色

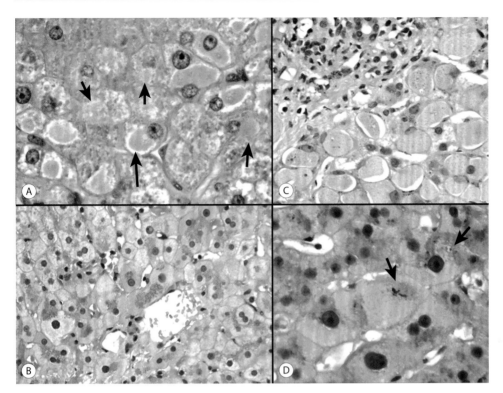

**图4.4 毛玻璃和毛玻璃样肝细胞** A.慢性乙型肝炎,肝细胞内见许多毛玻璃胞浆包涵体。(长箭示)包涵体代表乙型肝炎表面抗原,一些包涵体有白色空晕与肝细胞膜分开,一些小包涵体呈均匀粉色(箭示)。B.终末静脉周围的肝细胞因药物诱导呈假毛玻璃样改变(诱导光面内质网增生)。这与左上方出现的正常细颗粒肝细胞形成对照。C.骨髓移植受体肝活检:汇管区周围有许多毛玻璃样包涵体。包涵体与糖原相似,认为是肝移植后临床使用许多药物的结果。D.中央几个肝细胞的胞质显示假毛玻璃样改变,因细胞内胆汁淤积引起(箭示)。(针刺活检,HE)

玻璃样肝细胞多见于汇管区周围。**表4.1**示临床表现结合染色方法可阐明毛玻璃肝细胞的常见原因。

肝细胞中度肿胀有时是由于光面内质网对药物或偶尔由于淤胆引起的适应性增生。肝移植后,在存在供肝保存性损伤的移植肝活检中见到小静脉周围肝细胞肿胀(见图16.2),较重度肝细胞肿胀轮廓呈圆形(**图4.5A**),可能伴有毛细胆管淤胆(见图5.2和图6.2),这是各种肝炎中最多见的细胞损伤特点(**图4.5A和图6.2**),可通过见到肝细胞板破坏和伴随的炎细胞浸润来识别。脂肪性肝炎的肝细胞气球样变性与病毒、药物和自身免疫性肝炎见到的肝细胞肿胀有所不同,前者肝细胞可以表现透明或出现绳索样胞浆疏松,有时还有 Mallory-Denk 小体(**图4.5B和图7.8**)。肝活检组织出现肝细胞气球样变对证实脂肪性肝炎具有特殊意义,这将在第7章进一步讨论。小泡性脂变,细胞质出现微小脂肪滴而肿大,有时因脂滴太小常规显微镜不易确定,但常会出现大脂肪空泡结合临床表现有助于诊断。另一类肝细胞肿胀可见羽毛样变性(**图4.5C**),因伴胞内淤胆导致肝细胞轻度肿胀、淡染、疏松呈网状,细胞质有时呈空泡状。羽毛样变性肝细胞也常见于大胆管梗阻。

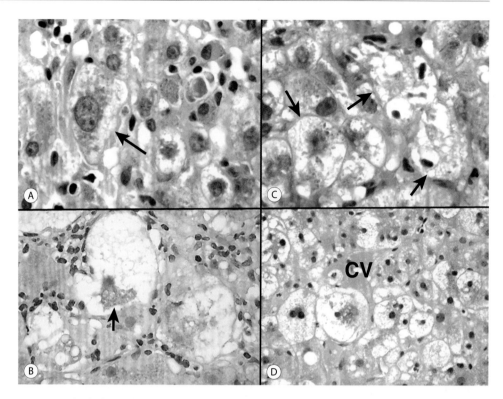

图 4.5　肝细胞肿胀和气球样变　A. 急性肝炎病例。淋巴细胞和蜡样质库普弗细胞附近可见肿胀和扩大的肝细胞(箭示)。肿胀肝细胞与右下几个富含糖原的正常肝细胞糖原形成对照。B. 非酒精性脂肪性肝炎(non-alcoholic steatohepatitis, NASH)病例。肝细胞气球样变性显示细胞质苍白、疏松。受影响的一个肝细胞含有一团嗜伊红性 Mallory-Denk 小体(箭示)。C. 羽毛样变性伴胆盐淤积。气球样变性肝细胞内见明显胆汁(箭示)。D. 肝移植后 1 周因肝功能异常行移植肝活检。见中央静脉(central vein, CV)周围肝细胞肿胀,这是保存性肝损伤所导致。(针刺活检,HE)

　　单个或一小群肝细胞死亡笼统地称为灶状坏死(图 4.6),虽然其发生机制实际上是凋亡或为坏死凋亡两者的结合[8]。除非见到凋亡小体,在常规显微镜下不易区别。灶性坏死伴有各种炎细胞(包括巨噬细胞)聚集很常见。急性肝炎出现此类病变被称为点状坏死(图 4.6)。发现灶性坏死它本身并不表示有肝原发疾病,可能是身体其他部位疾病发生在肝的非特异性反应。变性肝细胞或细胞碎片周围有时可见灶状炎细胞浸润,炎症通常比坏死更明显,可能是由于肝细胞脱失,炎细胞占据肝细胞板的缺口[13]。

　　发生在小静脉周围部位的肝细胞凝固性坏死(图 4.3),由于受累的邻近一组肝细胞低灌注,坏死范围通常是清晰的。坏死肝细胞为细胞质嗜酸性变化,轮廓大小各异、核固缩或碎裂。中央静脉周围(肝小叶中央,腺泡 3 带)凝固性坏死通常见于低血压、脓毒症休克、因左心室衰竭或肝动脉血栓形成低灌注。如果肝脏低灌注发生几天后,有时可在坏死肝细胞邻近出现反应性肝窦内中性粒细胞浸润,特别见于用血管收缩剂(升压剂)维持的患者[9]。

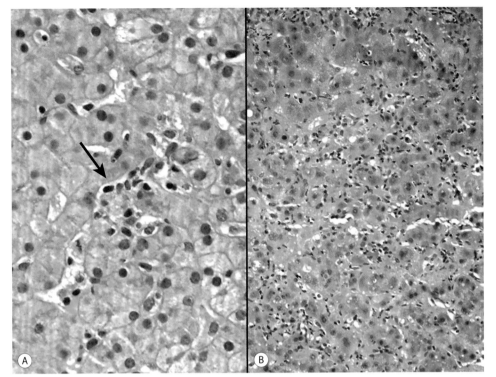

图 4.6 灶性坏死 vs 斑点状坏死 A. 灶性坏死(箭示)见于肝小叶实质内。肝细胞板被聚集的淋巴细胞和库普弗细胞浸润、中断,局部肝细胞脱失。B. 急性病毒性肝炎显示多点状坏死,整个肝小叶内有很多坏死炎症灶。(针刺活检,HE)

## 融合性坏死

融合性坏死(见图 8.4)是指较大面积肝细胞死亡。这类坏死活检标本常见的原因是肝炎,无论由病毒、相关药物还是自身免疫损伤引起,这些情况下坏死常伴有炎症反应。在肝实质低灌注时,如休克或左侧心力衰竭和中暑(见图 12.2)融合性坏死一般很少或者不伴有炎症(图 4.6)。对乙酰氨基酚(扑热息痛)中毒亦会导致相似的病变(见图 8.4)。在以上因素所致的坏死中都是以小静脉周围为特征。黄热病或登革热病病毒感染容易见到腺泡中带坏死(腺泡 2 带)(图 6.3)。一些有毒物质,包括硫酸亚铁和磷,通常引起汇管区周围(腺泡 1 带)坏死,而播散型疱疹病毒感染(单纯疱疹或水痘)(见图 15.4)或分枝杆菌病可见到随意分布的坏死区。肿瘤坏死可能很广泛地存在切片中,但看不出肿瘤组织,在这种情况下网状染色可以识别。

属于重度或广泛的融合性坏死可能形成连接血管结构的桥,称为桥接坏死。在汇管区扩大的情况下,常见汇管区相互连接,见于慢性肝炎或胆道疾病。小静脉周围区相互连接可能见于肝实质低灌注和静脉流出道梗阻的疾病(图 4.6)。

桥接肝坏死连接终末肝静脉(小叶中央静脉)与汇管区(图 4.7 或图 4.8)应值得病理医师特别注意,因为它可能与更加严重的疾病相关[11]。中央静脉至汇管区桥接坏死是各型急性病毒性肝炎相当常见的改变,其桥接坏死有炎症、肝细胞丢失或网状纤维密聚,但无明显纤维化或弹力纤维,当处于慢性肝炎急性发作时也可见到。陈旧的桥接纤维化除含有胶原纤维外,还有弹力纤维,这样

图 4.7 桥接肝坏死 急性肝炎。汇管区(P)和中央静脉(CV)之间狭窄形成桥接。见肝细胞丢失和炎症(箭示)。附近的肝实质广泛杂乱,小叶排列不规则。与图 4.8 网状纤维染色相似。(针刺活检,HE)

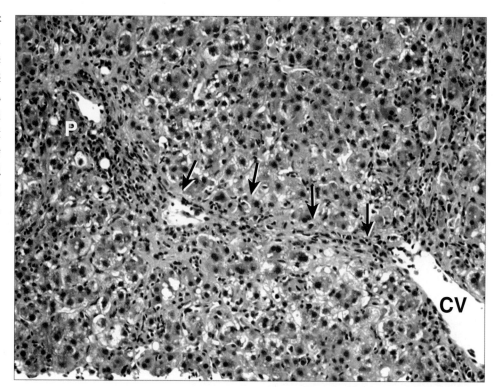

图 4.8 急性肝炎伴桥接坏死 塌陷的网状纤维给人以慢性肝病的假象。扩大的汇管区(P)与终末静脉(V)之间形成桥接,以被动间隔连接起来(箭头示)。(针刺活检,网状纤维)

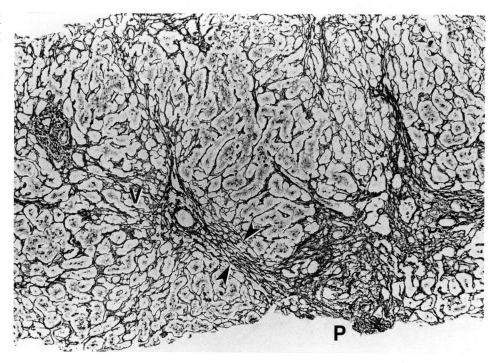

的桥接纤维化是慢性病毒性或自身免疫性肝炎更为严重的重要组成成分。富有胶原的桥接纤维收缩可以迅速导致正常肝微细结构严重变形,很快进展为肝硬化。

全小叶或多小叶坏死:全小叶(全腺泡)和多小叶(多腺泡)坏死(图6.1)是分别用来描述融合性坏死累及整个单小叶或几个相邻的肝小叶,将在第6章进一步讨论。大块肝坏死指几乎全部肝实质的丢失,它是病毒、药物、自身免疫或其他不明原因发生急性肝衰竭所见的特征改变。组织学改变为广泛的肝细胞丢失伴网状纤维塌陷,同时伴汇管区周围胆管增生(新生细胆管),它们是来源于肝祖细胞的激活。显示肝脏体积缩小,因包膜下肝实质丢失肝被膜皱缩(像大块性肝坏死一样)。临床上常用亚大块坏死来表述急性肝衰竭的肝实质严重的损伤程度,但肉眼和组织学检查伴有再生性肝细胞团和再生结节(图4.9)。个体病例出现的再生结节,证明再生结节形成,出现纤维化需要几个月病程,在这个阶段,肝炎可能表现为亚临床状态。

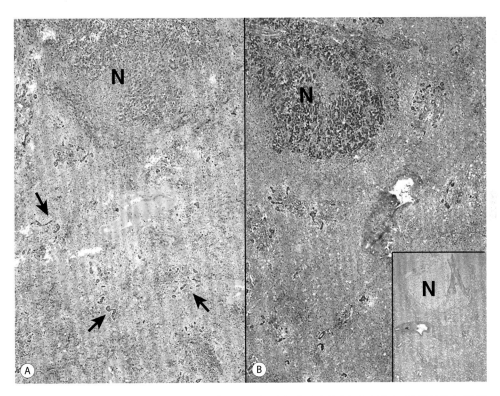

图4.9 亚大块坏死 A.急性重型肝炎,几乎全部肝实质因大块坏死而消失,见明显的细胆管反应(箭示)。大体观察和镜下检查证实移植肝内有少数再生结节(N)。B. 三色结缔组织染色见广泛性肝实质坏死,细胆管反应,固有胆管区(亮蓝色)。在塌陷区见早期纤维化(浅灰蓝色),上端见再生结节(N)。插图:图 A 和 B 网状纤维染色对照显示,下方见网状纤维塌陷和密聚,上端见再生结节(N)。(移植肝,A,HE 染色;B,三色染色;插图,网状纤维染色)

### 界面性肝炎（碎屑样坏死）

界面性肝炎（碎屑样坏死）（见图 9.3 和图 9.4）是发生在汇管区或纤维间隔与肝实质相交界处的炎症或侵蚀肝实质的过程。称之为界面性肝炎是由于它发生在肝实质—结缔组织界面的肝细胞死亡，可能是凋亡而非坏死或同时发生[12-14]。常见于慢性肝炎，但也可在其他情况下出现（见框 9.2）。炎症细胞浸润主要有淋巴细胞，伴有或不伴有浆细胞，在受损区并伴有纤维化，有新胶原形成及其他细胞外基质成分[15]。这一病理过程有时被称为典型的或淋巴细胞性碎屑样坏死，以区别与于来自胆管、细胆管或纤维性碎屑样坏死。在慢性胆道疾病中的这一过程将在第 5 章原发性胆汁性肝硬化一节中论述。

## 胆汁淤积

从形态学角度，胆汁淤积是指组织切片中出现的胆汁。基于在光学显微镜下看到的主要成分是胆红素，它也被称为胆红素淤积。胆汁在正常肝组织中很少见到，有者仅为微量，因此胆汁淤积应视为是病理状态。胆汁的位置最常见是肝细胞之间扩张的毛细胆管。被称为急性胆汁淤积的毛细胆管胆汁淤积，有时伴肝细胞和库普弗细胞质内有胆汁淤积，典型的毛细胆管淤积位于中央静脉周围。相反，在患有慢性胆道疾病的患者，胆汁淤积可见于汇管区周围的肝细胞，由于它是不正常的胆盐引起的，故又被称为胆盐淤积（cholate stasis）。

在成年人大胆管梗阻时，尽管有胆管的扩张，但在显微镜下通常看不到 Hering 管、细胆管或胆管内有胆汁。细胆管胆汁淤积最常见的原因是脓毒症。在不同类型的胆管板畸形以及肝外胆道闭锁中也可以在胆管及细胆管内见到稠密的胆汁。

毛细胆管胆汁淤积是在扩张的毛细胆管内出现胆栓（bile thrombi）（见图 5.2）。在其附近的肝细胞和库普弗细胞内常有棕色或黄色色素，这些色素与其他色素如脂褐素、蜡样质色素等在实际工作中并不难区别，这是因为毛细胆管中出现胆汁就能明确诊断胆汁淤积。一般情况下，虽然在肝移植后，肝细胞的细胞质胆红素淤积而无毛细胆管胆汁淤积是十分常见的，在缺少毛细胆管胆栓时诊断胆汁淤积应非常谨慎。在中央静脉周围的毛细胆管胆汁淤积部分可以是石蜡包埋出现的人工假象，但也有可能反映了腺泡不同部位之间真实的功能差异。

显微镜下，根据色素浓度和氧化程度不同，胆汁的色泽也有不同。它可能是深棕色、绿色或黄色、有时很淡，很难在第一眼就做出判断。Van Gieson（范吉逊）染色胆红素绿染，可以帮助诊断（图 4.10）。常用浅淡的复染，在 Perls 和 Prussian blue（普鲁士蓝）铁染色也能使胆汁容易看到。在常规诊断工作中很少需要特殊组织化学方法来确定胆红素。

急性胆汁淤积时间较长时，肝细胞之间可能发生局部改变，正常两三个肝细胞围绕一个小毛细胆管，此时，细胞数目增多，毛细胆管腔明显扩大，特称为胆汁淤积性花结（cholestatic roserres）（图 4.11）。花结的腔是胆管树的一部分，其中胆汁可能在制片过程中丢失。所有这些空花结可视为胆汁淤积的指征。胆汁

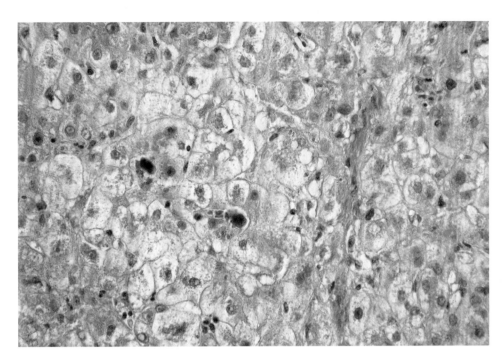

图 4.10 胆汁淤积 胆栓在扩张的毛细胆管呈亮绿色。红色物质是胶原。(针刺活检,苏木精和范吉逊染色)

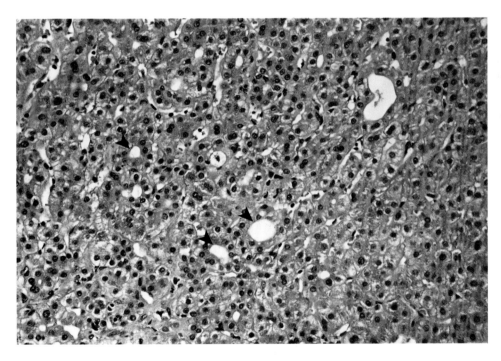

图 4.11 胆汁淤积 数个肝细胞玫瑰花结,围绕明显的管腔形成腺样结构(箭头示)。(楔形活检,HE)

主要胆管梗阻

急性肝炎

淤胆性药物黄疸

脓毒败血症

胆汁淤积综合征

框 4.2　温和性肝内胆汁淤积主要原因

药物(如避孕药、类固醇类)

脓毒败血症

良性复发性肝内淤胆

妊娠期胆汁淤积

肝移植后胆汁流出减少或排斥

淋巴瘤

框 4.3　急性黄疸患者的判定

患者是主要胆管梗阻吗?

患者是急性病毒性或药物相关性肝炎吗?

有诊断脓毒败血症的证据吗?

患者有框 4.2 中所列出的一种肝内淤胆情况吗?

患者有脂肪性肝炎吗?

患者是慢性肝病急性加重而不是急性肝病吗?

淤积的其他肝细胞改变在第 5 章大胆管梗阻一节中论述。

长期毛细胆管淤胆偶尔可见铜或铜结合蛋白贮积,但这些更多是汇管区周围慢性胆汁淤积的特征(在以下进行讨论)。中央静脉周围毛细胆管淤胆主要所见在框 4.1 和 4.2 中列出。慢性肝病有严重肝功能障碍或伴脓毒症时常见到胆汁淤积呈不规律分布。

一旦胆汁淤积被确定,病理医师应查明其可能的原因(框 4.3 列出所考虑相关问题)。病因一般存在于以下四个诊断类别中:①大胆管梗阻;②累及小的肝内胆管的疾病;③肝炎;④与温和性胆汁淤积(bland cholestasis)相关的疾病(如脓毒症、胆盐输出泵突变)。这些一般通过仔细而系统的对肝小叶或汇管区的异常进行检查可予鉴别(图 4.12),精确的组织学诊断很重要,因为正确的治疗要依据它,错误的回答会导致危险的错误。然而应该承认病理医师对临床医师提出的问题不总是能够给予完全清楚的回答。

## 细胆管反应

因为大胆管梗阻可能需要外科手术或内镜介入,胆汁淤积的肝活检需要仔细检查汇管区的三管变化[16]。梗阻几天内即可发生细胆管反应:汇管区结缔组织水肿,水肿的汇管区间质边缘细胆管增生和散在的中性粒细胞浸润。许多种胆管病或其他情况见到细胆管结构是一很明显的改变,被认为来自位于汇管区周围 Hering 管的祖细胞[16a,16b]或可能源自胆管细胞或转分化的肝细胞(见第 5 章)[16c]。细胆管反应被认为是汇管区周围对损伤的反应[17~19],为急性胆管梗阻的例证,但也发生于数种其他病理状态。

细胆管反应的某些特点有帮助解释诊断的意义。在急性胆管梗阻中,细胆管结构排列与汇管区—肝实质界面相平行,伴有汇管区水肿以及前面提及的散在中性粒细胞浸润(图 4.13A)。在慢性胆道疾病中,如原发性胆汁性肝硬化,细胆管与界面形成一角度或迂回缠绕(图 4.13B)。肝细胞疾病也可能对细胆管反应起刺激促进作用,急性肝炎伴淤胆的少数患者,如甲型肝炎,细胆管反应可能伴汇管区淋巴细胞和浆细胞浸润[20],这一改变可似胆管梗阻者,需要参考肝小叶内变化加以区别。实际上由于细胆管反应经常伴中性粒细胞浸润,因此中性粒细胞的出现不一定证明是胆管梗阻。细胆管反应也见于非胆汁性肝硬化中,其他胆管结构不常局限于汇管区边缘或间隔—肝实质界面,而可以深入到纤维组织内(图 4.13C),但是广泛的细胆管反应伴有其他慢性淤胆的特点则提示胆汁性

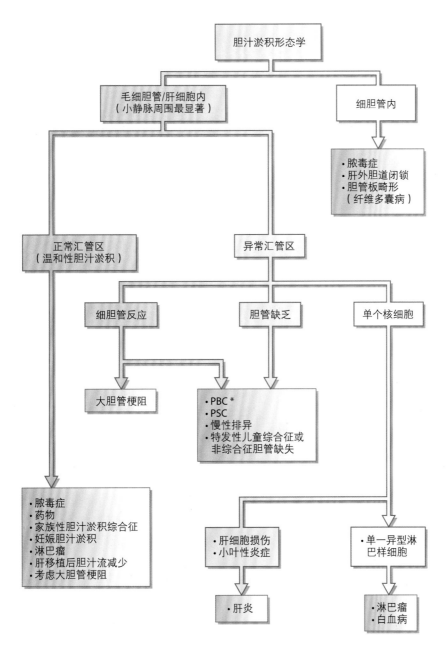

图 4.12　评估胆汁淤积的系统规则　一旦胆汁淤积部位被确定,应仔细地评价汇管区和肝腺泡变化以确定主要的鉴别诊断

\* 在原发性胆汁性肝硬化(PBC)中,形态学出现胆汁淤积通常只是在后期明显,为进展期疾病。PSC,原发性硬化性胆管炎

图 4.13　不同疾病的细胆管反应　A.胆管梗阻时,汇管区边缘的细胆管结构。B.原发性胆汁性肝硬化,纠结缠绕的细胆管

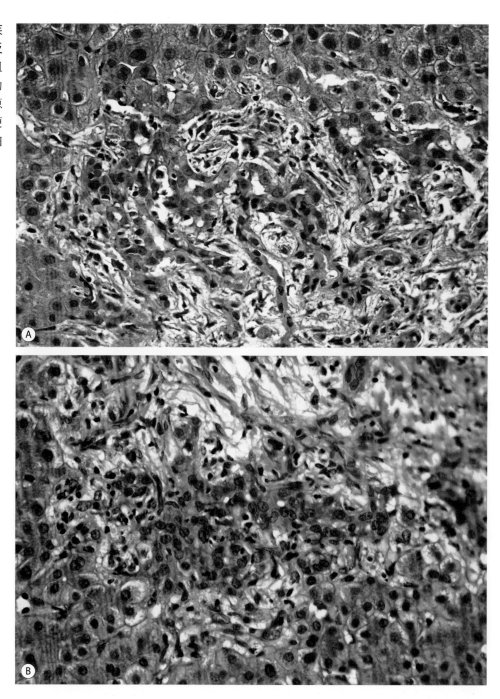

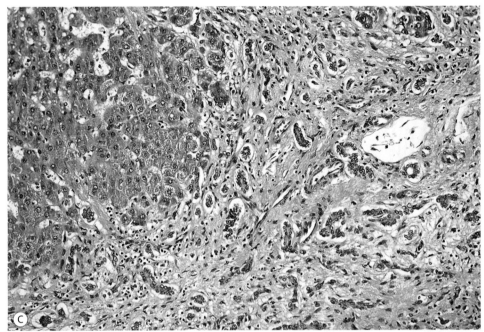

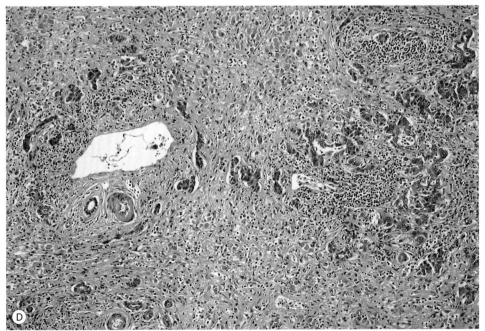

图 4.13(续)
C. 非胆汁性肝硬化:在纤维化汇管区内和结节边缘附近所见细胆管结构。D. 多小叶坏死:在无足够的肝细胞再生时,细胆管样结构可能反映肝祖细胞活性。(HE)

肝硬化。

　　在全小叶坏死中(见于暴发性或亚急性病毒性肝炎或自身免疫性肝炎,重度药物性肝中毒的患者),肝细胞广泛丢失常伴有丰富的细胆管反应。从汇管区周围向小叶中央延伸(图4.13D)。现在认为细胆管反应参与慢性肝病桥接纤维化的进展,包括慢性乙型和丙型肝炎[21-23]、脂肪性肝炎[24]和遗传性血色病[25](图9.7)。肝移植后少数复发性乙型和丙型肝炎患者发生纤维淤胆性肝炎中细胆管反应也异常显著(图16.14和图16.15)。在任何情况下,都必须确定细胆管反应的重要诊断价值,应用CK7和CK19免疫染色发现细胆管结构是十分显著的(图4.14、图5.24和图5.25)。

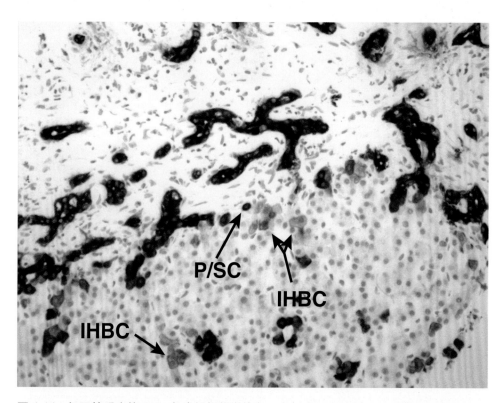

**图 4.14　细胆管反应的 CK7 免疫组织化学染色**　本例为原发性硬化性胆管炎(PSC),很多细胆管结构,大致与汇管区—肝实质界面相平行。汇管区周围有几个细胞染色较淡,与肝细胞极相似,代表中间性肝胆细胞(intermediate hepatobiliary cell,IHBC),也称为"胆管性肝细胞"。汇管区周围小而圆、染色深的细胞很可能是祖细胞(P/SC)。(针刺活检,免疫过氧化物酶染色)

　　慢性胆汁淤积[胆盐淤积、假性黄色瘤样变、胆汁淤积前(precholestasis),见图5.10]可见于慢性肝病,特别是累及胆树以及出现在汇管区平面流出胆汁受干扰这一病变。胆汁的出现(如胆红素淤积)明显或不明显,通过观察汇管区周围肝细胞肿胀和淡染辨认;通过受损细胞内出现铜和铜结合蛋白;也可出现Mallory-Denk小体易于认识。在与中性粒细胞浸润相关联的病例,如与脂肪性肝炎区别应结合整体显示、汇管区周围位置和临床表现做出判断。邻近慢性淤胆区的结缔组织常常水肿,可能显示有混合急性或慢性炎症细胞的细胆管反应,有时出现围绕汇管区的肝细胞界板破坏,边缘模糊类似慢性界面肝炎所见的特点(淋巴浆细胞浸润使汇管区—界板边缘模糊),这称为"胆管性界面性肝炎"(以前称胆管性碎屑样坏死)。在慢性胆道疾病中,细胆管结构和其关联的中性粒细胞有助于认识显现的细胆管反应和作用。慢性胆汁淤积不像急性毛细胆管淤胆,不是必须有临床黄疸或血清胆红素升高,但血清碱性磷酸酶水平上升是其特点。

小叶间胆管丢失是儿童和成年人几种疾病的关键特点,有时被称为胆管消失综合征(vanishing bile-duct syndromes)。儿童的主要原因是综合征和非综合征的肝内胆管缺失、$\alpha_1$-抗胰蛋白酶缺乏和早期硬化性胆管炎,有些不常见的家族性胆汁淤积综合征,以及朗格汉斯(Langerhans)细胞组织细胞增多症也应考虑。在成年人中(见表 5.1),最常见原因是原发性胆汁性肝硬化、原发性硬化性胆管炎、移植物抗宿主病以及慢性肝移植物排斥反应。

应当记住,评估胆管丢失不是在切片平面上见到的汇管区都包含胆管。肝活检正常人研究发现[26],切片中 7% 汇管区不包含胆管,因此正确评估肝活检中的胆管数,必须包含数个汇管区。对以上慢性淤胆性疾病特点的病例概述,许多伴随胆管丢失,但不是全部,这取决于胆管丢失的范围,潜在的病因和纤维化程度。在胆管丢失的一些疾病中,如原发性胆汁性肝硬化、原发性硬化性胆管炎,可发生有重要意义的细胆管反应,而其他则无,如儿童的阿拉热综合征(Alagille's syndrome)[27]、慢性肝移植物排斥反应[28]。

铜结合蛋白的金属硫蛋白颗粒能被几种方法染色,包括地衣红和维多利亚兰。它们经淀粉酶消化后的 PAS 染色通常阳性,最常见的部位是汇管区周围肝细胞或肝硬化结节周围的肝细胞,反映肝细胞不能有效地排泄铜。铜颗粒在任何原因的肝硬化中均能看见,但大量存在应怀疑慢性胆道疾病或肝内淤胆[29],证明铜本身出现于上述部位,同时可看到慢性淤胆的其他特点,如细胆管增生、中性粒细胞浸润、细胞间纤维化和水肿。少数铜结合蛋白颗粒有时在持续较久的急性胆汁淤积的腺泡深处见到。

铜结合蛋白也聚积在 Wilson 病中(威尔逊病),将于第 14 章中讨论。一般来说,在疾病早期通过染色既不能显示铜,也不能显示铜结合蛋白。Wilson 病发展为肝硬化时,一些结节可富含铜结合蛋白和铜,而其他是阴性。铜和铜结合蛋白通常弥漫分布在整个结节内,与慢性胆汁淤积的部位形成对照。

## 单个病理改变的鉴别诊断

所挑选的多个特征性病理改变插图和描述,将会在本书以下章节中讨论,但因其出现频率较高,在这里对其突出特征和意义加以论述。

## 胆管损伤

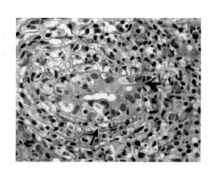

肝内胆管出现损伤通常是以出现胆管上皮改变伴随邻近汇管区炎性细胞浸润为标志。肝内胆管损伤有许多原因，主要包括原发性胆汁性肝硬化、特质性药物毒性和肝移植后急性排斥反应。受损伤胆管的胆管上皮多样化异常，包括上皮内炎性细胞浸润、上皮分层、空泡形成、坏死和衰减以及核极性改变（图 4.15）。炎性细胞主要为淋巴细胞伴多少不等的浆细胞，偶见中性粒细胞。嗜酸性粒细胞可能很多，特别见于原发性胆汁性肝硬化和某些肝毒性药物损伤。最严重的损伤可能引起胆管上皮细胞全部破坏导致广泛性胆管丢失（胆管缺失）。

**图 4.15　胆管损伤**　图中央的胆管上皮细胞被淋巴细胞浸润，显示核极性消失、空泡变和核分层，受损的胆管为原发性胆汁性肝硬化中的典型"旺织性胆管损害"，包围胆管的粉红色基底膜破裂（下面箭示），并被淋巴细胞所破坏（3 点位箭示）。（针刺活检，HE）

## 胆管板

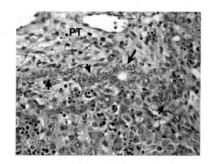

胆管板是胎儿肝发育过程中形成肝内小胆管的正常结构[30]，它以单一或双层扁平立方上皮层形式包绕发展的汇管区的全部或部分疏松间质（图 4.16）。认识它在胎儿肝标本内的位置，以及了解因胆管板畸形所导致肝疾病的关系十分重要。如先天性肝纤维化（见第 13 章）代表胆管板重构的异常。

**图 4.16　胆管板**　这是 19 周胎儿的扁平立方上皮胆管板（小箭），包绕在汇管区外周（PT）（见顶部），表明早期的胆管开始发育形成（大箭）。（尸检肝，HE）

## 细胆管胆汁淤积

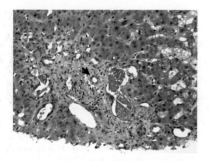

主要在成人脓毒症患者中，可见到汇管区周围胆管内浓缩胆汁凝块（图 4.17）。许多（即便不是大多数）受影响的汇管区固有胆管通常不含有胆汁。在新生儿肝活检中这一病变可见于肝外胆道闭锁和 $\alpha_1$- 抗胰蛋白酶缺乏症（虽然这些病变的细胆管胆汁淤积是很局限的，通常是较小的胆栓或凝块）。

**图 4.17　细胆管胆汁淤积**　见于汇管区周围扩张的细胆管内浓缩胆汁池。这种胆汁淤积的分布模式可见于脓毒症。注意：固有胆管（箭示）不含胆汁。（针刺活检，HE）

## 含蜡样质的库普弗细胞

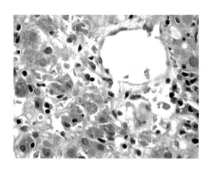

活动性肝坏死炎症近期(如发生急性或慢性肝炎或缺血性损伤)常伴有棕褐色的含蜡样质库普弗细胞在肝窦内聚集(图4.18)。这个色素富含氧化脂质,见于库普弗细胞溶酶体内,来自吞噬的坏死细胞膜和其他肝细胞细胞器碎屑,含蜡样质库普弗细胞在小叶中央区(腺泡3带)最多见。D-PAS染色阳性,铁染色仍保留它的棕褐色,因此该色素不应误认为含铁血黄素(后者在HE染色折光性强),少量含铁血黄素有时可见于急性肝炎。近期发作的阻塞性黄疸伴有胆汁淤积,偶尔见库普弗细胞含相似的色素。

图4.18　含蜡样质的库普弗细胞　顶端靠近中央静脉处近期有活动性坏死炎症,导致肝细胞丢失,肝窦内见含棕褐色颗粒样色素的肥大库普弗细胞聚集(溶酶体内吞噬的碎屑)。(针刺活检,HE)

## 肝窦充血

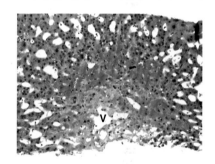

肝窦充血常为肝小叶中心(腺泡3带),可见于心力衰竭的患者,由于肝中央静脉流出血液返回心脏受阻(图4.19)(肉眼检查见所谓的"豆蔻肝");或其他原因引起的肝静脉流出道阻塞(见第12章)。伴随充血可见肝窦扩张有肝细胞板萎缩。如果梗阻是慢性的,也可发生静脉周围和肝窦周纤维化(心源性硬化症)。在肝移植后同种异体移植物活检,可见肝小叶中央充血伴随中央静脉淋巴细胞浸润和肝窦内皮炎,肝细胞脱落以及轻度肝窦扩张,诊断为中央静脉周围炎,为急性细胞性排斥反应的一种表现。弥漫性肝窦充血见于镰刀细胞病引起的"充血性肝病",而汇管区周围充血、出血、纤维蛋白血栓和肝细胞坏死则为子痫病的特点。

图4.19　肝窦充血　活检标本来自长期心力衰竭的患者,中央静脉(V)附近的肝窦充血扩张,静脉腔上方轻度纤维化,与慢性静脉流出道阻塞相一致。(针刺活检,HE)

## 噬红细胞现象

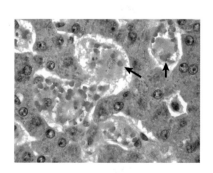

库普弗细胞的噬红细胞现象(图4.20)是不寻常的组织学改变,最常见于系统性病毒感染和与噬血细胞性淋巴组织细胞增生症(haemophagocytic lymphohistiocytosis,HLH)[31],它是巨噬细胞活化综合征(macrophage activation syndrome,MAS)的变异型。HLH和MAS通常发生于有潜在获得性疾病的条件下,如风湿性疾病、系统性病毒感染(单纯疱疹病毒和E-B病毒感染常见)或恶性淋巴瘤,或已知的遗传原因[32],伴炎性细胞缺颗粒和(或)释放功能缺陷。HLH和MAS内活化的淋巴细胞浸润汇管区和肝窦,有时引起胆管损伤或类似慢性肝炎的组织学改变,包括形成凋亡小体(见第15章)。

图4.20　噬红细胞现象　为可疑噬血性淋巴组织细胞增生症,在肝窦库普弗细胞内易见到红细胞(箭示)。(针刺活检,HE)

## 髓外造血（extramedullary haemopoiesis，EMH）

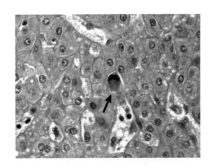

　　EMH 常出现于新生儿肝活检以及成年人骨髓被肿瘤取代或患骨髓纤维化时。其些原发性肝肿瘤也有 EMH 的特征，特别是肝胚细胞瘤和肝细胞腺瘤。肝充血和肝移植后肝活检也能发现 EMH。单个巨核细胞在前述的任何情况下也可见到（图 4.21）。偶尔亦见于肝硬化或结节性再生性增生中。成熟障碍的窦内巨核细胞在见于唐氏综合征的短暂异常骨髓细胞生成[33]。

**图 4.21　孤立的肝窦巨核细胞**　这例是肝细胞腺瘤活检标本，（箭示）孤立的巨噬细胞见于肝窦间隙内，肿瘤细胞呈良性，形成在增厚的肝细胞板内。（针刺活检，HE）

## 肝窦周围纤维化

　　脂肪性肝炎可见肝小叶中央区（腺泡 3 带）Disse 间隙纤维化（肝窦周纤维化）（见第 7 章），或当缺少脂肪变性、肝细胞气球样变或脂肪性肝炎证据时，可见到先前脂肪性肝炎发作之后的晚期残留

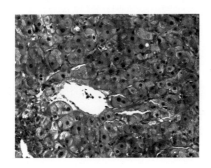

病变。组织学鉴别诊断包括长期心力衰竭（心源性硬化症）和慢性肝静脉流出道阻塞相关的其他情况（图 4.22）；自身免疫性肝炎组织变异型中先前发生过小叶中央坏死性炎症（见图 9.20）；以及肝移植后移植肝曾发生排斥性中央静脉周围炎（见第 16 章）。非带状窦周纤维化可见于伴某些糖尿病性肝硬化症患者（见第 7 章）。丙型病毒肝炎肝移植后复发，出现汇管区周围[34]和小叶窦周[35]纤维化，可能与包括淤胆型肝炎在内的更严重疾病相关（见第 16 章）。

**图 4.22　窦周纤维化**　中央静脉显示肝窦周围包绕的网状结构以及肝细胞周围呈典型的"六角形网格状纤维化"，这与酒精性和非酒精性脂肪性肝炎相关。这一类型的残留纤维化可能出现在脂肪性变和脂肪性肝炎消退之后。（针刺活检，HE）

### 炎性细胞浸润

#### 中性粒细胞

　　大胆管梗阻有大量的汇管区中性粒细胞浸润，以及任何原因引起的广泛性细胆管反应（见以上所述）。上行性胆管炎中，可在胆管腔和壁内发现。肝内或肝外感染的脓毒症可能有胆管周围和腔内大量中性粒细胞浸润。中性粒细胞也可见于肝窦内。在以淋巴细胞和浆细胞浸润为主的任何原因引起的急性肝炎也可见少数中性粒细胞。如以中性粒细胞浸润为主，提示可能为药物相关的肝损伤。

　　肝实质内有中性粒细胞弥漫性浸润比较少见。若发生，它可能表示存在因任何原因导致广泛组织破坏的典型的急性炎症反应。局限性浸润见于脂肪性肝炎特别是见于与酒精相关的脂肪性肝炎。然而，如果有其他改变出现时，以淋巴细

胞浸润为主,亦不排除此诊断(见第7章)。中性粒细胞局灶性聚集(微小脓肿)是巨细胞病毒感染或肝移植后灌注损伤的特征(见图16.13)。局灶性浸润也见于肝移植后并发症中,然而与巨细胞病毒感染相比所见较少[36]。外科手术采取楔形肝活检,在肝窦内可见成群的中性粒细胞浸润(图3.12),而不应视为特殊的病理改变。

## 嗜酸性粒细胞

许多不同的肝病中偶在汇管区有嗜酸性粒细胞浸润,它的出现不一定意味着有药物过敏性中毒。慢性病毒性肝炎和自身免疫性肝炎,汇管区常见少数嗜酸性粒细胞伴淋巴细胞和浆细胞浸润。原发性胆汁性肝硬化也常见(偶尔数量很丰富)[37]。嗜酸性粒细胞增多也是肝移植后细胞性排斥反应的主要表现之一[38]。十分显著的嗜酸性粒细胞浸润提示药物中毒、伴有嗜酸性粒细胞增多的系统性疾病、寄生虫感染或嗜酸性粒细胞胃肠炎[39]。在肝实质的一些肉芽肿内见嗜酸性粒细胞灶性聚积,要注意是寄生虫感染。新生儿因EMH肝活检汇管区内和汇管区周围肝窦内可见大量嗜酸性粒细胞。

## 浆细胞

汇管区和肝腺泡内浆细胞浸润在自身免疫性肝炎中常是显著的。但也可能见于急性和慢性病毒性肝炎中,有时在甲型病毒性肝炎中十分丰富。原发性胆汁性肝硬化汇管区炎细胞浸润以浆细胞为主要成分。汇管区大量浆细胞浸润也是胆管梗阻的特征,包括胆管周围"洋葱皮"样纤维化,诊断Ig4相关的硬化性胆管炎的可能性升高(见第5章)。肝同种异体移植物活检中大量浆细胞见于复发性自身免疫性肝炎和新生自身免疫性肝炎,重度同种免疫排斥反应病变可见于复发性丙型肝炎的肝移植(见第16章)。

## 淋巴细胞聚集和淋巴滤泡

淋巴细胞样结构(聚集和滤泡)可能发生在多种慢性肝病的汇管区内。主要的鉴别诊断包括慢性肝炎、原发性硬化性胆管炎和原发性胆汁性肝硬化。一般认为淋巴细胞聚集比有生发中心的淋巴滤泡多见。淋巴细胞聚集可在低倍镜下观察证实,稠密聚集的淋巴细胞与其汇管区残留散布

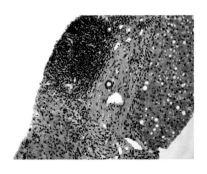

的炎症细胞是不同的(图4.23)。在慢性肝炎中,淋巴细胞聚集常位于小叶间胆管附近或可能包围胆管,偶尔伴损伤的胆管但无胆管丢失,慢性丙型肝炎中最常见[40]。但在慢性乙型肝炎和自身免疫性肝炎中很少出现。在原发性胆汁性肝硬化中,它们位于以前破坏胆管的位置,表现为"墓碑石"(tombstones)。在原发性硬化性胆管炎中,它们是进展为急性炎症以及慢性胆管周围炎症累及大小胆管的成分。弥漫性、多灶性汇管区淋巴细胞样结构可能需要进一步排除淋巴瘤。

图4.23 汇管区淋巴细胞聚集 这例慢性丙型肝炎显示汇管区内在小叶间胆管左侧有稠密的淋巴细胞聚集,在汇管区残留结缔组织内出现轻度和散在的淋巴细胞浸润(针刺活检,HE)

## 异常巨噬细胞色素

肝窦库普弗细胞内的棕褐色色素表示近期发生活动性坏死炎症后巨噬细胞吞噬的碎屑,或表示胆汁淤积发作后的胆汁性物质,或来自红细胞破坏后的含铁血黄素,后者铁染色阳性,而前者色素通常是 D-PAS 染色呈阳性。在疟疾和血吸虫中肝窦库普弗细胞内和(或)汇管区巨噬细胞可见黑色颗粒疟色素(来自血红蛋白破坏)(见第 15 章)。相似的黑色的色素偶尔也见于接受金属盐治疗或进行过整体膝和臀部钛 - 铝假体置换的患者。

(孙明瑜 陈佳美 译)

## 参考文献

1 Foschini M, Sarti F, Dina RE, et al. Standardized reporting of histological diagnoses for non-neoplastic liver conditions in needle biopsies. Virchows Arch 1995;426:593–6.

2 Yoon J-H, Gores GJ. Death receptor-mediated apoptosis and the liver. J Hepatol 2002;37:400–10.

3 Vázquez JJ. Ground glass hepatocytes: light and electron microscopy. Characterization of the different types. Histol Histopathol 1990;5:379–86.

4 Popper H, Schaffner F. Pathophysiology of cholestasis. Hum Pathol 1970;1:1–24.

5 Lefkowitch JH, Lobritto SJ, Brown RS Jr, et al. Ground-glass, polyglucosan-like hepatocellular inclusions: a 'new' diagnostic entity. Gastroenterology 2006;131:713–18.

6 Wisell J, Boitnott J, Haas M, et al. Glycogen pseudoground glass change in hepatocytes. Am J Surg Pathol 2006;30:1085–90.

7 Bejarano PA, Garcia MT, Rodriguez MM, et al. Liver glycogen bodies: ground-glass hepatocytes in transplanted patients. Virchows Arch 2006;449:539–45.

8 Lemasters JJ. Dying a thousand deaths: redundant pathways from different organelles to apoptosis and necrosis. Gastroenterology 2005;129:351–60.

9 Lefkowitch JH, Mendez L. Morphologic features of hepatic injury in cardiac disease and shock. J Hepatol 1986;2:313–27.

10 Salfelder K, Doehnert HR, Doehnert G, et al. Fatal phosphorous poisoning: a study of forty-five autopsy cases. Beitr Pathol 1972;147:321–40.

11 Boyer JL, Klatskin G. Pattern of necrosis in acute viral hepatitis. Prognostic value of bridging (subacute hepatic necrosis). N Engl J Med 1970;283:1063–71.

12 Kerr JFR, Searle J, Halliday WJ, et al. The nature of piecemeal necrosis in chronic active hepatitis. Lancet 1979;ii:827–8.

13 Hiramatsu N, Hayashi N, Katayama K, et al. Immunohistochemical detection of Fas antigen in liver tissue of patients with chronic hepatitis C. Hepatology 1994;19:1354–9.

14 Takahara T, Nakayama Y, Itoh H, et al. Extracellular matrix formation in piecemeal necrosis: immuno-electron microscopic study. Liver 1992;12:368–80.

15 Portmann B, Popper H, Neuberger J, et al. Sequential and diagnostic features in primary biliary cirrhosis based on serial histologic study in 209 patients. Gastroenterology 1985;88:1777–90.

16 Christoffersen P, Poulsen H. Histological changes in human liver biopsies following extrahepatic biliary obstruction. Acta Pathol Microbiol Scand 1970; 212:150–7.

16a Tsuchiya A, Lu WY, Weinhold B, et al. Polysialic acikd/ neural cell adhesion molecule modulates the formation of ductular reactions in liver injury. Hepatology 2014;60:1727–40.

16b Strazzabosco M, Fabris L. Neural cell adhesion molecule and polysialic acid in ductular reaction: the puzzle is far from completed, but the picture is becoming more clear. Hepatology 2014;60:1469–72.

16c Nagahamna Y, Sone M, Chen X, et al. Contributions of hepatocytes and bile ductular cells in ductular reactions and remoderling of the biliary system after chronic liver injury. Am J Pathol 2014;184:3001–12.

17 Roskams T, Desmet V. Ductular reaction and its diagnostic significance. Semin Diagn Pathol 1998;15:259–69.

18 Roskams T. Progenitor cell involvement in cirrhotic human liver diseases: from controversy to consensus. J Hepatol 2003;39:431–4.

19 Gouw ASH, Clouston AD, Theise ND. Ductular reactions in human liver: diversity at the interface. Hepatology 2011;54:1853–63.

20 Teixeira MR Jr, Weller IVD, Murray AM, et al. The pathology of hepatitis A in man. Liver 1982;2: 53–60.

21 Fotiadu A, Tzioufa V, Vrettou E, et al. Progenitor cell activation in chronic viral hepatitis. Liver Int 2004;24:268–74.

22 Eleazar JA, Memeo L, Jhang JS, et al. Progenitor cell expansion: an important source of hepatocyte regeneration in chronic hepatitis. J Hepatol 2004;41:983–91.

23 Gadd VL, Melino M, Roy S, et al. Portal, but not lobular, macrophages express matrix metalloproteinase-9: association with the ductular reaction and fibrosis in chronic hepatitis C. Liver Int 2013;33:569–79.

24 Gadd VL, Skoien R, Powell EE, et al. The portal inflammatory infiltrate and ductular reaction in human non-alcoholic fatty liver disease. Hepatology 2014;59:1393–405.

25 Wood MJ, Gadd VL, Powell LW, et al. Ductular reaction in hereditary hemochromatosis: the link between hepatocyte senescence and fibrosis progression.

Hepatology 2014;59:848–57.

26　Crawford AR, Lin X-Z, Crawford JM. The normal adult human liver biopsy: a quantitative reference standard. Hepatology 1998;28:323–31.

27　Fabris L, Cadamuro M, Guido M, et al. Analysis of liver repair mechanisms in Alagille syndrome and biliary atresia reveals a role for Notch signaling. Am J Pathol 2007;171:641–53.

28　International Panel. Update of the international Banff schema for liver allograft rejection: working recommendations for the histopathologic staging and reporting of chronic rejection. Hepatology 2000;31:792–9.

29　Guarascio P, Yentis F, Cevikbas U, et al. Value of copper-associated protein in diagnostic assessment of liver biopsy. J Clin Pathol 1983;36:18–23.

30　Strazzabosco M, Fabris L. Development of the bile ducts: essentials for the clinical hepatologist. J Hepatol 2012;56:1159–70.

31　Janka GE, Lehmberg K. Hemophagocytic lymphocytic lymphohistiocytosis: pathogenesis and treatment. Hematology Am Soc Hematol Educ Program 2013;2013:605–11.

32　Zhang M, Behrens EM, Atkinson TP, et al. Genetic defects in cytolysis in macrophage activation syndrome. Curr Rheumatol Rep 2014;16:439–46.

33　Ishigaki H, Miyauchi J, Yokoe A, et al. Expression of megakaryocytic and myeloid markers in blasts of transient abnormal myelopoiesis in a stillbirth with Down syndrome: report of histopathological findings of an autopsy case. Hum Pathol 2011;42:141–5.

34　Mariño Z, Mensa L, Crespo G, et al. Early periportal sinusoidal fibrosis is an accurate marker of accelerated HCV recurrence after liver transplantation. J Hepatol 2014;61:270–7.

35　Dixon LR, Crawford JM. Early histologic changes in fibrosing cholestatic hepatitis C. Liver Transplant 2007;13:219–26.

36　MacDonald GA, Greenson JK, DelBuono EA, et al. Mini-microabscess syndrome in liver transplant patients. Hepatology 1997;26:192–7.

37　Terasaki S, Nakanuma Y, Yamazaki M, et al. Eosinophilic infiltration of the liver in primary biliary cirrhosis: a morphological study. Hepatology 1993;17:206–12.

38　Datta Gupta S, Hudson M, Burroughs AK, et al. Grading of cellular rejection after orthotopic liver transplantation. Hepatology 1995;21:46–57.

39　Schoonbroodt D, Horsmans Y, Laka A, et al. Eosinohilic gastroenteritis presenting with colitis and cholangitis. Dig Dis Sci 1995;40:308–14.

40　Scheuer PJ, Ashrafzadeh P, Sherlock S, et al. The pathology of hepatitis C. Hepatology 1992;15:567–71.

41　Brenard R, Dumortier P, Del Natale M, et al. Black pigments in the liver related to gold and titanium deposits. A report of four cases. Liver Int 2007;27:408–13.

## 扩展阅读

Ludwig J, Batts K. Practical Liver Biopsy Interpretation: Diagnostic Algorithms. 2nd ed. Chicago, IL: ASCP Press; 1998.

Odze RD, Goldblum JR, editors. Surgical Pathology of the GI Tract, Liver, Biliary Tract and Pancreas. 2nd ed. Philadelphia: Saunders Elsevier; 2009.

Roskams T, Desmet VJ. Ductular reaction and its diagnostic significance. Semin Diagn Pathol 1998;15:259–69.

第 5 章

# 胆道系统疾病

## 引言

从毛细胆管、最小的肝内胆管到大胆管和十二指肠,沿着胆管树的许多部位可能会发生胆汁流通障碍(**图** 5.1)。这些部位的损伤或阻塞,可能引起组织切片上出现可见的胆汁(胆汁淤积)、胆管形态改变、汇管区及其周围肝实质的变化,或者这些病变结合出现。大胆管病变需要与弥漫性肝内疾病相鉴别,因为两者有不同的临床处理,肝活检常有助于鉴别诊断。然而无论是肝内还是肝外大胆管疾病

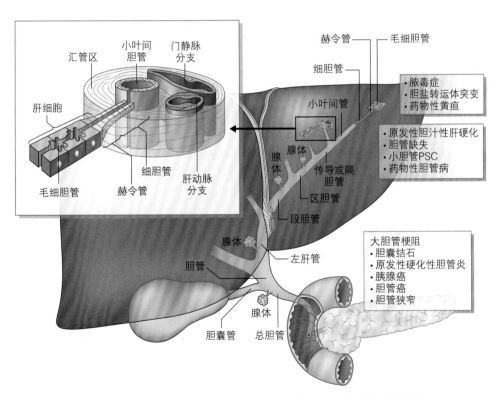

**图** 5.1　**胆道系统**　胆道系统分支结构如图解。大段胆管和区胆管有胆管周围腺(PGS),左上为细小分支放大示意图。方框中右侧为不同级别胆管受累的各种胆道疾病。PBC:原发性胆汁性肝硬化;PSC:原发性硬化性胆管炎

都具有类似的病理特征和治疗方式,因此,本章不再应用"肝外胆道梗阻"这个术语。例如,主肝管癌,虽也可导致大胆管梗阻的改变,但病变整个位于肝内。本章除讨论原发性胆汁性肝硬化(primary biliary cirrhosis,PBC)和原发性硬化性胆管炎(primary sclerosing cholangitis,PSC)外,还对与自身免疫性肝炎(autoimmune hepatitis,AIH)的重叠问题和几种胆管缺乏症加以论述。

## 胆汁淤积

临床与病理使用的胆汁淤积一词是指胆汁流动障碍。光镜下胆汁淤积(有时称为胆红素淤积(bilirubinostasis)表现为胆色素出现在毛细胆管、肝细胞和其他部位,它是与临床黄疸相关的形态学改变。胆汁淤积是大胆管梗阻,或广泛的肝内胆管疾病的重要表现,但也可能伴随某些类型的肝炎肝实质损伤。单纯的(温和的)

| 框 5.1　胆汁淤积的原因 |
| --- |
| 败血症 |
| 药物性肝损伤 |
| 胆盐转运蛋白基因突变(如:Byler 病) |
| 肝外淋巴瘤 |
| 线粒体病(如:Navajo neurohepatopathy) |
| 早期大胆管梗阻 |

胆汁淤积作为一种独立病变,有几种可能的病因(框 5.1),仅仅通过光镜不可能完全辨别。例如新生儿和儿童黄疸,胆汁淤积可能是由于毛细胆管膜上[1]胆盐转运蛋白基因突变或线粒体病引起[2](将在第 13 章进一步讨论)。成人中药物的肝毒性、败血症的循环内毒素[3]和肝外淋巴细胞释放的细胞因子[4]都可能致胆汁分泌功能紊乱,从而导致肝内胆汁淤积(将在第 4 章详细讨论)。当发现有胆汁淤积存在时,病理医师应优先仔细观察汇管区病变,确定有无机械性大胆管梗阻改变。

## 大胆管梗阻

因为影像技术的发展,大胆管梗阻患者活检较以前明显减少。然而,病理医师必须能够识别其特征性的改变,尤其是肝移植术后梗阻的特点。梗阻第一周小静脉周围区出现淤胆;即在光镜下可见到毛细胆管内胆栓(bile plugs),以及肝细胞和库普弗细胞中有棕黄色色素沉着(图 5.2)。见到毛细胆管胆栓有助于区别于其他色素(见框 4.1)。胆汁淤积区的库普弗细胞肥大、着色、含胆汁及 D-PAS (diastase-resistant periodic acid-Schiff)阳性物质。当梗阻过程恢复胆栓数量变小变少,而库普弗细胞的变化持续存在。最后,如同急性肝炎消退期一样,见少数残留的 D-PAS 阳性库普弗细胞,可作为近期曾发生黄疸的唯一组织学证据。

起初,胆汁淤积区肝细胞无明显变化,随着病变进展时间的推移,肝细胞往往变得肿胀,细胞核增大数目增多,并出现少数凋亡小体和有丝分裂,提示细胞更新增快。单个或一小团肝细胞发生羽毛样变性,细胞质疏松呈网状(图 5.3),病变常常较局限呈灶状,周围有或多或少的正常肝细胞。羽毛样变性与肝炎或肝移植后气球样变往往很难区分(图 6.2),但气球样变的肝细胞细胞质常是颗粒状不是羽毛状的,而且病变往往在肝小叶内分布广泛。

少数胆管梗阻的患者会有胆汁梗死形成(图 5.4),这些病灶内变性或死亡的肝细胞呈苍白淡染或胆汁染色,或呈离散的圆形细胞,往往难与巨噬细胞区分。可见不同量的胆汁和纤维素,后者常甚丰富。网状纤维逐渐难以显示,最终胆汁

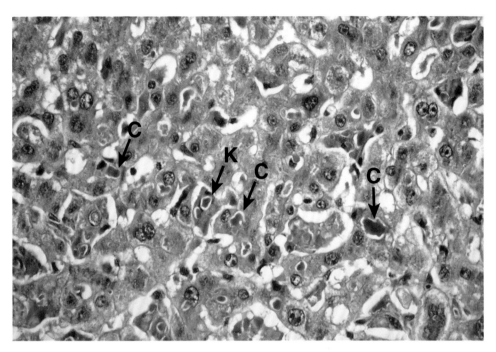

图 5.2 胆汁淤积 胆汁以胆栓形式见于扩张的毛细胆管内(胆汁栓)(C)及 Kupffer 细胞中(K)。(针刺活检,HE)

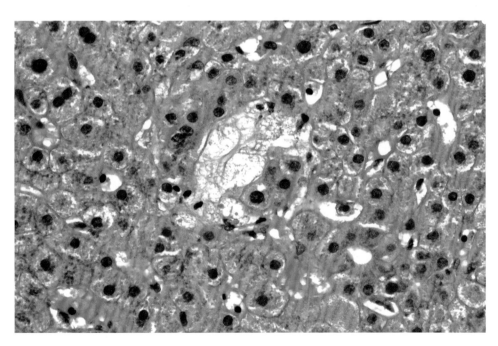

图 5.3 胆汁淤积 图中心见一小群肿胀肝细胞呈羽毛样变性,邻近肝细胞是正常的。(楔形活检,HE)

图 5.4  大胆管梗阻的胆汁梗死  图中心邻近汇管区见一胆汁梗死,梗死区内肝细胞核固缩,粉红色条状物为纤维素。(楔形活检,HE)

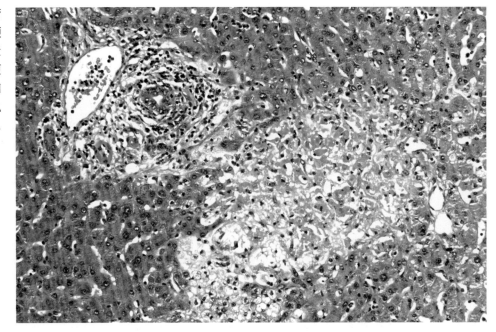

从梗死部位滤掉,几乎没有色素残留,不着色的病灶内含肝细胞鬼影(ghosts)。小的胆汁梗死可见于任何原因引起的严重胆汁淤积,如图 5.4 所示,较大的梗死,尤其是靠近汇管区的大梗死,则高度提示胆道梗阻。因为这些梗死只见于少数胆管梗阻的患者,因此明确诊断还必须依靠其他指标。

胆道阻塞和胆汁淤积的后果是出现各种形式的肝细胞损伤。一般几周后会出现肝实质的炎性细胞浸润,但炎症一般较轻,局限于淤胆区周围,不同于急性肝炎。如果胆道梗阻导致的胆汁淤积持续存在,特别是老年患者,炎症和肝细胞的损伤偶尔比较严重,如同急性肝炎那么严重,使人足以考虑另外的可能诊断。值得注意的是,胆道梗阻导致的肝细胞损伤,部分区域肝细胞板仍然保持完整。而在肝炎,因肝细胞丢失、肿胀和再生使肝板变得不规则,而且中央静脉 - 汇管区(腺泡 3 带)的桥接坏死也不是胆道梗阻的特征性病变。

胆道梗阻发生后数天或数周后汇管区会出现特征性的三联改变:包括汇管区水肿和肿胀(图 5.5),炎症细胞浸润及汇管区边缘细胆管增生(图 5.6,图 5.7)。这种边缘的胆管结构是汇管区恒定的改变,很少不出现[5]。它们起源于 Hering 管和汇管区周围的干细胞或其他来源[6],也可能是对阻塞导致的日益增多的汇管区压力增加的一种早期反应。引起压力增高的因素包括梗阻、循环介质[7]以及诸如 Notch受体和 Jagged 蛋白[8]等表达增加,所致门静脉压力增高的早期反应,称之细胆管反应(是指细胆管增生伴有炎症和汇管区边缘基质的改变)。现在使用“细胆管反应”这一术语较之以前使用的“细胆管增生”或“典型和非典型小胆管增生”更为准确[6]。细胆管结构的口径可能正常或扩张,但大多呈扁平状,伴有小或细微的管腔(图 5.7),细胞核大小、染色深浅不一和排列紊乱。这些结构改变可通过 CK7 或CK19 免疫组织化学染色清晰地看到(图 5.24,图 5.25)。令人惊奇的是,在扩张的胆管内或无并发症梗阻的细胆管内通常不见胆汁,一旦有胆汁出现,应怀疑是否存

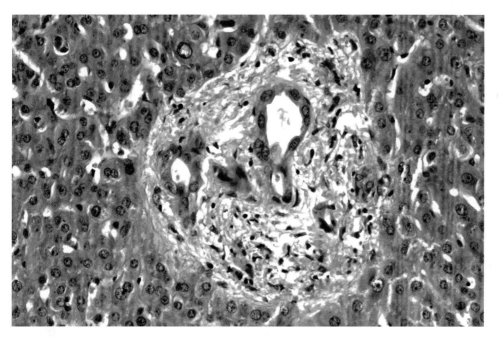

图5.5 大胆管梗阻 小汇管区结缔组织水肿,此例炎症不显著。(楔形活检,HE)

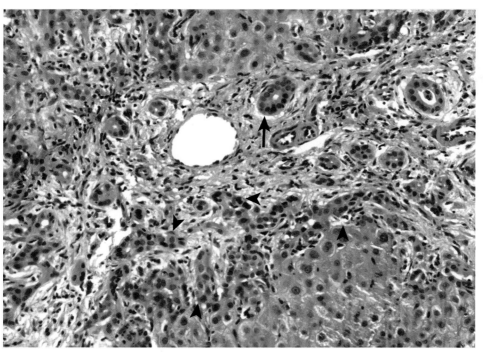

图5.6 大胆管梗阻 在水肿的汇管区炎症边缘显著的细胆管反应(箭头),箭示为原有小叶间胆管。(针刺活检,HE)

图 5.7　大胆管梗阻的细胆管反应　此图是图 5.6 左上角高倍放大。汇管区边缘不规则细胆管结构管腔受压、狭窄、伴中性粒细胞浸润。(针刺活检,HE)

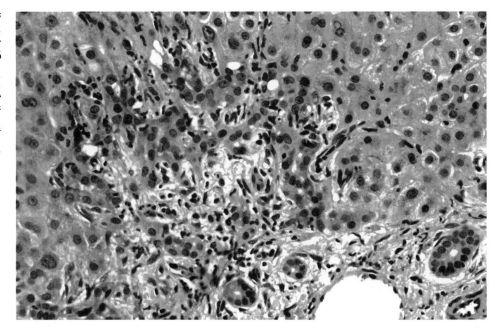

在脓毒症。胆道梗阻所致细胆管反应与慢性肝病所致的区别已在第 4 章讨论。

在水肿、扩张的汇管区内,尤其在增生的胆管周围可见到炎性细胞浸润,形成由细胞因子、细胞黏附因子(一些由胆管上皮细胞自身产生)[11]和促炎因子如内毒素相互介导。由于细胆管上皮表达趋化因子白细胞介素 -8(interleukin-8),炎症以中性粒细胞浸润为主,也有其他细胞浸润,包括淋巴细胞和嗜酸性粒细胞。少许嗜酸性粒细胞的出现并不足以诊断药物性黄疸。胆管梗阻所致增生和炎症改变,可导致汇管区轮廓不规则及肝细胞界板不同范围的断裂。这种破坏应区别于界面性肝炎,界面性肝炎是以淋巴细胞和浆细胞浸润为主,并且见不到大胆管梗阻时急性炎症的改变。

少数胆管梗阻患者汇管区病变不明显(图 5.5),甚至缺如。因此,胆管梗阻需与不伴有汇管区反应的毛细胆管胆汁淤积(所谓的“单纯的”或“温和的”胆汁淤积)相鉴别。相反,偶尔发现一些急性重型肝炎也会出现类似于胆道梗阻的汇管区改变,此时应结合肝实质病变来明确诊断。有时附近占位性病变,譬如肿瘤转移,也可出现无胆汁淤积的汇管区类似病变,常伴有肝窦扩张。在疾病影响到胆树任何部分的患者中,都可以发现无胆汁淤积的汇管区炎症,病变累及一部分胆道系统,在肝穿标本上无明确阻塞表现,可见于慢性胰腺炎[14]和急性胆囊炎或胆总管结石[15]患者。特发性孤立性细胆管增生(isolated ductular hyperplasia,IDH)患者[16](图 5.8),活检组织显示在汇管区界面出现分化良好的细胆管数量增多,不伴有炎症或间质病变,这些患者血清丙氨酸氨基转移酶和 / 或 γ- 谷氨酰转肽酶长期异常,但没有胆道疾病的证据,多预后良好(虽然这种反应性病变的原因不清楚)。

少数胆管梗阻病例中胆汁从胆管漏入汇管区结缔组织引起胆汁外渗,引起吞噬反应,可以伴或不伴异物巨细胞(图 5.9)。如同大的胆汁梗死一样,如出现胆汁外渗,即可诊断胆道梗阻,但只见于少数患者。如果胆汁外渗从汇管区进入肝实质,其周边带的病变与胆汁梗死极为相似。

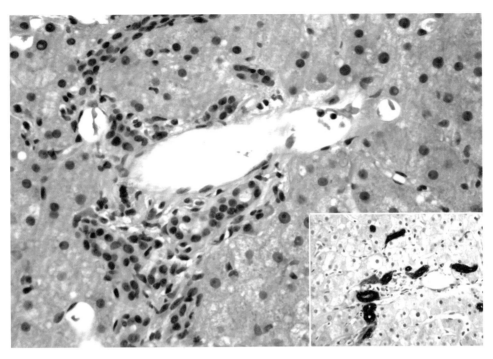

图 5.8　孤立性细胆管增生　该例活检呈现分化良好的细胆管增生,该患者有持续肝功异常,与病毒性肝炎无关,未证实有胆管疾病。汇管区缺少水肿和炎症可帮助与大胆管梗阻鉴别。(针刺活检,HE)插图更进一步显示细胆管 CK7 免疫组织化学染色阳性。(针刺活检,免疫过氧化物酶特异性染色)(该例由美国纽约 Bernard Traub 博士等惠赠)

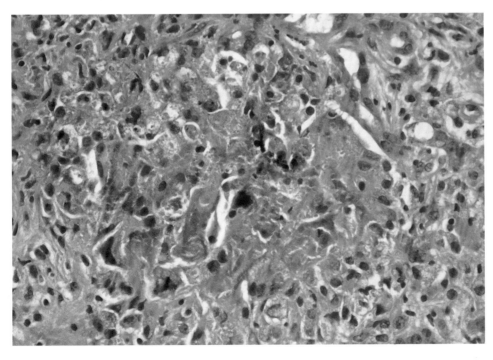

图 5.9　大胆管梗阻　胆汁外渗,胆汁从胆管溢出,诱发吞噬细胞反应。(针刺活检,HE)

## 慢性胆道梗阻和胆汁性肝硬化

当胆道梗阻持续存在时,急性汇管区炎症反应之后,会逐渐出现纤维化。胆管细胞分泌纤维生成因子促进汇管区形成纤维化过程[17],最终汇管区由宽阔的纤维间隔连接,伴有不同程度的急性与慢性炎性细胞浸润,但慢性炎细胞的种类不如原发性胆汁性肝硬化那么显著。在一些患者中,病变的进展更多是因为胆管炎所致,胆汁淤积不很明显,甚至不存在。

胆汁的正常分泌受干扰导致邻近汇管区及纤维间隔的肝细胞发生一些改变,细胞变得肿胀,被纤维间隔、炎性细胞及来自肝细胞或潜能干细胞分化的细胆管结构(新生胆管)隔开[18]。这些细胞的细胞质疏松,可能是胆色素、Mallory 小体、铜和铜结合蛋白(图 5.10)。铜结合蛋白在 HE 染色呈红色细小颗粒(见图 5.27 插图),D-PAS 染色深浅不一,用地衣红或维多利亚蓝染色呈强阳性。基于这些变化多是由于毒性胆盐残留造成,故被称为慢性胆汁淤积或胆盐淤积(chronic cholestasis 或 cholate stasis)(假黄瘤病变,胆汁淤积前期病变)。有时受累的肝细胞之间也可见毛细胆管胆汁淤积。因汇管区周围或间隔周围肝细胞病变、细胆管增生以及纤维化[19],最终使肝实质界面变得不规则。

图 5.10　慢性胆汁淤积　邻近汇管区(下方)肝细胞肿胀,细胞质淡染(下箭头),许多细胞质内含 Mallory 小体(下箭头和三向箭头),也可见到胆栓(上箭头)。(楔形活检,HE)

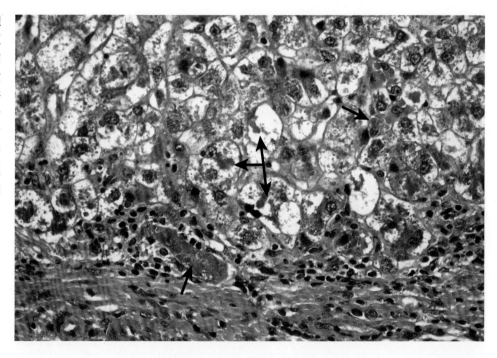

慢性胆管疾病最终形成的纤维间隔环绕一小群经典的肝小叶,正常血管结构关系基本保留,形成的肝实质细胞岛像犬牙交错的七巧板或地图上的地块(图 5.11)。尽管有肝细胞增生肝板增厚,球形结节最初很少见到,特别有门静脉高压时[20]。偶见的肝实质圆形岛可能仅仅代表一个如图 5.11 所示的复杂肝实质块的弦切面,而不是真正的肝硬化再生结节,这些特别多见于肝包膜下,如果梗阻解除,肝纤维化及早期肝硬化改变有可能消除,因此病理诊断肝硬化应当谨慎[21]。

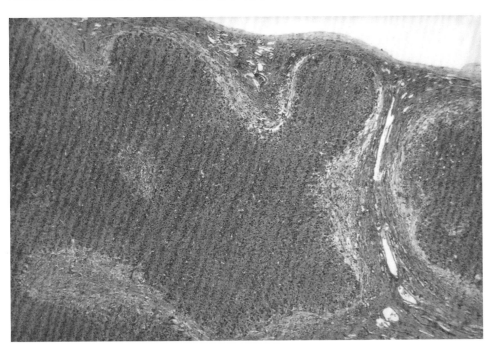

**图 5.11　继发性胆汁性肝硬化**
不规则结节类似七巧板的拼图,注意在结节边缘有狭窄的水肿带和细胆管增生。(楔形活检,HE)

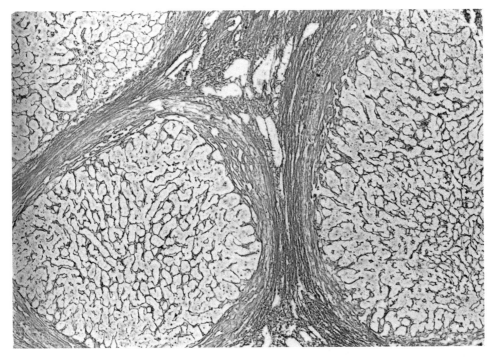

**图 5.12　继发性胆汁性肝硬化**
疏松平行排列的胶原纤维束包绕的结节部分受压。(楔形活检,网状染色)

最终发展为真正的继发性胆汁性肝硬化,是根据结节的形状以及由稀疏的胶原纤维束平行排列组成的宽阔的纤维间隔,此为胆汁性肝硬化的显著特征(图 5.12),含有增生细胆管的水肿带更有助于诊断,这一病变特征甚至在低倍镜下观察都会十分显著(所谓"空晕效应")(图 5.11)。因此,即使缺少胆汁淤积,根据很多不同的结构特征也可能诊断慢性胆道疾病。然而,当肝硬化进入终末期,不再有可能被辨别出是起源于胆道疾病的。

## 胆管炎：胆道系统感染

　　胆管梗阻中，炎性细胞浸润的小汇管区胆管周围是中性粒细胞，胆管炎有着严格的组织学定义，并不意味着必须有胆道系统的细菌感染和临床上表现为上行性胆管炎。后者有大量中性粒细胞浸润，不仅在胆管周围而且可见于管壁和管腔内[22]（图5.13）。奇怪的是，小叶间胆管最常受累，而较大胆管组织学上往往正常。小胆管壁可能破裂，导致汇管区脓肿形成。窦内可见中性粒细胞，腺泡中可能形成脓肿。其他相关病变包括门静脉分支内纤维蛋白血栓、门静脉炎及不同程度的肝实质坏死[23]，后者可能与实质组织内灌注不足有关，而胆汁淤积往往并不常见。上行性胆管炎的病因包括胆囊炎、胆总管结石以及包括由于 PSC[24]、肝内胆管结石、获得性免疫缺陷综合征（AIDS）胆管病[25,26]、胰腺炎、胆树肿瘤以及 Caroli 病造成的胆道狭窄。如果胆管炎持续或数年内反复发作，可能发展为继发性胆汁性肝硬化，此类病变组织学特征如在胆道梗阻一节描述的。和脓毒症相关的胆管炎主要累及 Hering 管，但临床并不常见[27]。病变胆管扩张并充满浓缩的胆汁，中性粒细胞聚集在病变胆管周围或腔内，可以在汇管区周围肝实质内扩张的毛细胆管中见到胆汁，这些变化很容易与大胆管梗阻混淆，但在梗阻时不会在 Hering 管内出现浓缩胆汁，除非伴有脓毒症。脓毒症往往会引起广泛的毛细胆管胆汁淤积，少数脓毒症患者会出现细胆管胆汁淤积（见图 15.11），中毒性休克患者的小胆管病变表现与上行性细菌性胆管炎相类似[27]。

图 5.13　急性胆管炎　扩张的胆管腔和壁内以及在周围的结缔组织中可见大量中性粒细胞浸润。（楔形活检，HE）

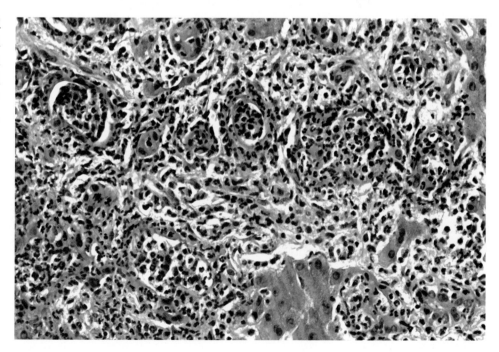

# 原发性硬化性胆管炎

原发性硬化性胆管炎（primary sclerosing cholangitis，PSC）以胆管树的炎症、狭窄及囊性扩张为特点，尤其易见于患有溃疡性结肠炎的成年人，新生儿、儿童[29]和缺乏炎症性肠病的患者也可发生。少数炎症性肠病患者实际上是克罗恩病而非溃疡性结肠炎[30]。胆管树的各级分支均可受累，也曾有报道累及胆囊[31]和胰腺的[32]。胆囊壁肌内淋巴浆细胞浸润和淋巴细胞聚集[33]，患者不一定会表现有肝的临床症状或肝功能检测异常[34]。这一疾病在肝移植术后可能复发[35]。在用抗癌药物氟脱氧尿苷和其他化疗药物进行动脉灌注的患者中，出现了类似于原发性硬化性胆管炎的病变[37]。肝动脉和门静脉分支闭塞或狭窄提示，至少在与药物相关的病例中，发现胆管损伤可能源于缺血[38]。系统性血管炎、肝移植相关的肝动脉血栓形成或慢性排斥反应血管病变和很少发生的感染性休克[39]是引起缺血性胆管损伤的其他原因（缺血性胆管病）。在重症监护病房长期住院治疗和创伤后（与低血压 - 低灌注相关的疾病）的患者，可发生相似的胆管损伤，此为重症患者发生的继发性硬化性胆管炎[41,43]。

原发性硬化性胆管炎的最终诊断通常依据胆管造影证实有胆管串珠样改变，但相似的组织学改变也可能存在于胆管造影正常的患者，这是因为病变累及最小的胆管，由于胆管太小，在放射造影中不能见到[44]。这种小胆管性原发性硬化性胆管炎大约相当于现在已废弃的"胆管周围炎"。大胆管和小胆管形式的 PSC 常共存，约有 20% 的患者从小胆管 PSC 发展为大胆管 PSC，通常需 10 年以上[45]。

肝活检所见的特征取决于与活检部位相关的狭窄部位，如果活检是取自不受原发疾病影响的肝脏部分，但靠近狭窄部位如果存在任何病变，也仅仅是胆管梗阻或胆管炎，而慢性炎症的存在可能会导致与慢性肝炎混淆。另一方面，如果活检处为原发病累及，那么可能有一个或多个特征提示此诊断。这些特征包括胆管周围水肿和同心圆纤维化（图 5.14）、细胆管增生、汇管区炎症、小胆管萎缩或消失（图 5.15）。胆管消失常见于最小的汇管区，而典型的胆管周围纤维化见于中等大小汇管区[46]。在肝脏移植病例中移植肝的原较大胆管可能发生炎症、溃疡或扩张，它们也可能破裂，引起肝门周围黄色肉芽肿性胆管炎[47]。

只要评估足够大小活检标本中最小汇管区内小叶间胆管的缺失，也就是说标本包含几个汇管区即可，而不需在所有的汇管区见到小叶间胆管，因为切片平面的小动脉可提供有用的导向：70%~80% 到 92% 的小动脉通常伴随着位于汇管区中心的小胆管[48-49]。如果有疑问，如因为炎性细胞浸润导致胆管难以辨认时，以胆管相关细胞角蛋白作免疫组织化学染色会有帮助[50]，可用的适合抗体包括AE-1（标记）以及其他细胞角蛋白 7 和细胞角蛋白 19 抗体。在出现细胆管反应的情况下，小叶间胆管辨识和计数有时是很困难的。

发现围绕中等大小胆管的同心圆纤维化并非能够完全诊断，因为它偶然会出现于其他形式的胆管疾病中，如肝内胆管结石病[51]。但是呈现层状的"洋葱皮"样纤维化对诊断很有帮助。根据病程的分期，围绕胆管的结缔组织可以呈现水肿、淡染或硬化，可根据疾病过程的分期，在胶原之间可见少量炎性细胞，胆管上皮可

图 5.14 原发性硬化性胆管炎 胆管壁呈洋葱皮样，被水肿的炎性纤维组织包绕。(针刺活检，HE)

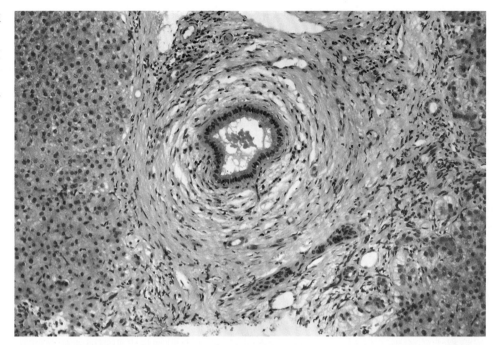

图 5.15 原发性硬化性胆管炎 炎性细胞浸润的汇管区缺少胆管，小动脉左侧见淋巴细胞聚集。片中央小动脉旁似有以前存在的小胆管。炎性细胞浸润到邻近右侧肝实质，形成界面性肝炎。(楔形活检，HE)

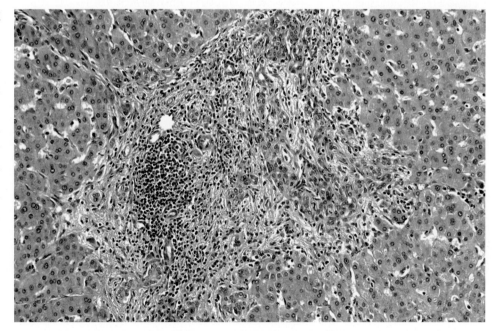

能显示不同程度的萎缩,甚至完全消失,留下具有特征性的圆形纤维闭塞瘢痕[52](图 5.16),D-PAS 染色常在瘢痕和非瘢痕胆管周围显示不规则或规则增厚的基底膜包围[53]。在长期或病情严重的病例中,汇管区纤维化逐渐增加,纤维间隔形成,进展为继发性胆汁性肝硬化。另一方面,一些病变轻微的患者,临床症状可能很多年不明显[30-34]。硬化性胆管炎汇管区纤维生成和部分 PBC 与其他慢性肝病相比较,是由肝内肥大细胞数量增加引起的[54]。事实上,系统性肥大细胞增多症与胆汁淤积[55]和一例 PSC 有关[56]。

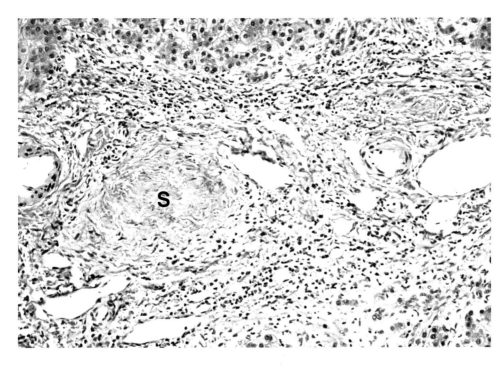

图 5.16　原发性硬化性胆管炎
大汇管区内的胆管壁被纤维瘢痕取代(S)。(楔形活检,HE)

　　PSC 中的肝实质变化通常没有汇管区那么显著。由于大胆管梗阻或小胆管丢失可引起胆汁淤积,在后期阶段通常呈典型的慢性胆汁淤积型,常常伴随着铜和铜结合蛋白积聚。汇管区淋巴浆细胞浸润扩展到汇管区周围肝实质(界面性肝炎)是比较常见的,但一般不严重(图 5.15)。然而,严重的界面性肝炎可见于预后不良的患者[30],或自身免疫性肝炎(AIH)重叠综合征的患者。在儿童中 PSC 合并 AIH 已公认[57]。肝细胞增生可通过肝细胞板增厚显示出来。

　　对诊断为 PSC 的患者进行肝活检组织学评估对病情的预测具有重要意义。Ludwig 和他的同事[45,58,59]根据其基本特征和非基本特征提出了一个组织学分期系统。这一分期大约与 PBC 的分期大致相符:即为汇管区、汇管区周围、纤维间隔和肝硬化。

　　硬化性胆管炎[60]患者并发胆管系统癌的风险增加(图 5.17),也可能有小叶间胆管、隔胆管[61]和胆囊的异型增生[62](图 5.18),包括乳头状胆管异型增生病变[63]。胆管细胞癌相关的遗传学异常,如多染色体(3 号、7 号、17 号染色体)以及来自 PSC 胆管异常增生的细胞学和组织学证实在 9P21 位点的 P16 出现 CDKN2A

图 5.17　原发性硬化性胆管炎的胆管癌　左侧见胆管癌,胆管周围纤维化(F),邻近基质内见受侵犯的腺体(箭示)。(移植肝,HE)

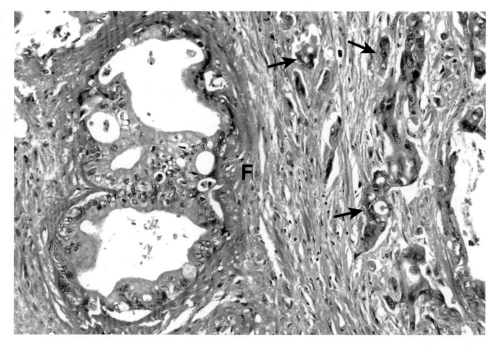

图 5.18　原发性硬化性胆管炎的胆管异型增生　胆管右侧部分上皮细胞呈现拥挤和腺瘤状,并显示非典型性核。(手术标本,HE)

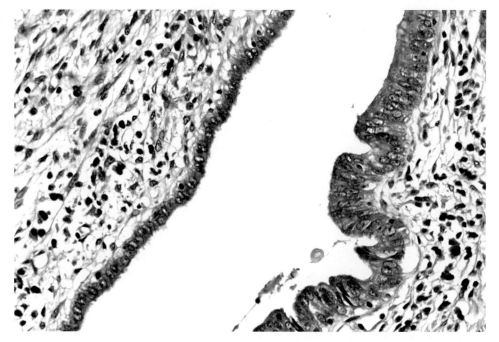

基因缺失[63a]。但发生胆管癌的相同危险因素不见于小胆管型 PSC[64]。

PSC 主要鉴别诊断是慢性肝炎、原发性胆汁性肝硬化和其他形式的慢性胆管疾病。慢性肝炎胆管数量是正常的，不见胆管周围纤维化、胆汁淤积也罕见，除非发展为肝硬化，铜和铜结合蛋白染色阴性或近似阴性[65]。PSC 的后期与 PBC 非常相似，确诊需要胆管造影诊断和检测抗线粒体抗体（antimitochondrial antibodies，AMAs）。然而，尽管肉芽肿在肝脏中经常发现[66]，但 PBC 典型的肉芽肿胆管炎不是硬化性胆管炎的特征，有无淋巴滤泡伴随的汇管区的大量炎症反应最有利于 PBC 的诊断。

相反，胆管纤维性闭塞更多是硬化性胆管炎的特征，常有密集的汇管区纤维化而炎症相对较少。与其他慢性胆道疾病的主要区别是胆管和界面肝炎缺失。Caroli 病的局限性胆管扩张偶尔容易与 PSC 中见到的典型的中等或大胆管扩张相混淆[52,67]。IgG4 相关性胆管炎（IgG4-associated cholangitis，IAC），也称 IgG4 相关硬化性胆管炎（IgG4-related sclerosing cholangitis，IRSC[68-71,71a]），是一种对类固醇治疗敏感的自身免疫性胆管病，因为它的组织学改变与 PSC 相类似，也可以引起临床上胆管癌发生的增加，这种情况是自身免疫疾病范围的一部分。特征有：IgG4 阳性浆细胞和硬化症（IgG4 相关性疾病[69]），包括自身免疫性胰腺炎和某些炎性假瘤病[74]。如同 PBC 一样，IAC 中的大胆管周围有大量淋巴浆细胞浸润（常有淋巴细胞聚集和滤泡），但在 IAC 中炎症浸润延伸到软组织，包围由周围神经卡压的胆管和大口径静脉，会发生闭塞性静脉炎。而其他慢性胆管性疾病，IgG4+ 浆细胞是缺失或稀少的。IAC 免疫染色可显示很多 IgG4+ 浆细胞（每高倍视野 >25~30）[72]。更多的临床侵袭性 PSC 亚型病例也可能会出现同样 IgG4+ 浆细胞增加[75]。IAC 肝活检会显示汇管区淋巴细胞嗜酸性粒细胞浸润和 IgG4+ 浆细胞增加（每高倍视野 >5~10）[76,77]。门静脉分支周围炎症加重，局部结缔组织被席纹状纤维化炎性结节扩宽[77]。

## 原发性胆汁性肝硬化

PBC 通常被认为是一种自身免疫性疾病。其特点是慢性非化脓性破坏性胆管炎，最终导致肝硬化[78]。称之为"肝硬化"是不精确的，但其名称仍在使用（现已更名为"原发性胆汁性胆管炎"）。典型的 PBC 好发于中年人，但也可能出现在老年人、成年人，而青少年少见[79]。女性的易感性是男性的 10 倍。发病是隐匿的，在有症状的患者中瘙痒是最常见的症状。在疾病早期，黄疸和组织学胆汁淤积通常不存在。调查有症状和无症状的患者发现的特征包括：血清碱性磷酸酶上升和出现抗线粒体抗体（AMAs）。特异性的抗体是 M2 型，它直接对应线粒体膜上的抗原，该抗原是 2- 氧脱氢复合体酶（2-OADC）[80]，这些抗体常与丙酮酸脱氢酶复合体 E2（PDC-E2）亚单位起反应。90% 以上的患者都可检测到抗线粒体抗体，血清 IgM 值通常升高[81]。目前假说认为：在胆管上皮细胞上 2-OADC 抗原的表达与相应的 Ⅱ 类组织相容性抗原一起，产生 AMAs 和 T 淋巴细胞反应[82]，介导 PBC 胆管损伤。发现人类 AMAs 同大肠杆菌细菌抗原交叉反应，以及 PBC 患者感染其他病原体，已提出了分子模拟学说[84]。白细胞介素 12 信号功能失调和循环中增加，以及肝内淋巴滤泡辅助性 T 细胞（CD4 阳性）参与 B 细胞活化[85a~85b]也有所论述。

　　PBC 广泛伴有其他疾病,它们中许多源于自身免疫。其中最常见的有口眼干燥综合征,其他还包括硬皮病、甲状腺炎、类风湿关节炎、膜性肾小球肾炎和腹腔疾病。

　　在疾病的整个过程中,肝活检在诊断中起着重要的作用。组织学改变分为四期已有论述[58,78,87]（框 5.2）。由于 PBC 病变在肝内分布不均匀和分期部分重叠,穿刺活检也并非总能够确诊。例如,第一期胆管病变和肉芽肿有时在肝硬化期可以看见。然而从实际观察来看,病理医师通常能够确诊疾病是否在第一期,病变是或多或少局限在扩大的汇管区,或是一定程度地扩张到相邻的肝实质,随之使肝腺泡结构发生变化（进展性病变,进入 2,3 或 4 期）。这一些具有重要的临床意义,因为第一期通常持续多年,预后是相对顺利的,尤其是对那些无症状的肝病患者。其他患者的疾病进展超过第一期,病理医师也能够确诊为肝硬化或有巨大再生结节的形成[90],此时患者发生肝细胞癌的风险增加[88,89]。然而,其他危险因素,如 PBC 患者感染丙型肝炎病毒有可能发展为癌[91]。有关汇管区和进展性病变不同类型鉴别诊断的考虑,将分别在以下各节讨论。

## 原发性胆汁性肝硬化汇管区病变

　　早期 PBC 胆管损伤的特征主要是影响隔胆管和较大的小叶间胆管,而较小的小叶间胆管直到后期仍完整。受影响的胆管上皮细胞变得不规则,并有淋巴细胞浸润、基底膜分裂、胆管可能破裂（图 5.19）,炎性细胞浸润在胆管周围或仅在一侧看到。密集浸润的主要是淋巴细胞,可能形成聚集灶或有生发中心的淋巴滤泡（图 5.20）。此外,还可见到浆细胞（时常很多）、嗜酸性粒细胞和中性粒细胞的混合型

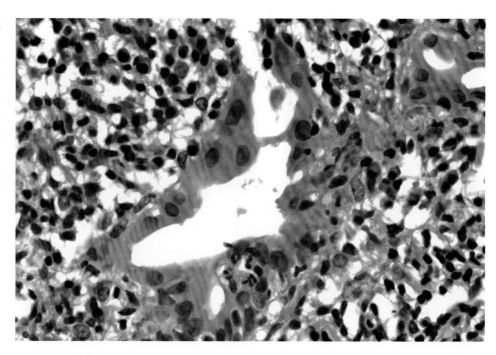

图 5.19　原发性胆汁性肝硬化　大的小叶间胆管损伤,胆管形状不规则,部分上皮变形、上皮内炎性细胞浸润。周围浸润的炎性细胞含大量的淋巴细胞和浆细胞。（楔形活检,HE）

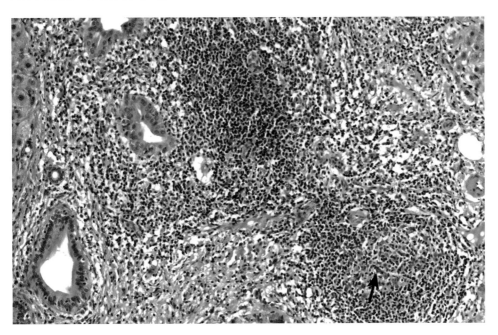

图 5.20  原发性胆汁性肝硬化
淋巴细胞聚集和有生发中心的淋巴滤泡(箭示)在上皮分层的炎症胆管附近。(楔形活检,HE)

炎细胞浸润。嗜酸性粒细胞介入了胆管损伤、肉芽肿形成,以及其他的炎症反应,是通过释放其颗粒内部介质而发生的[92]。用熊去氧胆酸治疗可以看到生化和(或)组织学的改变,其机制部分归于抑制了嗜酸性粒细胞脱颗粒[93]。在各种组织学改变中,熊去氧胆酸最难改善的是界面性肝炎。

PBC 患者的血清 IgM 水平升高,是由于汇管区有显著的 IgM 阳性浆细胞浸润,因此特异性 IgM 免疫染色阳性对诊断具有重要意义(与 AIH 中的 IgG 阳性浆细胞多形成对比)[95,96]。在有明显的淋巴细胞浸润的胆管上皮内 CD1 阳性的朗格汉斯细胞可能增加[97]。

许多患者会出现肉芽肿,尽管它们在一些小的肝活检标本组织中看不见,但不能因此排除诊断。它们的形式多样[98],从类似于结节病或结核病的界限清晰的肉芽肿(图 5.21),到小的灶性组织细胞聚集。或在炎症细胞浸润中有大量组织细胞成分或上皮细胞未形成可辨认的局限性肉芽肿。少数小叶内可见到肉芽肿(通常为肝窦内一小簇组织细胞,而不是形成很好的肉芽肿),但大量出现将提示诊断为其他肉芽肿病(见第 15 章)。

在这一期中,患者的肝活检组织不全能看到典型的胆管病变,因此不都能做出确切的组织学诊断。小汇管区可能仅仅表现为非特异性汇管区炎症,在这种情况下,可通过逐步切片显示胆管病变或肉芽肿来明确诊断。少数 PBC 患者伴有过早胆管缺失型变异[99],在发展为肝纤维化和肝硬化之前,有广泛的胆管破坏和消失,出现瘙痒和慢性淤胆的临床症状比预期的要严重。

尽管 PBC 的第一期病变部位主要是在汇管区,但是界板轻度破坏是常见的。肝窦可能有淋巴细胞浸润、库普弗细胞显著、有灶状坏死和肝细胞板增厚[100]。常见结节性再生性增生,网状纤维染色最易识别[101,102]。同时合并门静脉狭窄[103]有助于解释在发展为肝纤维化或肝硬化之前出现门静脉高压。偶尔可见灶性嗜碱性细胞质和细胞核深染的小肝细胞(小细胞性异型增生)或增大的肝细胞伴多形

图 5.21　原发性胆汁性肝硬化

典型上皮样细胞肉芽肿形成(G),附近见损伤的胆管(箭示),背景见许多淋巴细胞和浆细胞浸润,还有散在的嗜酸性粒细胞。(针刺活检,HE)

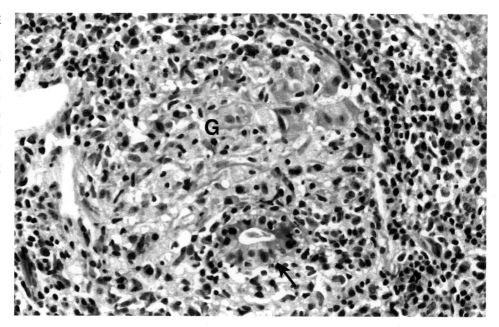

核(大细胞性异型增生)。

PBC 早期毛细胆管胆汁淤积是不常见的,除非有合并因素,如类固醇诱发的黄疸。尽管在汇管区周围偶然可见到少量的铜结合蛋白,但是不会发生慢性胆汁淤积(胆盐淤积),直到 PBC 晚期才会形成。

PBC 早期鉴别诊断包括由其他原因引起的汇管区炎症和胆管损伤,与原发性硬化性胆管炎(PSC)的鉴别已讨论。PSC 以胆管萎缩、纤维化为主,肉芽肿则少见[66]。药物损伤偶尔导致胆管损伤,但受累及的胆管比早期 PBC 者小,而且其他肝实质改变(脂肪变、肝细胞气球样变和凋亡)常见。这种病变在临床上急性黄疸患者也可以看到,阿莫西林克拉维酸肝毒性是一个类似 PBC 的例子,发生富含嗜酸性粒细胞性胆管损伤[105]。在急慢性病毒性肝炎中胆管时常是异常的,尤其是丙型肝炎[106],肝炎累及的胆管上皮异常可能仅仅是全周的一部分(如图 6.8),出现典型的上皮复层和空泡变[107],周围浸润几乎完全是淋巴细胞,伴少数浆细胞或中性粒细胞,且无肉芽肿。PBC 有时见大量的嗜酸性粒细胞[108],但十分罕见。在可疑的病例中,通过实验室检查和临床分析能明确诊断,因为病毒性肝炎的胆管损伤是局灶性的,并不会导致广泛的胆管丢失,临床表现和生化检测不一定证明有胆汁淤积。胆管损伤的其他原因还包括 AIH、化脓性胆道梗阻、移植物抗宿主病和移植肝排斥反应。最后两种在第 16 章讨论,胆管损伤伴肉芽肿的两种罕见原因是肝血吸虫病和结节病,排除这两种病变有助于 PBC 的诊断。

## 原发性胆汁性肝硬化的进展性病变

此阶段疾病的病变范围超出汇管区,并有纤维化和腺泡结构的改变。胆管损伤减轻,肉芽肿较少,胆管数量逐渐减少,已在 PSC 中提过,胆管数量最好以相伴的小肝动脉来评估[48]。原来小胆管的位置是通过聚集的淋巴细胞作标识(图 5.22),有时因人为挤压会出现淋巴细胞变形,炎症反应也可能使胆管周围的毛细血管闭塞[111]。

随着炎症从汇管区扩展到邻近肝实质,汇管区逐渐扩大。此阶段有两个独立的进程会影响到病程的发展。第一个包含胆管改变和胆汁淤积,可能与胆管丢失有关,第二个为类似于慢性肝炎的界面性肝炎改变[19,111]。细胆管反应是最早且最明显的胆管改变(图5.23)。此时尽管中等大小的胆管被破坏,这种细胆管反应使胆汁从肝实质流入主胆管[112]。由于这一过程总是伴有中性粒细胞浸润,所以

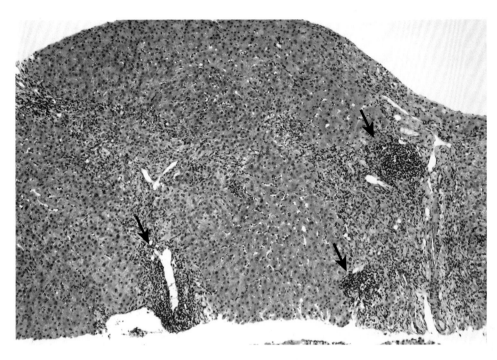

图 5.22 原发性胆汁性肝硬化
该图显示的是典型 PBC 进展期,在炎症和纤维化的肝内,淋巴细胞聚集处(箭示)标志着是原先小胆管存在的部位(针刺活检,HE)

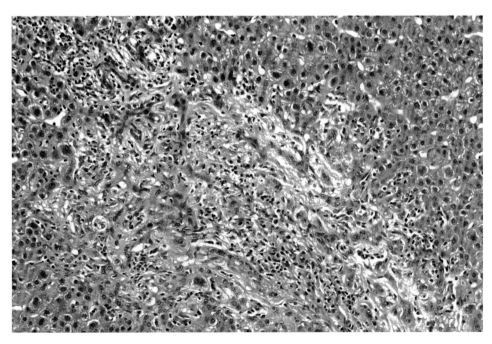

图 5.23 原发性胆汁性肝硬化
扩大的汇管区显示慢性炎症和细胆管反应,但无固有胆管,汇管区边缘因纤维化和界面性肝炎模糊不清。(楔形活检,HE)

需要与胆管扭曲和机械性胆管梗阻引起的炎症相区别。PBC 和真正的 PSC 细胆管反应常是局部的,它代表胆汁流过胆道系局部中断而涉及的旁路通道系统。如果细胆管结构被炎症和纤维化部分掩盖(图 5.24),可以通过 CK7 和 CK19 免疫染色来显示(图 5.25)。

　　胆管丢失也导致慢性胆汁淤积,以肝细胞肿胀、胆汁染色、Mallory 小体的形成以及铜(图 5.26)和铜结合蛋白的聚积为标志(图 5.27)。胆栓有时能在汇管区和

图 5.24　原发性胆汁性肝硬化的第 3 期　汇管区呈现慢性炎症和纤维化,胆管不易识别。细胆管反应被炎症和纤维化部分遮盖,在肝小叶周围常见胆汁淤积(箭示)。(针刺活检,HE)

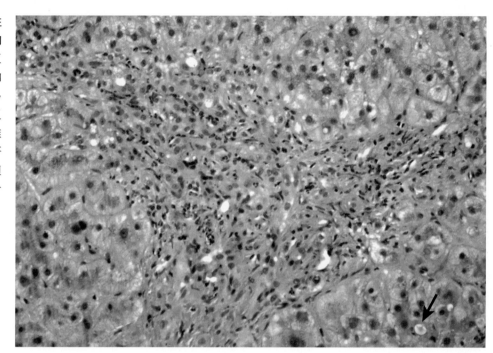

图 5.25　原发性胆汁性肝硬化的第 3 期　图 5.24 的连续组织切片,CK7 免疫染色显示细胆管反应。(针刺活检,过氧化物酶免疫组织化学染色)

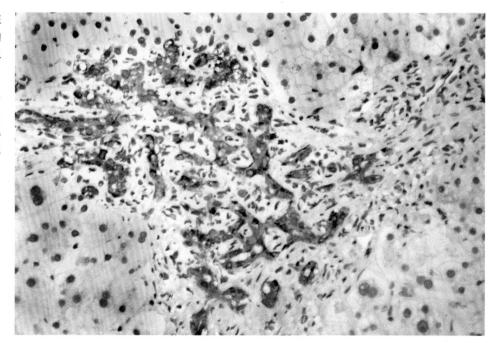

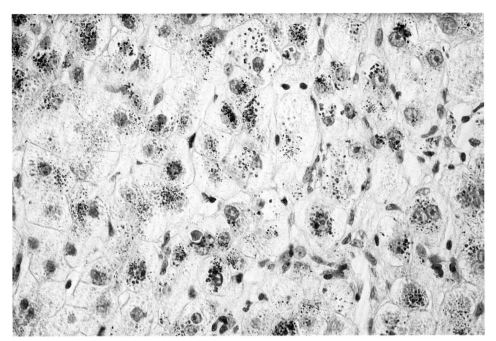

图 5.26 原发性胆汁性肝硬化 肝细胞内见铜颗粒大量聚集。注意图中心稍下方毛细胆管内不同颜色的胆栓。(针刺活检,罗丹宁染色)

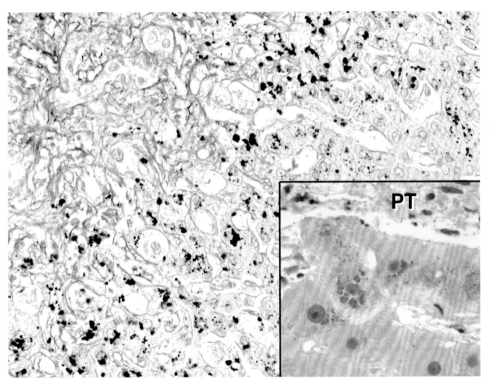

图 5.27 原发性胆汁性肝硬化 PBC 后期纤维间隔附近(下方),肝细胞内有颗粒样铜结合蛋白沉积(针刺活检,地衣红染色)。插图:汇管区(PT)附近肝细胞内铜结合蛋白呈现小红色胞浆内颗粒。(针刺活检,HE)

间隔周围毛细胆管中见到,但更广泛的毛细胆管胆汁淤积往往反映肝衰竭或伴脓毒症。局部可能有许多含脂质的巨噬细胞,形成弥漫性或局限性假黄色瘤。

除上述的胆汁淤积特征外,淋巴浆细胞型的界面性肝炎在 PBC 进展期是常见的[19],为活化的 T 淋巴细胞浸润[111,113,114]。因为肝细胞改变也是 PBC 的固有特征,因此不应同时见到界面性肝炎和 PBC 的胆管特征就诊断为重叠综合征(见下文)。

淋巴细胞也会成桥接样伸向腺泡，可能是纤维间隔形成的先导[115]。肝内肥大细胞数量增加可能有助于汇管区纤维化[54]，可见中央静脉周围肝细胞坏死[100]。这种表现与肝炎组织学很相似，大细胞或小细胞性肝细胞异型增生也可见到[104]。

胆汁淤积和肝炎性病变结合会加剧纤维化。汇管区炎症减少，但仍可见淋巴细胞继续聚集在先前胆管存在的位置(图 5.28)。间隔扩张从汇管区延伸，最终与另一个汇管区及肝终末小静脉互相连接[115]。以胆管改变和胆汁淤积为主要特征的患者最终基本上会发展为胆汁性肝硬化，以肝炎特征为主时，往往形成肝炎后肝硬化，亦可见两个类型相结合[116]。结节形成在整个肝脏的不均匀，故呈现肝硬化结节区可见到残留的肝腺泡结构区。

图 5.28　原发性胆汁性肝硬化
有广泛的瘢痕形成，但无结节。如图 5.22 淋巴细胞聚集处是胆管先前存在部位的标志。(尸检标本，HE)

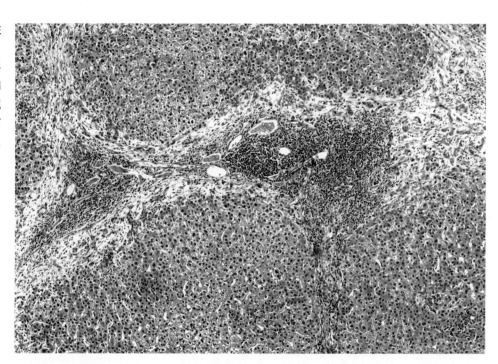

表 5.1　胆管损伤和缺失的原因

| 胆管缺失 | 胆管变小或减少 |
| --- | --- |
| 原发性硬化性胆管炎 | 胆管阻塞 |
| 原发性胆汁性肝硬化 | 病毒性肝炎 |
| 特发性胆管缺失症 | 药物性黄疸 |
| 移植物抗宿主病 | 寄生虫病 |
| 肝移植慢性排斥 | |
| 结节病 | |
| 药物性黄疸 * | |

＊注：许多药物产生胆管损伤而无胆管缺失，也有典型的病例出现胆管丢失和慢性胆汁淤积性疾病(有时需要肝移植)，是药物肝毒性的后遗症

原发性胆汁性肝硬化进展性病变的鉴别诊断一方面包括 PSC 和其他形式的慢性胆道疾病，另一方面包括慢性肝炎[117]。与早期 PSC 的鉴别前面已讨论，而两种疾病的后期阶段通常是不可能从组织学上做出区分的。关于其他形式的慢性胆管梗阻和慢性肝炎最重要的发现是两者胆管数量正常，而 PBC 和 PSC 的胆管数量是显著减少的(表 5.1)。与慢性肝炎比较，肉芽肿在 PBC 中更多，同样，慢性胆汁淤积，特别是缺少肝硬化时则倾向 PBC[65]。但也有少数 PBC 与结节病共存的病例，此时肉芽肿成为病理医师解读的独特诊断问题，即使在考虑许多因素之后诊断也是困难的，特别是活检标本小或呈碎片时更困难。他们通常可通过综合考虑临床表现和实验室检查来解决。如一个中年妇女，伴瘙痒、血清碱性磷酸酶增高和

AMAs 阳性，不可能是慢性病毒性肝炎。然而，有可能为重叠综合征，这将在以下简要讨论。

## 重叠综合征、移行性疾病和自身免疫性胆管炎

在 PBC 和 PSC 诊断确立的基础上，两种疾病的任何一种在典型的组织病理上附加重度异常的淋巴浆细胞界面性肝炎[119,120]（图 5.29），都有可能形成伴 AIH 重叠综合征[104]。这样的患者可能出现混合的血清自身抗体（其中一些可能只是免疫疾病的非特异性标志）影响诊断。在一些病例中，肝炎成分呈现基因遗传倾向，如同在 PBC 某些病例中存在特异性组织相容性[121]，导致诊断为 PBC/AIH 重叠综合征或 PSC/AIH 重叠综合征，因此要求病理医师和临床医师密切磋商，并权衡考虑活检标本特点、血清学生化数据和胆管造影的发现[57,119]。国际 AIH 研究小组推荐重叠病例可根据 AIH、PBC 或 PSC/ 小胆管 PSC 占优势的特征进行分类[121a]。尽管不是为了这个目的而设定，使用临床病理学积分系统对一些病例诊断 AIH 会有帮助[122,124]。诊断重叠病例的困难是对 PBC、PSC 和 AIH 的个体化诊断界限目前不精确[125]，检测血清线粒体抗体试验不敏感[81]，有各种非特异性自身抗体的产生，以及叠加组织学特点可能使诊断模糊不清。因此，重叠综合征的病理诊断在任何时候都应谨慎。只有在全部活检标本检查之后，包括胆管形态学，证明慢性胆汁淤积，肝小叶的坏死性炎症变化和界面性肝炎才可诊断。小儿肝病的肝活检，血清自身抗体和 AIH 临床的诊断提示，需要仔细的镜下评估以排除 AIH 和 PSC 重叠（自身免疫硬化性胆管炎或 ASC）。儿

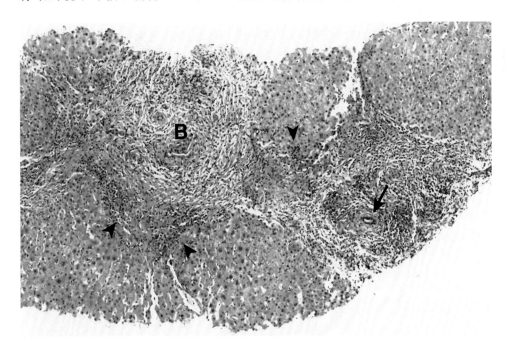

**图 5.29　重叠综合征**　活检标本来自一位患溃疡性结肠炎的年轻患者，但临床病理学和血清学特征可诊断为原发性硬化性胆管炎 - 自身免疫性肝炎重叠综合征。活检标本显示胆管病变特征为胆管（B）形态异常伴汇管区水肿和胆管周围纤维化（箭示），广泛的界面性肝炎（箭头）表明为自身免疫性改变。（针刺活检，HE）

童的免疫性病变比成人更常见[126,127]，患自身免疫硬化性胆管炎的小儿肝活检，证实只有慢性肝炎改变而无胆小管病变特征，行胆管造影检查可提高诊断胆管病变的百分率[129]。

PBC、PSC 和 AIH 疾患有其内在的相互联系[128]，临床从一种形式到另一种形式的转变更为显著。包括的病例有 PBC 进展为 AIH[129,130]，AIH 进展为 PSC[131]，儿童 PSC 患者伴自身免疫血清学和组织病理学特征[132]，PBC 患者肝移植后可发生为 AIH[133]。

一些肝活检患者有 PBC 的典型特征，但血清 AMA 阴性，被认为是自身免疫性胆管炎。因同时存在抗核抗体和其他抗体，偶尔皮质激素治疗出现应答以及其他特征提示有自身免疫性的临床表现[134]。如此类情况反映了当前抗线粒体抗体试验缺乏敏感性，现在通常认为是 AMA 阴性的 PBC[81,119]。

## 肝内胆管丢失和其他疾病

如前所示，肝内胆管数显著丢失（胆管缺失）不仅在 PBC 和 PSC 中见到，而且也见于框 5.1 中列出的几个情况。除这些以外，对胆管丢失患者的发病机制也知之甚少，其中一些可能为儿童肝内胆管缺失综合征的非综合征后期阶段[135]。在特发性成人肝内胆管消失症的患者中——主要是伴有胆汁淤积性生化指标异常的男性——胆管丢失也是小胆管 PSC 的终末期表现或是由于慢性丙型肝炎[136]伴发的胆管损伤或自身免疫性胆管炎[137]。罕见特发性成人胆管缺失是家族性的[138]。由于霍奇金病癌旁效应引起的胆管丢失也有报道[139]。也曾报道过一组特发性胆管缺失症和血清 γ 谷氨酰转移酶活性增高的无症状患者[140]。

（冯琴　徐琳　译）

## 参考文献

1　Jansen PLM, Sturm E. Genetic cholestasis, causes and consequences for hepatobiliary transport. Liver Int 2003;23:315–22.

2　Lee WS, Sokol RJ. Mitochondrial hepatopathies: advances in genetics and pathogenesis. Hepatology 2007;45:1555–65.

3　Crawford JM, Boyer JL. Clinicopathology conferences: inflammation-induced cholestasis. Hepatology 1998;28:253–60.

4　Turkish A, Levy J, Kato M, et al. Pancreatitis and paraneoplastic cholestasis as presenting manifestations of pancreatic lymphoma: evaluation, management, and clinical course in a child. J Pediatr Gastroenterol Nutr 2004;39:552–6.

5　Christoffersen P, Poulsen H. Histological changes in human liver biopsies following extrahepatic biliary obstruction. Acta Pathol Microbiol Scand 1970;212:150–7.

6　Roskams TA, Theise ND, Balabaud C, et al. Nomenclature of the finer branches of the biliary tree: canals, ductules, and ductular reactions in human livers. Hepatology 2004;39:1739–45.

7　LeSage G, Glaser S, Alpini G. Regulation of cholangiocyte proliferation. Liver 2001;21:73–80.

8　Nijjar SS, Wallace L, Crosby HA, et al. Altered Notch ligand expression in human liver disease. Further evidence for a role of the Notch signaling pathway in hepatic neovascularization and biliary ductular defects. Am J Pathol 2002;160:1695–703.

9　Gaya DR, Thorburn KA, Oien KA, et al. Hepatic granulomas: a 10 year single centre experience. J Clin Pathol 2003;56:850–3.

10　Gouw ASH, Clouston AD, Theise ND. Ductular reactions in human liver: diversity at the interface. Hepatology 2011;54:1853–63.

11　Liver transplantation database (LTD) investigators, Sakamoto T, Ezure T, et al. Interleukin-6, hepatocyte growth factor, and their receptors in biliary epithelial cells during a type I ductular reaction in mice: interactions between the periductal inflammatory and stromal cells and the biliary epithelium. Hepatology 1998;28:1260–8.

12 Isse K, Harada K, Nakanuma Y. IL-8 expression by biliary epithelial cells is associated with neutrophilic infiltration and reactive bile ductules. Liver Int 2007;27:672–80.

13 Gerber MA, Thung SN, Bodenheimer HC Jr, et al. Characteristic histologic triad in liver adjacent to metastatic neoplasm. Liver 1986;6:85–8.

14 Wilson C, Auld CD, Schlinkert R, et al. Hepatobiliary complications in chronic pancreatitis. Gut 1989;30:520–7.

15 Flinn WR, Olson DF, Oyasu R, et al. Biliary bacteria and hepatic histopathologic changes in gallstone disease. Ann Surg 1977;185:593–7.

16 Sonzogni A, Colloredo G, Fabris L, et al. Isolated idiopathic bile ductular hyperplasia in patients with persistently abnormal liver function tests. J Hepatol 2004;40:592–8.

17 Lewindon PJ, Pereira TN, Hoskins AC, et al. The role of hepatic stellate cells and transforming growth factor-beta-1 in cystic fibrosis liver disease. Am J Pathol 2002;160:1705–15.

18 Zhang L, Theise N, Chua M, et al. The stem cell niche of human livers: symmetry between development and regeneration. Hepatology 2008;48:1598–607.

19 Portmann B, Popper H, Neuberger J, et al. Sequential and diagnostic features in biliary cirrhosis based on serial histologic study in 209 patients. Gastroenterology 1985;88:1777–90.

20 Weinbren K, Hadjis NS, Blumgart LH. Structural aspects of the liver in patients with biliary disease and portal hypertension. J Clin Pathol 1985;38:1013–20.

21 Hammel P, Couvelard A, O'Toole D, et al. Regression of liver fibrosis after biliary drainage in patients with chronic pancreatitis and stenosis of the common bile duct. N Engl J Med 2001;344:418–23.

22 Carpenter HA. Bacterial and parasitic cholangitis. Mayo Clin Proc 1998;73:473–8.

23 Shimada H, Nihmoto S, Matsuba A, et al. Acute cholangitis: a histopathologic study. J Clin Gastroenterol 1988;10:197–200.

24 Sasaki M, Nakanuma Y, Kim YS. Expression of apomucins in the intrahepatic biliary tree in hepatolithiasis differs from that in normal liver and extrahepatic biliary obstruction. Hepatology 1998;27:46–53.

25 Bouche H, Housset C, Dumont JL, et al. AIDS-related cholangitis: diagnostic features and course in 15 patients. J Hepatol 1993;17:34–9.

26 Pol S, Romana CA, Richard S, et al. Microsporidia infection in patients with the human immunodeficiency virus and unexplained cholangitis. N Engl J Med 1993;328:95–9.

27 Lefkowitch JH. Bile ductular cholestasis: an ominous histopathologic sign related to sepsis and 'cholangitis lenta. Hum Pathol 1982;13:19–24.

28 Ishak KG, Rogers WA. Cryptogenic acute cholangitis – association with toxic shock syndrome. Am J Clin Pathol 1981;76:619–26.

29 Wilschanski M, Chait P, Wade JA, et al. Primary sclerosing cholangitis in 32 children: clinical, laboratory and radiographic features, with survival analysis. Hepatology 1995;22:1415–22.

30 Aadland E, Schrumpf E, Fausa O, et al. Primary sclerosing cholangitis: a long-term follow-up study. Scand J Gastroenterol 1987;22:655–64.

31 Jeffrey GP, Reed DW, Carrello S, et al. Histological and immunohistochemical study of the gall bladder lesion in primary sclerosing cholangitis. Gut 1991;32:424–9.

32 Kawaguchi K, Koike M, Tsuruta K, et al. Lymphoplasmacytic sclerosing pancreatitis with cholangitis: a variant of primary sclerosing cholangitis extensively involving pancreas. Hum Pathol 1991;22:387–95.

33 Abraham SC, Cruz-Correa M, Argani P, et al. Lymphoplasmacytic chronic cholecystitis and biliary tract disease in patients with lymphoplasmacytic sclerosing pancreatitis. Am J Surg Pathol 2003;27:441–51.

34 Broome U, Glaumann H, Hultcrantz R. Liver histology and follow up of 68 patients with ulcerative colitis and normal liver function tests. Gut 1990;31:468–72.

35 Graziadei IW, Wiesner RH, Batts KP, et al. Recurrence of primary sclerosing cholangitis following liver transplantation. Hepatology 1999;29:1050–6.

36 Kemeny MM, Battifora H, Blayney DW, et al. Sclerosing cholangitis after continuous hepatic artery infusion of FUDR. Ann Surg 1985;202:176–81.

37 Herrmann G, Lorenz M, Kirkowa-Reimann M, et al. Morphological changes after intra-arterial chemotherapy of the liver. Hepatogastroenterology 1987;34:5–9.

38 Ludwig J, Kim CH, Wiesner RH, et al. Floxuridine-induced sclerosing cholangitis: an ischemic cholangiopathy? Hepatology 1989;9:215–18.

39 Engler S, Elsing C, Flechtenmacher C, et al. Progressive sclerosing cholangitis after shock: a new variant of vanishing bile duct disorders. Gut 2003;52:688–93.

40 Deltenre P, Valla D-C. Ischemic cholangiopathy. J Hepatol 2006;44:806–17.

41 Gelbmann CM, Rümmele P, Wimmer M, et al. Ischemic-like cholangiopathy with secondary sclerosing cholangitis in critically ill patients. Am J Gastroenterol 2007;102:1221–9.

42 Voigtländer T, Negm AA, Schneider AS, et al. Secondary sclerosing cholangitis in critically ill patients: model of end-stage liver disease score and renal function predict outcome. Endoscopy 2012;44:1055–8.

43 Benninger J, Grobholz R, Oeztuerk Y, et al. Sclerosing cholangitis following severe trauma: description of a remarkable disease entity with emphasis on possible pathophysiologic mechanisms. World J Gastroenterol 2005;11:4199–205.

44 Ludwig J. Small-duct primary sclerosing cholangitis. Semin Liver Dis 1991;11:11–17.

45 Eaton JE, Talwalkar JA, Lazardis KN, et al. Pathogenesis of primary sclerosing cholangitis and advances in diagnosis and management. Gastroenterology 2013;145:521–36.

46 Harrison RF, Hubscher SG. The spectrum of bile duct lesions in end-stage primary sclerosing cholangitis. Histopathology 1991;19:321–7.

47 Keaveny AP, Gordon FD, Goldar-Najafi A, et al. Native liver xanthogranulomatous cholangiopathy in primary sclerosing cholangitis: impact on posttransplant outcome. Liver Transpl 2004;10:115–22.

48 Nakanuma Y, Ohta G. Histometric and serial section observations of the intrahepatic bile ducts in primary biliary cirrhosis. Gastroenterology 1979;76:1326–32.

49 Crawford AR, Lin X-Z, Crawford JM. The normal adult human liver biopsy: a quantitative reference standard. Hepatology 1998;28:323–31.

50 Van Eyken P, Sciot R, Desmet VJ. A cytokeratin immunohistochemical study of cholestatic liver disease: evidence that hepatocytes can express 'bile duct-type' cytokeratins. Histopathology 1989;15:125–35.

51 Nakanuma Y, Yamaguchi K, Ohta G, et al. Pathological features of hepatolithiasis in Japan. Hum Pathol 1988;19:1181–6.

52 Ludwig J, MacCarty RL, LaRusso NF, et al. Intrahepatic

cholangiectases and large-duct obliteration in primary sclerosing cholangitis. Hepatology 1986;6:560–8.

53 Fleming KA. Interlobular bile duct basement membrane thickening – a specific marker for primary sclerosing cholangitis (PSC)? J Pathol 1993;169(Suppl.): (abstract).

54 Farrell DJ, Hines JE, Walls AF, et al. Intrahepatic mast cells in chronic liver diseases. Hepatology 1995;22:1175–81.

55 Safyan EL, Veerabagu MP, Swerdlow SH, et al. Intrahepatic cholestasis due to systemic mastocytosis: a case report and review of literature. Am J Gastroenterol 1997;92:1197–200.

56 Baron TH, Koehler RE, Rodgers WH, et al. Mast cell cholangiopathy: another cause of sclerosing cholangitis. Gastroenterology 1995;109:1677–81.

57 Gregorio GV, Portmann B, Karani J, et al. Autoimmune hepatitis/sclerosing cholangitis overlap syndrome in childhood: a 16-year prospective study. Hepatology 2001;33:544–53.

58 Ludwig J, Dickson ER, McDonald GS. Staging of chronic nonsuppurative destructive cholangitis (syndrome of primary biliary cirrhosis). Virchows Arch Pathol Anat 1978;379:103–12.

59 Ludwig J, LaRusso NF, Wiesner RH. The syndrome of primary sclerosing cholangitis. In: Popper H, Shaffner F, editors. Progress in Liver Diseases, vol. IX. Philadelphia, PA: WB Saunders; 1990. p. 555–66.

60 Bergquist A, Ekbom A, Olsson R, et al. Hepatic and extrahepatic malignancies in primary sclerosing cholangitis. J Hepatol 2002;36:321–7.

61 Fleming KA, Boberg KM, Glaumann H, et al. Biliary dysplasia as a marker of cholangiocarcinoma in primary sclerosing cholangitis. J Hepatol 2001;34:360–5.

62 Haworth AC, Manley PN, Groll A, et al. Bile duct carcinoma and biliary tract dysplasia in chronic ulcerative colitis. Arch Pathol Lab Med 1989;113:434–6.

63 Ludwig J, Wahlstrom HE, Batts KP, et al. Papillary bile duct dysplasia in primary sclerosing cholangitis. Gastroenterology 1992;102:2134–8.

63a Kerr SE, Fritcher EG, Campion MB, et al. Biliary dysplasia in primary sclerosing cholangitis harbors cytogenetic abnormalities similar to cholangiocarcinoma. Hum Pathol 2014;45:1797–804.

64 Björnsson E, Olsson R, Bergquist A, et al. The natural history of small-duct primary sclerosing cholangitis. Gastroenterology 2008;134:975–80.

65 Guarascio P, Yentis F, Cevikbas U, et al. Value of copper-associated protein in diagnostic assessment of liver biopsy. J Clin Pathol 1983;36:18–23.

66 Ludwig J, Colina F, Poterucha JJ. Granulomas in primary sclerosing cholangitis. Liver 1995;15:307–12.

67 Ludwig J. Surgical pathology of the syndrome of primary sclerosing cholangitis. Am J Surg Pathol 1989;13(Suppl. 1):43–9.

68 Stone JH. IgG4-related disease: nomenclature, clinical features, and treatment. Semin Diagn Pathol 2012;29:177–90.

69 Stone JH, Khosroshahi A, Deshpande V, et al. Recommendations for the nomenclature of IgG4-related disease and its individual organ system manifestations. Arthritis Rheum 2012;64:3061–7.

70 Nakazawa T, Naitoh I, Hayashi K, et al. Diagnosis of IgG4-related sclerosing cholangitis. World J Gastroenterol 2013;19:7661–70.

71 Okazaki K, Uchida K, Koyabu M, et al. IgG4 cholangiopathy – current concept, diagnosis, and pathogenesis. J Hepatol 2014.

71a Okazaki K, Uchida K, Koyabu M, et al. IgG4 cholangiopathy – current concept, diagnosis, and pathogenesis. J Hepatol 2014;61:690–5.

72 Björnsson E, Chari ST, Smyrk TC, et al. Immunoglobulin G4 associated cholangitis: description of an emerging clinical entity based on review of the literature. Hepatology 2007;45:1547–54.

73 Webster GJM, Pereira SP, Chapman RW. Autoimmune pancreatitis/IgG4-associated cholangitis – overlapping or separate diseases? J Hepatol 2009;51:398–402.

73a Graham RPD, Smyrk TC, Chari ST, et al. Isolated IgG4-related sclerosing cholangitis: a report of 9 cases. Hum Pathol 2014;45:1722–9.

74 Zen Y, Fujii T, Sato Y, et al. Pathological classification of hepatic inflammatory pseudotumor with respect to IgG4-related disease. Mod Pathol 2007;20:884–94.

75 Zhang L, Lewis JT, Abraham SC, et al. IgG4+ plasma cell infiltrates in liver explants with primary sclerosing cholangitis. Am J Surg Pathol 2010;34:88–94.

76 Umemura T, Zen Y, Hamano H, et al. Immunoglobulin G4-hepatopathy: association of immunoglobulin G4-bearing plasma cells in liver with autoimmune pancreatitis. Hepatology 2007;46:463–71.

77 Deshpande V, Sainani NI, Chung RT, et al. IgG4-associated cholangitis: a comparative histological and immunophenotypic study with primary sclerosing cholangitis on liver biopsy material. Mod Pathol 2009;22:1287–95.

78 Rubin E, Schaffner F, Popper H. Primary biliary cirrhosis. Chronic non-suppurative destructive cholangitis. Am J Pathol 1965;46:387–407.

79 Dahlan Y, Smith L, Simmonds D, et al. Pediatric-onset primary biliary cirrhosis. Gastroenterology 2003;125:1476–9.

80 Kaplan MM, Gershwin ME. Primary biliary cirrhosis. N Engl J Med 2005;353:1261–73.

81 Selmi C, Zuin M, Gershwin ME. The unfinished business of primary biliary cirrhosis. J Hepatol 2008;49:451–60.

82 Jones DEJ. Pathogenesis of primary biliary cirrhosis. J Hepatol 2003;39:639–48.

83 Leung PSC, Coppel RL, Ansari A, et al. Antimitochondrial antibodies in primary biliary cirrhosis. Semin Liver Dis 1997;17:61–9.

84 Neuberger J. Antibodies and primary biliary cirrhosis – piecing together the jigsaw. J Hepatol 2002;36:126–9.

85 Hirschfield GM, Liu X, Xu C, et al. Primary biliary cirrhosis associated with HLA, IL12A, and IL12RB2 variants. N Engl J Med 2009;360:2544–55.

85a Wang L, Sun Y, Zhang Z, et al. CXCR5+ CD4+ T follicular helper cells participate in the pathogenesis of primary biliary cirrhosis. Hepatology 2015;61:627–38.

85b Webb GJ, Hirschfield GM. Follicles, germinal centers, and immune mechanisms in primary biliary cirrhosis. Hepatology 2015;61:424–7.

86 Culp KS, Fleming CR, Duffy J, et al. Autoimmune associations in primary biliary cirrhosis. Mayo Clin Proc 1982;57:365–70.

87 Scheuer P. Primary biliary cirrhosis. Proc R Soc Med 1967;60:1257–60.

88 Jones DEJ, Metcalf JV, Collier JD, et al. Hepatocellular carcinoma in primary biliary cirrhosis and its impact on outcomes. Hepatology 1997;26:1138–42.

89 Cavazza A, Caballeria L, Floreani A, et al. Incidence, risk factors, and survival of hepatocellular carcinoma in primary biliary cirrhosis: comparative analysis from two

centers. Hepatology 2009;50:1162–8.

90 Terada T, Kurumaya H, Nakanuma Y, et al. Macroregenerative nodules of the liver in primary biliary cirrhosis: report of two autopsy cases. Am J Gastroenterol 1989;84:418–21.

91 Floreani A, Baragiotta A, Baldo V, et al. Hepatic and extrahepatic malignancies in primary biliary cirrhosis. Hepatology 1999;29:1425–8.

92 Neuberger J. Eosinophils and primary biliary cirrhosis – stoking the fire? Hepatology 1999;30:335–7.

93 Yamazaki K, Suzuki K, Nakamura A, et al. Ursodeoxycholic acid inhibits eosinophil degranulation in patients with primary biliary cirrhosis. Hepatology 1999;30:71–8.

94 Degott C, Zafrani ES, Callard P, et al. Histopathological study of primary biliary cirrhosis and the effect of ursodeoxycholic acid treatment on histology progression. Hepatology 1999;29:1007–12.

95 Daniels JA, Torbenson M, Anders RA, et al. Immunostaining of plasma cells in primary biliary cirrhosis. Am J Clin Pathol 2009;131:243–9.

96 Moreira RK, Revetta F, Koehler E, et al. Diagnostic utility of IgG and IgM immunohistochemistry in autoimmune liver disease. World J Gastroenterol 2010;16:453–7.

97 Graham RPD, Smyrk TC, Zhang L. Evaluation of Langerhans cell infiltrate by CD1a immunostain in liver biopsy for the diagnosis of primary biliary cirrhosis. Am J Surg Pathol 2012;36:732–6.

98 Nakanuma Y, Ohta G. Quantitation of hepatic granulomas and epithelioid cells in primary biliary cirrhosis. Hepatology 1983;3:423–7.

99 Vleggaar FP, van Buuren HR, Zondervan PE, et al. Jaundice in non-cirrhotic primary biliary cirrhosis: the premature ductopenic variant. Gut 2001;49:276–81.

100 Nakanuma Y. Necroinflammatory changes in hepatic lobules in primary biliary cirrhosis with less well-defined cholestatic changes. Hum Pathol 1993;24:378–83.

101 McMahon RF, Babbs C, Warnes TW. Nodular regenerative hyperplasia of the liver, CREST syndrome and primary biliary cirrhosis: an overlap syndrome? Gut 1989;30:1430–3.

102 Colina F, Pinedo F, Solís A, et al. Nodular regenerative hyperplasia of the liver in early histological stages of primary biliary cirrhosis. Gastroenterology 1992;102:1319–24.

103 Nakanuma Y, Ohta G, Kobayashi K, et al. Histological and histometric examination of the intrahepatic portal vein branches in primary biliary cirrhosis without regenerative nodules. Am J Gastroenterol 1982;77:405–13.

104 Nakanuma Y, Hirata K. Unusual hepatocellular lesions in primary biliary cirrhosis resembling but unrelated to hepatocellular neoplasms. Virchows Arch [A] 1993;422:17–23.

105 O'Donohue J, Oien KA, Donaldson P, et al. Co-amoxiclav jaundice: clinical and histological features and HLA class II association. Gut 2000;47:717–20.

106 Bach N, Thung SN, Schaffner F. The histological features of chronic hepatitis C and autoimmune chronic hepatitis: a comparative analysis. Hepatology 1992;15:572–7.

107 Christoffersen P, Poulsen H, Scheuer PJ. Abnormal bile duct epithelium in chronic aggressive hepatitis and primary biliary cirrhosis. Hum Pathol 1972;3:227–35.

108 Terasaki S, Nakanuma Y, Yamazaki M, et al. Eosinophilic infiltration of the liver in primary biliary cirrhosis: a morphological study. Hepatology 1993;17:206–12.

109 Czaja AJ, Carpenter HA. Autoimmune hepatitis with incidental histologic features of bile duct injury. Hepatology 2001;34:659–65.

110 Washington K, Clavien P-A, Killenberg P. Peribiliary vascular plexus in primary sclerosing cholangitis and primary biliary cirrhosis. Hum Pathol 1997;28:791–5.

111 Nakanuma Y, Saito K, Unoura M. Semiquantitative assessment of cholestasis and lymphocytic piecemeal necrosis in primary biliary cirrhosis: a histologic and immunohistochemical study. J Clin Gastroenterol 1990;12:357–62.

112 Yamada S, Howe S, Scheuer PJ. Three-dimensional reconstruction of biliary pathways in primary biliary cirrhosis: a computer-assisted study. J Pathol 1987;152:317–23.

113 Leon MP, Bassendine MF, Gibbs P, et al. Immunogenicity of biliary epithelium: study of the adhesive interaction with lymphocytes. Gastroenterology 1997;112:968–77.

114 Dienes HP, Lohse AW, Gerken G, et al. Bile duct epithelia as target cells in primary biliary cirrhosis and primary sclerosing cholangitis. Virchows Arch 1997;431:119–24.

115 Nakanuma Y. Pathology of septum formation in primary biliary cirrhosis: a histological study in the non-cirrhotic stage. Virchows Arch [A] 1991;419:381–7.

116 Scheuer PJ. Pathologic features and evolution of primary biliary cirrhosis and primary sclerosing cholangitis. Mayo Clin Proc 1998;73:179–83.

117 Williamson JM, Chalmers DM, Clayden AD, et al. Primary biliary cirrhosis and chronic active hepatitis: an examination of clinical, biochemical, and histopathological features in differential diagnosis. J Clin Pathol 1985;38:1007–12.

118 Stanca CM, Fiel MI, Allina J, et al. Liver failure in an antimitochondrial antibody-positive patient with sarcoidosis: primary biliary cirrhosis or hepatic sarcoidosis? Semin Liver Dis 2005;25:364–70.

119 Woodward J, Neuberger J. Autoimmune overlap syndromes. Hepatology 2001;33:994–1002.

120 Czaja AJ. Cholestatic phenotypes of autoimmune hepatitis. Clin Gastroenterol Hepatol 2014;12:1430–8.

121 Lohse AW, Meyer zum Büschenfelde K-H, Franz B, et al. Characterization of the overlap syndrome of primary biliary cirrhosis (PBC) and autoimmune hepatitis: evidence for it being a hepatitic form of PBC in genetically susceptible individuals. Hepatology 1999;29:1078–84.

121a Boberg KM, Chapman RW, Hirschfield GM, et al. Overlap syndromes: the International Autoimmune Hepatitis Group (IAIG) position statement on a controversial issue. J Hepatol 2011;54:374–85.

122 Hennes EM, Zeniya M, Czaja AJ, et al. Simplified criteria for the diagnosis of autoimmune hepatitis. Hepatology 2008;48:169–76.

123 Alvarez F, Berg PA, Biandin FB, et al. International Autoimmune Hepatitis Group report: review of criteria for diagnosis of autoimmune hepatitis. J Hepatol 1999;31:929–38.

124 Kaya M, Angulo P, Lindor KD. Overlap of autoimmune hepatitis and primary sclerosing cholangitis: an evaluation of a modified scoring system. J Hepatol 2000;33:537–42.

125 Czaja AJ. Overlap syndrome of primary biliary cirrhosis and autoimmune hepatitis: a foray across diagnostic boundaries. J Hepatol 2006;44:251–2.

126 Mieli-Vergani G, Vergani D. Paediatric autoimmune liver disease. Arch Dis Child 2013;98:1012–17.

127 Gregorio GV, Portmann B, Karani J, et al. Autoimmune

hepatitis/sclerosing cholangitis overlap syndrome in childhood: a 16-year prospective study. Hepatology 2001;33:544–53.

128　Kita H, Mackay IR, Van de Water J, et al. The lymphoid liver: considerations on pathways to autoimmune injury. Gastroenterology 2001;120:1485–501.

129　Poupon R, Chazouilleres O, Corpechot C, et al. Development of autoimmune hepatitis in patients with typical primary biliary cirrhosis. Hepatology 2006;44:85–90.

130　Twaddell WS, Lefkowitch JH, Berk PD. Evolution from primary biliary cirrhosis to primary biliary cirrhosis/autoimmune hepatitis overlap syndrome. Semin Liver Dis 2008;28:128–34.

131　Abdo AA, Bain VG, Kichian K, et al. Evolution of autoimmune hepatitis to primary sclerosing cholangitis: a sequential syndrome. Hepatology 2002;36:1393–9.

132　Feldstein AE, Perrault J, El-Youssif M, et al. Primary sclerosing cholangitis in children: a long-term follow-up study. Hepatology 2003;38:210–17.

133　Jones DE, James OF, Portmann B, et al. Development of autoimmune hepatitis following liver transplantation for primary biliary cirrhosis. Hepatology 1999;30:53–7.

134　Brunner G, Klinge O. Ein der chronisch-destruierenden nicht-eitrigen Cholangitis ähnliches Krankheitsbild mit antinjukleären Antikörpern (Immuncholangitis). Dtsch Med Wochenschr 1987;112:1454–8.

135　Bruguera M, Llach J, Rodés J. Nonsyndromic paucity of intrahepatic bile ducts in infancy and idiopathic ductopenia in adulthood: the same syndrome? Hepatology 1992;15:830–4.

136　Dural AT, Genta RM, Goodman ZD, et al. Idiopathic adulthood ductopenia associated with hepatitis C virus. Dig Dis Sci 2002;47:1625–6.

137　Ludwig J. Idiopathic adulthood ductopenia: an update. Mayo Clin Proc 1998;73:285–91.

138　Burak KW, Pearson DC, Swain MG, et al. Familial idiopathic adulthood ductopenia: a report of five cases in three generations. J Hepatol 2000;32:159–63.

139　Crosbie OM, Crown JP, Nolan NPM, et al. Resolution of paraneoplastic bile duct paucity following successful treatment of Hodgkin's disease. Hepatology 1997;26:5–8.

140　Moreno A, Carreño CA, González C. Idiopathic biliary ductopenia in adults without symptoms of liver disease. N Engl J Med 1997;336:835–8.

## 扩展阅读

Balistreri WF, Bezerra JA, Jansen P, et al. Intrahepatic cholestasis: summary of an AASLD single-topic conference. Hepatology 2005;42:222–35.

Bowlus CL, Gershwin ME. The diagnosis of primary biliary cirrhosis. Autoimmun Rev 2014;13:441–4.

Crawford JM. Development of the intrahepatic biliary tree. Semin Liver Dis 2002;22:213–26.

Czaja AJ, Bayraktar Y. Non-classical phenotypes of autoimmune hepatitis and advances in diagnosis and treatment. World J Gastroenterol 2009;15:2314–28.

Gouw ASH, Clouston AD, Theise ND. Ductular reactions in human liver: diversity at the interface. Hepatology 2011;54:1853–63.

Hirschfield GM, Gershwin ME. The immunobiology and pathophysiology of primary biliary cirrhosis. Annu Rev Pathol 2013;8:303–30.

Hirschfield GM, Karlsen TH, Lindor KD, et al. Primary sclerosing cholangitis. Lancet 2013;382:1587–99.

Kim WR, Ludwig J, Lindor KD. Variant forms of cholestatic diseases involving small bile ducts in adults. Am J Gastroenterol 2000;95:1130–8.

Li MK, Crawford JM. The pathology of cholestasis. Semin Liver Dis 2004;24:21–42.

Nakanuma Y, Zen Y, Portmann BC. Diseases of the bile ducts. In: Burt AD, Portmann BC, Ferrell LD, editors. MacSween's Pathology of the Liver. 6th ed. Edinburgh: Churchill Livingstone/Elsevier; 2012. p. 491–562.

Roberts SK, Ludwig J, LaRusso NF. The pathobiology of biliary epithelia. Gastroenterology 1997;112:269–79.

Roskams T, Desmet VJ. Ductular reaction and its diagnostic significance. Semin Diagn Pathol 1998;15:259–69.

Roskams TA, Theise ND, Balabaud C, et al. Nomenclature of the finer branches of the biliary tree: canals, ductules, and ductular reactions in human livers. Hepatology 2004;39:1739–45.

Stapelbroek JM, van Erpecum KJ, Klomp LWJ, et al. Liver disease associated with canalicular transport defects: current and future therapies. J Hepatol 2010;52:258–71.

Strazzabosco M, Fabris L. Development of the bile ducts: essentials for the clinical hepatologist. J Hepatol 2012;56:1159–70.

Wagner M, Zollner G, Trauner M. New molecular insights into the mechanisms of cholestasis. J Hepatol 2009;51:565–80.

第 6 章

# 急性病毒性肝炎

## 引言

急性肝炎通常不是肝活检的指征。然而,至少有三个原因解释为什么有时病理医师会收到急性肝炎患者的肝活检标本。第一,怀疑临床诊断甚至误诊时;第二,肝炎的诊断明确,但临床医师需要对疾病分期或获取病变严重程度的信息;第三,肝移植术后,需要病理医师协助决定患者症状或生化异常是由于病毒性肝炎的复发(或新发),还是排斥反应等其他原因引起的。由于以上这些原因,了解急性肝炎的病理学知识是十分重要的。还有一个原因同样十分重要,如果不掌握急性肝炎的病理知识,病理医师很难区分慢性肝炎、肝硬化及许多肝脏病变的原因。这一章介绍免疫功能正常患者的急性病毒性肝炎及其直接并发症。关于肝移植后免疫功能受到抑制患者的肝炎诊断问题在第 16 章讨论。

表 6.1 中列出肝炎病毒类型。近年来,其他许多致病因素也被广泛研究,至今还没有一种病因能像肝炎病毒这样明确,大部分急慢性肝炎的发作是由于表中列举的某一种病毒或自身免疫性肝炎(第 9 章)或肝毒性物质(第 8 章)引起的。急性重型肝炎,其病因在极少数患者[1~3],包括儿童[4]目前还不清楚。其他器官病毒感染,例如疱疹病毒[5~7]或腺病毒[8,9],偶尔也可引起严重性肝炎。这类情况将在第 15 章讨论。有报道,感染 SARS 病毒(一种与严重的急性呼吸综合征相关的冠状病毒)的患者有轻度急性肝炎[10,11]。

表6.1 肝炎病毒

| 病毒 | 类型 | 传播途径和疾病 |
|---|---|---|
| 甲型肝炎(HAV) | RNA 肝病毒 | 粪 - 口途径,急性 |
| 乙型肝炎(HBV) | DNA 嗜肝病毒 | 肠外途径,急性或慢性 |
| 丙型肝炎(HCV) | RNA 肝病毒 | 肠外途径或散发;急性,通常为慢性 |
| 丁型肝炎(HDV) | RNAδ 病毒,缺陷型 | 与 HBV 共同致病 |
| 戊型肝炎(HEV) | RNA 病毒 | 粪 - 口途径,流行或散发的急性疾病 |

有时,轻微血清学肝功能异常和伴有凋亡小体、灶性坏死、淋巴细胞浸润的轻度肝炎的组织学改变("旁观型肝炎")见于系统性疾病、非肝炎病毒感染(如肺流感)的患者,它是由于 CD8 T 淋巴细胞介导的迁移至肝脏引起的继发性肝损害。

## 病理特征

　　病毒性肝炎急性期的主要特点是炎细胞浸润和肝细胞损伤。其他的特征包括胆汁淤积、库普弗细胞活化、血管内皮炎、胆道损伤、细胆管反应和肝细胞再生。

### 肝细胞损伤

　　光学镜下肝细胞损伤从轻度细胞肿胀到细胞死亡,还伴随下述的炎性细胞的浸润,这反映了细胞免疫在大多数肝炎的发病机制中的重要作用。肝细胞损伤和炎细胞浸润在中央静脉周围区更严重,这是急性肝炎的一个特征性组织学改变(图 6.1)。有时在甲型肝炎中可见到汇管区周围的坏死和炎症,但在其他类型的急性肝炎中比较少见。

**图 6.1　急性病毒性肝炎**　图中心见中央静脉周围带存活的肝细胞肿胀,局部炎细胞浸润。(穿刺活检,HE)

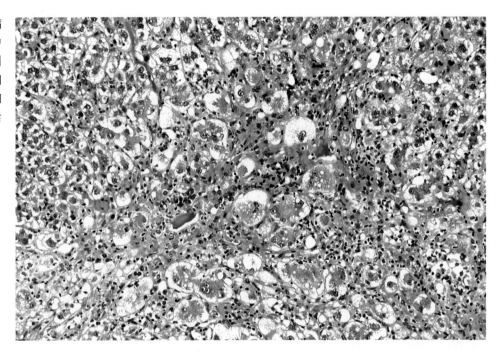

　　细胞水肿是最轻微的和可逆的改变。肿胀的细胞胞质疏松、颗粒状,有时有小空泡。严重程度的细胞水肿被称为气球样变(图 6.2)。这与胆汁淤积时的羽毛样变性不同,细胞质呈网状形(见图 5.3),与脂肪性肝炎的气球样变也不同,后者细胞质少颗粒呈透明状(见图 7.8)。其他细胞会出现凋亡,这是肝炎细胞死亡的重要形式[14]。有时被称为嗜酸性变,变性的细胞质染色减弱和增强可能是细胞凋亡的先兆,肝细胞进一步皱缩,变得更密集,并且最终破裂为碎片。肝窦中的凋亡小体代表最大的碎片或完整的未成碎片的凋亡细胞(图 6.2)。它们也被称为嗜酸性小体(或康西尔曼小体,康西尔曼在黄热病中第一次描述它们[15,16])(图 6.3)。凋亡小体有时包含核固缩的碎片,常超出切片平面而形成凸起。急性肝炎的另一个肝细胞损伤形式是灶状(斑点状)坏死,局部肝细胞板破坏被一小群淋巴细胞和

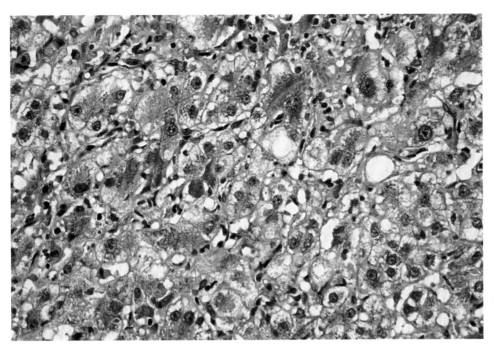

图 6.2 急性病毒性肝炎 正常的肝细胞板结构破坏。肝细胞大小不一,一些肝细胞气球样变,有空泡,中央偏左侧见一凋亡小体。(穿刺活检,HE)

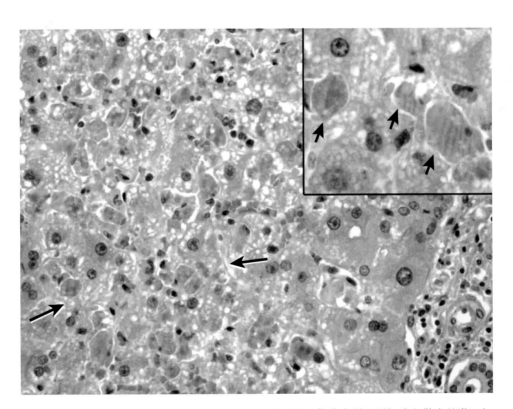

图 6.3 急性黄热病肝炎 显著的腺泡中带坏死(箭之间)伴许多凋亡肝细胞和散在的淋巴细胞,右下汇管区有轻微炎症,而汇管区周围肝实质细胞相对完整。插图:呈现数个凋亡小体(康希尔曼小体),是黄热病累及肝脏的特征。(该例由美国纽约 Matthias Szabolcs 博士惠赠)

巨噬细胞替代,这是否标志着坏死或凋亡的位置并不清楚;因为这种肝细胞损伤是从它们的缺失中推断出来的,而不是组织学形态所见到的。无论是何种机制,肝细胞缺失或脱落,同时伴随局灶性肝细胞再生,导致肝细胞板排列不规整,这一特征可使急性肝炎不同于继发于胆汁淤积的肝细胞损伤。肝细胞的缺失也导致细胞外基质密聚,最好采用网状纤维染色观察(**图6.4**)。

图 6.4　急性病毒性肝炎　在输出中央静脉周围网状纤维支架密聚(V),但不紧靠汇管区周围(P)。(穿刺活检,网状纤维染色)

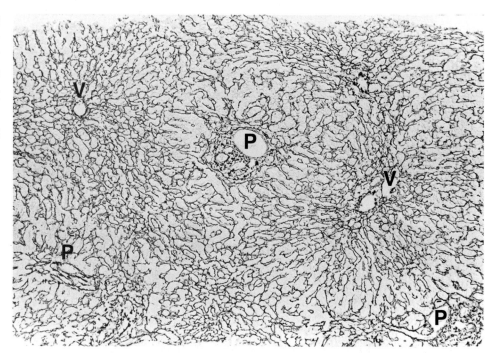

肝细胞核表现为核仁明显,大小不一,甚至多数。当合胞体巨大肝细胞十分显著时,称为巨细胞肝炎较恰当[17,18]。这种源于病毒引起的很少见,而是新生儿急性肝炎的特征。成人主要见于自身免疫性肝炎、丙型肝炎和(或)有人类免疫缺陷病毒(HIV)合并感染[18~22]。

毛细胆管胆栓造成胆汁淤积在急性肝炎中常见,而在慢性肝炎中少见,这对鉴别诊断很有帮助。它是肝细胞胆汁分泌器受损的结果,也可能是汇管区一级水平胆汁流动受干扰所致[24]。淤胆型肝炎最好是用于对长期淤胆患者的临床描述。偶尔也会见到轻微的肝细胞铁质沉着或脂肪变性。

## 炎症浸润

不像经典的急性炎症,病毒性肝炎的特征是肝实质和汇管区以淋巴细胞浸润为主,通常中央静脉周围炎症最显著。汇管区炎症程度不一,汇管区大小可正常或扩大。较大的汇管区不受影响,小的汇管区可能轮廓尚清晰或由于炎症向外扩散而边界不清。这种所谓的溢出类似于慢性肝炎的界面肝炎(第9章)并且与之较难鉴别。结合肝实质的变化、临床病史和病毒学检测常可做出正确的诊断。

急性肝炎的大多数浸润细胞为小 T 淋巴细胞[25],浆细胞可能很明显[26]并有时可见少数中性粒细胞和嗜酸性粒细胞。浆细胞的存在并不一定表明为自身免疫性肝炎,少量嗜酸性粒细胞也不证明是药物损伤。库普弗细胞和其他巨噬细胞积聚扩大,其中许多与淋巴细胞一起形成离散的团块。它们含棕色蜡质样色素,可被淀粉酶消化后高碘酸 - 希夫染色(PAS)(图 6.5)。它也可包含可染铁(图 6.6),但很少见。

　　肝窦内皮细胞和小静脉内皮细胞也参与肝炎病程。肝窦内皮细胞肿胀,含有致密的铁阳性颗粒[27](图 6.5)。末端肝小静脉表现为内皮破坏和淋巴细胞浸润。

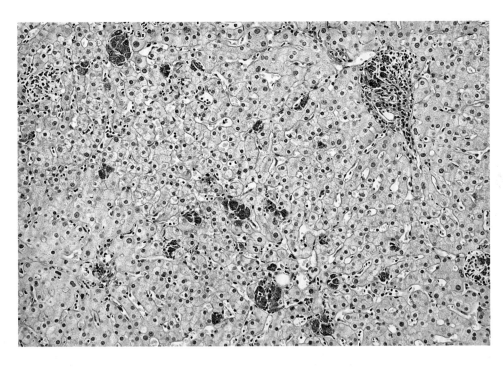

图6.5　急性病毒性肝炎　巨噬细胞中含有 D-PAS 阳性物质。(穿刺活检,D-PAS)

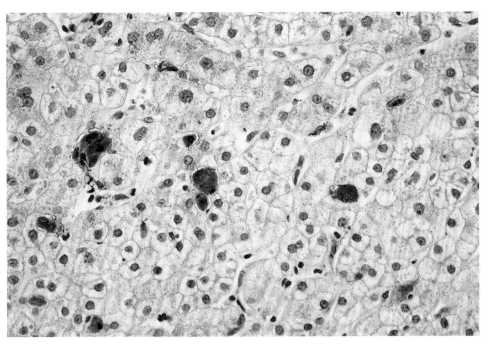

图6.6　急性病毒性肝炎　增大的巨噬细胞铁染色强阳性。部分内皮细胞也含有致密的珀尔斯染色阳性颗粒。(穿刺活检,Perls 染色)

## 汇管区变化

　　与慢性炎症相比,肝实质改变是主要的,但也存在一些汇管区炎症,累及大部分或全部的小的汇管区(图6.7),浸润的密度有差异。小叶间胆管异常包括上皮细胞不规则、拥挤、分层现象,胞质内空泡化和淋巴细胞浸润(图6.8)。这些改变与淋巴细胞聚集或淋巴滤泡一起在丙型肝炎中十分常见,而胆管丢失(胆管缺失)是非常少见的。

图 6.7　急性病毒性肝炎　汇管区炎细胞浸润,主要为淋巴细胞。部分区域炎细胞浸润于邻近的肝实质。(穿刺活检,HE)

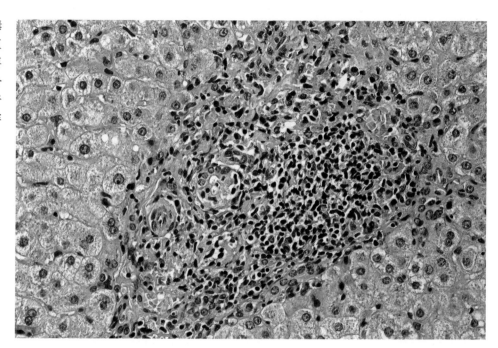

图 6.8　急性病毒性肝炎　胆管上皮细胞不规则伴淋巴细胞浸润,上方的胆管为上皮萎缩、管腔扩张。(楔形活检,HE)

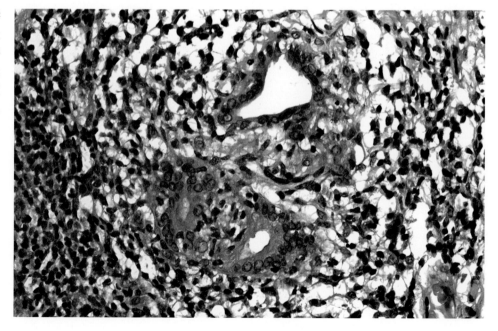

## 组织学变异

急性肝炎的组织学改变是极其易变的,只有少部分类型值得特别关注。它们是融合坏死、桥接坏死、全小叶坏死和汇管区周围坏死。

融合坏死是指肝实质大片区域明显坏死。呈带状的融合坏死,在小叶内分布杂乱,有可能是由于急性病毒性肝炎以外的其他原因引起,考虑是单纯疱疹病毒、带状疱疹病毒的机会性感染和淋巴瘤。桥接坏死(图6.9、图6.10和图4.8)是指

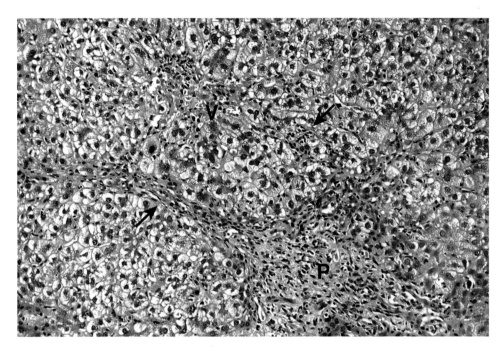

图6.9 急性病毒性肝炎:桥接坏死 从汇管区(P)延伸的两条弯曲塌陷带(箭头所示)。图上方中央可见一条中央静脉(V)。(穿刺活检,HE)

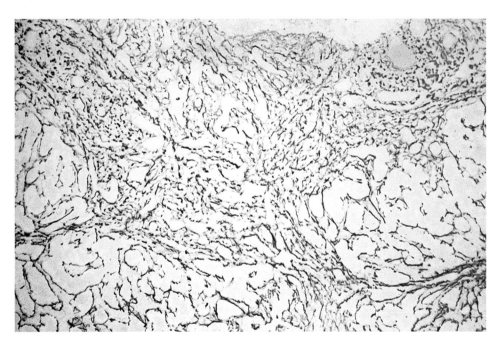

图6.10 急性病毒性肝炎:桥接坏死 融合性坏死后的新近形成的塌陷带可见网状纤维聚集,类似纤维化。(穿刺活检,网状纤维染色)

终末静脉与汇管区之间连接的融合坏死,位置代表肝腺泡 3 带,形态类似弯曲形状的桥。桥接坏死是重度急性肝炎的表现,在单次的肝活检标本中,显示不规则、分布不均等。邻近汇管区相连并没有累及终末小静脉的坏死和炎症严格上不能称为桥接坏死,因几乎肯定它具有不同的病理意义,多是由于汇管区扩大所致,伴或不伴汇管区周围坏死。

融合性坏死的桥接随后出现的塌陷有可能被误认为慢性肝病的纤维间隔。为了鉴别,病理医师常用弹力纤维组织染色帮助区别。弹性组织染色不像肝实质胶原蛋白染色一样常出现阴性结果,这是由于弹力纤维组织是随间隔形成的时间而积累[27],因此近期的肝实质塌陷染色是阴性的(图 6.11),而陈旧的纤维间隔呈阳性。大量的弹力组织往往需要数月或数年积累,但少部分可用维多利亚蓝的敏感方法在肝炎早期一两个月也可检测到[29]。

图 6.11　急性病毒性肝炎:桥接坏死　与图 6.10 为同一病例。两个汇管区(P)弹力纤维染色阳性,塌陷区阴性。桥接坏死(箭头所示)亦为阴性。插图:慢性肝病富含弹力纤维的间隔与其对照。(穿刺活检,地衣红染色)

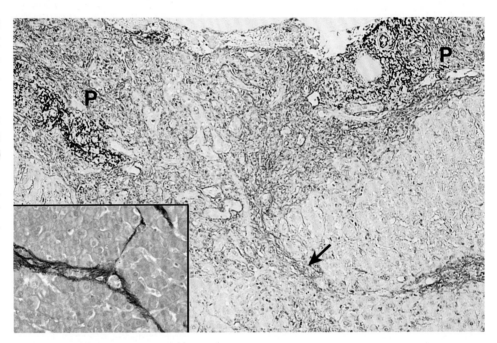

少数急性病毒性肝炎患者的融合坏死弥漫到整个肝小叶或腺泡(全小叶性或全腺泡性坏死)或几个小叶或腺泡坏死相邻(多小叶性或多腺泡性坏死)。这是急性重型肝炎患者的共同特征,也称为大片状坏死。但会因穿刺活检标本并不能代表整个肝脏而引起误导,也会导致对真实的肝脏损伤范围的高估或低估[30],从而引起对肝活检作为评估急性肝炎预后方法产生质疑。有时多小叶的坏死仅累及包膜下区域,小的细针穿刺标本会出现错误的图像(见图 1.3)。在多小叶的坏死中,实质可被塌陷的基质、炎性细胞和活化的巨噬细胞取代(图 6.12)。在存活的汇管区周围有明显的胆管样结构,其中一些可能代表着多能祖细胞的增殖[31-33](见图 4.13D)。后期发生的肝衰竭是指症状出现后 8~24 周发展为脑病的患者[34],研究这类患者的肝活检标本和移植肝组织常发现地图样坏死与结节样增生相一致的模式改变。

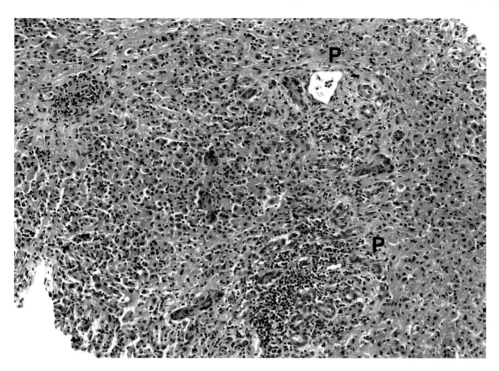

图 6.12　急性病毒性肝炎:多小叶坏死　汇管区(P)可辨认,肝实质已被炎症细胞、坏死碎片和胆管样结构替代。(穿刺活检,HE)

　　汇管区周围坏死而非常见的中央静脉周围坏死是一些甲型肝炎患者的特征(见下文)。

## 各种原因的病毒性肝炎

　　甲型、乙型、丙型、丁型、戊型肝炎之间的相似之处多于差异,但一些特定模式在某一型中比在其他类型中更常见。病理医师不能仅依靠组织学表现来确定肝炎的原因。图像可因存在不止一种病毒或滥用酒精造成附加损伤而混乱。

### 甲型肝炎

　　这里描述两种主要类型,它们独立或共同发生[35-37]。一种是组织学表现为中央静脉周围淤胆伴少量肝细胞损伤或炎症,容易误认为是其他原因引起的胆汁淤积(图 6.13)。另一种是肝炎伴汇管区周围坏死、包括大量浆细胞聚集在内的汇管区浸润(图 6.14)。这两种类型可能是相关的,汇管区周围坏死导致胆汁流中断从而引起胆汁淤积[23]。这些改变在前面讲到的其他类型肝炎中也可发现,但多小叶坏死的急性重型肝炎是罕见的。先前在丁型肝炎感染中描述的肝细胞广泛小泡性改变在重度急性甲型肝炎中也可见到(图 6.15)。发现纤维环肉芽肿也有报道[38,39]。而慢性病程十分少见。

### 乙型肝炎

　　乙型肝炎组织学表现与其他类型的病毒性肝炎明显类似。文献中报道的差异可能主要来自于对患者的选择而不是乙型肝炎病毒感染特有的特征。然而,淋

图 6.13　甲型病毒性肝炎　中央静脉周围区为肝板排列不规整和胆汁淤积,但只有轻微炎性细胞浸润。(穿刺活检,HE)

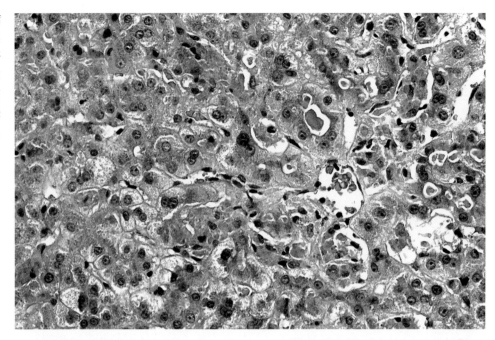

图 6.14　甲型病毒性肝炎　右侧汇管区有密集的淋巴细胞、浆细胞浸润,一些浸润延伸到邻近的肝实质。界板破坏,类似于慢性界面性肝炎。(穿刺活检,HE)

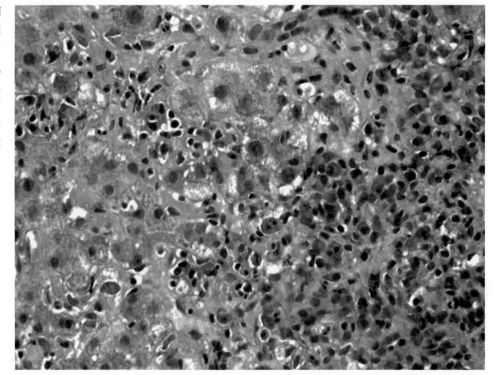

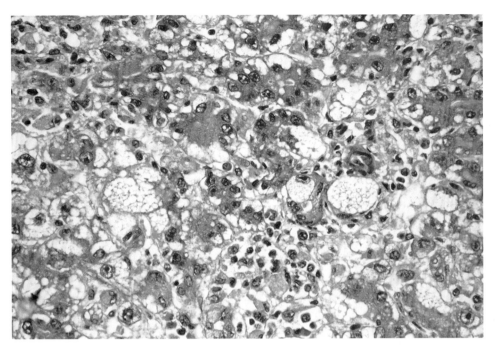

图 6.15　甲型肝炎　急性重型肝炎患者,见肝细胞肿胀、小泡样性变,伴胆汁淤积和淋巴细胞浸润。(穿刺活检,HE)

巴细胞和巨噬细胞有时与肝细胞紧密接触(集合运动),甚至伸入肝细胞内部(伸入运动),这可能是反映细胞损伤的免疫学性质。在一项比较研究中,汇管区周围炎症在急性乙型肝炎比丙型肝炎中更严重[41]。肝细胞及其细胞核表现出中等程度的多形性。在大多数急性肝炎中,乙型肝炎核心抗原和表面抗原(HBcAg 和 HBsAg)既不显而易见也不十分稀少,但在一项肝感染乙型肝炎病毒突变体的研究中,通过免疫染色,证实 HBsAg 存在于超过 50% 的患者中,HBcAg 只存在于少数患者中。出现毛玻璃样肝细胞(第 9 章)和维多利亚蓝或地衣红染色阳性表面抗原物质的存在可提示慢性疾病。肝移植后乙型肝炎病毒感染复发是一种例外的情况,两种抗原都被大量发现(见第 16 章)。在不经肠道传播的肝炎中,包括乙型肝炎和丙型肝炎,汇管区可见类似静脉药瘾者产生的双折射云母状针状物[42]。有些急性乙型肝炎临床恢复之后的隐形感染,以及轻微的组织学异常包括汇管区炎症、灶状坏死、细胞凋亡和纤维化可至少持续 10 年[43]。

　　先前隐性或静止的乙型肝炎病毒感染的再活化可导致与急性肝炎极相似的改变。在这种情况下可见:①汇管区淋巴样细胞聚集;②显著的淋巴细胞质细胞性界面肝炎;③结缔组织染色证实纤维化;④肝细胞免疫染色见大量 HBsAg 阳性,表明有潜在的慢性病变。

## 丙型肝炎

　　通常丙型肝炎的组织学特征类似于任何急性肝炎,但注意它有两个相鉴别的特征。第一,没有严重的肝细胞损伤时,肝窦淋巴细胞浸润明显[44],图像类似于传染性单核细胞增多症(图 6.16)。第二,在开始的数周或数月可见与慢性肝炎相关的特征,出现淋巴滤泡和胆管损伤[45],这可能是胆汁淤积。丙型肝炎常见的脂肪性变在第 9 章讨论。暴发型丙型肝炎在西方非常少见[3],但在亚洲部分地区常见[46]。

图 6.16　急性丙型肝炎　此例表现为主要是肝窦淋巴细胞浸润。(穿刺活检,HE)

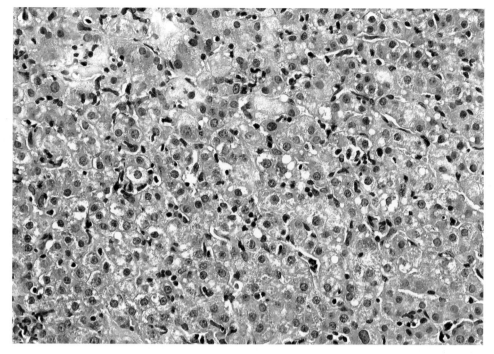

## 丁型肝炎(δ 肝炎)

　　与丁型肝炎共同感染或重叠感染改变了乙型肝炎的病程,促使它更慢性化、更严重[47~49],肝移植术后除外。HDAg 抗原通过石蜡切片免疫组织化学很容易得到证实,而抗原主要存在于肝细胞核内(图 6.17)。核内有纤细的颗粒状嗜酸性中心(所谓的"砂土状"细胞核[50])。有时也可见细胞质和膜相关的染色。

图 6.17　δ(丁型)肝炎　一些肝细胞细胞核含有 δ 抗原,被染成红色,并伴有大量淋巴细胞浸润。(穿刺活检,免疫组织化学,碱性磷酸酶法)

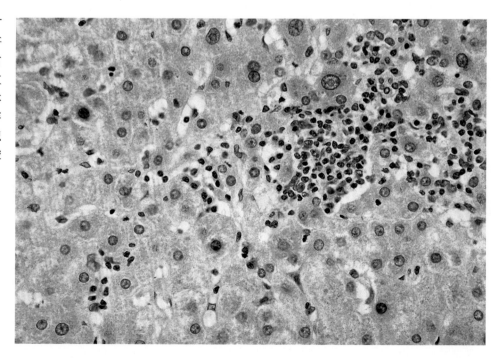

乙型病毒感染标志物阳性的重度急性肝炎患者,有可能是由于慢性 HBV 携带者重叠感染 HDV[51]。在委瑞内拉印第安人 HDV 感染爆发中,显著的特征包括早期肝实质出现小滴脂肪变性,稀少的淋巴细胞和大量巨噬细胞浸润肝实质和汇管区[52]。疾病发作之后出现广泛肝实质坏死和塌陷。来自哥伦比亚[55]和北美[54]的报道,有肝细胞小泡性脂变和嗜酸性坏死。在最近 HDV 感染的非免疫抑制的患者中,肝活检可能表现为显著的坏死和炎症。然而,也有 HDV 感染疫区很少发现因病毒所致的重大疾患[55]。另一方面,肝移植后无 HBV 感染,仅 HDV 感染缺少肝炎改变有时也是显而易见的,表明 HDV 在缺少 HBV 感染时也可存活,但它没有引起肝损伤的能力[56]。

## 戊型肝炎

戊型肝炎是具有四个基因型的 RNA 病毒,由人肠源性感染引起的肝病[57,58]。戊型肝炎已在亚洲引起流行,也在非洲、北美、南美和欧洲有所发现。根据近期研究,2005 年在流行区估计有大于 300 万有症状的患者是 1 和 2 基因型,通过粪 - 口而传染的。基因型 3 与此相反,人和动物,包括猪、牛、鹿和啮齿类动物均可感染。在北美和欧洲,在摄食生的或未煮熟的污染肉类可引起急性肝炎[57,60]。急性戊型肝炎也可能被误认为是药物引起的肝损害[61]。HEV 感染可使因其他原因导致的先期慢性肝病严重失代偿[62,63]。在器官移植受体中发现慢性戊型肝炎也有论述[57,64-66](见 16 章)。近来研制、生产戊型肝炎疫苗已显示出成功的希望[66a,66b]。

关于人类感染戊型肝炎病毒后病理改变的详细资料很少(图 6.18)。对少数患者进行研究,其表现与甲型肝炎类似,出现明显的胆汁淤积和大量的汇管区和汇管区周围炎细胞浸润[67]。汇管区淋巴细胞聚集,汇管区周围细胆管反应伴汇管

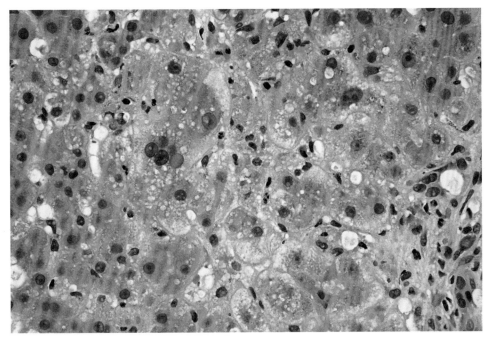

图 6.18 戊型肝炎 肝细胞质内多数小空泡,其中含胆色素颗粒,图中心左边见一个显著增大的多核肝细胞,见混合性炎细胞浸润和巨噬细胞内含棕色蜡质样色素。(穿刺活检,HE)

区边缘中性粒细胞增多[60]。组织学出现淤胆曾在一位长期有胆汁淤积临床表现的老年患者中描述过[68]。一名感染致命性戊型肝炎孕妇的肝脏显示汇管区轻微炎症,淤胆和重度静脉炎,镜下见细胆管中存在戊肝病毒颗粒[69]。

## 急性病毒性肝炎的鉴别诊断

　　急性肝炎与胆道梗阻的鉴别主要根据肝实质内典型的肝脏炎症改变,胆道梗阻时不会出现汇管区水肿。药物相关性肝炎与病毒性肝炎也难以鉴别,但当肝炎的病因不确切时应排除药物性肝炎,与病毒性肝炎相比,药物性肝炎中常见的特征包括边界清楚的中央静脉周围坏死、肉芽肿、胆管损伤、丰富的中性粒细胞或嗜酸性粒细胞浸润和汇管区炎症反应。轻微淤胆可遮蔽肝炎的特征。自身免疫性肝炎可出现临床急性发作,组织学上与病毒性肝炎或者与慢性疾病的组织学特征不易区分。这些在第 9 章会有充分讨论。脂肪性肝炎通常有明显的脂肪变性、肝细胞气球样变,可出现 Mallory 小体,以及包括以中性粒细胞为主的炎细胞浸润。诊断的关键是受累区域内呈现细胞周围纤维化。急性与慢性肝炎的区别在第 4 章桥接坏死中简略讨论。急性肝炎是以肝实质改变为主导,尤其在中央静脉周围区,而慢性疾病是以汇管区和汇管区周围为主。但有时很难做出区分,尤其当慢性肝炎加重或前面提及的慢性乙型肝炎急性活动出现广泛的肝小叶改变时。

## 急性病毒性肝炎的结局和形态学转归

### 消退

　　据可获得的证据推断,大多数甲型、乙型和戊型肝炎可完全或接近完全地消退并恢复到正常。慢性病程可能在乙型肝炎合并 δ 病毒感染中比其他更常见,丙型肝炎慢性化的风险很高。即使在肝炎已消退的患者中,一些残留病变在临床恢复后还可能持续数月 (图 6.19,图 6.20)。

### 瘢痕形成

　　重型肝炎桥接或全小叶坏死后出现的局部塌陷、瘢痕形成和再生有时导致的组织学图像难以与肝硬化鉴别。

### 致死性结局或需要肝移植

　　坏死通常很严重。可见存活肝细胞或者祖细胞的再生性增生。

### 慢性肝炎

　　大多数丙肝病毒感染患者会发展为慢性肝炎。这对日常进行肝活检会有很大影响。慢性肝炎也会发生在许多乙型肝炎患者中。

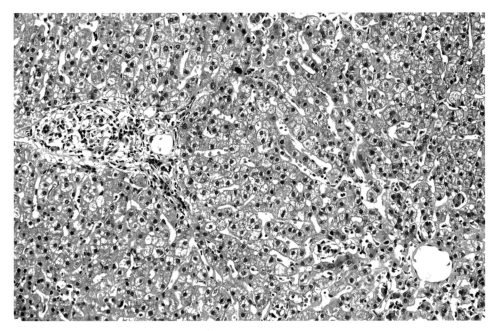

图 6.19　急性病毒性肝炎：残留病改变　短间隔从轻度炎症的汇管区向左边扩展。右下方中央静脉周围可见轻微炎症和排列紊乱肝细胞板。(穿刺活检，HE)

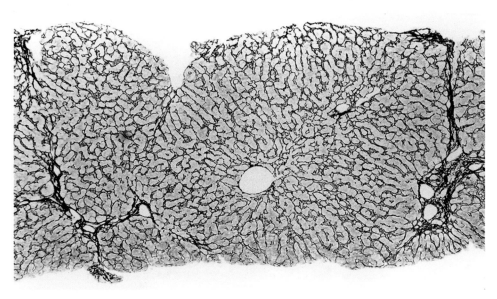

图 6.20　急性病毒性肝炎：残留病变　细长的纤维间隔连接汇管区(左和右)，但中央静脉周围区(图中央)不受影响，结构关系保留。(穿刺活检，网状纤维染色)

## 肝硬化

　　肝炎病毒感染导致的肝硬化大多由于反复或持续的肝细胞坏死和再生形成的慢性肝炎引起，偶尔出现在单次发作的重度急性肝炎后。

## 肝细胞癌

　　许多 HBV 或丙型肝炎病毒感染的患者，在肝硬化的基础上可发展为肝细胞癌。可是偶尔在长期的慢性肝病之后，即使无肝硬化也会发生肝细胞癌[70]。

（鲁晓岚　译）

# 参考文献

1　Ben-Ari Z, Samuel D, Zemel R, et al. Fulminant non-A-G viral hepatitis leading to liver transplantation. Arch Intern Med 2000;160:388–92.

2　Petrovic LM, Arkadopoulos N, Demetriou AA. Activation of hepatic stellate cells in liver tissue of patients with fulminant liver failure after treatment with bioartificial liver. Hum Pathol 2001;32:1371–5.

3　Schiødt FV, Davern TJ, Shakil AO, et al. Viral hepatitis-related acute liver failure. Am J Gastroenterol 2003;98:448–53.

4　Kirsch R, Yap J, Roberts EA, et al. Clinicopathologic spectrum of massive and submassive hepatic necrosis in infants and children. Hum Pathol 2009;40:516–26.

5　Peters DJ, Greene WH, Ruggiero F, et al. Herpes simplex-induced fulminant hepatitis in adults: a call for empiric therapy. Dig Dis Sci 2000;45:2399–404.

6　Pinna AD, Rakela J, Demetris AJ, et al. Five cases of fulminant hepatitis due to herpes simplex virus in adults. Dig Dis Sci 2002;47:750–4.

7　Collin L, Moulin P, Jungers M, et al. Epstein–Barr virus (EBV)-induced liver failure in the absence of extensive liver-cell necrosis: a case for cytokine-induced liver dysfunction? J Hepatol 2004;41:174–5.

8　Wang WH, Wang HL. Fulminant adenovirus hepatitis following bone marrow transplantation. A case report and brief review of the literature. Arch Pathol Lab Med 2003;127:e246–8.

9　Longerich T, Haferkamp K, Tox U, et al. Acute liver failure in a renal transplant patient caused by adenoviral hepatitis superimposed on a fibrosing cholestatic hepatitis B. Hum Pathol 2004;35:894–7.

10　Chau TN, Lee KC, Yao H, et al. SARS-associated viral hepatitis caused by a novel coronavirus: report of three cases. Hepatology 2004;39:302–10.

11　Ng W-F, To K-F, Lam WWL, et al. The comparative pathology of severe acute respiratory syndrome and avian influenza A subtype H5N1: a review. Hum Pathol 2006;37:381–90.

12　Polakos NK, Cornejo JC, Murray DA, et al. Kupfer cell-dependent hepatitis occurs during influenza infection. Am J Pathol 2006;168:1169–78.

13　Adams DH, Hubscher SG. Systemic viral infections and collateral damage in the liver. Am J Pathol 2006;168:1057–9.

14　Lau JYN, Xie X, Lai MMC, et al. Apoptosis and viral hepatitis. Semin Liver Dis 1998;18:169–76.

15　Klotz O, Belt TH. The pathology of the liver in yellow fever. Am J Pathol 1930;6:663–89.

16　Dias LB Jr, Alves VAF, Kanamura C, et al. Fulminant hepatic failure in northern Brazil: morphological, immunohistochemical and pathogenic aspects of Lábrea hepatitis and yellow fever. Trans Roy Soc Trop Med Hyg 2007;101:831–9.

17　Phillips MJ, Blendis LM, Poucell S, et al. Syncytial giant-cell hepatitis. Sporadic hepatitis with distinctive pathological features, a severe clinical course and paramyxoviral features. N Engl J Med 1991;324:455–60.

18　Fimmel CJ, Guo L, Compans RW, et al. A case of syncytial giant cell hepatitis with features of a paramyxoviral infection. Am J Gastroenterol 1998;93:1931–7.

19　Devaney K, Goodman ZD, Ishak KG. Postinfantile giant-cell transformation in hepatitis. Hepatology 1992;16:327–33.

20　Lau JYN, Koukoulis G, Mieli-Vergani G, et al. Syncytial giant-cell hepatitis – a specific disease entity? J Hepatol 1992;15:216–19.

21　Protzer U, Dienes HP, Bianchi L, et al. Post-infantile giant cell hepatitis in patients with primary sclerosing cholangitis and autoimmune hepatitis. Liver 1996;16:274–82.

22　Ben-Ari Z, Broida E, Monselise Y, et al. Syncytial giant-cell hepatitis due to autoimmune hepatitis type II (LKM1+) presenting as subfulminant hepatitis. Am J Gastroenterol 2000;95:799–801.

23　Micchelli STL, Thomas D, Boitnott JK, et al. Hepatic giant cells in hepatitis C virus (HCV) mono-infection and HCV/HIV co-infection. J Clin Pathol 2008;61:1058–61.

24　Sciot R, Van Damme B, Desmet VJ. Cholestatic features in hepatitis A. J Hepatol 1986;3:172–81.

25　Volpes R, van den Oord JJ, Desmet VJ. Memory T cells represent the predominant lymphocyte subset in acute and chronic liver inflammation. Hepatology 1991;13:826–9.

26　Mietkiewski JM, Scheuer PJ. Immunoglobulin-containing plasma cells in acute hepatitis. Liver 1985;5:84–8.

27　Bardadin KA, Scheuer PJ. Endothelial cell changes in acute hepatitis. A light and electron microscopic study. J Pathol 1984;144:213–20.

28　Scheuer PJ, Maggi G. Hepatic fibrosis and collapse: histological distinction by orcein staining. Histopathology 1980;4:487–90.

29　Thung SN, Gerber MA. The formation of elastic fibers in livers with massive hepatic necrosis. Arch Pathol Lab Med 1982;106:468–9.

30　Hanau C, Munoz SJ, Rubin R. Histopathological heterogeneity in fulminant hepatic failure. Hepatology 1995;21:345–51.

31　Demetris AJ, Seaberg EC, Wennerberg A, et al. Ductular reaction after submassive necrosis in humans. Special emphasis on analysis of ductular hepatocytes. Am J Pathol 1996;149:439–48.

32　Roskams T, De Vos R, van Eyken P, et al. Hepatic OV-6 expression in human liver disease and rat experiments: evidence for hepatic progenitor cells in man. J Hepatol 1998;29:455–63.

33　Zhang L, Theise N, Chua M, et al. The stem cell niche of human livers: symmetry between development and regeneration. Hepatology 2008;48:1598–607.

34　Ellis AJ, Saleh M, Smith H, et al. Late-onset hepatic failure: clinical features, serology and outcome following transplantation. J Hepatol 1995;23:363–72.

35　Teixeira MR Jr, Weller IVD, Murray AM, et al. The pathology of hepatitis A in man. Liver 1982;2:53–60.

36　Abe H, Beninger PR, Ikejiri N, et al. Light microscopic findings of liver biopsy specimens from patients with hepatitis type A and comparison with type B. Gastroenterology 1982;82:938–47.

37　Okuno T, Sano A, Deguchi T, et al. Pathology of acute hepatitis A in humans. Comparison with acute hepatitis B. Am J Clin Pathol 1984;81:162–9.

38　Ponz E, Garcia-Pagan JC, Bruguera M, et al. Hepatic fibrin-ring granulomas in a patient with hepatitis A. Gastroenterology 1991;100:268–70.

39  Ruel M, Sevestre H, Henry-Biabaud E, et al. Fibrin ring granulomas in hepatitis A. Dig Dis Sci 1992;37:1915–17.

40  Inoue K, Yoshiba M, Yotsuyanagi H, et al. Chronic hepatitis A with persistent viral replication. J Med Virol 1996;50:322–4.

41  Chu CW, Hwang SJ, Luo JC, et al. Comparison of clinical, virologic and pathologic features in patients with acute hepatitis B and C. J Gastroenterol Hepatol 2001;16:209–14.

42  Uchida T, Shimojima S, Gotoh K, et al. Pathology of livers infected with 'silent' hepatitis B virus mutant. Liver 1994;14:251–6.

43  Yuki N, Nagaoka T, Yamashiro M, et al. Long-term histologic and virologic outcomes of acute self-limited hepatitis B. Hepatology 2003;37:1172–9.

44  Bamber M, Murray A, Arborgh BA, et al. Short incubation non-A, non-B hepatitis transmitted by factor VIII concentrates in patients with congenital coagulation disorders. Gut 1981;22:854–9.

45  Kobayashi K, Hashimoto E, Ludwig J, et al. Liver biopsy features of acute hepatitis C compared with hepatitis A, B and non-A, non-B, non-C. Liver 1993;13:69–73.

46  Chu CM, Sheen IS, Liaw YF. The role of hepatitis C virus in fulminant viral hepatitis in an area with endemic hepatitis A and B. Gastroenterology 1994;107:189–95.

47  Govindarajan S, De-Cock KM, Redeker AG. Natural course of delta superinfection in chronic hepatitis B virus-infected patients: histopathologic study with multiple liver biopsies. Hepatology 1986;6:640–4.

48  Verme G, Amoroso P, Lettieri G, et al. A histological study of hepatitis delta virus liver disease. Hepatology 1986;6:1303–7.

49  Lin H-H, Liaw Y-F, Chen T-J, et al. Natural course of patients with chronic type B hepatitis following acute hepatitis delta virus superinfection. Liver 1989;9:129–34.

50  Moreno A, Ramón Y, Cahal S, et al. Sanded nuclei in delta patients. Liver 1989;9:367–71.

51  Smedile A, Farci P, Verme G, et al. Influence of delta infection on severity of hepatitis B. Lancet 1982;ii:945–7.

52  Popper H, Thung SN, Gerber MA, et al. Histologic studies of severe delta agent infection in Venezuelan Indians. Hepatology 1983;3:906–12.

53  Buitrago B, Popper H, Hadler SC, et al. Specific histologic features of Santa Marta hepatitis: a severe form of hepatitis delta-virus infection in northern South America. Hepatology 1986;6:1285–91.

54  Lefkowitch JH, Goldstein H, Yatto R, et al. Cytopathic liver injury in acute delta virus hepatitis. Gastroenterology 1987;92:1262–6.

55  Rizzetto M. Hepatitis D: thirty years after. J Hepatol 2009;50:1043–50.

56  Davies SE, Lau JYN, O'Grady JG, et al. Evidence that hepatitis D virus needs hepatitis B virus to cause hepatocellular damage. Am J Clin Pathol 1992;98:554–8.

57  Wedemeyer H, Pischke S, Manns MP. Pathogenesis and treatment of hepatitis E virus infection. Gastroenterology 2012;142:1388–97.

58  Purcell RH, Emerson SU. Hepatitis E: an emerging awareness of an old disease. J Hepatol 2008;48:494–503.

59  Rein DB, Stevens GA, Theaker J, et al. The global burden of hepatitis E virus genotypes 1 and 2 in 2005. Hepatology 2012;55:988–97.

60  Malcolm P, Dalton H, Hussaini HS, et al. The histology of acute autochthonous hepatitis E virus infection. Histopathology 2007;51:190–4.

61  Chen EY, Baum K, Collins W, et al. Hepatitis E masquerading as drug-induced liver injury. Hepatology 2012;56:2420–3.

62  Hamid SS, Atiq M, Shehzad F, et al. Hepatitis E virus superinfection in patients with chronic liver disease. Hepatology 2002;36:474–8.

63  Ramachandran J, Eapen CE, Kang G, et al. Hepatitis E superinfection produces severe decompensation in patients with chronic liver disease. J Gastroenterol Hepatol 2004;19:134–8.

64  Kamar N, Selves J, Mansuy J-M, et al. Hepatitis E virus and chronic hepatitis in organ-transplant recipients. N Engl J Med 2008;358:811–17.

65  Kamar N, Mansuy J-M, Cointault O, et al. Hepatitis E virus-related cirrhosis in kidney- and kidney–pancreas-transplant recipients. Am J Transplant 2008;8:1744–8.

66  Aggarwal R. Hepatitis E: does it cause chronic hepatitis? Hepatology 2008;48:1328–30.

66a  Zhang J, Zhang X-F, Huang S-J, et al. Long-term efficacy of a hepatitis E vaccine. N Engl J Med 2015;372:914–22.

66b  Teshale E, Ward JW. Making hepatitis E a vaccine-preventable disease. N Engl J Med 2015;372:899–901.

67  Dienes HP, Hütteroth T, Bianchi L, et al. Hepatitis A-like non-A, non-B hepatitis: light and electron microscopic observations of three cases. Virchows Arch [A] 1986;409:657–67.

68  Mechnik L, Bergman N, Attali M, et al. Acute hepatitis E virus infection presenting as a prolonged cholestatic jaundice. J Clin Gastroenterol 2001;33:421–2.

69  Asher LVS, Innis BL, Shrestha MP, et al. Virus-like particles in the liver of a patient with fulminant hepatitis and antibody to hepatitis E virus. J Med Virol 1990;31:229–33.

70  Grando-Lemaire V, Guettier C, Chevret S, et al. Hepatocellular carcinoma without cirrhosis in the West: epidemiological factors and histopathology of the non-tumorous liver. Groupe d'Etude et de Traitement du Carcinome Hepatocellulaire. J Hepatol 1999;31:508–13.

## 扩展阅读

Aggarwal R, Krawczynski K, Hepatitis E. An overview and recent advances in clinical and laboratory research. J Gastroenterol Hepatol 2000;15:9–20.

Jaeschke H, Gujral J, Bajt M. Apoptosis and necrosis in liver disease. Liver Int 2004;24:85–9.

Lavanchy D. Hepatitis B virus epidemiology, disease burden, treatment and current and emerging prevention and control measures. J Viral Hepat 2004;11:97–107.

Penin F, Dubuisson J, Rey FA, et al. Structural biology of hepatitis C virus. Hepatology 2004;39:5–19.

Purcell RH, Emerson SU. Hepatitis E: an emerging awareness of an old disease. J Hepatol 2008;48:494–503.

Schmid R. History of viral hepatitis: a tale of dogmas and misinterpretations. J Gastroenterol Hepatol 2001;16:718–22.

Theise ND, Bodenheimer HC, Ferrell LD Jr. Acute and chronic viral hepatitis. In: Burt AD, Portmann BC, Ferrell LD, editors. MacSween's Pathology of the Liver. 5th ed. Edinburgh: Churchill Livingstone/Elsevier; 2007. p. 399–442.

# 第 7 章

# 脂肪变性，脂肪性肝炎及相关疾病

## 脂肪变性

脂肪变(亦称脂肪肝)是指肝细胞内脂质异常蓄积。多数为大泡性,此型肝细胞的大部分被单个脂质大泡或几个较小脂滴占据,细胞核被推向细胞的周边(图7.1)。较少见而通常更为严重的一型是小泡性脂变(图7.2),该型的脂滴成细微状,细胞核仍在肝细胞中央。两种脂变有时同时出现,但以其中一型为主。

### 大泡性脂变

大泡性脂变十分常见,它时常见于非侵入性影像学检查,伴有血清转氨酶、碱性磷酸酶及 γ- 谷氨酰转肽酶中度升高,肝功能检测也可能正常[1]。大泡性脂肪变病因甚多,最常见的原因见框7.1,仅根据组织学检查来确定大泡性脂变的病因较为困难。

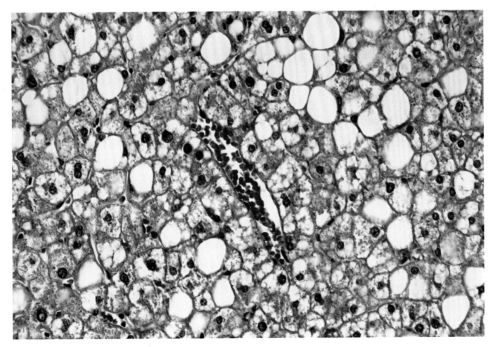

图 7.1 大泡性脂变 中央静脉周围肝细胞内可见脂质空泡,细胞核被移至细胞边缘。(针刺活检,HE)

图 7.2　小泡性脂变　中央静脉周围的肝细胞肿胀（如右图），含有许多小脂泡，细胞核仍保持在细胞中央，同时也可见一些大泡性脂变细胞。（针刺活检，HE）

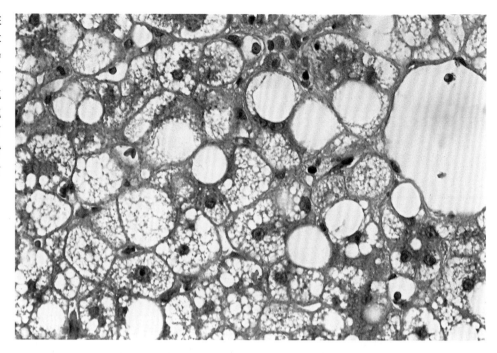

| 框 7.1　大泡性脂变的常见病因 |
| --- |
| 肥胖和糖尿病 |
| 蛋白质 - 热量营养不良 |
| 全胃肠外营养 |
| 药物及毒物损害（如：酒精，皮质类固醇） |
| 代谢紊乱性疾病（如：Wilson 病） |
| 感染（如：丙型肝炎） |

在大泡性脂变中，肝细胞内脂质蓄积多源于三酰甘油合成增加或输出减少[2]。三酰甘油合成的增加是由于过多游离脂肪酸及其前体利用降低，同时脂肪酸氧化减少而产生。三酰甘油输出障碍与载脂蛋白生成减少有关，见于蛋白质营养不良和酗酒。大泡性脂变是酒精性和 NASH 发生重要病变的基础[3]。此外，大泡性脂变越来越多的被认为是发生肝细胞癌的重要危险因素，甚至出现在先前无肝纤维化或肝硬化者，特别存在广泛流行的危险因素，代谢综合征如肥胖和糖尿病时[4~9]。大多数脂变见于中央静脉周围（肝小叶中央区 / 腺泡 3 带）。酗酒、成人肥胖、糖尿病以及皮质类固醇治疗所引起的大泡性脂变多见于 3 带，脂肪变性范围可逐步扩展至中带及汇管区周围（即为肝腺泡 2 带和 1 带）。随着大泡性脂肪量的增加，有时见散在成群或斑片状肝细胞小泡性脂变[10]，这可能反映大脂肪泡是由小脂滴逐渐演变而成[11,12]。相比之下，汇管区周围脂肪变性常见于儿童非酒精性脂肪肝（后续讨论）。胃肠外营养的患者、恶性营养不良（kwashiorkor 病）和蛋白质 - 热量营养不良的患者中也较为常见，有时也可见于 AIDS 患者（图 7.3）。局灶性脂肪变[13]大致表现为圆形病灶，可在其他正常肝脏中出现，影像检查中有可能被误认为肿瘤。

脂肪变性的组织学分级是按照含有脂质空泡的肝细胞所占百分比而划分的。常见的评分系统包括微小（<5%），轻度（5%~30%），中度（30%~60%）和重度（>60%）。通过估算最接近的百分数值，也可进行组织学分型（例如，重度大泡性脂变累及肝实质大约占 90%）。过碘酸 - 希夫染色（PAS 染色）和三色染色法通过将大泡性脂滴与染色更深的肝细胞质作对比，有助于评估脂肪变性。数字化的计算机图像分析[14,15]是另一种进行组织分级的方法，此方法更适合于科研[16]。

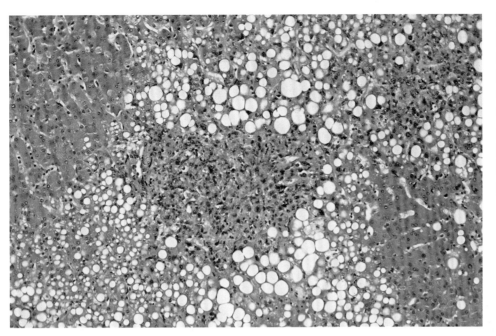

图7.3 汇管区周围脂变 来自获得性免疫缺陷综合征(AIDS)患者的肝脏活检,汇管区大细胞淋巴瘤浸润,汇管区周围的肝细胞含大泡性脂滴。(针刺活检,HE)

含脂滴的肝细胞有时破裂,脂质被巨噬细胞吞噬,引起脂肪肉芽肿(图7.4)。脂肪肉芽肿位于肝小叶中,通常与终末小静脉相邻,可能需要连续切片来明确病变中心的脂质。脂肪肉芽肿可能经历纤维化,但这并不表示肝脏疾病的进展,并且必须与更重要的脂肪性肝炎引起的细胞周围纤维化相鉴别(见下文)。汇管区的油性小球体通常是巨噬细胞摄取咽下的或注射的矿物油,而并非脂质[17](图7.5)。

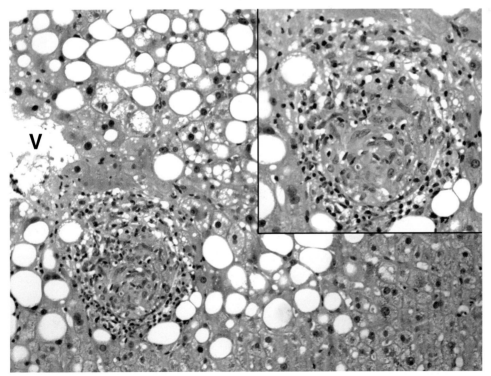

图7.4 脂肪性肉芽肿 本例为中度脂肪肝,中央静脉(V)旁见一脂肪性肉芽肿,脂肪性肉芽肿含大脂质空泡和聚集的库普弗细胞,伴散在的淋巴细胞和少数嗜酸性粒细胞。(针刺活检,HE)

图 7.5　石 蜡 油 小球体　汇管区 门静脉分支右侧 见一排巨噬细胞 内的空泡。(针刺 活检,HE)

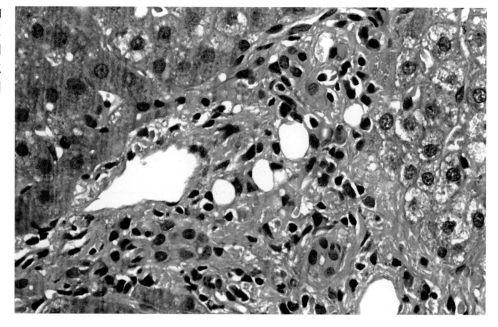

　　脂肪性肝紫癜症是肝移植后肝细胞脂质释放,大肝窦内形成的脂肪囊肿(见第 16 章)。
　　　　大泡性脂变的鉴别诊断包括与小泡性脂变的区分。一个肝细胞内的几个脂 质空泡需要与真正的小泡性脂肪变鉴别(如下文),在小泡性脂肪变中,空泡直径通 常小于 $1\mu m$,甚至通过光镜观察不到石蜡切片中的脂滴。两者之间差别具有重要 的临床意义,细胞核的位置有利于鉴别两种脂肪变性。第二个需与大泡性脂变相 鉴别的是星状细胞增生(图 7.6),空泡不存在于肝细胞中,而是位于窦周的星状细

图 7.6　星 状 细 胞增生　肝细胞 之间的 Disse 间隙 内,含有单个或多 个脂质空泡的星 状细胞(箭示)。星 状细胞的胞核小, 强嗜碱性,被细胞 质的空泡挤压成 锯齿形。肝细胞 核大,呈圆形。(针 刺活检,HE)

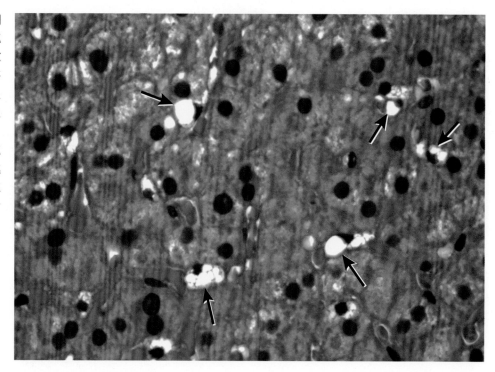

胞中[18],其细胞核被富含维生素 A 的小球挤压成星月形。星状细胞增生尚不清楚,但可能与过度摄入维生素 A 或类视黄醇物质相关。

## 小泡性脂变

小泡性脂肪变是一种严重的有时可能致命的病变,肝细胞质内细粒脂肪的贮积,是由于线粒体的损伤导致了 β 氧化障碍[19]。小泡性脂变的病因包括妊娠期急性脂肪肝(第 15 章)、肝毒性药物如丙戊酸钠和核苷类似物(第 8 章)、线粒体 DNA 耗竭和缺失综合征[20]、酒精性泡沫样变性(见下文)和全胃肠外营养(框 7.2)。另一种原因为雷耶综合征(Reye's syndrome),近年来其发病率急剧下降,在新生儿及儿童中,线粒体肝病也是需要考虑的原因[20-22]。病毒感染有时也会引起相似的病变[23]。

在组织学中,肝细胞质内所见脂质呈细粒状,石蜡切片中不明显。可将冰冻切片行油红 O 染色后观察,受累的肝细胞是肿胀的,而细胞核仍居中(见图 7.2)。

小泡性脂变需与大泡性脂变鉴别,并且还应与引起肝细胞肿胀的其他疾病如肝炎等鉴别。在第 13 章讨论过,各种代谢紊乱性疾病中,可见磷脂和鞘脂类的蓄积。肝细胞内胆固醇酯的贮积可见于沃尔曼病(Wolman's disease)和胆固醇酯贮积病、糖原贮积病中的糖原积聚以及糖尿病的糖原生成性肝病(以后讨论)。

但是要注意的是,称为大泡性脂变和小泡性脂变的专业术语,比口语中大脂肪变性和小脂肪变性更合适。

| 框 7.2  小泡性脂变的主要病因 |
| --- |
| 妊娠期急性脂肪肝 |
| 酒精性泡沫样脂肪变性 |
| 药物(如:核苷类似物,丙戊酸钠) |
| 毒物(如:牙买加呕吐病) |
| 全胃肠外营养 |
| 先天性代谢缺陷(如:尿素循环障碍) |
| 雷耶综合征 |
| 感染 |

# 酒精性和非酒精性脂肪性肝病

酒精性脂肪性肝病(alcoholic fatty liver disease,AFLD)和非酒精性脂肪肝病(non-alcoholic fatty liver disease,NAFLD)是从单纯大泡性脂变演变为脂肪性肝炎甚至肝硬化的全过程病变。两者分别发生于酗酒者和肥胖、糖尿病、高脂血症及代谢综合征患者中。代谢综合征由胰岛素抵抗,中央型肥胖(向心型肥胖),2 型糖尿病,高脂血症和高血压组成。NAFLD 被认为是代谢综合征在肝脏中的表现[24,25]。近年来,发达国家及其他地区的肥胖和糖尿病患病人数不断增多,使 NAFLD 在临床和科研中均备受关注。在美国,NAFLD 已是转氨酶异常和慢性肝病的首要原因[26,27]。此现象在其他西方国家和易患 NAFLD 的人群中同样存在。近年来,强调对移植肝及尸检标本中大泡性脂变和相关改变的组织学评估。

## 大泡性脂肪性肝病的系统性组织学检查方法

对酒精性和非酒精性脂肪肝进行组织学评估,不仅要考虑到大泡性脂变,而且还要证实有无肝细胞损伤、炎症、肝纤维化以及可能出现的铁质沉着。脂肪性肝炎的诊断应依据特定的组织学标准（详见下文）。在酒精性和非酒精性脂肪肝中可能存在不明显的凋亡小体[28~30]，亦可见局灶性的小叶炎症（通常为成簇的淋巴细胞和激活的库普弗细胞）（图 7.7），但这并不足以诊断脂肪性肝炎。在另一方面，肝细胞气球样变是两者的早期特征和脂肪性肝炎的最主要改变（图 7.8 和图 7.9）。因此，要确保仔细的检查，肝细胞气球样变性常在低倍镜下即可辨认（图 7.8），它们显示淡染、水肿样和稀疏的细胞质（图 7.9）。引起气球样变性的多种因素包括细胞代谢途径的紊乱[31]，细胞骨架损伤[32]（特别是角蛋白 8 和角蛋白 18）以及内质网应激[33]。肝细胞出现气球样变是垂死的表现，但仍未死亡，有能力产生多种因子，如音猬因子，表现出旁分泌和自分泌效应[33a,33b]。角蛋白 8 和角蛋白 18（CK8-18）联合免疫染色可帮助证实受累细胞的细胞质染色缺失或减少[32~34]（图 7.9）。完全发展为脂肪性肝炎的组织学图像（图 7.10）包括大泡性脂变，肝细胞气球样变，炎症，细胞内 Mallory-Denk 小体和中央静脉周围纤维化，详见下文。

　　大多数单纯性脂肪性肝病的病例并无显著的汇管区炎症。然而，在单纯性脂肪肝和脂肪性肝炎中，均可出现微小和轻度局灶性汇管区淋巴细胞浸润[35,36]，必须与其他肝病引起的汇管区炎症相鉴别。炎症较活动的非酒精性脂肪性肝炎伴进行性肝纤维化时，由于出现大量慢性汇管区炎症（包括淋巴细胞聚集），有时会诊断困难，有可能用慢性肝炎替代这一诊断[36]。对这一问题有任何组织学的可疑，应通过临床医师和病理医师的讨论解决排除慢性肝炎的病因。一些成

图 7.7　大 泡 性脂变伴炎症　轻度脂肪肝见散在的淋巴细胞浸润，此类炎症相对常见，不能算作脂肪性肝炎。（针刺活检，HE）

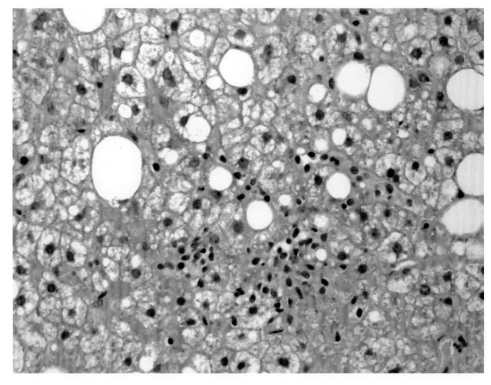

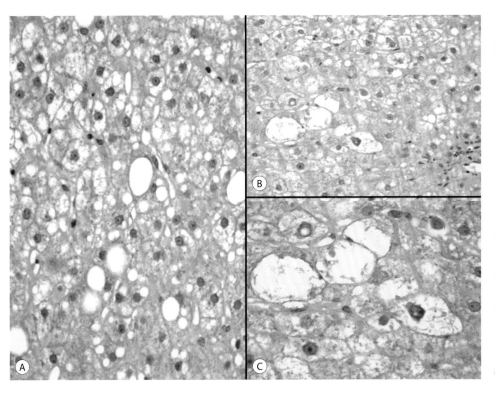

图7.8 大泡性脂变伴肝细胞气球样变 A.这一肝标本显示轻微脂肪变性,无肝细胞气球样变。注意该图中肝细胞大小一致。左上方一些肝细胞苍白淡染,肝细胞质含有糖原,但不证明是气球样变。B.低倍镜下见一簇气球样变肝细胞。C.气球样变肝细胞增大,细胞质水肿、稀疏。这类气球样变表示肝细胞损伤重,是脂肪性肝炎的重要特征,应仔细检查。(针刺活检,HE)

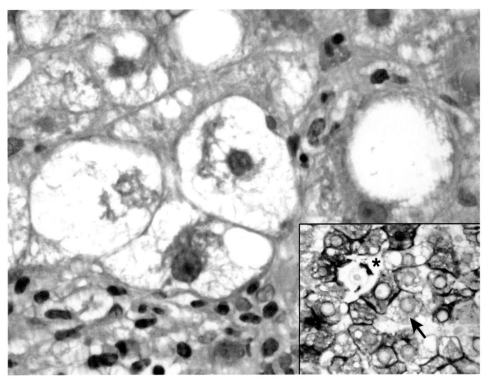

图7.9 脂肪性肝炎的肝细胞气球样变性 图中央见三个十分显著的气球样变的肝细胞,表现细胞质水肿、疏松、淡染和凝聚的嗜伊红细丝状物(Mallory-Denk小体)。插图:CK8-18联合免疫染色显示中心的几个肝细胞缺少角蛋白(箭示),核旁附近见深染的Mallory-Denk小体(星号)。(针刺活检,HE,插图:免疫组织化学染色)

图 7.10 非酒精性脂肪性肝炎 (NASH) 终末静脉(V)周围纤维化伴炎症,中央静脉周围肝细胞肿胀,可见细胞质 Mallory-Denk 小体(箭示)。(针刺活检,HE)

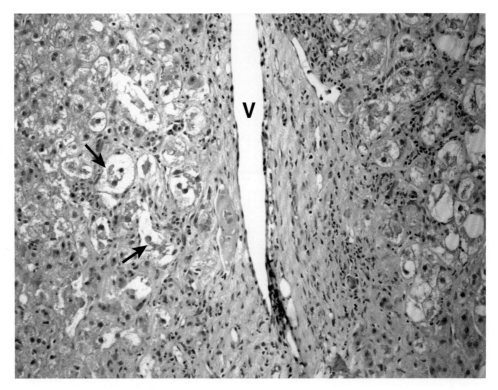

人及儿童非酒精性脂肪肝患者血中抗核抗体和抗平滑肌抗体呈阳性[37~39],导致临床怀疑是自身免疫性肝炎(AIH),但是这些自身抗体通常低滴度且缺乏特异性,自身免疫性肝炎的汇管区特征性的淋巴 - 浆细胞炎症,界面性肝炎以及再生性的玫瑰花结肝细胞,在这些病例中均未发现。抗线粒体抗体亦可阳性,但较少见[40,41]。

结缔组织染色对评估脂肪肝的纤维化程度及分布具有十分重要的作用。当酒精性和非酒精性脂肪肝中出现肝纤维化时,通常是脂肪性肝炎的一个特点,并可在肝小叶中心区观察到纤维化(肝腺泡 3 带),如下文所述。除此之外,不常见汇管区和汇管区周围纤维化伴慢性炎症(图 7.11)。这种分布更常见于儿童非酒精性脂肪肝患者[42]和病态型肥胖者中[43~45]。

铁染色也应用于观察铁质沉着。库普弗细胞和(或)肝细胞内轻度铁质过载可见于酗酒的患者,缘于肠道对铁的吸收发生改变,亦可见于 1/3 的非酒精性脂肪肝患者,是由于代谢紊乱性铁过载综合征(dysmetabolic iron overload syndrome, DIOS)[46~51]引起的(图 7.12)。这种情况下的铁过载增加氧化应激和肝细胞凋亡[52]。严重的肝细胞铁质沉着可能提示是原发性(遗传性)铁过载。

非酒精性脂肪肝病中的脂肪变性、炎症和肝细胞损伤评估系统[53~55],根据 NAFLD 疾病谱特征,由 Matteoni 和其同事提出的方案[54]分为四种亚型:亚型 1 (单纯性脂肪变性);亚型 2(脂肪变性伴炎症);亚型 3(脂肪变性伴肝细胞气球样变 - 图 7.8);亚型 4(NASH) (图 7.10), (3 和 4 亚型被认为是 NASH)[53]。其中, 3 和 4 亚型与不断增加的发病率和死亡率相关。NAFLD 的活动性评分[55],计算

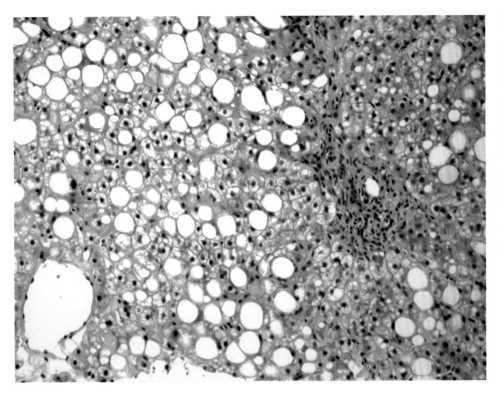

图 7.11 脂肪肝伴轻度汇管区纤维化和慢性炎症 肥胖儿童的肝组织活检可见大泡性脂变,伴轻度汇管区周围纤维化和慢性炎症(右侧)。为 2 型 NASH。在图左下方中央静脉周围未见肝细胞气球样变、Mallory 小体、炎性细胞及纤维化。(针刺活检,HE)

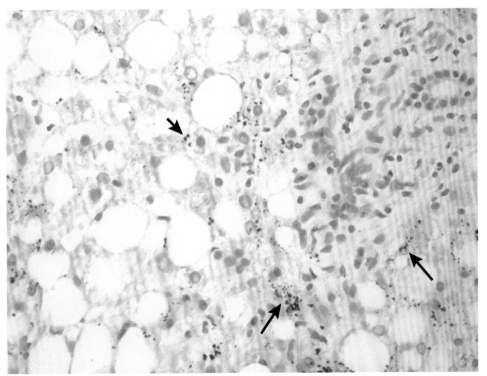

图 7.12 代谢障碍性铁过载综合征(DIOS) 本例为非酒精性脂肪性肝病伴重度脂变,伴汇管区周围肝细胞(长箭头)和窦周库普弗细胞(短箭头)的轻度铁质沉着。(针刺活检,普鲁士蓝铁染色)

无加权总和:脂肪性变(0~3 分),小叶炎症(0~2 分)和肝细胞气球样变(0~2 分),以便于确定是否出现 NASH( ≥5 分,考虑为 NASH,<3 分,不是 NASH)。一个 NASH 的炎症活动性和纤维化的分级和分期系统,分别在本章后边讨论(见表 7.1)。相似的计分系统不通用于 AFLD,近来提出的分级系统的组织学特征(纤维化等级、中性粒细胞浸润程度、胆汁淤积类型和出现巨大线粒体)可用于预报 90 天死亡率[56]。最终病理医师应根据不同的临床和研究需要选择和使用这些计分系统,至少需明确脂肪性肝炎和纤维化程度。因为这些特征会影响疾病的治疗和预后[57]。

## 糖尿病

糖尿病患者常见有肝细胞核的糖原空泡[58](图 7.13)。这些"糖原核"亦可见于 Wilson 病(第 14 章),NASH 和儿童以及小于 14~15 岁的青少年肝组织活检中亦可见到。糖尿病患者的肝大并不一定导致脂肪性变,血糖控制差的糖尿病患者可能发展成莫里亚克[58a](Mauriac)综合征,出现血清肝功能检查异常在肝细胞内大量糖原贮积(糖原性肝病)[59],其图像与遗传性肝糖原累积症十分相似(图 7.14)。一些患者有糖尿病性肝硬化(diabetic hepatosclerosis)[60](图 7.15)显示肝窦周Ⅳ型胶原增多[61],但没有肝腺泡区带性分布的特征。

图 7.13　糖尿病大部分汇管区周围的肝细胞核内有糖原空泡。(针刺活检,HE)

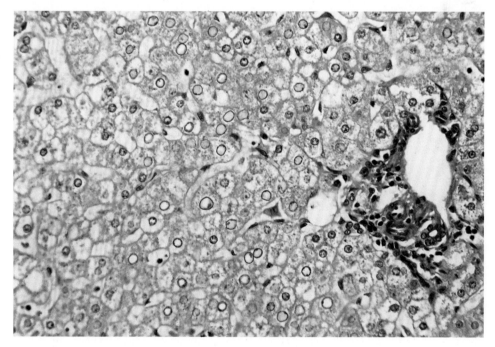

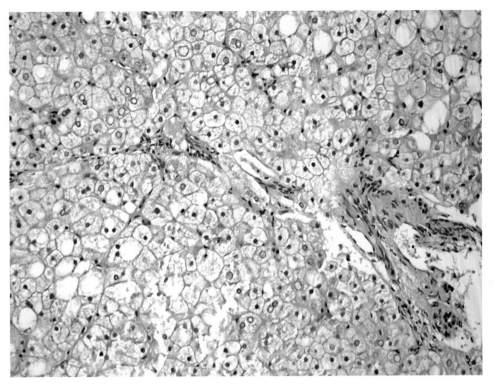

图 7.14 莫里亚克(Mauriac)综合征的糖原生成性肝病 肿大的肝细胞伴丰富的糖原贮积,细胞淡染,细胞膜增厚,相似植物细胞壁。特征相似于糖原贮积病。该例为糖尿病患者控制差,肝大,肝功能异常。(注意图左上角见汇管区周围肝细胞内的糖原核)(针刺活检,HE)

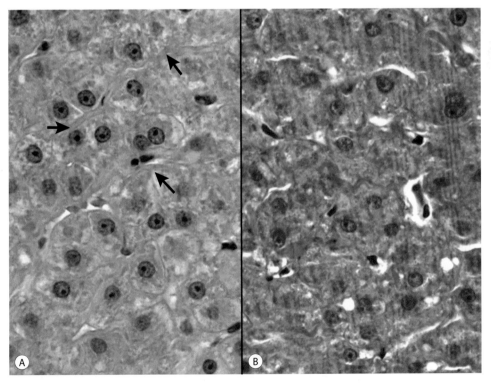

图 7.15 糖尿病性肝硬化 A.肝窦周胶原明显增加(箭示)(HE);B.肝窦周增加的胶原,无区带性分布差别。(三色染色)

## 酒精性和非酒精性脂肪性肝炎

一些脂肪肝患者病理检查发现炎症、纤维化病变,即会成为脂肪性肝炎,其后可导致为肝硬化,一些患者后期发生肝细胞癌。大部分脂肪性肝炎患者见于酗酒或超重者糖尿病,或代谢综合征患者,因此依照不同的病因称为酒精性脂肪性肝炎(alcoholic steatohepatitis,ASH)和非酒精性脂肪性肝炎(NASH)。少数 NASH 患者的发病与其他因素相关,将在下文表中列出。长期嗜酒者发展为脂肪性肝炎及肝硬化与其每日饮酒量相关[62],但是遗传及其他危险因素亦可影响。尽管单纯性 NAFLD 既往在临床上认为是良性病变,无进展倾向,但近期研究提示随着时间的延长,仍有进展为脂肪性肝炎、肝硬化和肝细胞癌的潜在危险[4~6]。

### 脂肪性肝炎的病理特征

| 框 7.3 脂肪性肝炎的主要病理特征 |
| --- |
| 脂肪性变 |
| 肝细胞气球样变 |
| 肝细胞凋亡 |
| Mallory 小体形成 |
| 炎症细胞浸润 |
| 中性粒细胞 |
| 淋巴细胞 |
| 肝血窦细胞 |
| 纤维化 |
| 细胞周围纤维化 |
| 其他 |

酒精性和非酒精性脂肪性肝炎的病理改变十分相似,有时两种疾病仅依靠组织学不易鉴别[63]。主要病理特征包括肝细胞损伤、炎症和纤维化(框 7.3)。下面描述的是充分进展的病变,肝细胞损伤通常以中央静脉周围最为严重,甚或仅局限在中央静脉周围区(图 7.16)。表现为细胞肿胀和细胞质透明,伴有 Mallory-Denk 小体(Mallory 玻璃小体)[64]。受损的肝细胞一般不含明显的脂肪空泡,但可于肝实质的其他部位见到。Mallory-Denk 小体由密集的一簇嗜酸性物质组成,有时呈"环形"环绕细胞核,在确认困难时,p62 蛋白或泛素免疫组织化学有利于发现(图 7.17)[64,65]。在脂肪性肝炎中,肿胀肝细胞内的角蛋白 8 和角蛋白 18(CK8 和 CK18)减少或者缺乏[66],可通过使用特异性 CK8 和 CK18 免疫组织化学染色证实[32,34]。脂肪性肝炎的这一特征可与病毒性肝炎等其他亦可引起肝细胞气球样变的疾病相鉴别,在病毒性肝炎的肿胀肝细胞中 CK8 和 CK18 无变化[67],这可经免疫组织化学染色证明[67]。

肝细胞内亦可能含巨大线粒体,它是横径 2~10μm 的圆形和细长的嗜酸性小体(图 7.18),与 Mallory-Denk 小体鉴别,可通过铬变素苯胺蓝染色,巨大线粒体更加鲜明红染,Mallory 小体通常呈蓝染。透射电镜下可观察到 NASH 中巨大线粒体内的结晶包涵体[71]。

炎性细胞浸润的特点主要为中性粒细胞,亦可见淋巴细胞,CD4 和 CD8 T 细胞为主,在脂肪性肝炎区和汇管区均可见到[72]。中性粒细胞围绕,甚至浸润那些发生气球样变含 Mallory 小体的肝细胞(图 7.19)。炎症过程中巨噬细胞和其他肝窦细胞也参与其中,库普弗细胞可能含有脂质空泡[72],而巨噬细胞和肝窦内皮细胞均可能含有可染铁[49]。

肝纤维化是脂肪性肝炎病变的不可缺少的部分,纤维化最主要的特征是细胞周围纤维化("六角铁丝网格纤维化"chicken-wire)。纤细或增厚的胶原围绕气球

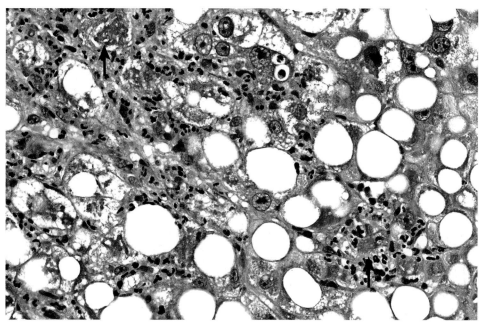

图 7.16　酒精性脂肪性肝炎　中性粒细胞为主的炎性细胞,成簇围绕或在肝细胞内,一些肝细胞内有深染的 Mallory 小体(箭示)。许多肝细胞内含大脂质泡。(针刺活检,HE)

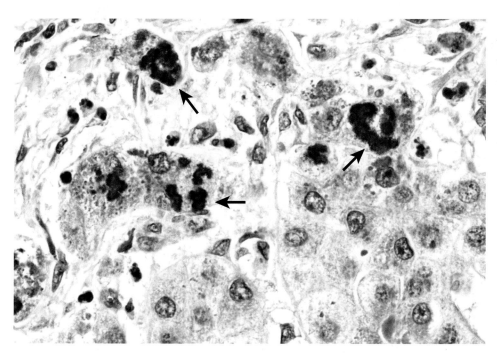

图7.17　Mallory-Denk 小体　脂肪性肝炎肝细胞内的为 Mallory-Denk 小体为泛素深染(箭示)。(针刺活检,泛素免疫组织化学染色。)

图 7.18 **酒精性脂肪性肝炎** 图中箭示两个亮红色巨大线粒体。蓝染的胶原纤维围绕气球样变的肝细胞。(针刺活检,铬变素苯胺兰染色)

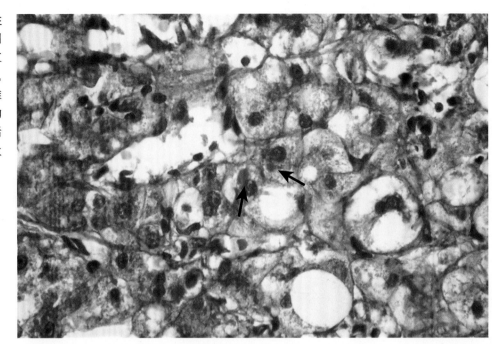

图 7.19 **酒精性脂肪性肝炎** 肝细胞内有大量丰富的 Mallory-Denk 小体和中性粒细胞。(针刺活检,HE)

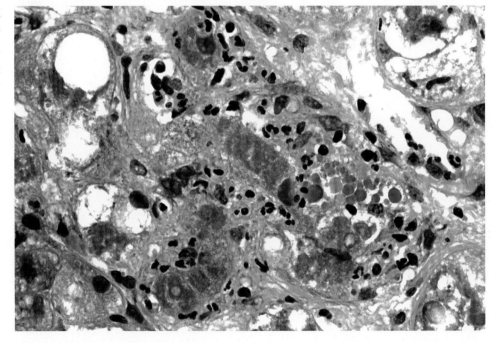

样变的肝细胞形成网格状,应用三色染色可见(**图 7.20**),但在网状纤维染色中不容易察觉,具体位置与细胞损伤和炎症的部位相符。在重度脂肪性肝炎中,纤维化可扩展到汇管区及中央静脉之间区域,形成桥接纤维化,并常伴有细胆管反应(**图 7.21**)。上述桥接纤维化的发展与 NASH 中所见相似[73,74]。在缺乏细胞周围成分时汇管区纤维化有时亦可见。

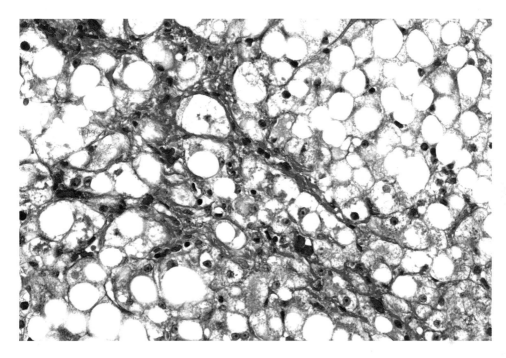

图 7.20　细胞周围纤维化　脂肪性肝炎中染成蓝色的胶原纤维,形成了网状结构。(针刺活检,CAB)

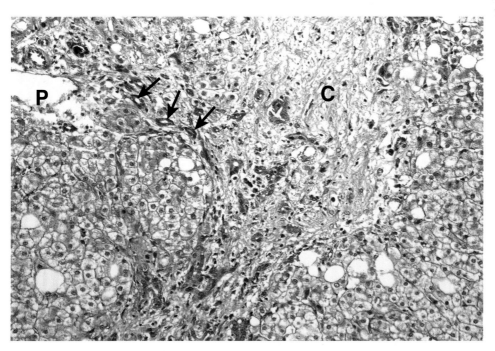

图 7.21　酒精性脂肪性肝炎的纤维化　中央静脉周围区可见大量胶原纤维沉积(C),与汇管区(P)连接形成桥接纤维化,伴细胆管反应(箭头)。(针刺活检,马休猩红蓝染色)

就像所有病理学过程一样,这些是典型的进展期脂肪性肝炎的组织学特征。然而脂肪性肝炎是逐渐发展的病变,在严重程度上会有所不同,因而肝活检中可能见不到特征性病变,从而很难辨认出疾病所处的阶段。活检标本中可能缺少 Mallory 小体,炎症浸润可能主要是淋巴细胞,肝细胞周围纤维化可能轻微或无法发现。在少数患者唯一提示为脂肪性肝炎的是发现少部分肝细胞肿胀含 Mallory 小体,而无相应的炎症改变。这应该在报告中提出,并提示患者疾病有进展的风险,尤其从患者治疗的角度看,发现细胞周围纤维化而无脂肪性肝炎的其他改变,可能为既往发生过脂肪性肝炎的遗留改变。

## 非酒精性脂肪性肝炎

| 框 7.4　与非酒精性脂肪肝相关的主要病因 |
| --- |
| 肥胖 |
| 糖尿病 |
| 代谢综合征 |
| 高脂血症 |
| 治疗肥胖的胃肠手术 |
| 药物和化学物质(如:胺碘酮,他莫西芬,石油化学品) |

非酒精性脂肪性肝炎(NASH)近年来日趋重要,是目前临床中肝功能异常而病毒标志物阴性时首要考虑的疾病。主要相关的临床疾病及原因见框 7.4。值得注意的是,虽然肥胖、糖尿病和代谢综合征与 NASH 相关,但并非所有的患者都存在肥胖[75]。高脂血症和其他脂代谢紊乱仍需进一步检查,某些药物(胺碘酮[76]、钙离子通道拮抗剂[77]、他莫西芬[78])和毒物[79]以及少数代谢紊乱疾病如韦勃 - 克莱斯坦病(Weber-Christian)[80](复发性结节性非化脓性脂膜炎)也可引起。NASH 多见于男性、中老年女性及儿童[42]。在儿童 NASH 患者中组织学检查可见脂肪性变,汇管区纤维化,伴或不伴纤维间隔以及淋巴细胞为主的炎细胞浸润(图 7.12),这一现象较典型的成人 NASH 中央静脉周围区病变更常见。在儿童患者中,属于 2 型 NASH[42],正常或轻度血清谷丙转氨酶上升,不排除出现显著的脂肪变性或纤维化[83]。

现有大量关于 NASH 发病机制的文献报道,部分在本章末引用。NASH 精确的机制并未完全阐明,但参与其中的很多重要因素都已确定,包括胰岛素抵抗[84],肝细胞中游离脂肪酸过量,脂质过氧化[85]和氧化应激[86]。静脉回流受阻有可能是进展为肝硬化的重要因素[87]。NASH 具有遗传倾向[88,89],已有报道可见于亲属之间[90]。以上的一些因素包括游离脂肪酸过剩、氧化应激等在 NASH 和 ASH 发病机制中均参与,有利于帮助解释它们相似性。

NASH 的组织学病变(图 7.22)在上文"脂肪性肝炎的病理特征"中已作论述,但可能没有 ASH 的组织学病变严重。因此,出现大量的中性粒细胞和 Mallory-Denk 小体应考虑有酗酒。在 NASH 中,细胞核内的糖原空泡较常见[63],有时肝小叶病变可见于汇管区周围而非中央静脉周围[91],但也反映了在病理切片这样的二维空间中,对病变进行精确定位十分困难。NASH 的细胞周围纤维化与 ASH 十分相似(见图 8.8),出现肝细胞气球样变和 Mallory-Denk 小体形成,伴有肝细胞的损伤[92]。正如前文提到的,在一些患者中纤维化仅局限于汇管区[43,93]。NASH 中各种致病因子的活化造成肝细胞损伤及再生功能减弱(复制衰老),受损的肝细胞核免疫组织化学染色显示细胞周期抑制物 p21 为阳性[73]。在这种情况下,汇管区周围祖细胞 / 干细胞激活,形成一系列的细胆管反应,并形成桥接纤维化和结构紊乱,使疾病朝向肝硬化进展[73]。甚至在 ASH 和 NASH 的后期,一些汇管区改变不

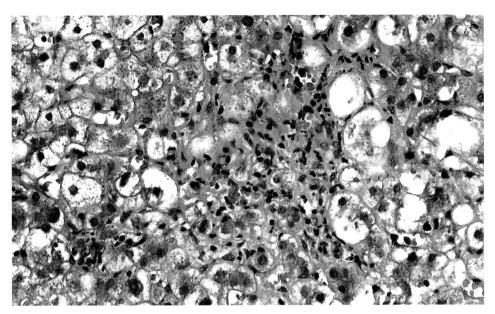

图 7.22 非酒精性脂肪性肝炎 见肝细胞脂肪变、气球样变和中性粒细胞浸润,与ASH相似。(针刺活检,HE)

大,这可能有利于帮助诊断,因肝小叶中心区是疾病开始损伤的部位,这种改变不大的汇管区位于肝硬化结节中央,为中央静脉之间的桥形纤维间隔所包绕,呈现出一种"反转肝小叶"形态。

病变进展为肝硬化的进程不一样,但通常是缓慢的[94],类似于其他类型的肝硬化,有进展为肝衰竭和肝细胞癌的危险[95~97]。NASH相关的临床表现常见于被诊断为隐匿性肝硬化的患者,其中许多表示为NASH的后期[98~101],很少或没有脂肪变性或脂肪性肝炎残留的组织学证据(图7.23)。脂肪变消失是由于门静脉高

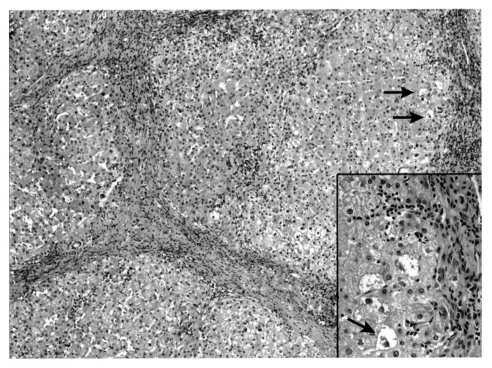

图 7.23 NASH后期表现为隐源性肝硬化 图中见伴有慢性炎性细胞纤维间隔包绕的肝硬化结节。右上(箭示)见局部间隔周围界面性肝炎,该处见脂肪性肝炎残留的证据(插图),残留的气球样变性及细胞内Mallory-Denk小体(箭示),是先前为非酒精性脂肪性肝病或NASH的组织学特征。注意:缺少脂肪性变(移植肝,HE)

压及血清脂联素水平异常导致肝脏输送胰岛素和脂肪酸减低有关[102~103]。这类"耗竭"的NASH病例有时显示汇管区和纤维间隔慢性炎症,如同慢性肝炎的末期,或显示另外一种轻度纤维化包绕着再生结节。应该仔细检查结节周围的纤维间隔和汇管区残留的肝细胞气球样变性,和(或)Mallory-Denk 小体(图 7.23 插图)。一项针对 NASH 设计的评分系统,可半定量分析报告肝活检结果的改变[104~106],一方面根据肝细胞损伤和炎症进行分开评分,另一方面针对肝纤维化和肝硬化也可进行单独评分(表 7.1)。如同慢性病毒性肝炎的评分一样(见第 9 章),这些数据结果是对疾病分类而非程度的测量。

表 7.1　脂肪性肝炎的评分系统

| 坏死性炎症的分级 | |
| --- | --- |
| 1 级(轻度) | 脂肪变性(主要是大泡性脂肪变)累及肝小叶中可达 66%;偶尔可见中央静脉周围肝细胞气球样变性;散在的中性粒细胞伴或不伴淋巴细胞浸润;无或轻度慢性汇管区炎症 |
| 2 级(中度) | 各种程度的肝脂变;明显的气球样变(中央静脉周围为主);肝小叶内中性粒细胞浸润如果明显,可伴中央静脉周围、细胞周围肝纤维化;轻度至中度汇管区及小叶内慢性炎症 |
| 3 级(重度) | 全小叶型脂肪性变;明显的中央静脉周围肝细胞气球样变及排列紊乱;显著的肝小叶炎症;中性粒细胞在中央静脉周围气球样变及细胞周围纤维化区聚集;轻度或中度汇管区炎症 |
| 纤维化分期 | |
| 1 期 | 中央静脉周围区、细胞周围局灶性或广泛性纤维化 |
| 2 期 | 如上,加局灶或广泛性汇管区周围纤维化 |
| 3 期 | 局灶性或广泛性的桥接纤维化 |
| 4 期 | 肝硬化 |

引自 Brunt 等[104],获得自然杂志出版社的许可

## 组织学鉴别诊断

脂肪性肝炎的组织学鉴别诊断包括其他种类的肝炎,在病毒性肝炎和自身免疫性肝炎,浸润的炎症细胞是淋巴细胞和浆细胞,而不是中性粒细胞。在急性病毒性肝炎,可见网状纤维塌陷,但见不到细胞周围的"鸡笼型纤维化"。慢性丙型肝炎患者亦可有脂肪变,特别是基因 3 型[107](第 9 章)。有时可见伴有脂肪性肝炎的慢性丙型病毒性肝炎,可能与相关病毒或并存的胰岛素抵抗相关[108]。静脉流出道梗阻性纤维化常是直线性和窦周性,而并非细胞周围性。但是有时因长期心脏疾病引起的肝纤维化可以类似脂肪性肝炎,出现淤血而且缺少脂肪性肝炎的其他特征可明确诊断。

伴有或不伴肝硬化的慢性胆汁淤积中,纤维间隔附近的肝细胞呈典型气球样变性,可见有 Mallory-Denk 小体或胆红素,亦可见中性粒细胞。正确诊断是通过关注病变部位,通常无脂肪性变,汇管区周围受损的肝细胞内出现铜及铜结合蛋

白。胺碘酮对肝脏的毒性损伤亦好发于汇管区周围,可见 Mallory-Denk 小体和炎症,常伴少量或无脂肪性变[109]。Wilson's 病亦有气球样变和 Mallory-Denk 小体这些特点,但与脂肪性肝炎诊断混淆是不大可能的。

由于脂肪性肝炎在一些人群中是常见的,在同一肝活检中,与其他肝病一起发现十分常见。文献中提到,与脂肪性肝炎共存的疾病包括慢性肝炎、原发性硬化性胆管炎、铁贮积性疾病、药物性肝损伤和代谢性疾病[110]。因此病理医师应当思考,在肝活检中见到的这些病变是否能单独用脂肪性肝炎来解释。

# 其他酒精相关肝损伤

酒精性脂肪性肝炎的病理特征上文已论述,而对酗酒者肝脏活检时仍可观察到很多各种其他的病变(框 7.5),一些酗酒者肝组织学检查正常或仅有轻度的大泡性脂变,而不存在肝炎的其他改变时,汇管区可有淋巴细胞浸润[111]。

## 酒精性泡沫样变

酒精性泡沫样变性相对少见[112],可见中央静脉区广泛性的小泡性脂肪变,是一种潜在威胁生命的疾病。在其他部位可见到大泡性脂变,并且伴有胆汁淤积,纤维化和少数 Mallory-Denk 小体,但炎症轻微或没有,因此这不同于 ASH。胆汁淤积的生化和组织学特征已做阐述[113]。

| 框 7.5　酒精性肝病变 |
| --- |
| 脂肪变性 |
| 大泡性病变 |
| 小泡性病变(泡沫样变性) |
| 脂肪性肝炎 |
| 巨大线粒体 |
| 铁质沉着 |
| 纤维化 |
| 细胞周围 |
| 中央静脉周围 |
| 汇管区 |
| 肝硬化 |
| 肝细胞癌 |
| 酒精相关非肝脏疾病的影响 |

## 肝纤维化

偶尔可见到肝纤维化在无严重脂肪变性或脂肪性肝炎的酗酒者中。中央静脉周围纤维化可以伴有或不伴有脂变或脂肪性肝炎。致密的中央静脉周围瘢痕附近有 Mallory-Denk 小体和脂肪性肝炎,偶尔见于过量饮酒者(硬化性玻璃样坏死)[114,115](图 7.24)。正如前述,细胞周围纤维化是脂肪性肝炎的重要组成,检查需要胶原纤维染色。当发现缺少脂肪性肝炎的其他特征时,它可能代表这一病变是脂肪性肝炎先前发作的残留。在这种情况下,如果病因未祛除,则应告知患者可能有疾病进展的风险。当纤维化在汇管区时(图 7.25),应想到可能伴发胆管疾病、酒精性胰腺炎或合并病毒性肝炎的可能性。

## 胎儿酒精综合征

在胎儿酒精综合征中,胎儿在母亲孕期被动过量接触酒精,患脂肪肝,伴肝窦周及汇管区纤维化[116]。

图 7.24　硬化性玻璃样坏死　在这一与酒精相关的病变内,中央静脉(长箭)被致密的纤维化(F)和炎症所环绕。图右侧肿胀的肝细胞内见 Mallory-Denk 小体(短箭)。(针刺活检,HE)

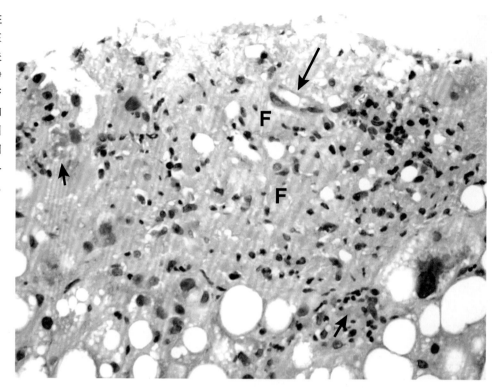

图 7.25　酒精肝病汇管区纤维化　这例重度脂肪肝汇管区纤维化呈星芒状,纤维化内见数个细胆管。该患者有胰腺炎病史。(针刺活检,HE)

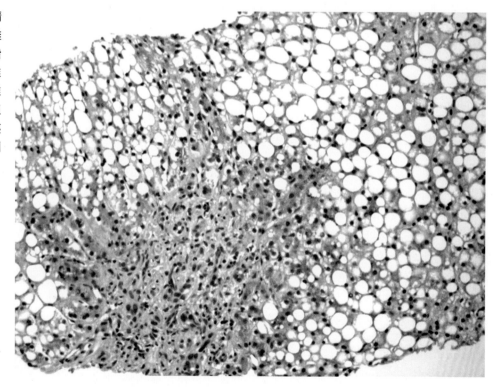

## 肝硬化

酒精引起的肝硬化是脂肪性肝炎纤维化进展的结果,并伴随存活的肝实质结节样增生,这可以不经脂肪性肝炎,通过其他途径形成肝硬化的,但是难以验证,因为脂肪性肝炎几乎累及所有肝小叶。肝硬化通常先是小结节型(图 10.12,图 10.13),随着再生结节的增大,肝硬化改建为大结节型,这样根据组织学的改变来确定肝硬化的最初病因变得很困难,甚至无法找到。常见有静脉闭塞[117,118],除非作胶原纤维和弹力纤维组织染色观察,否则也可能发生漏诊。在肝硬化内,可能发生肝细胞癌。

## 其他疾病

酒精相关性病变对其他器官的影响可能也会导致肝病,慢性酒精性胰腺炎已被认为可引起汇管区纤维化[119]。酒精性心肌病患者可发现右侧心力衰竭。

最后,酒精相关肝病可以合并存在其他非酒精相关性肝病如慢性丙型病毒性肝炎。饮酒可加速丙型病毒性肝炎进展为肝纤维化[120]。

(李婷　徐琳　译　　袁农　校)

## 参考文献

1　Fracanzani AL, Valenti L, Bugianesi E, et al. Risk of severe liver disease in nonalcoholic fatty liver disease with normal aminotransferase levels: a role for insulin resistance and diabetes. Hepatology 2008;48:792–8.

2　Burt AD, Mutton A, Day CP. Diagnosis and interpretation of steatosis and steatohepatitis. Semin Diagn Pathol 1998;15:246–58.

3　Day CP, James OFW. Steatohepatitis: a tale of two 'hits'? Gastroenterology 1998;114:842–5.

4　Sun B, Karini M. Obesity, inflammation, and liver cancer. J Hepatol 2012;56:704–13.

5　Baffy G, Brunt EM, Caldwell SH. Hepatocellular carcinoma in non-alcoholic fatty liver disease: an emerging menace. J Hepatol 2012;56:1384–91.

6　Guzman G, Brunt EM, Petrovic LM, et al. Does nonalcoholic fatty liver disease predispose patients to hepatocellular carcinoma in the absence of cirrhosis? Arch Pathol Lab Med 2008;132:1761–6.

7　Liu TC, Vachharajani N, Chapman WC, et al. Noncirrhotic hepatocellular carcinoma: derivation from hepatocellular adenoma? Clinicopathologic analysis. Mod Pathol 2014;27:420–32.

8　Paradis V, Albuquerque M, Mebarki M, et al. Cullin7: a new gene inivolved in liver carcinogenesis related to metabolic syndrome. Gut 2013;62:911–19.

9　Brunt EM. A novel genetic marker of liver disease aetiology in hepatocellular carcinoma: culling the metabolic syndrome. Gut 2013;62:808–9.

10　Tandra S, Yeh MM, Brunt EM, et al. Presence and significance of microvesicular steatosis in nonalcoholic fatty liver disease. J Hepatol 2011;55:654–9.

11　Martin S, Parton RG. Lipid droplets: a unified view of a dynamic organelle. Nat Rev Mol Cell Biol 2006;7:373–8.

12　Pawella LM, Hashani M, Eiteneuer E, et al. Perilipin discerns chronic from acute hepatocellular steatosis.

J Hepatol 2014;60:633–42.

13　Wanless IR. Benign liver tumors. Clin Liver Dis 2002;6:513–26.

14　Franzén LE, Ekstedt M, Kechagias S, et al. Semiquantitative evaluation overestimates the degree of steatosis in liver biopsies: a comparison to stereological point counting. Mod Pathol 2005;18:912–16.

15　Hall AR, Dhillon AP, Green AC, et al. Hepatic steatosis estimated microscopically versus digital image analysis. Liver Int 2013;33:926–35.

16　Turlin B, Ramm GA, Purdie DM, et al. Assessment of hepatic steatosis: comparison of quantitative and semiquantitative methods in 108 liver biopsies. Liver Int 2009;29:530–5.

17　Wanless IR, Geddie WR. Mineral oil lipogranulomata in liver and spleen. A study of 465 autopsies. Arch Pathol Lab Med 1985;109:283–6.

18　Levine PH, Delgado Y, Theise ND, et al. Stellate-cell lipidosis in liver biopsy specimens. Recognition and significance. Am J Clin Pathol 2003;119:254–8.

19　Fromenty B, Berson A, Pessayre D. Microvesicular steatosis and steatohepatitis: role of mitochondrial dysfunction and lipid peroxidation. J Hepatol 1997;26(Suppl. 1):13–22.

20　Lee WS, Sokol RJ. Mitochondrial hepatopathies: advances in genetics and pathogenesis. Hepatology 2007;45:1555–65.

21　Lee WS, Sokol RJ. Mitochondrial hepatopathies: advances in genetics, therapeutic approaches, and outcomes. J Pediatr 2013;163:942–8.

22　Fellman V, Kotarsky H. Mitochondrial hepatopathies in the newborn period. Semin Fetal Neonatal Med 2011;16:222–8.

23　Aita K, Jin Y, Irie H, et al. Are there histopathologic

characteristics particular to fulminant hepatic failure caused by human herpesvirus-6 infection? A case report and discussion. Hum Pathol 2001;32:887–9.

24　Marchesini G, Bugianesi E, Forlani G, et al. Nonalcoholic fatty liver, steatohepatitis, and the metabolic syndrome. Hepatology 2003;37:917–23.

25　Birkenfeld AI, Shulman GI. Nonalcoholic fatty liver disease, hepatic insulin resistance, and type 2 diabetes. Hepatology 2014;59:713–23.

26　Charlton M. Cirrhosis and liver failure in nonalcoholic fatty liver disease: molehill or mountain? Hepatology 2008;47:1431–3.

27　Ekstedt M, Franzen LE, Mathiesen UL, et al. Long-term follow-up of patients with NAFLD and elevated liver enzymes. Hepatology 2006;44:865–73.

28　Natori S, Rust C, Stadheim LM, et al. Hepatocyte apoptosis is a pathologic feature of human alcoholic hepatitis. J Hepatol 2001;34:248–53.

29　Ziol M, Tepper M, Lohez M, et al. Clinical and biological relevance of hepatocyte apoptosis in alcoholic hepatitis. J Hepatol 2001;34:254–60.

30　Feldstein AE, Canbay A, Angulo P, et al. Hepatocyte apoptosis and Fas expression are prominent features of human nonalcoholic steatohepatitis. Gastroenterology 2003;125:437–43.

31　Dumas M-E, Kinross J, Nicholson JK. Metabolic phenotyping and systems biology approaches to understanding metabolic syndrome and fatty liver disease. Gastroenterology 2014;46:46–62.

32　Lackner C, Gogg-Kamerer M, Zatloukal K, et al. Ballooned hepatocytes in steatohepatitis: the value of keratin immunohistochemistry for diagnosis. J Hepatol 2008;48:821–8.

33　Caldwell S, Ikura Y, Dias D, et al. Hepatocellular ballooning in NASH. J Hepatol 2010;53:719–23.

33a　Guy CD, Suzuki A, Abdelmalek MF, et al. Treatment response in the PIVENS trial is associated with decreased hedgehog pathway activity. Hepatology 2015;61:98–107.

33b　Hirsova P, Gores GJ. Ballooned hepatocytes, undead cells, Sonic hedgehog, and vitamin E: therapeutic implications for nonalcoholic steatohepatitis. Hepatology 2015;61:15–17.

34　Guy CD, Suzuki A, Burchette JL, et al. Costaining for keratins 8/18 plus ubiquitin improves detection of hepatocyte injury in nonalcoholic fatty liver disease. Hum Pathol 2012;43:790–800.

35　Colombat M, Charlotte F, Ratziu V, et al. Portal lymphocytic infiltrate in alcoholic liver disease. Hum Pathol 2002;33:1170–4.

36　Brunt EM, Kleiner DE, Wilson LA, et al. Portal chronic inflammation in nonalcoholic fatty liver disease (NAFLD): a histologic marker of advanced NAFLD – clinicopathologic correlations from the Nonalcoholic Steatohepatitis Clinical Research Network. Hepatology 2009;49:809–20.

37　Adams LA, Lindor KD, Angulo P. The prevalence of autoantibodies and autoimmune hepatitis in patients with nonalcoholic fatty liver disease. Am J Gastroenterol 2004;99:1316–20.

38　Cotler SJ, Kanji K, Keshavarzian A, et al. Prevalence and significance of autoantibodies in patients with non-alcoholic steatohepatitis. J Clin Gastroenterol 2004;38:801–4.

39　Patton HM, Lavine JE, Van Natta ML, et al. Clinical correlates of histopathology in pediatric nonalcoholic steatohepatitis. Gastroenterology 2008;135:1961–71.

40　Loria P, Lonardo A, Leonardi F, et al. Non-organ-specific autoantibodies in nonalcoholic fatty liver disease: prevalence and correlates. Dig Dis Sci 2003;48:2173–81.

41　Czaja AJ, Carpenter HA, Santrach PJ, et al. Genetic predisposition for immunologic features in chronic liver diseases other than autoimmune hepatitis. J Hepatol 1996;24:52–9.

42　Schwimmer JB, Behling C, Newbury R, et al. Histopathology of pediatric nonalcoholic fatty liver disease. Hepatology 2005;42:641–9.

43　Abrams GA, Kunde SS, Lazenby AJ, et al. Portal fibrosis and hepatic steatosis in morbidly obese subjects: a spectrum of nonalcoholic fatty liver disease. Hepatology 2004;40:475–83.

44　Skoien R, Richardson MM, Jonsson JR, et al. Heterogeneity of fibrosis patterns in non-alcoholic fatty liver disease supports the presence of multiple fibrogenic pathways. Liver Int 2013;33:624–32.

45　Kleiner DE, Berk PD, Hsu JY, et al. Hepatic pathology among patients without known liver disease undergoing bariatric surgery: observations and a perspective from the Longitudinal Assessment of Bariatric Surgery (LABS) Study. Semin Liver Dis 2014;34:98–107.

46　Deugnier Y, Brissot P, Loréal O. Iron and the liver: update 2008. J Hepatol 2008;48:S113–23.

47　Aigner E, Theurl I, Haufe H, et al. Copper availability contributes to iron perturbations in human nonalcoholic fatty liver disease. Gastroenterology 2008;135:680–8.

48　Nelson JE, Wilson L, Brunt EM, et al. Relationship between the pattern of hepatic iron deposition and histological severity in nonalcoholic fatty liver disease. Hepatology 2011;53:448–57.

49　Turlin B, Mendler MH, Moirand R, et al. Histologic features of the liver in insulin resistance-associated iron overload. A study of 139 patients. Am J Clin Pathol 2001;116:263–70.

50　Dongiovanni P, Fracanzani AL, Fargion S, et al. Iron in fatty liver and in the metabolic syndrome: a promising therapeutic target. J Hepatol 2011;55:920–32.

51　Nelson JE, Klintworth H, Kowdley KV. Iron metabolism in nonalcoholic fatty liver disease. Curr Gastroenterol Rep 2012;14:8–16.

52　Maliken BD, Nelson JE, Klintworth HM, et al. Hepatic reticuloendothelial system cell iron deposition is associated with increased apoptosis in nonalcoholic fatty liver disease. Hepatology 2013;57:1806–13.

53　Younossi ZM, Stepanova M, Rafiq N, et al. Pathologic criteria for nonalcoholic steatohepatitis: interprotocol agreement and ability to predict liver-related mortality. Hepatology 2011;53:1874–82.

54　Matteoni CA, Younossi ZM, Gramlich T, et al. Nonalcoholic fatty liver disease: a spectrum of clinical and pathological severity. Gastroenterology 1999;116:1413–19.

55　Kleiner DE, Brunt EM, Van Natta M, et al. Design and validation of a histological scoring system for nonalcoholic fatty liver disease. Hepatology 2005;41:1313–21.

56　Kleiner DE. The alcoholic hepatitis histologic score: structured prognostic biopsy evaluation comes to alcoholic hepatitis. Gastroneterology 2014;146:1156–8.

57　Angulo P. Diagnosing steatohepatitis and predicting liver-related mortality in patients with NAFLD: two distinct concepts. Hepatology 2011;53:1792–4.

58　Abraham S, Furth EE. Receiver operating characteristic analysis of glycogenated nuclei in liver biopsy specimens: quantitative evaluation of their relationship with diabetes and obesity. Hum Pathol 1994;25:1063-8.

58a Fitzpatrick E, Cotoi C, Quaglia A, et al. Hepatopathy of Mauriac syndrome: a retrospective review from a tertiary liver centre. Arch Dis Child 2014;99:354-7.

59 Torbenson M, Chen Y-Y, Brunt E, et al. Glycogenic hepatopathy. An underrecognized hepatic complication of diabetes mellitus. Am J Surg Pathol 2006;30:508-13.

60 Harrison SA, Brunt EM, Goodman ZD, et al. Diabetic hepatosclerosis: a novel entity or a rare form of nonalcoholic fatty liver disease? Arch Pathol Lab Med 2006;130:27-32.

61 Latry P, Bioulac-Sage P, Echinard E, et al. Perisinusoidal fibrosis and basement membrane-like material in the livers of diabetic patients. Hum Pathol 1987;18: 775-80.

62 David K, Kowdley KV, Unalp A, et al. Quality of life in adults with nonalcoholic fatty liver disease: baseline data from the Nonalcoholic Steatohepatitis Clinical Research Network. Hepatology 2009;49:1904-12.

63 Itoh S, Yougel T, Kawagoe K. Comparison between nonalcoholic steatohepatitis and alcoholic hepatitis. Am J Gastroenterol 1987;82:650-4.

64 Zatloukal K, French SW, Stumptner C, et al. From Mallory to Mallory–Denk bodies: what, how and why? Exp Cell Res 2007;313:2033-49.

65 Banner BF, Savas L, Zivny J, et al. Ubiquitin as a marker of cell injury in nonalcoholic steatohepatitis. Am J Clin Pathol 2000;114:860-6.

66 Strnad P, Stumptner C, Zatloukal K, et al. Intermediate filament cytoskeleton of the liver in health and disease. Histochem Cell Biol 2008;129:735-49.

67 Lackner C, Gogg-Kamerer M, Zatloukal K, et al. Ballooned hepatocytes in steatohepatitis: the value of keratin immunohistochemistry for diagnosis. J Hepatol 2008;48:821-8.

68 Caldwell SH, Swerdlow RH, Khan EM, et al. Mitochondrial abnormalities in non-alcoholic steatohepatitis. J Hepatol 1999;31:430-4.

69 Sanyal AJ, Campbell-Sargent C, Mirshahi F, et al. Nonalcoholic steatohepatitis: association of insulin resistance and mitochondrial abnormalities. Gastroenterology 2001;120:1183-92.

70 Le TH, Caldwell SH, Redick JA, et al. The zonal distribution of megamitochondria with crystalline inclusions in nonalcoholic steatohepatitis. Hepatology 2004;39:1423-9.

71 Caldwell SH, de Freitas AR, Park SH, et al. Intramitochondrial crystalline inclusions in nonalcoholic steatohepatitis. Hepatology 2009;49:1888-95.

72 Lefkowitch JH, Haythe JH, Regent N. Kupffer cell aggregation and perivenular distribution in steatohepatitis. Mod Pathol 2002;15:699-704.

73 Richardson MM, Jonsson JR, Powell EE, et al. Progressive fibrosis in nonalcoholic steatohepatitis: association with altered regeneration and a ductular reaction. Gastroenterology 2007;133:80-90.

74 Gadd VL, Skoien R, Powell EE, et al. The portal inflammatory infiltrate and ductularreaction in human nonalcoholic fatty liver disease. Hepatology 2014;59:1393-405.

75 Bacon BR, Farahvash MJ, Janney CG, et al. Nonalcoholic steatohepatitis: an expanded clinical entity. Gastroenterology 1994;107:1103-9.

76 Simon JB, Manley PN, Brien JF, et al. Amiodarone hepatotoxicity simulating alcoholic liver disease. N Engl J Med 1984;311:167-72.

77 Babany G, Uzzan F, Larrey D, et al. Alcohol-like liver lesions induced by nifedipine. J Hepatol 1989;9:252-5.

78 Pinto HC, Baptista A, Camilo ME, et al. Tamoxifenassociated steatohepatitis – report of three cases. J Hepatol 1995;23:95-7.

79 Cotrium HP, De Freitas LAR, Freitas C, et al. Clinical and histopahological features of NASH in workers exposed to chemicals with or without associated metabolic conditions. Liver Int 2004;24:131-5.

80 Wasserman JM, Thung SN, Berman R, et al. Hepatic Weber–Christian disease. Semin Liver Dis 2001;21: 115-18.

81 Noureddin M, Yates KP, Vaughn IA, et al. Clinical and histological determinants of nonalcoholic steatohepatitis and advanced fibrosis in elderly patients. Hepatology 2013;58:1644-54.

82 Koehler EM, Schouten JNL, Hansen BE, et al. Prevalence and risk factors of non-alcoholic fatty liver disease in the elderly: results from the Rotterdam study. J Hepatol 2012;57:1305-11.

83 Molleston JP, Schwimmer JB, Yates KP, et al. Histological abnormalities in children with nonalcoholic fatty liver disease and normal or mildly elevated alanine aminotransferase levels. J Pediatr 2014;164:707-13.

84 De Alwis NM, Day CP. Non-alcoholic fatty liver disease: the mist gradually clears. J Hepatol 2008;48:S104-12.

85 MacDonald GA, Bridle KR, Ward PJ, et al. Lipid peroxidation in hepatic steatosis in humans is associated with hepatic fibrosis and occurs predominantly in acinar zone 3. J Gastroenterol Hepatol 2001;16:599-606.

86 Seki S, Kitada T, Yamada T, et al. In situ detection of lipid peroxidation and oxidative DNA damage in non-alcoholic fatty liver diseases. J Hepatol 2002;37:56-62.

87 Wanless IR, Shiota K. The pathogenesis of nonalcoholic steatohepatitis and other fatty liver diseases: a four-step model including the role of lipid release and hepatic venular obstruction in the progression to cirrhosis. Semin Liver Dis 2004;24:99-106.

88 Valenti L, Fracanzani AL, Dongiovanni P, et al. Tumor necrosis factor alpha promoter polymorphisms and insulin resistance in nonalcoholic fatty liver disease. Gastroenterology 2002;122:274-80.

89 Namikawa C, Shu-Ping Z, Vyselaar JR, et al. Polymorphisms of microsomal triglyceride transfer protein gene and manganese superoxide dismutase gene in non-alcoholic steatohepatitis. J Hepatol 2004;40:781-6.

90 Struben VM, Hespenheide EE, Caldwell SH. Nonalcoholic steatohepatitis and cryptogenic cirrhosis within kindreds. Am J Med 2000;108:9-13.

91 Nagore N, Scheuer PJ. The pathology of diabetic hepatitis. J Pathol 1988;156:155-60.

92 Gramlich T, Kleiner DE, McCullough AJ, et al. Pathologic features associated with fibrosis in nonalcoholic fatty liver disease. Hum Pathol 2004;35:196-9.

93 Adler M, Schaffner F. Fatty liver hepatitis and cirrhosis in obese patients. Am J Med 1979;67:811-16.

94 Fassio E, Álvarez E, Domínguez N, et al. Natural history of nonalcoholic steatohepatitis: a longitudinal study of repeat liver biopsies. Hepatology 2004;40:820-6.

95 Shimada M, Hashimoto E, Taniai M, et al. Hepatocellular carcinoma in patients with non-alcoholic steatohepatitis. J Hepatol 2002;37:154-60.

96 Hui JM, Kench JG, Chitturi S, et al. Long-term outcomes of cirrhosis in nonalcoholic steatohepatitis compared with hepatitis C. Hepatology 2003;38:420-7.

97 Hashimoto E, Yatsuji S, Tobari M, et al. Hepatocellular carcinoma in patients with nonalcoholic steatohepatitis. J Gastroenterol 2009;44(Suppl. XIX):89-95.

98 Caldwell SH, Oelsner DH, Iezzoni JC, et al. Cryptogenic cirrhosis: clinical characterization and risk factors for underlying disease. Hepatology 1999;29:664–9.

99 Poonawala A, Nair SP, Thuluvath PJ. Prevalence of obesity and diabetes in patients with cryptogenic cirrhosis: a case–control study. Hepatology 2000;32:689–92.

100 Bugianesi E, Leone N, Vanni E, et al. Expanding the natural history of nonalcoholic steatohepatitis: from cryptogenic cirrhosis to hepatocellular carcinoma. Gastroenterology 2002;123:134–40.

101 Clark JM, Diehl AM. Nonalcoholic fatty liver disease: an underrecognized cause of cryptogenic cirrhosis. JAMA 2003;289:3000–4.

102 van der Poorten D, Samer CF, Ramezani-Moghadam M, et al. Hepatic fat loss in advanced nonalcoholic steatohepatitis: are alterations in serum adiponectin the cause? Hepatology 2013;57:2180–8.

103 Claudel T, Trauner M. Adiponectin, bile acids, and burnt-out nonalcoholic steatohepatitis: new light on an old paradox. Hepatology 2013;57:2106–9.

104 Brunt EM, Janney CG, Di Bisceglie AM, et al. Nonalcoholic steatohepatitis: a proposal for grading and staging the histological lesions. Am J Gastroenterol 1999;94:2467–74.

105 Yeh MM, Brunt EM. Pathology of nonalcoholic fatty liver disease. Am J Clin Pathol 2007;128:837–47.

106 Brunt EM, Neuschwander-Tetri BA, Kent DO, et al. Nonalcoholic steatohepatitis: histologic features and clinical correlations with 30 blinded biopsy specimens. Hum Pathol 2004;35:1070–82.

107 Negro F. Hepatitis C virus and liver steatosis: is it the virus? Yes it is, but not always. Hepatology 2002;36:1050–2.

108 Bedossa P, Moucari R, Chelbi E, et al. Evidence for a role of nonalcoholic steatohepatitis in hepatitis C: a prospective study. Hepatology 2007;46:380–7.

109 Lewis JH, Mullick F, Ishak KG, et al. Histopathologic analysis of suspected amiodarone hepatotoxicity. Hum Pathol 1990;21:59–67.

110 Brunt EM, Ramrakhiani S, Cordes BG, et al. Concurrence of histologic features of steatohepatitis with other forms of chronic liver disease. Mod Pathol 2003;16:49–56.

111 Engler S, Elsing C, Flechtenmacher C, et al. Progressive sclerosing cholangitis after shock: a new variant of vanishing bile duct disorders. Gut 2003;52:688–93.

112 Uchida T, Kao H, Quispe-Sjogren M, et al. Alcoholic foamy degeneration – a pattern of acute alcoholic injury of the liver. Gastroenterology 1983;84:683–92.

113 Suri S, Mitros FA, Ahluwalia JP. Alcoholic foamy degeneration and a markedly elevated GGT. A case report and literature review. Dig Dis Sci 2003;48:1142–6.

114 Edmondson HA, Peters RL, Reynolds TB, et al. Sclerosing hyaline necrosis of the liver in the chronic alcoholic. A recognizable clinical syndrome. Ann Intern Med 1963;59:646–73.

115 Wang J, Cornford ME, German J, et al. Sclerosing hyaline necrosis of the liver in Bloom syndrome. Arch Pathol Lab Med 1999;123:346–50.

116 Lefkowitch JH, Rushton AR, Feng-Chen KC. Hepatic fibrosis in fetal alcohol syndrome. Pathologic similarities to adult alcoholic liver disease. Gastroenterology 1983;85:951–7.

117 Goodman ZD, Ishak KG. Occlusive venous lesions in alcoholic liver disease. A study of 200 cases. Gastroenterology 1982;83:786–96.

118 Burt AD, MacSween RN. Hepatic vein lesions in alcoholic liver disease: retrospective biopsy and necropsy study. J Clin Pathol 1986;39:63–7.

119 Morgan MY, Sherlock S, Scheuer PJ. Portal fibrosis in the livers of alcoholic patients. Gut 1978;19:1015–21.

120 Siu L, Foont J, Wands JR. Hepatitis C virus and alcohol. Semin Liver Dis 2009;29:188–99.

## 扩展阅读

Browning JD, Horton JD. Molecular mediators of hepatic steatosis and liver injury. J Clin Invest 2004;114:147–52.

Brunt EM. Pathology of nonalcoholic fatty liver disease. Nat Rev Gastroenterol Hepatol 2010;7:195–203.

Brunt EM, Neuschwander-Tetri BA, Burt AD. Fatty liver disease: alcoholic and nonalcoholic. In: Burt AD, Portmann BC, Ferrell LD, editors. Macsween's Pathology of the Liver. 6th ed. Edinburgh: Churchill Livingstone/Elsevier; 2012. p. 293–360.

Brunt EM, Tiniakos DG. Histopathology of nonalcoholic fatty liver disease. World J Gastroenterol 2010;16:5286–96.

Ekstedt M, Franzén LE, Mathiesen UL, et al. Long-term follow-up of patients with NAFLD and elevated liver enzymes. Hepatology 2006;44:865–73.

Kleiner DE, Brunt EM. Nonalcoholic fatty liver disease: pathologic patterns and biopsy evaluation in clinical research. Semin Liver Dis 2012;32:3–13.

Lucey MR, Mathurin P, Morgan TR. Medical progress: alcoholic hepatitis. N Engl J Med 2009;360:2758–69.

Mofrad P, Contos MJ, Haque M, et al. Clinical and histologic spectrum of nonalcoholic fatty liver disease associated with normal ALT values. Hepatology 2003;37:1286–92.

Reuben A. Pearls of pathology. Hepatology 2003;37:715–18.

Yeh MM, Brunt EM. Pathological features of fatty liver disease. Gastroenterology 2014;147:754–64.

Zafrani ES. Non-alcoholic fatty liver disease: an emerging pathological spectrum. Virchows Arch 2004;444:3–12.

Zatloukal K, French SW, Stumptner C, et al. From Mallory to Mallory–Denk bodies: what, how and why? Exp Cell Res 2007;313:2033–49.

第 8 章

# 药物和毒物

## 引言

本章介绍药物或毒物引起的主要肝组织损伤的病理诊断和鉴别诊断。能引起肝损伤的药物和其他化学制品达数百种之多[1]，在按首写字母缩写为 DILI（drug-induced liver injury）的文献中，还不断出现有关药物反应的新报告。在近20 年间，由于对 DILI 意识的提高，美国、英国、欧洲和亚洲地区创建了 DILI 多中心网络、数据库，起到了报告和评估新发现病例、检索相关资料、表型特点和术语标准化的作用[2]。美国肝毒药物的网址（http://livertox.nih.gov/index.html）是由国家糖尿病、消化和肾病协会、肝病研究学会设立的。从美国国家医学图书馆可容易获得 650 种不同药物、草药制剂及其补充药物的新信息。其他还有因特网，如PubMed 有助于查阅 DILI 资料。病理医师应当牢记的是，获取肝活检资料，如为确定肝炎、黄疸、急性肝衰竭或其他类型肝病的病因，不能以既往无该药物所致肝损伤的报道，就轻易地将药物性肝损伤排除在外，因为有可能这是该药物对肝损伤的第一次报告。

化学制剂肝损伤不仅限制于药典所列出的药物，草药和食品添加剂[3-10]，违禁药品[11~19]，犯罪的毒品[20]，工业化学制剂[21-24]，维生素[25,26]和一些食品[27,28]都有可能是引起肝病的原因。用于治疗肝病的药物本身也有引起肝病的可能[29]。

Zimmerman 在《斯特里克药物性肝损伤（*Stricker's Drug-Induced Hepatic Injury*）》[30]第二版的前言里写道："几乎所有已知的急性和慢性肝损伤均可由药物损伤引起"。这一重要的观察意味着，对于活检所发现的任何一种肝损伤，应想到药物有可能为其原因，其中一些病变由药物引起的可能性大于其他原因，如肝细胞坏死、肝炎和胆汁淤积尤其应该引起医师对药物导致肝损伤的更大怀疑，特别是在无其他病因可寻时。此外，一些类型的药物会与特定类型的损伤有关。例如，非甾体消炎药（non-steroidal anti-inflammatory drugs，NSAIDs）经常诱发肝细胞损伤，而大部分安定类精神药物可导致胆汁淤积。这些都是一般情况，药物引起的损伤也存在个体差异，如在一个患者引起剂量依赖的肝细胞坏死的药物，可能在另一位患者引起非剂量相关性的肝炎、胆汁淤积或者肉芽肿[31,32]。

病理医师在诊断时应该有这样的意识，即药物和其他物质都是引起各种慢性和急性肝脏病变的潜在诱因，还应该了解哪种病变最有可能是药物引起的。病理医师诊断应该熟知此类病变发生的可能进程和结果,以及药物诱发病变和非药物相关病变主要的相似点和不同点。最后,病理医师应该知道去哪里查阅具体药物的作用和反应。在 http://livertox.nih.gov/php/searchchem.php 可以查找。

## 分类和机制

药物引起肝脏损伤有两种主要途径,即固有肝毒性和特异质性肝毒性(**表 8.1**)。固有肝毒性只要摄入足够量的药物就可预测引起肝损伤。这类肝脏损伤常具备一些药物的特征。例如,过量服用对乙酰氨基酚(扑热息痛)导致的肝脏损伤典型病理变化是肝细胞坏死及脂变。通常可用实验动物来研究固有肝毒性。这类肝毒性损伤也常成带状分布,例如对乙酰氨基酚和四氯化碳所致损伤多为中央静脉周围病变,有机磷和硫酸亚铁中毒为汇管区周围肝细胞坏死。药物固有肝毒性的作用机制分为直接作用和间接作用,前者指药物及其代谢产物导致肝细胞及细胞器结构破坏,间接作用是指药物及其代谢产物影响特定的代谢途径及细胞成分。

表 8.1　由药物和毒物导致的肝脏病变举例

| 病变 | 药物或毒物举例 |
| --- | --- |
| **固有性肝毒性** | |
| 大泡性脂变 | 丙戊酸钠 |
| 磷脂质病 | 胺碘酮 |
| 肝细胞坏死 | 对乙酰氨基酚 |
| 纤维化 | 维生素 A |
| 胆汁淤积 | 避孕类固醇 |
| 静脉闭塞 | 吡咯烷生物碱 |
| 血管肉瘤 | 氯乙烯 |
| **特异质性肝毒性** | |
| 肝炎 | 异烟肼 |
| 胆汁淤积 | 阿莫西林 - 克拉维酸 |
| 肉芽肿形成 | 别嘌呤醇 |

药物的另一类较常见的肝毒性是特异质性肝毒性(不可预测性)。只有极少数人对部分药物存在该类型不良反应,因无法预测,所以在最初的临床试验中难以发现。在西方国家,抗生素和精神类药物是最常引起特异质性 DILI 的药物[30]。特质性肝毒性的不同发生机制目前得到阐明,它们包括药物代谢途径中的相关基因变异,以及药物和其代谢产物诱发的免疫反应[33]。药物的活性代谢产物与P450 系统代谢相关酶结合后可产生新抗原,而新抗原可诱发免疫反应[34,35]。在一些病例中,药物的固有肝毒性与特异性肝毒性难以区分,典型的特异质性损害发生于应用小剂量药物后,由于发生概率低,不容易进行实验研究。除少数药物利用特定的代谢途径引起患者肝损害之外,特异质性药物肝损害在个体患者用药之前不能试验出对药物的敏感性。

绝大部分固有性肝毒性发生在用药后数小时至数天,而特异质性肝毒性通常有数天至数周甚至数月的潜伏期[36],重复使用诱发药物可使潜伏期缩短。由于在潜伏期间,特质性肝毒性药物损伤的表现貌似非药物相关肝脏疾病,因此临床医师及病理医师应高度警惕特异质性肝毒性药物以免误诊。临床医师可通过收集特殊资料[37]和使用临床量表或评分系统[38]来确诊,病理医师也可通过可疑或特征性的损伤模式发现线索[39]。虽然特定的药物或药物组合再次激发肝损害(通常是无意中)可以提供有力的证据,但通常不可能获取确定诊断的证据。一般再激发肝损伤距离首次发作后可达数年,因此易被忽视[40]。停药之后生化指标的改善和组织病理学恢复正常有可能支持诊断[36]。

## 形态学分类

下列描述的肝损伤的分类主要源于药物及毒物,不包括酒精性肝病(第 7 章)、肿瘤(第 11 章)及血管病变(第 12 章)。混合性病变可见于同一肝脏。例如,胺碘酮可引起肝脏磷脂质病和脂肪性肝炎,但机制不同[41]。如前所述,同一种药物在不同患者体内可引起不同类型的肝损害,如保泰松在不同患者体内可分别导致肝细胞坏死、胆汁淤积、肉芽肿形成或以上病理改变的混合类型[42],而 NSAIDs 药物尼美舒利及双氯芬酸钠既可引起严重的肝炎,也能导致胆汁淤积[43,44]。

### 适应现象

光学显微镜下所见到的改变不全表示肝损伤。长期服用抗惊厥药物所致的肝细胞内质网增加通常被认为是一种适应现象[45,46]。HE 染色后内质网增加在光镜下观察表现为大量淡染的细胞质(见图 4.4 和图 8.1),而单纯含糖原丰富的肝细胞 HE 染色切片上同样表现为大量淡染的细胞质,两者难以区分。

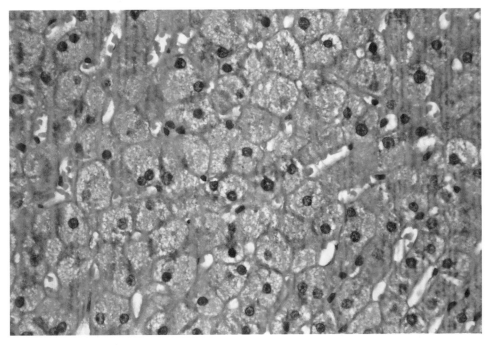

图 8.1 适应性改变 服用抗癫痫药物患者的肝活检组织,肝细胞增大,细胞质丰富。(针刺活检,HE)

## 非肝炎性肝细胞损伤

药物的固有肝毒性最常见表现形式之一是脂肪变性。正如在第7章所讨论的，可能是大泡性脂变，也可能是小泡性脂变。例如，氯化烃类和甲氨蝶呤导致的大泡性脂变，光镜下可见肝细胞核被一个或多个脂肪空泡推向细胞一侧，虽然基础疾病也可引起肝病变，在全胃肠外营养患者中是常见的[47,48,49]。使用含金属化合物治疗类风湿关节炎的患者，肝小叶内可见脂质肉芽肿(含脂质的巨噬细胞局灶性聚集)呈黑色或棕色颗粒状的金黄色素。这些亦可见于汇管区的脂滴内[50]。

能引起重度小泡性脂变[51](图8.2)的药物包括抗癫痫药物丙戊酸钠[52]和核苷类似物氟尿嘧啶[53]。线粒体 γDNA 多聚酶上 POLG1 基因的潜在突变个体[52a]使用 2-丙戊酸钠可增加急性肝衰竭的危险，这可导致小泡性脂变伴线粒体异常，此病理改变也可见于 Reye 综合征(见第13章)。也有报告治疗艾滋病的高效抗反转录病毒疗法(HAART)中齐多夫定(zidovudine)[54]、地达诺新(didanosine)(见图8.3)和其他核苷反转录酶抑制剂也可引起相似的肝细胞小泡性脂变[55~58]。小泡性脂变中的肝细胞内脂肪粒很细小，在常规染色下显示不清，与大泡性脂变对照，肝细胞核仍位于细胞的中央，并伴有不同程度的肝细胞坏死。

包括胺碘酮[41]、甲氧苄氨磺胺嘧啶(磺胺甲基异噁唑)[59]在内的几种药物是获得性磷脂质病的病因，也有报道相似的改变见于全胃肠外营养的患者[60]。电镜下可见肝细胞和其他细胞中板层状包涵体(见图17.3)，而光镜下常规染色切片无诊断特征。

有文献报道，在急性砷中毒时，肝细胞有丝分裂显著增加，伴气球样变、胆汁淤积和轻度炎症[20]，细胞增殖标志物也显著增多。

用于戒酒的厌恶疗法的氰胺可引起一种很少见的细胞损伤形式[61~63]。汇管

图 8.2 小泡性脂变 丙戊酸钠中毒的病例，肝细胞肿胀，充满细小空泡。(肝移植受体的原肝，HE)

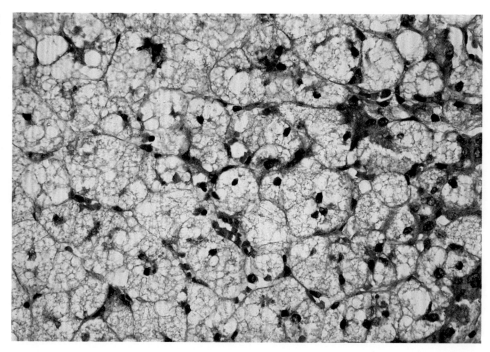

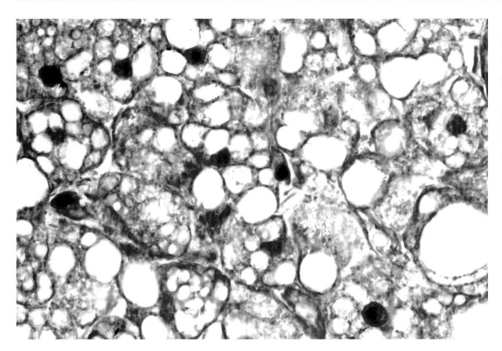

图 8.3 地达诺新(抗艾滋病药)诱发的小泡性脂变　肝细胞内可见细小滴状脂肪空泡,大部分细胞核仍位于中央。(针刺活检,HE)

区周围的肝细胞内可出现大而淡染的胞浆内包涵体,相似慢性乙型肝炎的毛玻璃样细胞(见图 4.8 和图 9.13)。但此包涵体地衣红染色阴性,淀粉酶 - 过碘酸 - 希夫染色(D-PAS)阳性。

## 肝细胞坏死

通常肝固有毒性的肝细胞坏死不伴弥漫性炎性病变。一个常见的例子就是自杀或意外过量服用止痛药扑热息痛(对乙酰氨基酚)[64],几天后黄疸出现,在此期间,肝细胞内与毒性代谢产物发生反应的谷胱甘肽消耗殆尽,其细胞坏死,就像休克或中暑导致的肝细胞坏死(见图 12.2),在肝中央静脉周围区最严重(腺泡 3 带),并且很少伴有或没有炎症(图 8.4)。库普弗细胞含棕色蜡质样色素,通常汇管区仍正常,有时在坏死区亦见到少数中性粒细胞和淋巴细胞。由于从坏死的肝细胞释放的损伤相关分子模式(damage-associated molecular pattern,DAMP)中分子如高迁移率族蛋白 B1(high mobility group box-1,HMGB1)和角蛋白 18 可以激活固有免疫[65-67],因此完全恢复是可能的。大部分扑热息痛诱发的肝细胞坏死是由自杀服用超剂量引起的,也偶见于习惯性饮酒患者服用治疗限定范围的高剂量药物引起[68]。

有时肝细胞坏死伴随肝细胞脂变,这也是可卡因中毒[11,13,15]、滥用吸食强力胶溶剂肝损伤的特征[16,69]。在大多数情况下,细胞坏死发生在中央静脉周围和中带(腺泡 3 带和 2 带),但也有可卡因滥用者出现汇管区周围(腺泡 1 带)坏死的报道[70]。"迷幻药"(3'4- 亚甲二氧基甲基苯丙胺,[3,4-methylenedioxymethamphetamine,MDMA])能引起一种肝炎病变,下节将对其进行论述[17,18,71]。还有一种融合性肝细胞坏死也可能由吸毒者并发高热引起[19],其他化学物质包括工业用盐酸碳氟化合物也能引起融合性坏死[21]。

图 8.4 扑 热 息痛(对 乙 酰 氨 基酚)导致的肝细胞坏死 中央静脉周围可见融合性坏死伴轻微炎症。邻 近 汇 管 区(左 上和 右 上)存 活 的肝实质细胞显示轻度脂变和胆汁淤积。(针刺活检,HE)

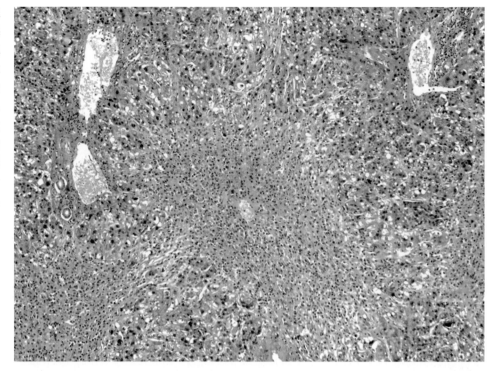

## 急性药物性肝炎

　　大量不同化学结构具有各种不同药理作用的药物偶尔引起急性肝炎,任何药物都应该被视为潜在的致病因素。急性药物性肝毒性属于特异质性肝损伤的类型,组织学病变与急性病毒性肝炎非常相似,两者经常难以区分(**图 8.5 和图 8.6**)。

图 8.5 药物性肝损伤:肝炎型 该例为吲哚美辛诱发的急性肝炎,腺泡 3 带的坏死区与残留肝实质区有清晰的交界,后者显示脂肪变性,并有轻度的汇管区炎症(右下)。(针刺活检,HE),本例是 Fidler 及其同事报道的两例中的第 2 例

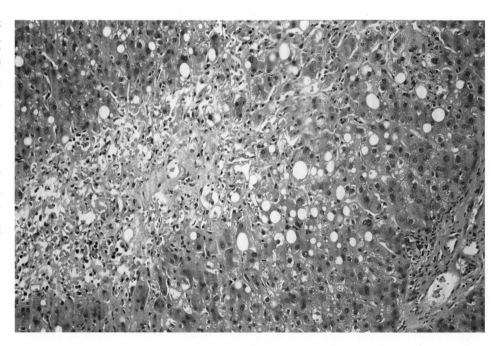

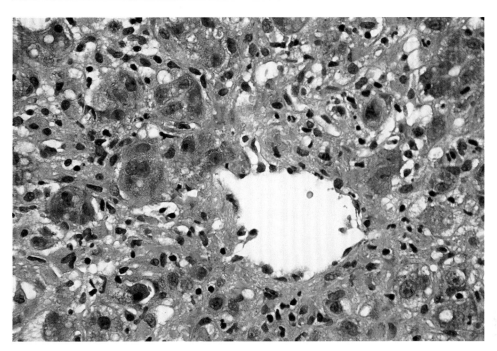

图 8.6 药物性肝损伤:肝炎型 由"迷幻药"(摇头丸,MDMA)致重度小叶肝炎伴肝细胞板断裂和细胞凋亡。(针刺活检,HE)

此类药物包括抗结核药物[72]、非甾体类抗炎药、麻醉剂[73,74]、中草药方[4]和其他很多种药物。

特异质性肝炎型损伤的潜伏期由开始服用药物到临床出现肝病,从几天到几个月甚至更长,潜伏期过长有时会出现诊断困难。然而,正确诊断药物诱发的特异质性肝炎极为重要,因为不慎再次使用会导致严重的后果。

肝炎的病变程度从轻度炎症有时合并胆汁淤积反应(见以下类固醇诱发的胆汁淤积),可发展到重度炎症,甚至危及性命[75]。轻度病例停止服用药物通常会使病情迅速好转,偶尔也会发展为肝硬化和发生自身免疫性肝炎[76]。

## 鉴别诊断

所有急性肝炎患者均应把药物性特异质性肝损伤的可能考虑在内。因为在许多情况下,其组织学表现与病毒性肝炎相同。当肝炎组织学异常时(框8.1)我们更应高度怀疑这种可能,界限清楚的小叶中心融合性坏死(图8.5)是常见的组织学改变。此类患者可存在轻微的小叶性肝炎合并毛细胆管胆汁淤积。汇管区炎症反应可能不明显甚至

| 框 8.1　与药物诱发肝炎相关的可能特征 |
| --- |
| 特定区域的小静脉周围(腺泡3带)坏死 |
| 毛细胆管淤胆的轻微肝炎 |
| 进展缓慢的汇管区炎症反应 |
| 丰富的中性粒细胞浸润 |
| 丰富的嗜酸性粒细胞浸润 |
| 上皮样细胞肉芽肿 |

无。相反,汇管区可能有丰富的中性粒细胞或嗜酸性粒细胞浸润,尽管后者既不是药物诱发的证据,也不是诊断所必需的。出现上皮细胞性肉芽肿可以增加药物特异质性肝损伤正确诊断的可能性。

## 慢性药物性肝炎

药物肝毒性发展为慢性肝病相对不常见,通常需要较长期或反复应用肝损伤制剂[77~79]。其组织学改变范围包括:慢性肝炎,肝内胆管损伤,胆管缺失和慢性淤胆,纤维化和(或)肝硬化[39]。一种极似于 AIH 的情况,具有血清自身抗体阳性和肝活检发现活动性淋巴细胞质细胞性界面肝炎[80,81]。它可能发生于使用某些药物(在美国,最常见于使用呋喃妥因[80,82]和二甲胺四环素(米诺环素)[80,81,83])。也可能是其他药物、草药制剂或食品添加剂,包括甲基多巴(图 8.7),他汀类药[84,84a],双氯芬酸[85],黑升麻和麻黄[81]。特发性 AIH 和 DILI 之间组织学鉴别常很困难[86],特发性 AIH 更易出现活动性界面肝炎,汇管区及其周围浆细胞浸润,玫瑰花结,分期较高的纤维化以及出现肝硬化。嗜酸性粒细胞浸润在 AIH 或 DILI 中均可看见,因此对两者区别无多大作用[86]。相反,汇管区出现中性粒细胞浸润,以及肝细胞、毛细胆管内出现胆汁淤积则支持诊断 DILI[86]。当停用免疫抑制剂后病情反复,药物诱发的潜在 AIH 则可能明确[85]。

图 8.7　药物诱发的慢性肝炎 甲基多巴致肝损伤,形成广泛的界面肝炎,有重度淋巴浆细胞浸润。(针刺活检,HE)

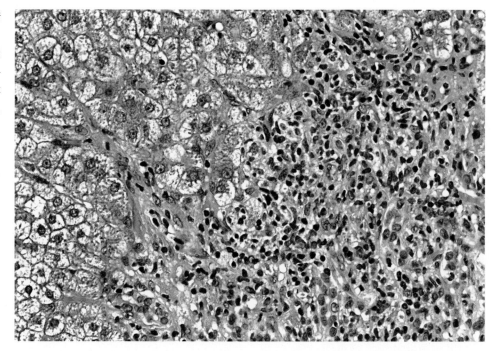

## 鉴别诊断

慢性病毒性肝炎和 AIH 与药物诱发的慢性肝炎的鉴别诊断是重要的。会因为一些急性甲型病毒性肝炎(hepatitis A virus,HAV)在肝活检标本中显示汇管区及其周围浆细胞为主的界面性肝炎(相似特发性 AIH),通过血清 HAV-IgM 抗体检测,可以排除 HAV 感染。

## 脂肪性肝炎

脂肪性肝炎是一种特殊形式的肝损伤,以肝细胞脂变、气球样变、Mallory-Denk 小体形成、炎症和细胞周围纤维化以至进展为肝硬化为特征。最常见的原因是酗酒(见第 7 章),而很多药物的使用也是引起 NASH 的原因之一。相关药物制剂包括人工合成雌激素[87]、胺碘酮[41,88]和三苯氧胺[89-91](图 8.8)。有时脂肪性肝炎也见于胃肠外营养患者[47]以及暴露于工业挥发性石化产品的工人[22]。药物胺碘酮所致的肝脂变可能是轻微或少见的[92],但其他方面与 NASH 和酒精性脂肪肝其他形式相似,包括隐匿性肝硬化。然而,与其他原因引起的脂肪性肝炎相比,胺碘酮相关的脂肪性肝炎病变主要分布在汇管区周围,而非中央静脉周围。有趣的是,一些药物性脂肪肝炎患者多肥胖[91],这会增加药物与其他因素相互反应的致病作用。

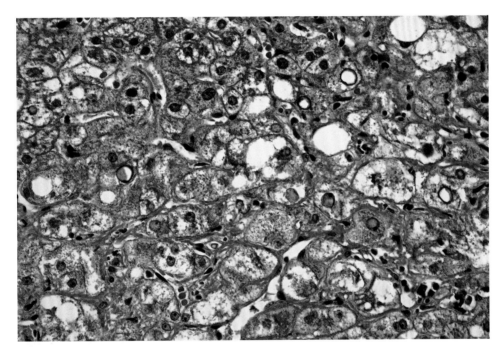

图 8.8 三苯氧胺导致脂肪性肝炎 图下部分的肝细胞肿胀疏松,被染成蓝色的胶原所环绕,也有脂肪变性和核内空泡。(针刺活检,三色染色)

## 纤维化和肝硬化

已经证实,药物性慢性肝炎可以引起肝硬化。进展性肝纤维化和门静脉高压症是在非肝病的背景下长期接触砷、氯乙烯的并发症。过量的维生素 A(维生素 A 过多症)摄入会影响肝星状细胞使其显著增生[93](图 8.9),以及导致其他后果如肝窦周围纤维化、静脉闭塞性疾病和肝硬化[26]。

有时要求病理医师给长期服用甲氨蝶呤治疗银屑病、类风湿关节炎的患者书写肝活检组织病理报告。最初认为甲氨蝶呤是强烈的肝毒药物,但最近在无另外危险因素时,对甲氨蝶呤引起严重肝病的潜在作用产生怀疑[94],这些额外的危险因素包括长期大量饮酒[95]和肥胖[96]。一般认为,甲氨蝶呤治疗类风湿关节

图 8.9　维生素 A 过多症　位于窦周间隙内(箭头)肝细胞之间的星状细胞显著肥大,其内可见脂质空泡和外周深染带、压缩的细胞核(箭头)。部分肝星状细胞呈多泡状(箭头)。(针刺活检,HE)

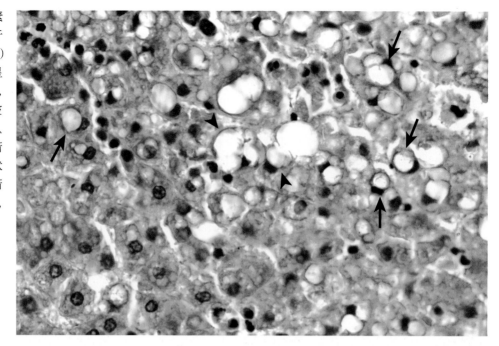

炎引起严重肝损伤比治疗银屑病患者少见。甲氨蝶呤引起肝病的组织学异常有肝细胞多形性、脂肪变性、汇管区炎症和纤维化,以及从汇管区延伸纤维间隔形成(图 8.10)和肝硬化。Roenigk 和其同事提出一种甲氨蝶呤导致肝损伤的分级系统,根据肝脂肪变、炎症和纤维化程度进行计分[97]。轻微的变化,如灶性坏死和脂肪性变在治疗前活检肝组织较常见,很可能与患者有潜在疾病(如银屑病)或另外的危险因素相关。汇管区周围间隔形成可能由甲氨蝶呤引起,而以中央静脉周围纤

图 8.10　甲氨蝶呤致肝损伤　图中两个汇管区显示慢性炎症和纤维化,并向外延伸。肝实质显示脂变。(针刺活检,HE)

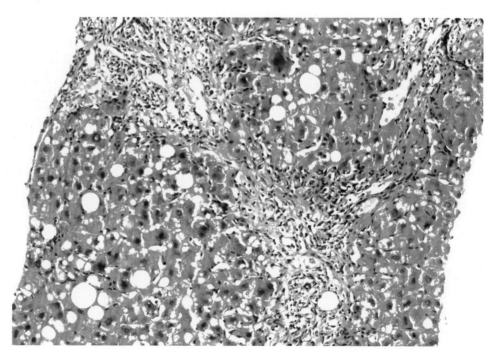

维化为主则应怀疑是滥用酒精或 NASH。

### 类固醇诱发的胆汁淤积

类固醇诱发的胆汁淤积[98,99]介于固有性和特异质性肝毒性两者之间。一方面,这种损害在实验动物模型中可重复,部分类固醇引起的生化指标异常是可以预测并呈剂量依赖性。另一方面,临床肝病不能预测,只有在接受合成类固醇或避孕类固醇治疗的小部分患者中出现。使用避孕类固醇诱发黄疸的患者在妊娠晚期也更易引起胆汁淤积症。

组织学显示胆汁淤积只发生在中央静脉周围的毛细胆管,除胆汁淤积本身之外,很少或无坏死和炎症(图 8.11)。单独的肝细胞可发生羽毛样变性,长期胆汁淤积时肝细胞出现玫瑰花结样改变,汇管区组织仍然正常,但可能有轻微炎症。由于缺少坏死和炎症,这种类型的病变有时被称为单纯性或温和性胆汁淤积(pure or bland cholestasis)。

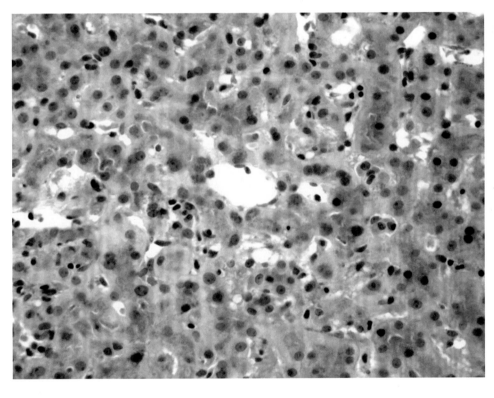

图 8.11 合成雄性类固醇性胆汁淤积 图示为显著的毛细胆管胆汁淤积,在图正中的中央静脉附近最严重。(针刺活检,HE)

### 鉴别诊断

与其相鉴别的疾病为其他原因引起的温和性胆汁淤积,如良性复发性肝内胆汁淤积,这已在第 5 章中详细讨论过。

## 特异质性药物性胆汁淤积

特异质性药物性胆汁淤积中以氯丙嗪性黄疸最为典型[100],但也可见于其他药物,它区别于汇管区有一定程度炎症的温和型毛细胆管淤胆(图 8.12)。有时会出现小叶内炎性细胞浸润和肝细胞损伤。因此,Zimmerman 和 Ishark[101]称这种类型的病变为"肝毛细胆管型胆汁淤积"(hepatocanalicular)。汇管区通常有嗜酸性粒细胞浸润,偶见大量浸润,但它的缺少并不排除药物性肝内毛细胆管胆汁淤积的诊断。小叶间胆管常显示异常,如上皮细胞核不规则分布、细胞质空泡化、细胞核大小异常和淋巴细胞浸润,这些变化通常较轻,但偶尔也较严重(图 8.13),甚

图 8.12 药物性肝损伤:肝毛细胆管型 氯丙嗪治疗后黄疸的患者,汇管区轻度炎症(左下),肝细胞肿胀,中央静脉周围区最为明显(上部,中心和右侧)。(针刺活检,HE)

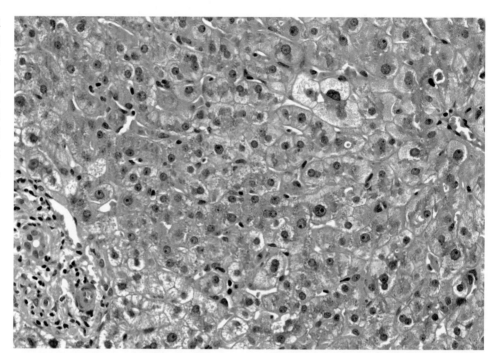

图 8.13 药物诱发肝损伤:肝毛细胆管型 患者服用奥格门汀(阿莫西林-克拉维酸)诱发黄疸及汇管区炎症。图示小叶间胆管上皮细胞排列紊乱,空泡变,并有淋巴细胞浸润。(针刺活检,HE)

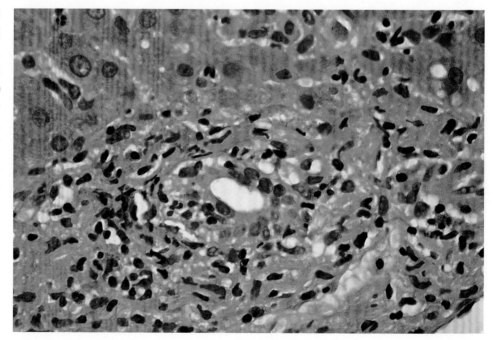

至会导致胆管缺失(见上述胆管消失综合征)。除了偶尔会出现如上所述的坏死和炎症成分外,肝小叶的变化(图8.12)会像温和型胆汁淤积一样。因此,这类胆汁淤积的表现范围,可从相当轻微的淤胆性病变到类似于一种轻度急性病毒性肝炎,甚至缺少坏死或炎症,也会因存在长时间胆汁淤积而造成肝细胞改变,这种改变包括肝细胞明显肿胀,大量淡染细胞质以及常见的多核,也可能会有明显的细胞核分裂象[100]。

### 鉴别诊断

需要与特异质性药物诱发的胆汁淤积鉴别的是胆管梗阻、急性病毒性或一般药物诱发的肝炎,以及温和型胆汁淤积症。汇管区水肿,以中性粒细胞浸润为主,显著的细胆管反应和小叶炎症缺失更支持前者。当缺少汇管区炎症时,特异质性药物黄疸和类固醇诱发的胆汁淤积很难区别,则需要结合临床资料将其区分开来。这种情况下,也不能完全排除胆道梗阻。鉴别诊断还包括其他原因诱发的温和性胆汁淤积,如良性复发性胆汁淤积(见第4章)。严重肝细胞损伤和炎症则支持病毒性肝炎或药物性肝损伤,已经讨论。

特异质性药物性黄疸的临床经过各不相同,对大部分患者来说,停止服用损伤药物会使病情迅速改善,偶尔胆汁淤积恢复比较缓慢,但肝组织活检只显示胆汁淤积,并未见纤维化或病情进展的其他证据。在一些少见病例中,真正慢性病发生在重度胆管损伤和胆管缺失基础之上,随后发生纤维化,或慢性胆管疾病的其他特征,临床表现类似于原发性胆汁性肝硬化。有报道胆管消失综合征会见于服用下列药物后[102,103],包括氯丙嗪[100]、氯磺丙脲联用琥乙红霉素[104]、普鲁氯嗪[105]、金属盐制剂[106]、环丙沙星[107]、氟哌啶醇[108]、阿义马林[109]、甘草酸[110]、阿莫西林和氟氯西林[111]。其中奥格门汀(阿莫西林-克拉维酸,图8.13)是引起胆汁淤积有据可查的原因,肝活检见显著灶性胆管破坏[112-115],偶尔也会伴有肉芽肿。长期胆汁淤积可能是胆管损伤的结果,一些患者甚至会导致胆管缺失。

更常见的急性胆管损伤见于除草剂-百草枯中毒[116,117]。Zimmerman和Ishark[101]称此类损伤为胆管或细胆管破坏性,与毛细胆管和肝毛细胆管胆汁淤积是不同的。

已注意到长期胃肠外营养与成人肝脂肪变和脂肪性肝炎有关,也可能与婴儿或儿童进展型肝损伤相关联。这种损伤的病理特点为胆汁淤积,肝细胞损伤,细胆管反应,纤维化甚至是肝硬化[47,48,118]。胃肠外营养本身是否是形成这些改变的原因还没得到证实[48,49]。此类病变可能类似于胆管阻塞[119](见图13.18)。

## 肉芽肿

药物是其他不明原因肉芽肿形成的重要诱发因素。它有时是药物反应唯一或主要的表现,也可与胆汁淤积或肝炎同时出现[88]。肉芽肿可出现于汇管区(图8.14)、肝实质或两者同时存在。肉芽肿通常显示很少或没有坏死,有各种炎性细胞浸润,包括浆细胞、嗜酸性粒细胞。有报道称别嘌醇可引起纤维蛋白环型肉芽肿[120]。引起肉芽肿的相关药物要比引起肝炎或胆汁淤积的药物少很多,然而临床意义重大[101,121,122]。

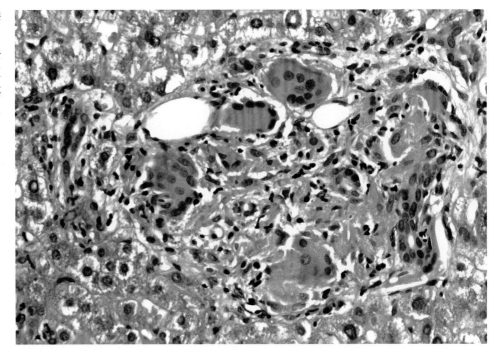

图 8.14　药物诱发肉芽肿形成
患者服用保泰松出现黄疸,汇管区内肉芽肿形成其中见数个多核巨细胞。(针刺活检,HE)

## 其他病变

药物也可引起其他肝脏病变,如结节性再生性增生[123],像应用 5- 氟尿嘧啶和奥沙利铂联合化疗所描述的那样[124]。

肝小静脉闭塞病、肝窦阻塞综合征(见图 16.23)和静脉闭塞性疾病也是其他化疗引起的后果[125]。

(郭晓燕　译)

## 参考文献

1　Navarro VJ, Senior JR. Drug-related hepatotoxicity. N Engl J Med 2006;354:731–9.

2　Fontana RJ. Pathogenesis of idiosyncratic drug-induced liver injury and clinical perspectives. Gastroenterology 2014;46:914–28.

3　Stickel F, Patsenker E, Schuppan D. Herbal hepatotoxicity. J Hepatol 2005;43:901–10.

4　Fogden E, Neuberger J. Alternative medicines and the liver. Liver Int 2003;23:213–20.

5　Teschke R, Wolff A, Frenzel C, et al. Herbal hepatotoxicity: a tabular compilation of reported cases. Liver Int 2012;32:1543–56.

6　Navarro VJ, Seeff LB. Liver injury induced by herbal complementary and alternative medicine. Clin Liver Dis 2013;17:715–35.

7　Stickel F, Kessebohm K, Weimann R, et al. Review of liver injury associated with dietary supplements. Liver Int 2011;31:595–605.

8　Elinav E, Pinsker G, Safadi R, et al. Association between consumption of Herbalife® nutritional supplements and acute hepatotoxicity. J Hepatol 2007;47:514–20.

9　Schoepfer AM, Engel A, Fattinger K, et al. Herbal does not mean innocuous: ten cases of severe hepatotoxicity associated with dietary supplements from Herbalife® products.

10　Stickel F. Slimming at all costs: Herbalife-induced liver injury. J Hepatol 2007;47:444–6.

11　Kanel GC, Cassidy W, Shuster L, et al. Cocaine-induced liver cell injury: comparison of morphological features in man and in experimental models. Hepatology 1990;11:646–51.

12　Trigueiro de Araújo MS, Gerard F, Chossegros P, et al. Vascular hepatotoxicity related to heroin addiction. Virchows Arch [A] 1990;417:497–503.

13　Wanless IR, Dore S, Gopinath N, et al. Histopathology of cocaine hepatotoxicity. Report of four patients. Gastroenterology 1990;98:497–501.

14　Mallat A, Dhumeaux D. Cocaine and the liver. J Hepatol 1991;12:275–8.

15　Silva MO, Roth D, Reddy KR, et al. Hepatic dysfunction accompanying acute cocaine intoxication. J Hepatol

1991;12:312–15.

16 McIntyre AS, Long RG. Fatal fulminant hepatic failure in a 'solvent abuser. Postgrad Med J 1992;68:29–30.

17 Ellis AJ, Wendon JA, Portmann B, et al. Acute liver damage and ecstasy ingestion. Gut 1996;38:454–8.

18 Fidler H, Dhillon A, Gertner D, et al. Chronic ecstasy (3,4-methylenedioxymethamphetamine) abuse: a recurrent and unpredictable cause of severe acute hepatitis. J Hepatol 1996;25:563–6.

19 Milroy CM, Clark JC, Forrest ARW. Pathology of deaths associated with 'ecstasy' and 'eve' misuse. J Clin Pathol 1996;49:149–53.

20 Brenard R, Laterre P-F, Reynaert M, et al. Increased hepatocyte mitotic activity as a diagnostic marker of acute arsenic intoxication. A report of two cases. J Hepatol 1996;25:218–20.

21 Hoet P, Graf MLM, Bourdi M, et al. Epidemic of liver disease caused by hydrochlorofluorocarbons used as ozone-sparing substitutes of chlorofluorocarbons. Lancet 1997;350:556–9.

22 Cotrim HP, Andrade ZA, Parana R, et al. Nonalcoholic steatohepatitis: a toxic liver disease in industrial workers. Liver 1999;19:299–304.

23 Kahl R. Toxic liver injury. In: Bircher J, Benhamou J-P, McIntyre N, et al., editors. Oxford Textbook of Clinical Hepatology. 2nd ed. Oxford: Oxford University Press; 1999. p. 1319 [chapter 18].

24 Cave M, Falkner KC, Ray M, et al. Toxicant-associated steatohepatitis in vinyl chloride workers. Hepatology 2010;51:474–81.

25 Bioulac-Sage P, Quinton A, Saric J, et al. Chance discovery of hepatic fibrosis in patient with asymptomatic hypervitaminosis A. Arch Pathol Lab Med 1988;112:505–9.

26 Jorens PG, Michielsen PP, Pelckmans PA, et al. Vitamin A abuse: development of cirrhosis despite cessation of vitamin A. A six-year clinical and histopathologic follow-up. Liver 1992;12:381–6.

27 Galler GW, Weisenberg E, Brasitus TA. Mushroom poisoning: the role of orthotopic liver transplantation. J Clin Gastroenterol 1992;15:229–32.

28 Nagai K, Hosaka H, Kubo S, et al. Vitamin A toxicity secondary to excessive intake of yellow-green vegetables, liver and laver. J Hepatol 1999;31:142–8.

29 Silva MO, Reddy KR, Jeffers LJ, et al. Interferon-induced chronic active hepatitis? Gastroenterology 1991;101:840–2.

30 Stricker GHC. Drug-Induced Hepatic Injury. 2nd ed. Amsterdam: Elsevier; 1992.

31 Lindgren A, Aldenborg F, Norkrans G, et al. Paracetamol-induced cholestatic and granulomatous liver injuries. J Int Med 1997;241:435–9.

32 Andrade RJ, Lucena MI, Garcia-Escaño MD, et al. Severe idiosyncratic acute hepatic injury caused by paracetamol (Letter). J Hepatol 1998;28:1078.

33 Kenna JG. Immunoallergic drug-induced hepatitis: lessons from halothane. J Hepatol 1997;26(Suppl. 1):5–12.

34 Robin M-A, Le Roy M, Descatoire V, et al. Plasma membrane cytochromes P450 as neoantigens and autoimmune targets in drug-induced hepatitis. J Hepatol 1997;26(Suppl. 1):23–30.

35 Eliasson E, Stål POA, Lytton S. Expression of autoantibodies to specific cytochromes P450 in a case of disulfiram hepatitis. J Hepatol 1998;29:819–25.

36 Grieco A, Vecchio FM, Greco AV, et al. Cholestatic hepatitis due to ticlopidine: clinical and histological

37 recovery after drug withdrawal. Case report and review of the literature. J Hepatol 1998;10:713–15.

37 Agarwal VK, McHutcdhison J, Hoofnagle JH. Important elements for the diagnosis of drug-induced liver injury. Clin Gastroenterol Hepatol 2010;8:463–70.

38 Aithal GP, Watkins PB, Andrade RJ, et al. Case definition and phenotype standardization in drug-induced liver injury. Clin Pharmacol Ther 2011;89:806–15.

39 Kleiner DE, Chalasani NP, Lee WM, et al. Hepatic histological findings in suspected drug-induced liver injury: systemic evaluation and clinical associations. Hepatology 2014;59:661–70.

40 Paiva LA, Wright PJ, Koff RS. Long-term hepatic memory for hypersensitivity to nitrofurantoin. Am J Gastroenterol 1992;87:891–3.

41 Lewis JH, Mullick F, Ishak KG, et al. Histopathologic analysis of suspected amiodarone hepatotoxicity. Hum Pathol 1990;21:59–67.

42 Benjamin SB, Ishak KG, Zimmerman HJ, et al. Phenylbutzone liver injury: a clinical-pathologic survey of 23 cases and review of the literature. Hepatology 1981;1:255–63.

43 Banks AT, Zimmerman HJ, Ishak KG, et al. Diclofenac-associated hepatotoxicity: analysis of 180 cases reported to the Food and Drug Administration as adverse reactions. Hepatology 1995;22:820–7.

44 Van Steenbergen W, Peeters P, De Bondt J, et al. Nimesulide-induced acute hepatitis: evidence from six cases. J Hepatol 1998;29:135–41.

45 Jezequel AM, Librari ML, Mosca P, et al. Changes induced in human liver by long-term anticonvulsant therapy. Functional and ultrastructural data. Liver 1984;4:307–17.

46 Pamperl H, Gradner W, Fridrich L, et al. Influence of long-term anticonvulsant treatment on liver ultrastructure in man. Liver 1984;4:294–300.

47 Klein S, Nealon WH. Hepatobiliary abnormalities associated with total parenteral nutrition. Semin Liver Dis 1988;8:237–46.

48 Quigley EM, Marsh MN, Shaffer JL, et al. Hepatobiliary complications of total parenteral nutrition. Gastroenterology 1993;104:286–301.

49 Wolfe BM, Walker BK, Shaul DB, et al. Effect of total parenteral nutrition on hepatic histology. Arch Surg 1988;123:1084–90.

50 Landas SK, Mitros FA, Furst DE, et al. Lipogranulomas and gold in the liver in rheumatoid arthritis. Am J Surg Pathol 1992;16:171–4.

51 Fromenty B, Berson A, Pessayre D. Microvesicular steatosis and steatohepatitis: role of mitochondrial dysfunction and lipid peroxidation. J Hepatol 1997;26(Suppl. 1):13–22.

52 Zimmerman HJ, Ishak KG. Valproate-induced hepatic injury: analyses of 23 fatal cases. Hepatology 1982;2:591–7.

52a Hynynen J, Komulainen T, Tukiainen B, et al. Acute liver failure after valproate exposure in patients with POLG1 mutations and the prognosis after liver transplantation. Liver Transplant 2014;20:1402–12.

53 Kleiner DE, Gaffey MJ, Sallie R, et al. Histopathologic changes associated with fialuridine hepatotoxicity. Mod Pathol 1997;10:192–9.

54 Chariot P, Drogou I, de Lacroix-Szmania I, et al. Zidovudine-induced mitochondrial disorder with massive liver steatosis, myopathy, lactic acidosis, and mitochondrial DNA depletion. J Hepatol 1999;30:156–60.

55 Van Huyen J-PD, Batisse D, Heudes D, et al. Alteration of

cytochrome oxidase subunit I labeling is associated with severe mitochondriopathy in NRTI-related hepatotoxicity in HIV patients. Mod Pathol 2006;19:1277–88.

56 Spengler U, Lichterfeld M, Rockstroh JK. Antiretroviral drug toxicity – a challenge for the hepatologist? J Hepatol 2002;36:283–94.

57 Clark SJ, Creighton S, Portmann B, et al. Acute liver failure associated with antiretroviral treatment for HIV: a report of six cases. J Hepatol 2002;36:295–301.

58 Núñez M. Clinical syndromes and consequences of antiretroviral-related hepatotoxicity. Hepatology 2010;52:1143–55.

59 Muñoz SJ, Martinez-Hernandez A, Maddrey WC. Intrahepatic cholestasis and phospholipidosis associated with the use of trimethoprim–sulfamethoxazole. Hepatology 1990;12:342–7.

60 Degott C, Messing B, Moreau D, et al. Liver phospholipidosis induced by parenteral nutrition: histologic, biochemical, and ultrastructural investigations. Gastroenterology 1988;95:183–91.

61 Vazquez JJ, Guillen FJ, Zozaya J, et al. Cyanamide-induced liver injury. A predictable lesion. Liver 1983;3:225–30.

62 Bruguera M, Lamar C, Bernet M, et al. Hepatic disease associated with ground-glass inclusions in hepatocytes after cyanamide therapy. Arch Pathol Lab Med 1986;110:906–10.

63 Yokoyama A, Sato S, Maruyama K, et al. Cyanamide-associated alcoholic liver disease: a sequential histological evaluation. Alcohol Clin Exp Res 1995;19:1307–11.

64 Portmann B, Talbot IC, Day DW, et al. Histopathological changes in the liver following a paracetamol overdose: correlation with clinical and biochemical parameters. J Pathol 1975;117:169–81.

65 Antoine DJ, Dear JW, Lewis PS, et al. Mechanistic biomarkers provide early and sensitive detection of acetaminophen-induced acute liver injury at first presentation to hospital. Hepatology 2013;58: 777–87.

66 Ju C. Damage-associated molecular patterns: their iimpact on the liver and beyond during acetaminophen overdose. Hepatology 2012;56:1599–601.

67 Jaeschke H, Williams CD, Ramachandran A, et al. Acetaminophen hepatotoxicity and repair: the role of sterile inflammation and innate immunity. Liver Int 2012;32:8–20.

68 Maddrey WC. Hepatic effects of acetaminophen. Enhanced toxicity in alcoholics. J Clin Gastroenterol 1987;9:180–5.

69 Baerg RD, Kimberg DV. Centrilobular hepatic necrosis and acute renal failure in 'solvent sniffers. Ann Intern Med 1970;73:713–20.

70 Perino LE, Warren GH, Levine JS. Cocaine-induced hepatotoxicity in humans. Gastroenterology 1987;93:176–80.

71 Andreu V, Mas A, Bruguera M, et al. Ecstasy: a common cause of severe acute hepatotoxicity. J Hepatol 1998;29:394–7.

72 Mitchell I, Wendon J, Fitt S, et al. Antituberculous therapy and acute liver failure. Lancet 1995;345:555–6.

73 Neuberger J. Halothane hepatitis. Eur J Gastroentrol Hepatol 1998;10:631–3.

74 Lo SK, Wendon J, Mieli-Vergani G, et al. Halothane-induced acute liver failure: continuing occurrence and use of liver transplantation. Eur J Gastroenterol Hepatol 1998;10:635–9.

75 Paterson D, Kerlin P, Walker N, et al. Piroxicam induced submassive necrosis of the liver. Gut 1992;33:1436–8.

76 Björnsson E, Davidsdottir L. The long-term follow-up after idiosyncratic drug-induced liver injury with jaundice. J Hepatol 2009;50:511–17.

77 Aithal PG, Day CP. The natural history of histologically proved drug induced liver disease. Gut 1999;44:731–5.

78 Björnsson E, Davidsdottir L. The long-term follow-up after idiosyncratic drug-induced injury with jaundice. J Hepatol 2009;50:511–17.

79 Andrade RJ, Lucena MI, Kaplowitz N, et al. Outcome of acute idiosyncratic drug-induced liver injury: long-term follow-up in a hepatotoxicity registry. Hepatology 2006;44:1581–8.

80 Björnsson E, Talwalkar J, Treeprasertsuk S, et al. Drug-induced autoimmune hepatitis: clinical characteristics and prognosis. Hepatology 2010;51:2040–8.

81 Czaja AJ. Drug-induced autoimmune-like hepatitis. Dig Dis Sci 2011;56:958–76.

82 Sharp JR, Ishak KG, Zimmerman HJ. Chronic active hepatitis and severe hepatic necrosis associated with nitrofurantoin. Ann Intern Med 1980;92:14–19.

83 Gough A, Chapman S, Wagstaff K, et al. Minocycline induced autoimmune hepatitis and systemic lupus erythematosus-like syndrome. BMJ 1996;312:169–72.

84 Russo MW, Scobey M, Bonkovsky HL. Drug-induced liver injury associated with statins. Semin Liver Dis 2009;29:412–22.

84a Russo MW, Hoofnagle JH, Gu J, et al. Spectrum of statin hepatotoxicity: experience of the Drug-Induced Liver Injury Network. Hepatology 2014;60:679–86.

85 Scully LJ, Clarke D, Barr RJ. Diclofenac induced hepatitis. Three cases with features of autoimmune chronic active hepatitis. Dig Dis Sci 1993;38:744–51.

86 Suzuki A, Brunt EM, Kleiner DE, et al. The use of liver biopsy evaluation in discrimination of idiopathic autoimmune hepatitis versus drug-induced liver injury. Hepatology 2011;54:931–9.

87 Seki K, Minami Y, Nishikawa M, et al. 'Nonalcoholic steatohepatitis' induced by massive doses of synthetic estrogen. Gastroenterol Japon 1983;18:197–203.

88 Harrison RF, Elias E. Amiodarone-associated cirrhosis with hepatic and lymph node granulomas. Histopathology 1993;22:80–2.

89 Van Hoof M, Rahier J, Horsmans Y. Tamoxifen-induced steatohepatitis [letter]. Ann Intern Med 1996;124: 855–6.

90 Cai Q, Bensen M, Greene R, et al. Tamoxifen-induced transient multifocal hepatic fatty infiltration. Am J Gastroenterol 2000;95:277–9.

91 Pinto HC, Baptista A, Camilo ME, et al. Tamoxifen-associated steatohepatitis – report of three cases. J Hepatol 1995;23:95–7.

92 Chang C-C, Petrelli M, Tomashefski JFJ, et al. Severe intrahepatic cholestasis caused by amiodarone toxicity after withdrawal of the drug. A case report and review of the literature. Arch Pathol Lab Med 1999;123:251–6.

93 Nollevaux M-C, Guiot Y, Horsmans Y, et al. Hypervitaminosis A-induced liver fibrosis: stellate cell activation and daily dose consumption. Liver Int 2006;26:182–6.

94 Tang H, Neuberger J. Review article: methotrexate in gastroenterology – dangerous villain or simply misunderstood? Aliment Pharmacol Ther 1996; 10:851–8.

95 Whiting OK, Fye KH, Sack KD. Methotrexate and histologic hepatic abnormalities: a meta-analysis. Am J

Med 1991;90:711–16.

96  Newman M, Auerbach R, Feiner H, et al. The role of liver biopsies in psoriatic patients receiving long-term methotrexate treatment. Improvement in liver abnormalities after cessation of treatment. Arch Dermatol 1989;125:1218–24.

97  Roenigk HH Jr, Auerbach R, Maibach HI, et al. Methotrexate guidelines – revised. J Am Acad Dermatol 1982;6:145–55.

98  Sánchez-Osorio M, Duarte-Rojo A, Martinez-Benitez B, et al. Anabolic–androgenic steroids and liver injury. Liver Int 2008;28:278–82.

99  Ishak KG. Hepatic lesions caused by anabolic and contraceptive steroids. Semin Liver Dis 1981;1: 116–28.

100  Ishak KG, Irey NS. Hepatic injury associated with the phenothiazines. Clinicopathologic and follow-up study of 36 patients. Arch Pathol 1972;93:283–304.

101  Zimmerman HJ, Ishak KG. Hepatic injury due to drugs and toxins. In: MacSween RNM, Burt AD, Portmann BC, et al., editors. Pathology of the Liver. 4th ed. Edinburgh: Churchill Livingstone; 2002. p. 621 [chapter 14].

102  Degott C, Feldmann G, Larrey D, et al. Drug-induced prolonged cholestasis in adults: a histological semi-quantitative study demonstrating progressive ductopenia. Hepatology 1992;15:244–51.

103  Desmet VJ. Vanishing bile duct syndrome in drug-induced liver disease. J Hepatol 1997;26(Suppl. 1):31–5.

104  Geubel AP, Nakad A, Rahier J, et al. Prolonged cholestasis and disappearance of interlobular bile ducts following chlorpropamide and erythromycin ethylsuccinate. Case of drug interaction? Liver 1988;8:350–3.

105  Lok ASF, Ng IOL. Prochlorperazine-induced chronic cholestasis. J Hepatol 1988;6:369–73.

106  Basset C, Vadrot J, Denis J, et al. Prolonged cholestasis and ductopenia following gold salt therapy. Liver Int 2003;23:89–93.

107  Bataille L, Rahier J, Geubel A. Delayed and prolonged cholestatic hepatitis with ductopenia after long-term ciprofloxacin therapy for Crohn's disease. J Hepatol 2002;37:696–9.

108  Dincsoy HP, Saelinger DA. Haloperidol-induced chronic cholestatic liver disease. Gastroenterology 1982;83:694–700.

109  Larrey D, Pessayre D, Duhamel G, et al. Prolonged cholestasis after ajmaline-induced acute hepatitis. J Hepatol 1986;2:81–7.

110  Ishii M, Miyazaki M, Yamamoto T, et al. A case of drug-induced ductopenia resulting in fatal biliary cirrhosis. Liver 1993;13:227–31.

111  Davies MH, Harrison RF, Elias E, et al. Antibiotic-associated acute vanishing bile duct syndrome: a pattern associated with severe, prolonged, intrahepatic cholestasis. J Hepatol 1994;20:112–16.

112  Richardet J-P, Mallat A, Zafrani ES, et al. Prolonged cholestasis with ductopenia after administration of amoxicillin/clavulanic acid. Dig Dis Sci 1999;44:1997–2000.

113  O'Donohue J, Oien KA, Donaldson P, et al. Co-amoxiclav jaundice: clinical and histological features and HLA class II association. Gut 2000;47:717–20.

114  Hautekeete ML, Horsmans Y, Van Waeyenberge C, et al. HLA association of amoxicillin–clavulanate-induced hepatitis. Gastroenterology 1999;117:1181–6.

115  Ryley NG, Fleming KA, Chapman RWG. Focal destructive cholangiopathy associated with amoxycillin/clavulinic acid (Augmentin). J Hepatol 1995;23:278–82.

116  Mullick FG, Ishak KG, Mahabir R, et al. Hepatic injury associated with paraquat toxicity in humans. Liver 1981;1:209–21.

117  Yang C-J, Lin J-L, Lin-Tan D-T, et al. Spectrum of toxic hepatitis following intentional paraquat ingestion: analysis of 187 cases. Liver Int 2012;32:1400–6.

118  Baker AL, Rosenberg IH. Hepatic complications of total parenteral nutrition. Am J Med 1987;82:489–97.

119  Body JJ, Bleiberg H, Bron D, et al. Total parenteral nutrition-induced cholestasis mimicking large bile duct obstruction. Histopathology 1982;6:787–92.

120  Vanderstigel M, Zafrani ES, Lejonc JL, et al. Allopurinol hypersensitivity syndrome as a cause of hepatic fibrin-ring granulomas. Gastroenterology 1986;90:188–90.

121  Ishak KG, Zimmerman HJ. Drug-induced and toxic granulomatous hepatitis. Baillières Clin Gastroenterol 1988;2:463–80.

122  Lewis JH, Kleiner DE. Hepatic injury due to drugs, chemicals and toxins. In: Burt AD, Portmann BC, Ferrell LD, editors. MacSween's Pathology of the Liver. 5th ed. Edinburgh: Churchill Livingstone/Elsevier; 2007. p. 649–760.

123  Reshamwala PA, Kleiner DE, Heller T. Nodular regenerative hyperplasia: not all nodules are created equal. Hepatology 2006;44:7–14.

124  Hubert C, Sempoux C, Horsmans Y, et al. Nodular regenerative hyperplasia: a deleterious consequence of chemotherapy for colorectal liver metastases? Liver Int 2007;27:938–43.

125  De Bruyne R, Portmann B, Samyn M, et al. Chronic liver disease related to 6-thioguanine in children with acute lymphoblastic leukaemia. J Hepatol 2006;44:407–10.

## 扩展阅读

Aithal PG, Day CP. The natural history of histologically proved drug induced liver disease. Gut 1999;44:731–5.

deLemos AS, Foureau DM, Jacobs C, et al. Drug-induced liver injury with autoimmune features. Semin Liver Dis 2014;34:194–204.

Goodman ZD. Drug hepatotoxicity. Clin Liver Dis 2002;6:381–98.

Hoofnagle JH, Serrano J, Knoben JE, et al. LiverTox: a website on drug-induced liver injury. Hepatology 2013;57:873–4.

Kaplowitz N, DeLeve LD. Drug-Induced Liver Disease. 3rd ed. Waltham, MA: Academic Press; 2013.

Kleiner DE, Chalasani NP, Lee WM, et al. Hepatic histological findings in suspected drug-induced liver injury: systemic evaluation and clinical associations. Hepatology 2014;59:661–70.

Larrey D. Drug-induced liver diseases. J Hepatol 2000;32(Suppl. 1):77–88.

Leise MD, Poterucha JJ, Talwalkar JA. Drug-induced liver injury. Mayo Clin Proc 2014;89:95–106.

Lewis JH, Kleiner DE. Hepatic injury due to drugs, herbal compounds, chemicals and toxins. In: Burt AD, Portmann BC, Ferrell LD, editors. MacSween's Pathology

of the Liver. 6th ed. Edinburgh: Churchill Livingstone/
Elsevier; 2012. p. 645–760.

Navarro VJ, Senior JR. Drug-related hepatotoxicity. N Engl J
Med 2006;354:731–9.

Ramachandran R, Kakar S. Histological patterns in
drug-induced liver disease. J Clin Pathol 2009;62:481–92.

Stricker GHC. Drug-Induced Hepatic Injury. 2nd ed.
Amsterdam: Elsevier; 1992.

Watkins PB, Seeff LB. Drug-induced liver injury: summary of a
single topic clinical research conference. Hepatology
2006;43:618–31.

Zimmerman HJ. Hepatotoxicity: The Adverse Effects of Drugs
and Other Chemicals on The Liver. Philadelphia, PA:
Lippincott Williams & Wilkins; 1999.

# 第 9 章

# 慢 性 肝 炎

## 定义及病因

慢性肝炎是引起肝功能持续异常的一种常见原因[1],许多肝硬化和肝细胞癌也都是在慢性肝炎的背景下发展而来[2]。有转氨酶升高或者病毒标志物阳性的持续性肝损害超过 6 个月称为慢性肝炎[3]。这个定义虽然是人为的,但有助于确立急性和慢性肝炎研究的分界线。然而在实践中,这条界限不总是容易划分的,因为急性自限性肝炎有时可持续 6 个月以上,而且慢性肝炎有时呈急性或者不定时发作。许多慢性肝病都存在有炎症成分,而"慢性肝炎"这一术语常限用于几个病因(框 9.1)。大多数慢性肝炎的病理学特征:基本病变是以汇管区为基础的慢性炎症,有时有不同程度的汇管区周围界面性肝炎和 / 或小叶坏死性炎症。特征如界面性肝炎、淋巴细胞浸润,有时在其他疾病例如原发性胆汁性肝硬化和原发性硬化性胆管炎中也可见到(详见第 5 章)。因此,为了明确起见,诊断慢性肝炎应当包括尽可能的病因。

| 框9.1 慢性肝炎的基本病因 |
| --- |
| 乙型肝炎,伴或不伴丁型肝炎病毒感染 |
| 丙型肝炎 |
| 自身免疫性肝炎 |
| 药物性肝炎 |
| 威尔逊(Wilson)病 |
| $\alpha_1$- 抗胰蛋白酶缺乏症 |

## 分类及命名

慢性肝炎目前的分类包括三项:病因学诊断、坏死炎症分级和纤维化 - 肝硬化分期。以此取代了旧的分类:慢性持续性肝炎、慢性活动性肝炎和慢性小叶性肝炎[4,5]。这一分类的病因是第一位,因为在任何一次肝活检中呈现的慢性肝炎反应有不同的病理生理学途径,如病毒动力学或免疫系统的活动(或静止)。这一分类系统用于肝活检报告,为单线诊断形式。例如,慢性乙型肝炎轻度活动和轻度汇管区周围纤维化[ 分级 2,分期 2($G_2S_2$)]。几个用于半定量分级分期的评分系统将在本章的最后详细讨论。

## 肝活检在慢性肝炎的应用

肝活检在诊断或治疗慢性肝炎患者中依然起着重要的作用[6~9]。可以指导决定何时候开始治疗和停止[10],对于有多种病因的,例如,合并非酒精性脂肪性肝病的慢性丙型肝炎患者,或伴地中海贫血的病毒性肝炎患者,活检可能有助于确定它们的相对重要性。有时可在肝硬化形成之前发现大细胞性、小细胞性改变(异型增生),可能是预测肝细胞癌的征兆,将在后面第10章讨论。框9.2列出了慢性肝炎需要做肝活检的可能原因。

## 慢性肝炎的组织学特征

### 汇管区的变化

大部分小的汇管区有不同程度的淋巴细胞伴少量的浆细胞及偶尔见中性粒细胞浸润(框9.3),也常见少量嗜酸性粒细胞。淋巴细胞聚集及具有生发中心的淋巴滤泡在丙型肝炎常见,但不仅仅见于丙型肝炎。大的汇管区比末端小汇管区受影响较少,这点在评估肝炎严重程度中必须考虑进去。

在最轻度的慢性肝炎,炎性细胞浸润局限于汇管区(图9.1),汇管区边缘保持完整。在较严重的慢性肝炎,炎症浸润至邻近肝实质。在轻度慢性肝炎中,汇管区常扩大并见短纤维间隔从汇管区向外伸出(图9.2)。这些及其他一些结构改变用网状纤维及胶原纤维染色容易评价。小叶间胆管可能受损,表现为上皮细胞不整齐,空泡形成及淋巴细胞浸润。

### 肝实质的变化

#### 汇管区周围病变:界面性肝炎

除了最轻的所有慢性肝炎,炎症浸润从汇管区扩散到邻近肝实质并出现肝细胞的损伤(图9.3,图9.4)。这种界面性肝炎(碎屑样坏死)的病理过程很容易从围绕汇管区的肝细胞界板不规整识别出来。现在倾向于应用界面性肝炎这一术语,而不用早先使用的碎屑样坏死,因为有证据表明被累及的更可能是肝细胞凋亡而不是坏死[11,12]。但是由于这两个病理过程具有一些共同的特点[13],细胞凋亡

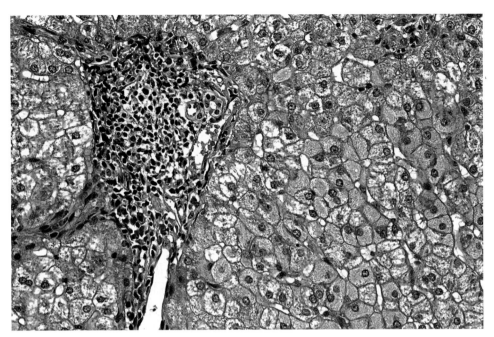

图 9.1 慢性乙型肝炎,轻度 汇管区重度淋巴细胞浸润,但未超越汇管区的边界,肝细胞界板完整,无界面性肝炎。一些肝细胞呈毛玻璃样改变。(针刺活检,HE)

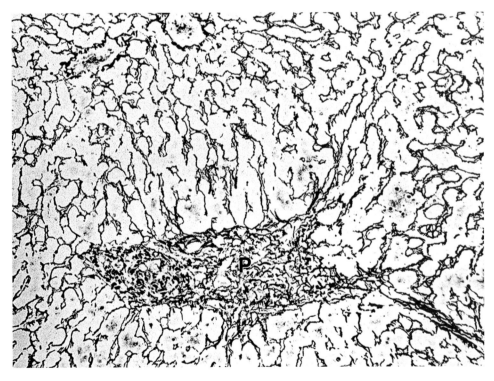

图 9.2 慢性肝炎 轻度扩大的汇管区(P)延伸出短的纤维隔,但仍保持正常结构关系。(针刺活检,网状纤维染色)

图 9.3　界面性肝炎　与上缘相比,汇管区下缘由于炎细胞浸润和肝细胞缺失而变得模糊不清。(针刺活检,HE)

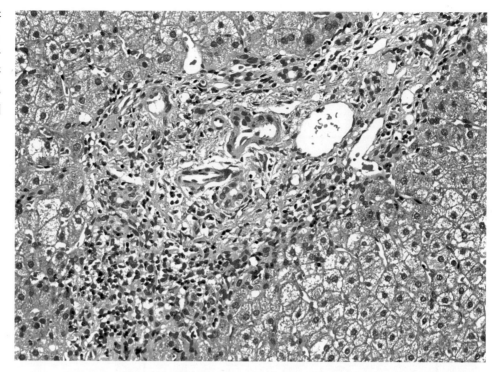

图 9.4　界面性肝炎　图 9.3 的高倍放大,淋巴细胞浸润于存活的肝细胞之间,汇管区和肝实质之间界面不规整。(针刺活检,HE)

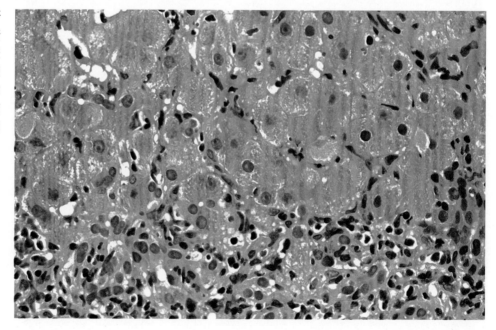

和坏死在慢性病毒性肝炎中的相关作用尚未完全弄清楚。

最轻的界面性肝炎可以通过汇管区周围肝实质中出现淋巴细胞浸润及肝细胞损伤来识别。较严重的病例,在炎症细胞浸润中看到陷入的存活肝细胞(图9.5),并见从汇管区伸出纤维间隔(图9.6)。在肝硬化的病例中,界面炎症可

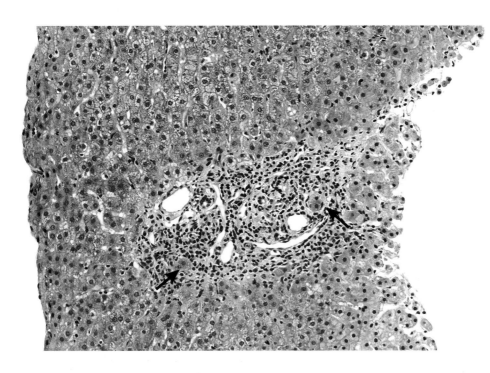

图 9.5 慢 性 肝 炎轻,中度 汇管区下缘显示界面性肝炎,在炎性细胞浸润中间有陷入的肝细胞(箭头)。(针刺活检,HE)

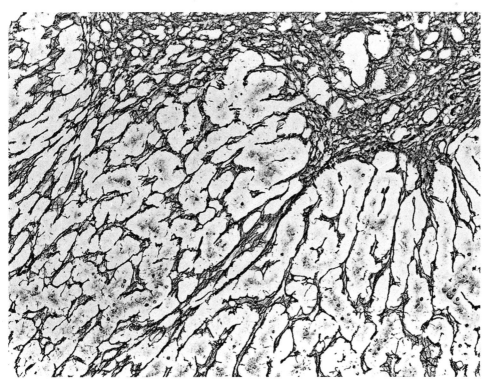

图 9.6 慢 性 肝 炎伴纤维化 纤维组织从汇管区伸入肝实质。(针刺活检,网状纤维染色)

见于结节和间隔的边缘而不是在汇管区周围(见图 10.19);然而无论哪种情况,肝脏炎性病变累及的都是结缔组织和肝实质之间的界面。

界面性肝炎无论它的确切位置,其变化不仅在于严重程度,而在于累及界面的范围。这将在一些分级系统中考虑。有严重的界面性肝炎和肝细胞损伤时,汇管区周围的祖细胞活化产生细胆管反应(增生的细胆管)[14]。在这种情况下,由于汇管区周边慢性炎细胞和细胆管反应相结合导致了汇管区边缘模糊(图 9.7)。在细胆管附近出现的散在中性粒细胞浸润是由细胆管细胞表达的细胞因子介导的,为细胆管反应正常的组成成分[15],不要误以为胆道梗阻、胆管炎或是药物反应引起的。

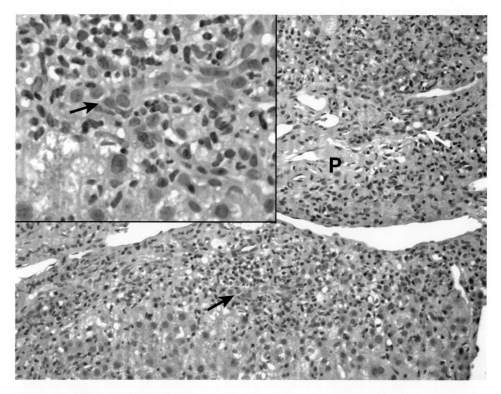

图 9.7　重度慢性肝炎的细胆管反应　汇管区(P)上下扩大,见重度界面性肝炎。白色箭示固有的胆管。底部界面性肝炎的不规则边界内见细胆管反应。插图为其中一处放大图,在淋巴浆细胞界面性肝炎区,散在的中性粒细胞围绕并浸润扁平的细胆管。(箭示)(针刺活检,HE)

## 肝小叶病变

在肝实质的深部,有不同程度的肝细胞损伤和炎症,有时称为小叶性病变或小叶性肝炎。最常见的形式是局灶性坏死,但也可见到融合性和桥接坏死。全小叶性坏死在慢性肝炎中极为少见。不伴有扩大的汇管区和汇管区周围炎症的重度小叶性肝炎也不常见[16]。小叶性肝炎的严重程度与祖细胞的聚积相关[17]。

灶性(点状)坏死是指肝细胞脱失区域伴淋巴细胞、巨噬细胞及其他细胞的浸润。每个点状坏死灶占的空间通常相当于 4~5 个肝细胞(图 9.8)。较大范围的肝细胞脱失被称为融合性坏死(见第 4 章)。就像在急性肝炎中那样,桥接坏死是指

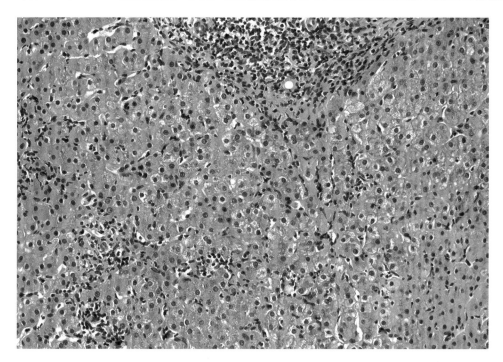

图 9.8 慢 性 肝炎肝小叶活动性病变 呈簇的炎细胞遍布于小叶内,部分伴肝细胞脱失。图上部为炎症汇管区(针刺活检,HE)

连接血管结构之间的融合性坏死或塌陷,通常限用于汇管区到中央静脉之间的桥接。

严重的小叶性肝炎常伴有尚存活的肝细胞。形成小圆形或卵圆形腺样簇团,被称为肝炎花结(hepatitic rosettes)(图 9.9)。肝炎花结与胆汁淤积性花结不同(见第 4 章),它们埋于结缔组织内,很可能是肝实质内塌陷和炎症区陷落的肝细胞增生形成的。

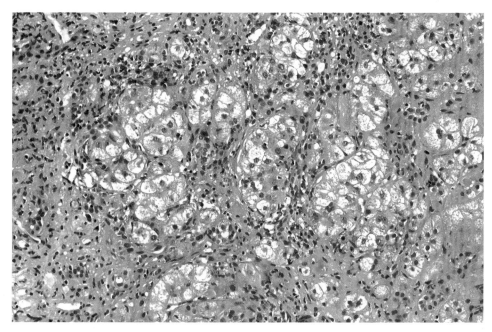

图 9.9 重 度 慢性肝炎,伴花结形成 肝实质结构已完全破坏。存活的肝细胞形成腺样花结,它们被塌陷的桥样组织和炎细胞分隔。(针刺活检,HE)

少数慢性肝炎患者中,部分肝细胞融合成像新生儿肝炎那样的多核巨细胞(图9.10)。这种现象在成人中被称为婴儿后巨细胞转化(postinfantile giant-cell transformation);它偶尔见于自身免疫性肝炎(AIH)和慢性丙型肝炎(伴或不伴 HIV 合并感染)[18,19],通常只见于中央静脉周围区。

图 9.10 慢性肝炎婴儿后巨细胞转化 中央静脉周围受累的肝细胞体积增大,淡染有多个核(箭示)。在成年人中,可见于自身免疫性肝炎和慢性丙型肝炎(合并或不合并 HIV)。(针刺活检,HE)

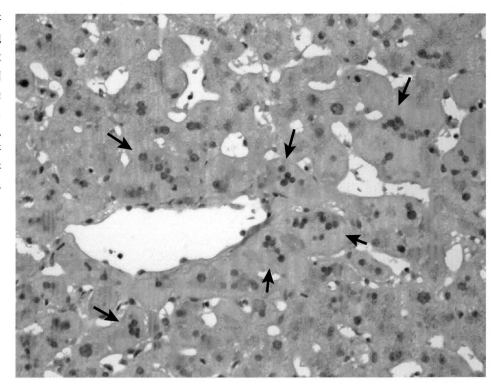

慢性肝炎的其他肝细胞改变包括脂肪变性、铁质沉着病、嗜酸性细胞改变。脂肪变性常见于慢性丙型肝炎,将在有关章节进一步讨论。铁质沉着病有时是局灶性的[20],大量肝细胞铁质沉积应该考虑遗传性血色病,但是铁质沉着不一定有 HFE 基因突变[21]。嗜酸性细胞改变是肝细胞内大量线粒体密聚的结果,出现密集的嗜酸性粒细胞[22,23],致肝细胞呈颗粒状深伊红染色(图9.11)。这些嗜酸性变细胞在肝炎花结内最常见。细胞内线粒体增生,可能是对线粒体 DNA 功能障碍的代偿性反应[24]。虽然扩张的毛细胆管出现胆汁栓塞在慢性肝炎中不常见。但这种类型的胆汁淤积可能是慢性肝炎急性加重的结果,另外药物性肝毒也可能引起。

在一些慢性病毒性肝炎或 AIH 患者中,可见独特的嗜酸性粒细胞。在肝窦内皮细胞内可见 D-PAS 染色阳性的包涵体[25](图9.12),这种包涵体含有免疫球蛋白[26]。

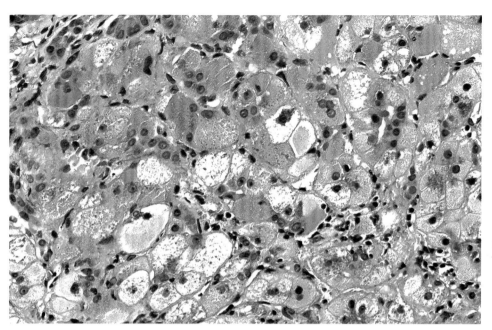

图 9.11 慢性肝炎嗜酸性细胞形成 重度慢性肝炎的一些肝细胞,细胞质出现显著嗜酸性颗粒。另一些出现毛玻璃样改变。(针刺活检,HE)

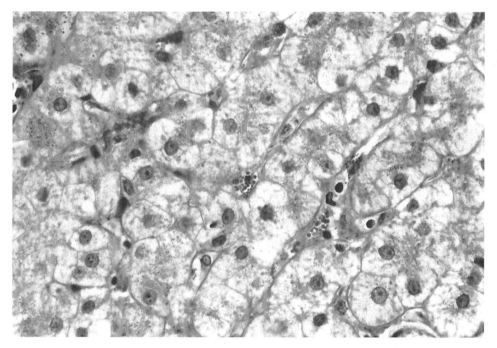

图 9.12 肝窦内内皮细胞包涵体 慢性丙型肝炎,内皮细胞内可见多个小颗粒状包涵体。(针刺活检 D-PAS 染色)

## 慢性肝炎的病因

### 慢性乙型肝炎和慢性丁型肝炎

患有慢性乙型肝炎的成人和儿童都经历过 HBV 感染的自然过程(自然史)[27,28]。根据所发现的血清学、组织学和免疫组织化学的特点,标志有不同的阶段(期)[29]。感染初期为免疫耐受期,血清中有高水平的乙肝病毒 HBV-DNA。乙型肝炎 e 抗原(HBeAg)阳性,抗 -HBe 阴性。在肝活检中界面性肝炎和小叶性肝炎两种组织学变化虽都可能看到,但组织学活动度不一。最常见低水平活动性病变,表面抗原(HbsAg)在毛玻璃样变肝细胞内最丰富(图 9.13)。这一感染期毛玻璃样细胞单个散在于整个肝实质中。毛玻璃这一名称是源于肝细胞质中心部分呈细颗粒状淡染,其中含有丰富的内质网和乙肝表面抗原,其他细胞器位于细胞的周边,而且由一环状空晕将其与玻璃样变区分开。乙肝表面抗原可以通过免疫组织化学染色(图 9.14)和地衣红或维多利亚蓝特染方法显示出来。乙肝表面抗原在毛玻璃样细胞中含量最丰富,并且也可以在没有毛玻璃样特征的肝细胞膜上或膜下部位见到。毛玻璃样肝细胞应与先前一节描述的嗜酸性变细胞和由药物诱发的内质网肥大相鉴别(图 8.1),应与氨基氰中毒(第 8 章)、拉福拉肌痉挛性癫痫(Lafora 病)、肝移植患者的免疫抑制剂治疗(第 16 章)和纤维蛋白原贮积病中的肝细胞包涵体相区别[30]。结合临床表现和免疫染色识别 HBsAg,则不易产生混淆。

核心抗原(HBcAg)也可通过免疫组织化学染色法来显示(图 9.14)。它主要位于肝细胞核,当肝细胞坏死性炎症活动度较高时,亦可见于细胞质。核染色阳性与病毒载量高相关[31]。含有大量的核心蛋白的细胞核在 HE 染色切片中呈均质淡染,被称为"沙样"核[32](图 9.15)。

**图 9.13 慢性乙型肝炎中毛玻璃样细胞** 在许多肝细胞的细胞质中心区,出现均质的毛玻璃样改变,在一些毛玻璃样改变周围可见空晕。(针刺活检,HE)

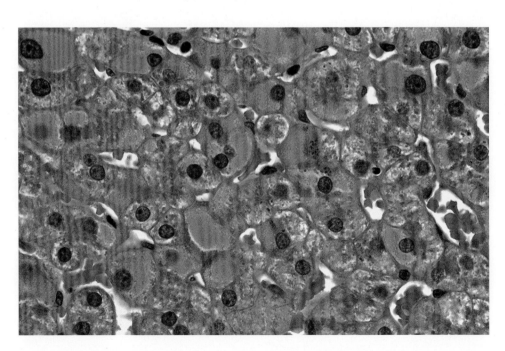

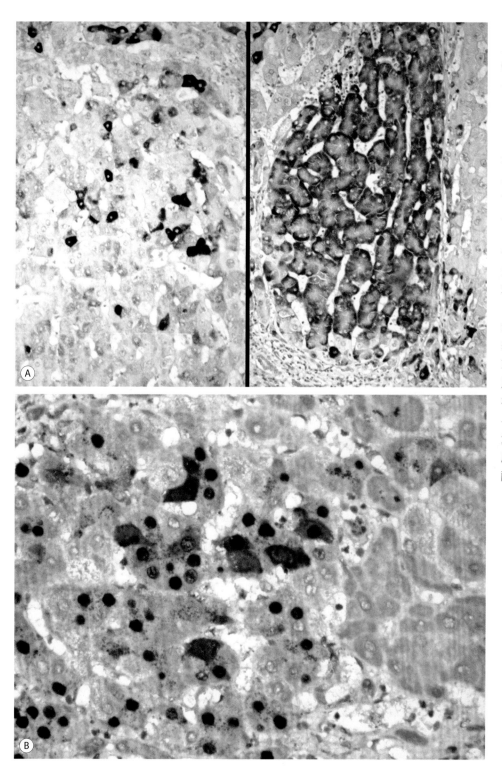

图 9.14 乙型肝炎表面抗原（HBsAg）和核心抗原（HBcAg）的免疫组织化学阳性染色 A.左图见于单个肝细胞出现细胞质 HBsAg 包涵体的特征；右图见于一群肝细胞内 HBsAg 包涵体。以上分别称为Ⅰ型和Ⅱ型毛玻璃样肝细胞。Ⅱ型毛玻璃样肝细胞认为与前 S2 基因缺失相关。B. HBcAg 除肝细胞质表达外，还有核内表达阳性，此与乙肝病毒活跃复制相符。（移植肝，免疫过氧化物酶染色）

图 9.15 乙型肝炎核心抗原的砂样细胞核 在慢性乙型肝炎中,受累的肝细胞核呈均质淡染(长箭所示)。表示核内存在许多乙肝核心抗原颗粒。图中也可见几个正常的肝细胞核(短箭所示),还有许多毛玻璃样肝细胞。(针刺活检,HE)

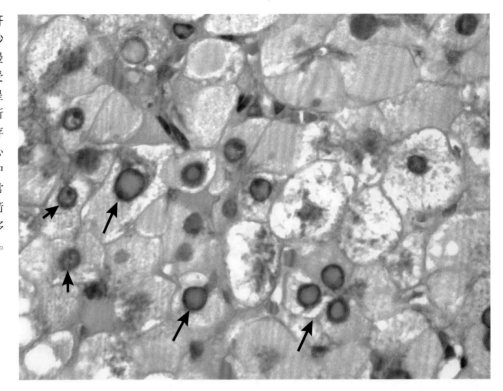

　　HBV 感染的免疫耐受期之后是免疫清除期,出现血清学转换,HBeAg 从血清中消失,出现抗 -HBe。免疫清除期长短不一,组织学病变活动度通常活跃。

　　第三个阶段,即病毒非(低)复制期,肝组织学病变活动通常被认为是低的,病毒复制的标志物亦低。然而,来自这一期患者的肝活检一项大型研究表明,大约有 1/3 表现出不同程度的界面性肝炎,而有时血清转氨酶水平正常[33]。小叶的活动性病变并不一定伴有汇管区或汇管区周围炎症。毛玻璃样肝细胞在晚期的复制期和非复制期可能聚集为灶状,免疫组织化学染色显示在肝细胞边缘和 / 或细胞膜下 HBsAg 呈十分密集的阳性表达(图 9.14A),表明 HBV 形成突变体,为前 S2 基因编码的前 S2 包膜蛋白缺失[34,35]。这些缺失不但对免疫攻击提供防护,而且还能增强细胞增殖能力,易于发生肝细胞癌。

　　病毒复制再激活和组织学活动病变是很常见的,可能与化疗[35a]、应用免疫调节剂,或病毒突变体的出现相关。这些突变体中,有的缺少 HBeAg 表达,尽管 HBeAg 抗原阴性和抗 -HBe 阳性,但组织学活动度意外增高。

　　最终,在少数慢性 HBV 感染的患者中,HBsAg 转为阴性,血清中出现抗 -HBs。但少数患者的血清和肝组织中,仍可以检测到少量 HBV-DNA。

　　复杂的演变过程并不像上面描述的那么简单有序,而是依据肝炎病程的严重程度和时间长短,以极其多样的肝纤维化程度为标志。肝硬化可以发生在任何阶段,尤其是那些同时有丙型肝炎病毒(hepatitis C virus,HCV)、丁型肝炎病毒(hepatitis D virus,HDV)等其他病毒感染的 HBV 患者[36]。

　　慢性乙型肝炎除了有毛玻璃样肝细胞和 HBV 抗原之外,乙型肝炎还有一些别的特征性改变。肝细胞核的大小和形状的显著变化已经被描述[37];肝实质细胞和淋巴细胞之间的密切接触,符合肝炎的免疫学性质[38]。其中淋巴细胞通常是CD8[+]细胞,而汇管区浸润的淋巴细胞则主要是CD4[+]淋巴细胞、B淋巴细胞和树突状细胞[39]。淋巴滤泡偶尔可以在汇管区见到,但远少于丙型肝炎[40]。

伴有丁型肝炎病毒感染的乙型肝炎,在第6章已经讲述了。除了肝移植术后,它的出现与相对较高的组织活动性病变相关。炎症并不局限于汇管区,可能会有大量炎症侵入汇管区周围和肝小叶深处。HDV免疫学染色阳性表示活动性感染(见图6.17)。当肝细胞核内有丰富的HDV时,"沙样"核的出现类似于乙型肝炎所见的核心蛋白产物[41]。同时出现HDV感染,其慢性长期性风险比单独的HBV感染更大,与肝病相关的死亡率增高[42]。一旦慢性乙型肝炎患者合并HDV感染发生了肝硬化,将有发生肝细胞癌的较大风险及死亡率[43]。20世纪70、80年代以来,由于对慢性乙肝肝炎病毒采取抑制措施,使HDV的感染率已有所下降[44]。

## 慢性丙型病毒性肝炎

全球超过1.7亿人感染慢性丙型肝炎[45],特别是肝炎发病后的几十年,直到发生肝硬化才威胁生命。快速进展为肝硬化相关的危险因素包括高龄[46]、男性、早期肝活检发现肝纤维化[47]、初次活检见高度坏死性炎症活动度[48]、铁质沉着(见下图病理学特征)、长期饮酒、既往HBV感染[49]和HIV感染[50]。丙肝病毒有6种不同的基因类型[51],它们影响疾病的严重程度,和对特效治疗的应答[52],其中2、3基因型对特效治疗应答最好。

应用肝活检处理HCV感染的患者,已成为一个广泛讨论的主题。目前致力于在某种程度上根据生化检测结果组成的公式取代肝活检检查[53,54],但是这些公式均不能准确地预测病理组织学改变[8,9]。正常或接近正常血清转氨酶值意味着有轻度病理组织学变化[55],然而发现有很大比例的患者存在严重的肝损伤,甚至肝硬化[56,57]。因此,一致认为肝活检目前仍然能继续提供其他方法得不到的有用信息[7,58,59]。

## 病理特征

单纯根据慢性丙型肝炎的组织学图像虽然不能完全确诊,但它是很具有特征的[40,60](框9.4)。汇管区富含淋巴细胞浸润,并常呈聚集状或形成淋巴滤泡,有的淋巴滤泡可见生发中心(图9.16)。这些淋巴滤泡用网状纤维染色容易识别(图9.17)。淋巴滤泡并不仅限于丙型肝炎,也见于乙型肝炎、自身免疫性肝炎、原发性胆汁性肝硬化,但在丙型肝炎中尤其显著。如同急性肝炎,在淋巴细胞浸润内或一侧可见到损伤的小叶间胆管。表现为:空泡化、复层化、细胞排列紊乱和淋巴细胞浸润[61]。在胆管上皮细胞及胆汁中,证明有丙肝病毒[62]。胆管损伤是偶尔的,并不总是与临床所见的胆汁淤积过程相关,罕见的胆管缺失也曾有

| 框9.4　具有自身免疫性肝炎特点的其他疾病 |
| --- |
| 药物性肝毒性(如米诺环素,呋喃妥因) |
| 慢性丙型肝炎 |
| HIV患者免疫重建 |
| 其他自身免疫疾病的转变(如原发性胆汁性肝硬化) |
| 重叠综合征(自身免疫性肝炎/原发性胆汁性肝硬化,自身免疫性肝炎/原发性硬化性胆管炎) |
| 肝移植后 |
| 慢性丙型肝炎复发 |
| 慢性丙型肝炎干扰素治疗后复发 |
| 新发自身免疫性肝炎 |
| 迟发的同种免疫排斥 |

图 9.16 **慢性丙型肝炎** 汇管区（左上）内被大量淋巴细胞浸润，并向相邻组织不规则扩展。已形成伴有生发中心的淋巴滤泡。(针刺活检,HE)

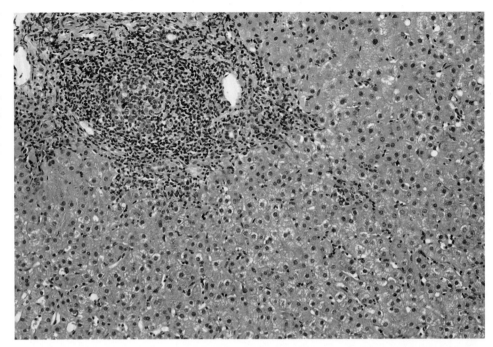

图 9.17 **慢性丙型肝炎** 汇管区明显的淡染区为淋巴滤泡。(针刺活检,网状纤维染色)

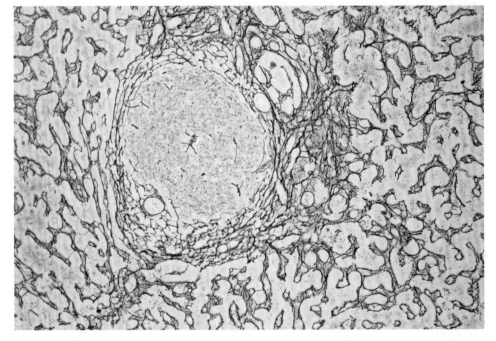

报告[63,64]。

　　小叶内变化通常包括肝细胞的嗜酸性变、嗜酸性小体形成，已在第6章讲述。不常见融合性坏死。一些肝活检标本见肝窦内淋巴细胞局灶性或弥漫性浸润，呈现串珠样形状，似单核细胞增多症感染。小叶内或汇管区偶见上皮样细胞肉芽肿和脂质肉芽肿[65,66,66a]，汇管区周围肝细胞内可见凝集物像Mallory-Denk小体[67]。在偏振光显微镜下看到肝组织有滑石粉样结晶，是静脉吸毒者特异而非敏感的指标[68]。

　　常见铁质沉着，即使缺少HFE基因突变的遗传性血色病，它可能影响疾病的进展[69,70]。铁不仅在肝细胞内，而且也在巨噬细胞、内皮细胞和汇管区见到[71,72]。

　　近来有大量文献报告，慢性丙型肝炎有显著的脂肪变性。正如前所述，慢性丙肝脂肪变性比其他类型的慢性肝炎更常见，而且更严重。它是疾病进展的一个危险因素[73,74]，也影响治疗。脂肪变性常与肥胖、糖尿病、长期饮酒等有关[65~78]。然而，感染了基因3型丙肝病毒感染[79,80]或偶尔其他基因型[81]，病毒似乎对脂变有直接作用，而且在成功的治疗后，脂变也得到改善[82,83]。脂肪变的发生机制可与病毒核心蛋白干扰脂蛋白装配和分泌有关[84]。除脂肪变性以外，脂肪性肝炎的特征如细胞周围纤维化也有过报告[85]。结节性多动脉炎是丙型肝炎很少见的并发症[85a]。

　　由于每个受感染的肝细胞所含丙肝病毒量少，因此，通过免疫组织化学法来开发可靠的及适用于临床的检测病毒量的方法受到限制，至少是在有免疫活性的患者中。尽管使用单克隆抗体对丙肝病毒包膜蛋白检测的结果已有文献报告[86]，但在日常诊断中应用免疫染色方法检测HCV目前仍达不到。

　　在疾病早期的活检中，肝炎通常是轻微的，很少有界面性肝炎或纤维化。随着时间的推移，纤维间隔从扩大的汇管区延伸，与血管结构相连接，汇管区纤维化相连在三维重建结构上呈现蹼样改变[87]。在儿童患者，中央静脉周围有细胞周围纤维化发生[88]。病毒的自然清除[89,89a]或针对感染的特异性治疗[90]可能会对肝纤维化和结构改变带来意想不到的改善。近来也有报告应用直接抗病毒药物治疗慢性丙型肝炎的肝毒性，发生急性肝炎的改变，表现肝小叶灶性坏死、汇管区及汇管区周围嗜酸性粒细胞、淋巴细胞和浆细胞浸润[90a]。

## 自身免疫性肝炎

　　自身免疫性肝炎的诊断主要依赖血清自身抗体和排除其他病因所致的慢性肝炎。血清自身抗体是区分不同类型自身免疫性肝炎的基础[91]。常见的自身抗体包括抗核抗体（anti-nuclear antibodies，ANA）、抗平滑肌抗体（anti-smooth-muscle antibodies，ASMA）、肝肾微粒体抗体（liver-kidney microsomal，LKM），其他非标准的抗体也可能出现，包括可溶性肝抗原（soluble liver antigen，SLA）、非典型核周性抗中性粒细胞胞浆抗体（peripheral antineutrophil cytoplasmic antibodies，pANCA）以及抗肝细胞溶质抗体[92~94]。另外，有35%以上患者在其他典型的AIH患者中可出现抗线粒体抗体（Antimitochondrial antibodies，AMAs），这些患者没有PBC临床表现持续多年[95]。组织学检查所见的重要性不仅在于确定诊断，而且也是作为与其他可能与AIH相混淆疾病的鉴别手段。因此，组织学成为评分系统中的一个组成部分，被应用于临床实践[96,97]。

尽管 AIH 没有特异性的组织学特点,但许多患者在治疗前具有特征性改变。病理显示活动性病变伴很多肝细胞损伤、汇管区界面和肝实质深处有重度淋巴细胞与浆细胞的浸润(图 9.18,图 9.19)。浆细胞在界面区呈簇状聚集十分显著,也可见嗜酸粒细胞[98]。淋巴滤泡不如慢性丙肝中突出。桥接坏死常见,存活的肝细胞形成肝炎花结(图 9.14)。在成人肝炎中出现显著的合胞体巨细胞(图 9.10),虽然不具有确诊价值,但总是提示有诊断 AIH 的可能性[99,100]。

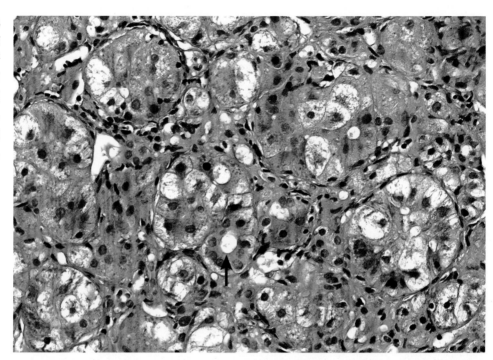

图 9.18 自身免疫性肝炎伴花结形成 圆形的肝细胞花结,一些可见腔(箭示),周围有压缩的肝窦、纤维组织和炎症细胞。(针刺活检,HE)

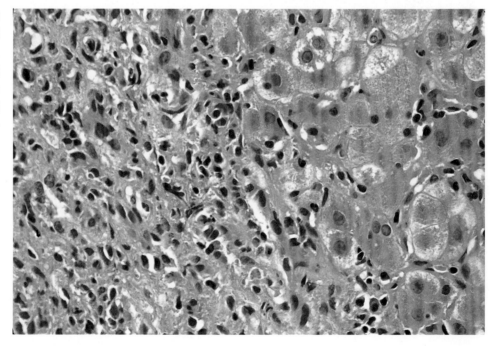

图 9.19 自身免疫性肝炎 炎症细胞包括浆细胞,从汇管区(左)向肝实质浸润,成为界面性肝炎病程中的一部分。(针刺活检,HE)

由于诊断 AIH 唯一典型的组织学图像难以见到,所以病理医师和临床医师之间的交流对于确保正确诊断是非常重要的[101]。浆细胞并非总是大量出现。一些患者肝炎症状较轻,一些则出现胆汁淤积、胆管损伤,甚至出现胆管缺失[102,103]。在成人中,AIH 需要与胆管损伤的原发性胆汁性肝硬化和相对少见的重叠综合征相鉴别(见第 5 章)。而在儿童中,AIH 通常与自身免疫形式的硬化性胆管炎相关[104,105]。

自身免疫性肝炎被认为是一种慢性疾病,但有时临床呈急性发病。在一项针对 26 位患者发病 6 个月内的活检研究中[106],大多数示有慢性炎症,少数肝硬化。然而,通过几种结缔组织染色仔细分析结缔组织间隔(见第 6 章),有些提示为近期发作快速发展的结节形成。而且少数自身免疫性肝炎患者,有不同的组织学特征,表现为小叶中央坏死或炎症,像急性肝炎一样[107~110](图 9.20)。这些病变见于中央静脉周围区,灶性肝细胞脱失和(或)凋亡,淋巴细胞聚集,伴或不伴浆细胞,通常肝窦内可见含蜡质样色素的库普弗细胞。小叶中央坏死炎症病变可能是 AIH 唯一的组织学所见,或伴有汇管区及汇管区周围淋巴浆细胞炎症。一些研究提示,肝小叶中央坏死炎症是 AIH 早期组织学改变,其后进展为典型的慢性 AIH,出现汇管区和汇管区周围区域病变。两种模式联合发生,提示疾病恶化,可导致中央到汇管区桥接坏死,甚至多小叶及大块坏死。

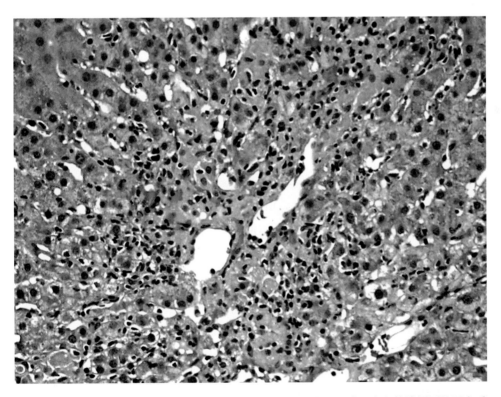

图 9.20　自身免疫性肝炎,伴小叶中央坏死和炎症组织学变异形式　中央静脉周围的肝实质内肝细胞脱失,很多炎性细胞浸润,包括淋巴细胞、浆细胞和呈簇状的含棕色蜡样质色素的库普弗细胞。肝小叶中央性坏死炎症可能是自身免疫性肝炎唯一的组织学所见,也可能合并汇管区炎症伴界面性肝炎。(针刺活检,HE)

自身免疫性肝炎患者通常对糖皮质激素治疗迅速应答。治疗后的活检结果显示炎症坏死过程都有不同程度的消散,有时纤维化甚至结构破坏也有显著的改善[111,112]。肝活检结果有助于确定糖皮质激素何时撤药是安全的[10]。浆细胞浸润的程度可以预测复发[113],组织学活动病变出现恶化与纤维化进展相关[114],因此,肝活检在患者治疗中继续起着重要的作用。

### 具有自身免疫性肝炎特点的其他疾病

与 AIH 极其相似的组织学改变可能出现于其他疾病(框9.4),有时伴有血浆自身抗体阳性及 γ- 球蛋白水平的升高。这些镜下改变及自身抗体的产生可以是由病毒感染而引发的(慢性丙型肝炎具有自身免疫性肝炎的特点[115]),某些药物的特异质性反应(呋喃妥因和米诺环素[116~117]、他汀类药物[118~119]、双氯氛酸[119]、黑升麻[120]),或在免疫抑制患者中发生药物相关的免疫调节改变(HIV 患者接受抗反转录治疗后免疫重建[121],见第 16 章)。在这些病例中,根据当前或者最近用药的文献综述,临床讨论如何解释与自身免疫性肝炎相似的特征。在疾病处理过程中,对自身抗体种类和滴度、γ- 球蛋白的水平以及肝活检改变等因素需要个体化综合考虑。

AIH 有与其他自身免疫性肝病发生重叠的可能性,例如与原发性胆汁性肝硬化、原发性硬化性胆管炎重叠[121a],已经在第 5 章讨论过。少见的情况,一种自身免疫性疾病可以随着时间转变为另外一种自身免疫性疾病,如原发性硬化性胆管炎演变为自身免疫性肝炎,这种演变可能为坏死的炎症加重,包括出现界面性肝炎和桥接坏死[122,123]。

## 慢性肝炎的鉴别诊断

肝活检中炎症局限于汇管区,需要考虑可能的疾病,包括有急性肝炎消退、局灶性病变附近的非特异性炎症、原发性胆汁性肝硬化和淋巴瘤。尽管在大多数慢性肝炎病例中,炎性细胞浸润的性质和慢性肝炎累及的大部分或全部汇管区的病变可以解决诊断问题,但也需要临床信息。

重症慢性肝炎需与急性肝炎鉴别,但有时是困难的,如第 6 章所讨论。弹力纤维染色可以区分新近形成的纤维桥和陈旧性的纤维间隔。急性肝炎中毛细胆管胆汁淤积常见,而在慢性肝炎中是不常见的。在有免疫应答的 HBV 感染患者中,出现含 HBsAg 的毛玻璃样肝细胞表明是慢性疾病。

其他需要考虑的更为严重的疾病,包括慢性胆道疾病,尤其是原发性胆汁性肝硬化和原发性硬化性胆管炎,$\alpha_1$- 抗胰蛋白酶缺乏症,Wilson 病,淋巴瘤和药物损伤。胆管缺失及汇管区周围铜结合蛋白的聚积提示胆管疾病而不是慢性肝炎。$\alpha_1$- 抗胰蛋白酶缺乏症可以通过适当的免疫组织化学染色确诊(见第 13 章),而 Wilson 病主要根据临床特点及生化检测结果来确诊(见第 14 章)。各种淋巴瘤的浸润通常是广泛而不规则的,并且可以发生坏死。药物引发的肝病有时与 AIH 极为相似,如上所述,亦可能充当诱发因素激活潜在的自身免疫。正如所有的肝病一样,将临床表现及组织学改变联系起来分析可以降低误诊的危险性。

# 半定量评分:分级与分期

评分系统目前被广泛地应用于治疗前评估肝脏病变、指导治疗、监测疗效和评价临床试验新疗法的效果。评分系统由两部分组成——分级和分期。其名称是从肿瘤学借鉴而来。分级是指肝的坏死炎症病变的得分,包括各种类型和程度的肝细胞损伤、炎症病变的部位和程度。分期指的是纤维化的程度和结构的改变,包括肝硬化的形成。在许多评分系统中,分级又细分为不同种类,如汇管区炎症、界面性肝炎、小叶性肝炎;而分期则由单一的量值表示。

纤维化的评价也可使用胶原的形态学测定来衡量[124,125]。这种方法可以精确测量每个单位面积的纤维组织量,但却没有将结构的改变,如结节的形成纳入计数之中。因此,分期和形态学描述应该视为相互补充的,而不是相互替代的。

计分系统是半定量而不是定量的,在这个意义上讲,计分通常是一个数字概念,而不是实际的测量值(计量)。评分是对肝活检中各种相关组织学特点的主观评价,计分的分配因观察者之间的个人经验和偏见不可避免地会有所差异。因此,在不同时间或者不同观察者之间,所得计分不能直接用于比较,这限制了计分应用于常规病理报告。

在着手计分之前,病理医师需仔细考虑为什么需要评分,这将有助于为特定的目的或者项目选择最为合适的计分系统。例如,如果需要确定一个特定患者的慢性肝炎是轻度、中度还是重度,一个简单的系统就足够了,并且比复杂系统更为有优势,因为后者容易出现观察者本身或观察者与观察者之间的差异,而且也更费时。另一方面,如果活检的目的是评估一个新的临床实验治疗方案,则一个复杂的系统更为合适。一个复杂的系统不仅能分析病变的整体严重性,而且能分析个体化特点,如界面性肝炎和小叶炎性活动度。框 9.5 列举的是两个简单系统[126,127]。METAVIR[128]组提出的简单的分期系统见框 9.6 和表 9.1。更为复杂且广泛应用的是 Ishak 系统[128],它来源于早期 Knodell 组织学活动指数(HAI)[129],见表 9.2。分级和分期的示例见图 9.21 和图 9.22。

特定研究的结果可以通过一般方法与另一个方法相对比,但由于评分的主观性,数字本身不能直接用来比较或者组合。因此在一定程度上,每个研究都是独立的,每个观察者可以根据自己的研究目的修改评分系统,比如评价脂肪变性的评分系统,如果需要可以设计并添加铁质沉着或胆管损伤的评分标准。

多个观察者合作观察时可以提高评分的重现性[130]。那么,为了确保所有观察者对同一个特征的评分标准达成一致意见,应该使用多头显微镜进行初步讨论。在研究结束时,多个观察者之间的差异可以通过在镜下共同讨论来解决。在临床试验中,为了测试观察者自身存在的差异,重新评估一定比例的活检标本是有益的。评分应该由相同的观察者或全部观察者得出,并且通常在无临床资料的情况下做出。

**框 9.5 慢性肝炎的简单评分系统**

**分级**

**汇管区炎症和界面性肝炎**

0 无或轻微病变

1 仅汇管区炎症

2 轻度或局限的界面性肝炎

3 中度或者广泛的界面性肝炎

4 重度和更广泛的界面性肝炎

**小叶活动性炎**

0 无

1 有炎症细胞但无肝细胞损伤

2 局灶坏死或凋亡

3 重度肝细胞损伤

4 损伤包括桥接融合性坏死

**分期**

0 无纤维化

1 纤维化局限于汇管区

2 汇管区周围或汇管区 - 汇管区间隔纤维化,但血管之间关系完整

3 纤维化伴肝结构扭曲但无明显肝硬化

4 可能或明确的肝硬化

来自 : Scheuer PJ. Classification of chronic viral hepatitis: a need for reassessment. *J Hepatol* 1991; **13**: 372–374.

**框 9.6 METAVIR 分期系统**

F0 无纤维化

F1 汇管区星芒状扩大,无纤维间隔形成

F2 汇管区扩大,稀少的纤维间隔形成

F3 很多纤维间隔形成,无肝硬化

F4 肝硬化

来自 : Bedossa P, Bioulac-Sage P, Callard P, et al. Intraobserver and interobserver variations in liver biopsy interpretation in patients with chronic hepatitis C. *Hepatology* 1994; **20**: 15–20.

表 9.1 METAVIR 运算

| 界面性肝炎(碎屑坏死)* | | 小叶坏死 + | | 总体组织学活动度 ++ |
|---|---|---|---|---|
| 0 | + | 0 | = | 0 |
| 0 | + | 1 | = | 1 |
| 0 | + | 2 | = | 2 |
| 1 | + | 0 | = | 1 |
| 1 | + | 1 | = | 1 |
| 1 | + | 2 | = | 2 |
| 2 | + | 0 | = | 2 |

续表

| 界面性肝炎(碎屑坏死)* | | 小叶坏死 + | | 总体组织学活动度 ++ |
|---|---|---|---|---|
| 2 | + | 1 | = | 2 |
| 2 | + | 2 | = | 3 |
| 3 | + | 0 | = | 3 |
| 3 | + | 1 | = | 3 |
| 3 | + | 2 | = | 3 |

\* 界面性肝炎计分 0(无),1(轻度),2(中度),3(重度)

\+ 小叶坏死计分 0(无或轻度),1(中度),2(重度)

\++ 总体组织学活动度计分 0(无),1(轻度),2(中度),3(重度)

来自:Bedossa P, Poynard T, the METAVIR cooperative study group. An algorithm for the grading of activity in chronic hepatitis C. *Hepatology* 1996; **24**: 289–293.

表9.2　Iskak 计分系统

| 分类 | 计分 |
|---|---|
| **分级(炎症活动度)** | |
| **汇管区周围及间隔周围界面性肝炎(碎屑样坏死)** | |
| 无 | 0 |
| 轻(灶状,占汇管区局部) | 1 |
| 轻/中(灶状,占汇管区大部) | 2 |
| 中(连续包绕多个汇管区或间隔周围 <50%) | 3 |
| 重(连续包绕多个汇管区或间隔周围 >50%) | 4 |
| **融合性坏死** | |
| 无 | 0 |
| 灶状坏死 | 1 |
| 一些区域内腺泡 3 带坏死 | 2 |
| 大多数区域腺泡 3 带坏死 | 3 |
| 腺泡 3 带坏死 + 偶见汇管区 - 中央静脉桥接坏死 | 4 |
| 腺泡 3 带坏死 + 多发汇管区 - 中央静脉桥接坏死 | 5 |
| 全腺泡或多腺泡坏死 | 6 |
| **灶性(斑状)溶解性坏死,凋亡及局灶性炎症 \*** | |
| 无 | 0 |
| 每 10 倍视野下有 <2 个坏死灶 | 1 |
| 每 10 倍视野下有 2~4 个坏死灶 | 2 |
| 每 10 倍视野下有 5~10 个坏死灶 | 3 |
| 每 10 倍视野下有 >10 个坏死灶 | 4 |
| **汇管区炎症** | |
| 无 | 0 |
| 轻度,部分或所有汇管区 | 1 |
| 中度,部分或所有汇管区 | 2 |
| 中度/重度,所有汇管区 | 3 |
| 重度,所有汇管区 | 4 |

续表

| 分类 | 计分 |
| --- | --- |
| **分期(纤维化程度)** | |
| 无纤维化 | 0 |
| 部分汇管区纤维化,有或无短的纤维间隔 | 1 |
| 大部分汇管区纤维化扩大,有或无短的纤维间隔 | 2 |
| 大部分汇管区纤维化扩大,偶见汇管区 - 汇管区桥接纤维化 | 3 |
| 汇管区扩大,伴明显的桥接纤维化［汇管区 - 汇管区之间及汇管区和(或)中央静脉之间 ］ | 4 |
| 显著桥接纤维化［汇管区 - 汇管区之间和汇管区和(或)中央静脉之间 ］,偶见再生结节(不完全肝硬化) | 5 |
| 可能或明确的肝硬化 | 6 |

\* 不包括肝窦炎性细胞弥漫性浸润

来自 : Ishak K, Baptista A, Bianchi L, et al. Histological grading and staging of chronic hepatitis. *J Hepatol* 1995; **22**: 696–699.

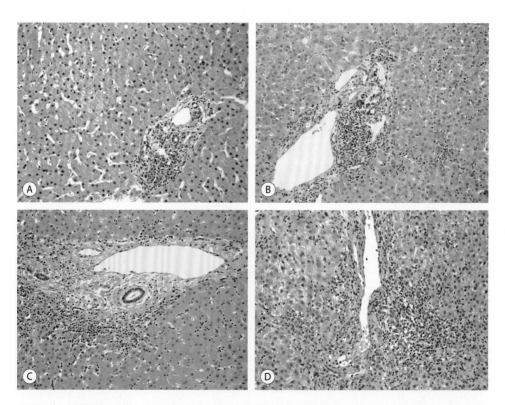

**图 9.21　慢性肝炎分级**　这四幅病理图显示的是慢性肝炎汇管区 / 汇管区周围炎症坏死;也有小叶炎性活动,但是通常情况下少见。A. 轻度活动度(1 级)炎症仅限于汇管区,无界面性肝炎,肝小叶实质是正常的。B. 轻度(2 级)局灶性界面性肝炎如图所示(右侧汇管区周围),除汇管区炎症活动外,右侧肝实质见少量坏死性炎症病灶。C. 中度(3 级)比 2 级范围广泛的界面性肝炎,但累及汇管区周径 <50%。在图片中,汇管区边缘的上方和右侧相对正常。D. 重度(4 级)汇管区弥漫性炎症浸润,显示周围一圈界面性肝炎。炎症活动度为 4 级时,重度界面炎几乎累及所有的汇管区,常伴有明显的小叶性炎性活动。(针刺活检,HE)

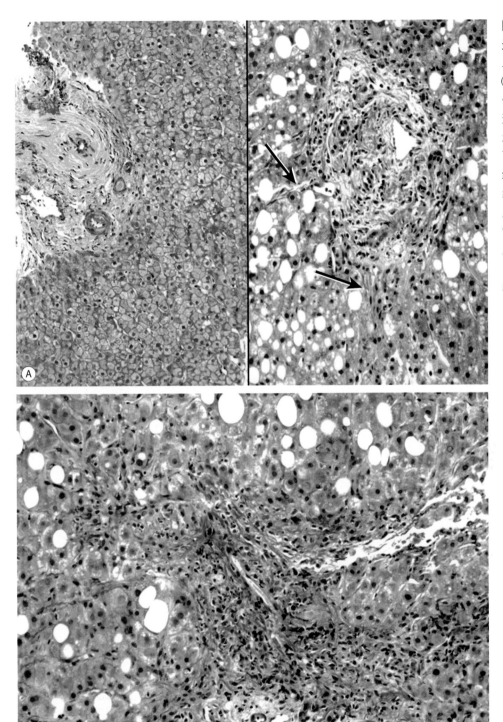

图 9.22 慢性肝炎的纤维化分期
A. 轻微纤维化（1 期）纤维化有时使一些汇管区圆形扩大（如左图所示）。在其他情况下，一些汇管区边缘出现短小的纤维束，但并不累及所有汇管区（右图箭头所示）。B. 轻度纤维化（2 期）由于汇管区周围纤维化，大多汇管区周围呈星芒状

图 9.22(续)

C. 广泛桥接纤维化伴结节样,但无肝硬化(3 期)。这个活检标本显示两块肝组织。两块组织左侧可见明显的汇管区 - 汇管区桥接纤维化,右侧汇管区呈星状瘢痕,肝实质结构更多保留。左侧可见发展中的肝实质结节。尚未完全形成肝硬化。D. 肝硬化(4 期)可见明显结构异常的再生结节被弥漫性纤维组织包绕。有时穿刺活检标本会包括肝硬化结节的一些碎片(箭示),从相邻的纤维间隔中分出。这种再生碎片,它们的边缘呈"四方形"或"平顶型"。(A & B,针刺活检:三色染色;C & D,细针活检:网状纤维染色)

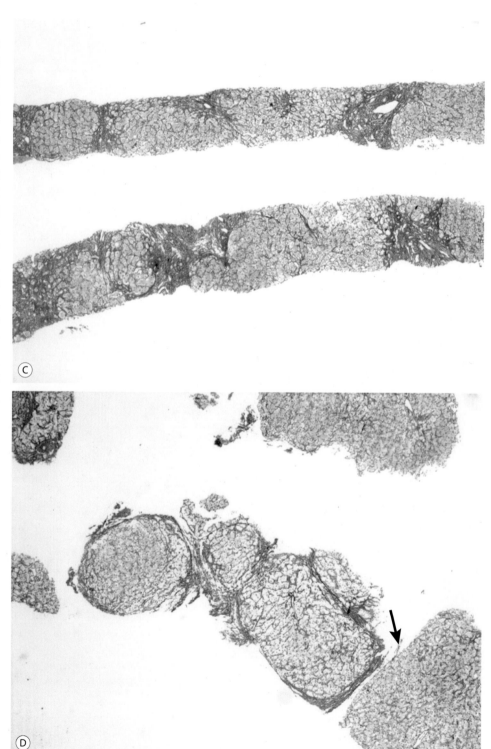

## 评分结果的解读

评估一组活检结果的得分所用的统计学方法必须是合适的分类数据(计数)。Lagging 等[131]使用的方法就是恰当的例子。一些分级系统被分为几类。在 Ishak 评分系统中,有界面性肝炎、融合性坏死、小叶活动性炎症和汇管区炎症四个部分,这四个类别中评分分别为 0~4 或 0~6,它们不是确切的线性关系,因此不能将四部分的得分像数学一样相加然后评价其结果。换句话说,任何特征的评分是 2,并不等同于两个 1 之和,或确认为是 4 的 1/2,而仅简单的代表一个介于 1~3 的计数。

然而,在临床实践和发表的期刊论文中总体分级评分的分数会被经常使用。在临床应用中,总分级得分可以大致表示该患者肝炎的严重程度,但是没有显示各自分类中相关炎症活动的信息。在一些研究新治疗方法的临床试验中,应用总分级得分进行评估可能会存在一定的误导性,因此应该对每个单独分级类别的治疗效果评分进行监测。

在应用评分系统时,应该记住活检标本差异的可能性[132]。在慢性丙型肝炎中,发现肝左叶和肝右叶的病理改变存在差异[133]。更加重要的是,细针穿刺进行活检的标本可能会有一定的误导性,最近的研究已经暴露了这个特殊问题。在一项利用影像学检查评估肝纤维化的研究中,当标本小于 25mm 长时,用影像学检查结果预测 METAVIR 纤维化评分的准确性会降低[124]。在另一项研究中,当标本小于 20mm 长,1.4mm 宽时,减少标本大小会低估疾病的严重程度[134]。根据这项研究,用细针穿刺活检所获标本进行评分,所得出的结果是不可靠的。另一组研究建议,细针穿刺活检仅适用于与 HCV 相关的弥漫性肝病的早期非纤维化病变[135]。然而并不是所有的研究者都认为细针穿刺活检不适用于进行分级和分期[136],但标本的大小无疑是至关重要的。

总之,许多因素会限制慢性肝炎计分的准确性[137]。所以,在应用中要关注这些因素的影响,尽量减少观察者之间的差异,并且给予这些结果恰当的解释,以确保分级和分期评分系统在临床实践和研究中的持续有效性。

(董蕾 译)

## 参考文献

1 Berasain C, Betes M, Panizo A, et al. Pathological and virological findings in patients with persistent hypertransaminasaemia of unknown aetiology. Gut 2000;47:429–35.
2 Hano H, Takasaki S. Three-dimensional observations on the alterations of lobular architecture in chronic hepatitis with special reference to its angioarchitecture for a better understanding of the formal pathogenesis of liver cirrhosis. Virchows Arch 2003;443:655–63.
3 Burt AD. Diseases of the Liver and Biliary Tract. Standardization of Nomenclature, Diagnostic Criteria, and Prognosis. New York: Raven Press; 1994.
4 Desmet VJ, Gerber M, Hoofnagle JH, et al. Classification of chronic hepatitis: diagnosis, grading and staging. Hepatology 1994;19:1513–20.
5 International Working Party. Terminology of chronic hepatitis, hepatic allograft rejection, and nodular lesions of the liver: summary of recommendations developed by an international working party, supported by the World Congresses of Gastroenterology, Los Angeles 1994. Am J Gastroenterol 1994;89:S177–81.
6 Andriulli A, Festa V, Leandro G, et al. Usefulness of a liver biopsy in the evaluation of patients with elevated ALT values and serological markers of hepatitis viral infection: an AIGO study. Dig Dis Sci 2001;46:1409–15.
7 European Association for the Study of the Liver. EASL Clinical Practice Guidelines: management of chronic hepatitis B virus infection. J Hepatol 2012;57:167–85.
8 European Association for the Study of the Liver. EASL Clinical Practice Guidelines: management of hepatitis C

virus infection. J Hepatol 2014;60:392–420.

9　Manns MP, Czaja AJ, Gorham JD, et al. AASLD Practice Guidelines. Diagnosis and management of autoimmune hepatitis. Hepatology 2010;51:2193–213.

10　Czaja AJ, Carpenter HA. Histological features associated with relapse after corticosteroid withdrawal in type 1 autoimmune hepatitis. Liver Int 2003;23:116–23.

11　Lau JYN, Xie X, Lai MMC, et al. Apoptosis and viral hepatitis. Semin Liver Dis 1998;18:169–76.

12　Oksuz M, Akkiz H, Isiksal F, et al. Expression of Fas antigen in liver tissue of patients with chronic hepatitis B and C. Eur J Gastroenterol Hepatol 2004;16:341–5.

13　Jaeschke H, Gujral J, Bajt M. Apoptosis and necrosis in liver disease. Liver Int 2004; 24: 85–9.

14　Eleazar JA, Memeo L, Jhang JS, et al. Progenitor cell expansion: an important source of hepatocyte regeneration in chronic hepatitis. J Hepatol 2004;39:552–6.

15　Isse K, Harada K, Nakanuma Y. IL-8 expressed by biliary epithelial cells is associated with neutrophilic infiltration and reactive bile ductules. Liver Int 2007;27:672–80.

16　Liaw YF, Chu CM, Chen TJ, et al. Chronic lobular hepatitis: a clinicopathological and prognostic study. Hepatology 1982;2:258–62.

17　Libbrecht L, Desmet V, Van Damme B, et al. Deep intralobular extension of human hepatic 'progenitor cells' correlates with parenchymal inflammation in chronic viral hepatitis: can 'progenitor cells' migrate? J Pathol 2000;192:373–8.

18　Protzer U, Dienes HP, Bianchi L, et al. Post-infantile giant cell hepatitis in patients with primary sclerosing cholangitis and autoimmune hepatitis. Liver 1996;16:274–82.

19　Micchelli STL, Thomas D, Boitnott JK, et al. Hepatic giant cells in hepatitis C virus (HCV) mono-infection and HCV/HIV co-infection. J Clin Pathol 2008;61:1058–61.

20　Lefkowitch JH, Yee HT, Sweeting J, et al. Iron-rich foci in chronic viral hepatitis. Hum Pathol 1998;29:116–18.

21　Martinelli AL, Filho AB, Franco RF, et al. Liver iron deposits in hepatitis B patients: association with severity of liver disease but not with hemochromatosis gene mutations. Gastroenterol Hepatol 2004;19:1036–41.

22　Lefkowitch JH, Arborgh BA, Scheuer PJ. Oxyphilic granular hepatocytes. Mitochondrion-rich liver cells in hepatic disease. Am J Clin Pathol 1980;74:432–41.

23　Gerber MA, Thung SN. Hepatic oncocytes. Incidence, staining characteristics, and ultrastructural features. Am J Clin Pathol 1981;75:498–503.

24　Tanji K, Bhagat G, Vu TH, et al. Mitochondrial DNA dysfunction in oncocytic hepatocytes. Liver Int 2003;23:397–403.

25　Iwamura S, Enzan H, Saibara T, et al. Appearance of sinusoidal inclusion-containing endothelial cells in liver disease. Hepatology 1994;20:604–10.

26　Iwamura S, Enzan H, Saibara T, et al. Hepatic

27　Broderick AL, Jonas MM. Hepatitis B in children. Semin Liver Dis 2003;23:59–68.

28　Boxall E, Sira J, Standish RA, et al. The natural history of hepatitis B in perinatally infected carriers. Arch Dis Child Fetal Neonatal Ed 2004;89:F456–60.

29　Fattovich G. Natural history and prognosis of hepatitis B. Semin Liver Dis 2003;23:47–58.

30　Callea F, De Vos R, Togni R, et al. Fibrinogen inclusions in liver cells: a new type of ground-glass hepatocyte. Immune light and electron microscopic characterization. Histopathology 1986;10:65–73.

31　Serinoz E, Varli M, Erden E, et al. Nuclear localization of hepatitis B core antigen and its relations to liver injury, hepatocyte proliferation, and viral load. J Clin Gastroenterol 2003;36:269–72.

32　Bianchi L, Gudat F. Sanded nuclei in hepatitis B: eosinophilic inclusions in liver cell nuclei due to excess in hepatitis B core antigen formation. Lab Invest 1976;35:1–5.

33　Ter Borg F, ten Kate FJ, Cuypers HT, et al. A survey of liver pathology in needle biopsies from HBsAg and anti-HBe positive individuals. J Clin Pathol 2000;53:541–8.

34　Wang H-C, Wu H-C, Chen C-F, et al. Different types of ground glass hepatocytes in chronic hepatitis B virus infection contain specific pre-S mutants that may induce endoplasmic reticulum stress. Am J Pathol 2003;163:2441–9.

35　Mathai AM, Alexander J, Kuo F-Y, et al. Type II ground-glass hepatocytes as a marker of hepatocellular carcinoma in chronic hepatitis B. Hum Pathol 2013;44:1665–71.

35a　Hsu C, Tsou H-H, Lin S-J, et al. Chemotherapy-induced hepatitis B reactivation in lymphoma patients with resolved HBV infection: a prospective study. Hepatoloy 2014;59:2092–100.

36　Mathurin P, Thibault V, Kadidja K, et al. Replication status and histological features of patients with triple (B, C, D) and dual (B, C) hepatic infections. J Viral Hepat 2000;7:15–22.

37　Bianchi L, Gudat F. Chronic hepatitis. In: MacSween RNM, Anthony PP, Scheuer PJ, et al., editors. Pathology of the Liver. 3rd ed. Edinburgh: Churchill Livingstone; 1994. p. 349–96.

38　Dienes HP, Popper H, Arnold W, et al. Histologic observations in human hepatitis non-A, non-B. Hepatology 1982;2:562–71.

39　van den Oord JJ, De Vos R, Facchetti F, et al. Distribution of non-lymphoid, inflammatory cells in chronic HBV infection. J Pathol 1990;160:223–30.

40　Scheuer PJ, Ashrafzadeh P, Sherlock S, et al. The pathology of hepatitis C. Hepatology 1992;15:567–71.

41　Moreno A, Ramón y Cahal S, Marazuela M, et al. Sanded nuclei in delta patients. Liver 1989;9:367–71.

42　Abiad H, Ramani R, Currie JB, et al. The natural history of hepatitis D virus infection in Illinois state facilities for the developmentally disabled. Am J Gastroenterol 2001;96:534–40.

43 Fattovich G, Giustina G, Christensen E, et al. Influence of hepatitis delta virus infection on morbidity and mortality in compensated cirrhosis type B. The European Concerted Action on Viral Hepatitis (Eurohep). Gut 2000;46: 420–6.

44 Rizzetto M. Hepatitis D: thirty years after. J Hepatol 2009;50:1043–50.

45 Poynard T, Ratziu V, Benhamou Y, et al. Natural history of HCV infection. Best Pract Res Clin Gastroenterol 2000;14:211–28.

46 Ghany MG, Kleiner DE, Alter H, et al. Progression of fibrosis in chronic hepatitis C. Gastroenterology 2003;124:97–104.

47 Ryder SD. Progression of hepatic fibrosis in patients with hepatitis C: a prospective repeat liver biopsy study. Gut 2004;53:451–5.

48 Fontaine H, Nalpas B, Poulet B, et al. Hepatitis activity index is a key factor in determining the natural history of chronic hepatitis C. Hum Pathol 2001;32:904–9.

49 Giannini E, Ceppa P, Botta F, et al. Previous hepatitis B virus infection is associated with worse disease stage and occult hepatitis B virus infection has low prevalence and pathogenicity in hepatitis C virus-positive patients. Liver Int 2003;23:12–18.

50 Poynard T, Mathurin P, Lai CL, et al. A comparison of fibrosis progression in chronic liver diseases. J Hepatol 2003;38:257–65.

51 Webster G, Barnes E, Brown D, et al. HCV genotypes – role in pathogenesis of disease and response to therapy. Best Pract Res Clin Gastroenterol 2000;14:229–40.

52 Roffi L, Redaelli A, Colloredo G, et al. Outcome of liver disease in a large cohort of histologically proven chronic hepatitis C: influence of HCV genotype. Eur J Gastroenterol Hepatol 2001;13:501–6.

53 Imbert-Bismut F, Ratziu V, Pieroni L, et al. Biochemical markers of liver fibrosis in patients with hepatitis C virus infection: a prospective study. Lancet 2001;357:1069–75.

54 Afdhal NH. Diagnosing fibrosis in hepatitis C: is the pendulum swinging from biopsy to blood tests? Hepatology 2003;37:972–4.

55 Persico M, Persico E, Suozzo R, et al. Natural history of hepatitis C virus carriers with persistently normal aminotransferase levels. Gastroenterology 2000;118:760–4.

56 Nutt AK, Hassan HA, Lindsey J, et al. Liver biopsy in the evaluation of patients with chronic hepatitis C who have repeatedly normal or near-normal serum alanine aminotransferase levels. Am J Med 2000;109:62–4.

57 Kyrlagkitsis I, Portmann B, Smith H, et al. Liver histology and progression of fibrosis in individuals with chronic hepatitis C and persistently normal ALT. Am J Gastroenterol 2003;98:1588–93.

58 Dienstag JL. The role of liver biopsy in chronic hepatitis C. Hepatology 2002;36:S152–60.

59 Rockey DC, Caldwell SH, Goodman ZD, et al. Liver biopsy. Hepatology 2009;49:1017–44.

60 Bach N, Thung SN, Schaffner F. The histological features of chronic hepatitis C and autoimmune chronic hepatitis: a comparative analysis. Hepatology 1992;15:572–7.

61 Kaji K, Nakanuma Y, Sasaki M, et al. Hepatitic bile duct injuries in chronic hepatitis C: histopathologic and immunohistochemical studies. Mod Pathol 1994;7:937–45.

62 Haruna Y, Kanda T, Honda M, et al. Detection of hepatitis C virus in the bile and bile duct epithelial cells of hepatitis C virus-infected patients. Hepatology 2001;33:977–80.

63 Delladetsima JK, Makris F, Psichogiou M, et al. Cholestatic syndrome with bile duct damage and loss in renal transplant recipients with HCV infection. Liver 2001;21:81–8.

64 Kumar KS, Saboorian MH, Lee WM. Cholestatic presentation of chronic hepatitis C: a clinical and histological study with a review of the literature. Dig Dis Sci 2001;46:2066–73.

65 Gaya DR, Thorburn D, Oien KA, et al. Hepatic granulomas: a 10 year single centre experience. J Clin Pathol 2003;56:850–3.

66 Ozaras R, Tahan V, Mert A, et al. The prevalence of hepatic granulomas in chronic hepatitis C. J Clin Gastroenterol 2004;38:449–52.

66a Zhu H, Bodenheimer HC, Clain DJ, et al. Hepatic lipogranulomas in patients with chronic liver disease: association with hepatitis C and fatty liver disease. World J Gastroenterol 2010;16:5065–9.

67 Lefkowitch JH, Schiff ER, Davis GL, et al. Pathological diagnosis of chronic hepatitis C: a multicenter comparative study with chronic hepatitis B. Gastroenterology 1993;104:595–603.

68 Sherman KE, Lewey SM, Goodman ZD. Talc in the liver of patients with chronic hepatitis C infection. Am J Gastroenterol 1995;90:2164–6.

69 Bonkovsky HL, Troy N, McNeal K, et al. Iron and HFE or TfR1 mutations as comorbid factors for development and progression of chronic hepatitis C. J Hepatol 2002;37:848–54.

70 Martinelli AL, Ramalho LN, Zucoloto S. Hepatic stellate cells in hepatitis C patients: relationship with liver iron deposits and severity of liver disease. J Gastroenterol Hepatol 2004;19:91–8.

71 Pirisi M, Scott CA, Avellini C, et al. Iron deposition and progression of disease in chronic hepatitis C. Role of interface hepatitis, portal inflammation, and HFE missense mutations. Am J Clin Pathol 2000;113:546–54.

72 Metwally MA, Zein CO, Zein NN. Clinical significance of hepatic iron deposition and serum iron values in patients with chronic hepatitis C infection. Am J Gastroenterol 2004;99:286–91.

73 Wyatt J, Baker H, Prasad P, et al. Steatosis and fibrosis in patients with chronic hepatitis C. J

Clin Pathol 2004;57:402-6.

74　Fartoux L, Chazoullières O, Wendum D, et al. Impact of steatosis on progression of fibrosis in patients with mild hepatitis C. Hepatology 2005;41:82-7.

75　Adinolfi LE, Gambardella M, Andreana A, et al. Steatosis accelerates the progression of liver damage of chronic hepatitis C patients and correlates with specific HCV genotype and visceral obesity. Hepatology 2001;33:1358-64.

76　Monto A, Alonzo J, Watson JJ, et al. Steatosis in chronic hepatitis C: relative contributions of obesity, diabetes mellitus, and alcohol. Hepatology 2002;36:729-36.

77　Sheikh MY, Choi J, Qadri I, et al. Hepatitis C virus infection: molecular pathways to metabolic syndrome. Hepatology 2008;47:2127-33.

78　Hu KQ, Kyulo NL, Esrailian E, et al. Overweight and obesity, hepatic steatosis, and progression of chronic hepatitis C: a retrospective study on a large cohort of patients in the United States. J Hepatol 2004;40:147-54.

79　Rubbia-Brandt L, Quadri R, Abid K, et al. Hepatocyte steatosis is a cytopathic effect of hepatitis C virus genotype 3. J Hepatol 2000;33:106-15.

80　Serfaty L, Andreani T, Giral P, et al. Hepatitis C virus induced hypobetalipoproteinemia: a possible mechanism for steatosis in chronic hepatitis C. J Hepatol 2001;34:428-34.

81　Colloredo G, Sonzogni A, Rubbia-Brandt L, et al. Hepatitis C virus genotype 1 associated with massive steatosis of the liver and hypo-β-lipoproteinemia. J Hepatol 2004;40:562-3.

82　Hofer H, Bankl HC, Wrba F, et al. Hepatocellular fat accumulation and low serum cholesterol in patients infected with HCV-3a. Am J Gastroenterol 2002;97:2880-5.

83　Kumar D, Farrell GC, Fung C, et al. Hepatitis C virus genotype 3 is cytopathic to hepatocytes: reversal of hepatic steatosis after sustained therapeutic response. Hepatology 2002;36:1266-72.

84　Lonardo A, Adinolfi LE, Loria P, et al. Steatosis and hepatitis C virus: mechanisms and significance for hepatic and extrahepatic disease. Gastroenterology 2004;126:586-97.

85　Clouston AD, Jonsson JR, Purdie DM, et al. Steatosis and chronic hepatitis C: analysis of fibrosis and stellate cell activation. J Hepatol 2001;34:314-20.

85a　Saadoun D, Terrier B, Semoun O, et al. Hepatitis C virus-associated polyarteritis nodosa. Arthritis Care Res (Hoboken) 2011;63:427-35.

86　Verslype C, Nevens F, Sinelli N, et al. Hepatic immunohistochemical staining with a monoclonal antibody against HCV-E2 to evaluate antiviral therapy and reinfection of liver grafts in hepatitis C viral infection. J Hepatol 2003;38:208-14.

87　Hoofring A, Boitnott J, Torbenson M. Three-dimensional reconstruction of hepatic bridging fibrosis in chronic hepatitis C viral infection. J Hepatol 2003;39:738-41.

88　Badizadegan K, Jonas MM, Ott MJ, et al. Histopathology of the liver in children with chronic hepatitis C infection. Hepatology 1998;28:1416-23.

89　Sugiyasu Y, Yuki N, Nagaoka T, et al. Histological improvement of chronic liver disease after spontaneous serum hepatitis C virus clearance. J Med Virol 2003;69:41-9.

89a　Stenkvist J, Nystrom J, Falconer K, et al. Occasional spontaneous clearance of chronic hepatitis C virus in HIV-infected individuals. J Hepatol 2014;61:957-61.

90　Pol S, Carnot F, Nalpas B, et al. Reversibility of hepatitis C virus-related cirrhosis. Hum Pathol 2004;35:107-12.

90a　Fujii Y, Uchida Y, Mochida S. Drug-induced immunoallergic hepatitis during combination therapy with daclatasvir and asunaprevir. Hepatology 2015;61:400-1.

91　Al Khalidi JA, Czaja AJ. Current concepts in the diagnosis, pathogenesis, and treatment of autoimmune hepatitis. Mayo Clin Proc 2001;76:1237-52.

92　Krawitt EL. Autoimmune hepatitis. N Engl J Med 2006;354:54-66.

93　Heneghan MA, McFarlane IG. Of mice and women: toward a mouse model of autoimmune hepatitis. Hepatology 2005;42:17-20.

94　Czaja AJ, Bayraktar Y. Non-classical phenotypes of autoimmune hepatitis and advances in diagnosis and treatment. World J Gastroenterol 2009;15:2314-28.

95　O'Brien C, Joshi S, Feld JJ, et al. Long-term follow-up of antimitochondrial antibody-positive autoimmune hepatitis. Hepatology 2008;48:550-6.

96　Alvarez F, Berg PA, Biandin FB, et al. International Autoimmune Hepatitis Group report: review of criteria for diagnosis of autoimmune hepatitis. J Hepatol 1999;31:929-38.

97　Hennes EM, Zeniya M, Czaja AJ, et al. Simplified criteria for the diagnosis of autoimmune hepatitis. Hepatology 2008;48:169-76.

98　Goldstein NS, Soman A, Gordon SC. Portal tract eosinophils and hepatocyte cytokeratin 7 immunoreactivity helps distinguish early-stage, mildly active primary biliary cirrhosis and autoimmune hepatitis. Am J Clin Pathol 2001;116:846-53.

99　Devaney K, Goodman ZD, Ishak KG. Postinfantile giant-cell transformation in hepatitis. Hepatology 1992;16:327-33.

100　Lau JYN, Koukoulis G, Mieli-Vergani G, et al. Syncytial giant-cell hepatitis – a specific disease entity? J Hepatol 1992;15:216-19.

101　Carpenter HA, Czaja AJ. The role of histologic evaluation in the diagnosis and management of autoimmune hepatitis and its variants. Clin Liver Dis 2002;6:397-417.

102　Czaja AJ, Carpenter HA. Autoimmune hepatitis with incidental histologic features of bile duct injury. Hepatology 2001;34:659-65.

103　Zolfino T, Heneghan MA, Norris S, et al.

Characteristics of autoimmune hepatitis in patients who are not of European Caucasoid ethnic origin. Gut 2002;50:713–17.

104  Gregorio GV, Portmann B, Karani J, et al. Autoimmune hepatitis/sclerosing cholangitis overlap syndrome in childhood: a 16-year prospective study. Hepatology 2001;33:544–53.

105  Mieli-Vergani G, Vergani D. Autoimmune hepatitis in children. Clin Liver Dis 2002;6:335–46.

106  Burgart LJ, Batts KP, Ludwig J, et al. Recent-onset autoimmune hepatitis. Biopsy findings and clinical correlations. Am J Surg Pathol 1995;19:699–708.

107  Pratt DS, Fawaz KA, Rabson A, et al. A novel histological lesion in glucocorticoid-responsive chronic hepatitis. Gastroenterology 1997;113:664–8.

108  Te HS, Koukoulis G, Ganger DR. Autoimmune hepatitis: a histological variant associated with prominent centrilobular necrosis. Gut 1997;41:269–71.

109  Singh R, Nair S, Farr G, et al. Acute autoimmune hepatitis presenting with centrizonal liver disease: case report and review of the literature. Am J Gastroenterol 2002;97:2670–3.

110  Misdraji J, Thiim M, Graeme-Cook FM. Autoimmune hepatitis with centrilobular necrosis. Am J Surg Pathol 2004;28:471–8.

111  Cotler SJ, Jakate S, Jensen DM. Resolution of cirrhosis in autoimmune hepatitis with corticosteroid therapy. J Clin Gastroenterol 2001;32:428–30.

112  Czaja AJ, Carpenter HA. Decreased fibrosis during corticosteroid therapy of autoimmune hepatitis. J Hepatol 2004;40:646–52.

113  Verma S, Gunuwan B, Mendler M, et al. Factors predicting relapse and poor outcome in type I autoimmune hepatitis: role of cirrhosis development, patterns of transaminases during remission and plasma cell activity in the liver biopsy. Am J Gastroenterol 2004;99:1510–16.

114  Czaja AJ, Carpenter HA. Progressive fibrosis during corticosteroid therapy of autoimmune hepatitis. Hepatology 2004;39:1631–8.

115  Czaja AJ, Carpenter HA. Histological findings in chronic hepatitis C with autoimmune features. Hepatology 1997;26:459–66.

116  Goldstein NS, Bayati N, Silverman AL, et al. Minocycline as a cause of drug-induced autoimmune hepatitis. Report of four cases and comparison with autoimmune hepatitis. Am J Clin Pathol 2000;114:591–8.

117  Björnsson E, Talwalkar J, Treeprasertsuk S, et al. Drug-induced autoimmune hepatitis: clinical characteristics and prognosis. Hepatology 2010;51:2040–8.

118  Alla V, Abraham J, Siddiqui J, et al. Autoimmune hepatitis triggered by statins. J Clin Gastroenterol 2006;40:757–61.

119  deLemos AS, Foureau DM, Jacobs C, et al. Drug-induced liver injury with autoimmune features. Semin Liver Dis 2014;34:194–204.

120  Lynch CR, Folkers ME, Hutson WR. Fulminant hepatic failure associated with the use of black cohosh: a case report. Liver Transpl 2006;12:989–92.

121  O'Leary JG, Zachary K, Misdraji J, et al. De novo autoimmune hepatitis during immune reconstitution in an HIV-infected patient receiving highly active antiretroviral therapy. Clin Infect Dis 2008;46:e12–14.

121a. Czaja AJ. Cholestatic phenotypes of autoimmune hepatitis. Clin Gastroenterol Hepatol 2014;12:1430–8.

122  Poupon R, Chazouillieres O, Corpechot C, et al. Development of autoimmune hepatitis in patients with typical primary biliary cirrhosis. Hepatology 2006;44:85–90.

123  Twaddell WS, Lefkowitch J, Berk PD. Evolution from primary biliary cirrhosis to primary biliary cirrhosis/autoimmune hepatitis overlap syndrome. Semin Liver Dis 2008;28:128–34.

124  Bedossa P, Dargere D, Paradis V. Sampling variability of liver fibrosis in chronic hepatitis C. Hepatology 2003;38:1449–57.

125  Wright M, Thursz M, Pullen R, et al. Quantitative versus morphological assessment of liver fibrosis: semi-quantitative scores are more robust than digital image fibrosis area estimation. Liver Int 2003;23:28–34.

126  Scheuer PJ. Classification of chronic viral hepatitis: a need for reassessment. J Hepatol 1991;13:372–4.

127  Bedossa P, Poynard T, the METAVIR cooperative study group. An algorithm for the grading of activity in chronic hepatitis C. Hepatology 1996;24:289–93.

128  Bedossa P, Bioulac-Sage P, Callard P, et al. Intraobserver and interobserver variations in liver biopsy interpretation in patients with chronic hepatitis C. Hepatology 1994;20:15–20.

129  Ishak K, Baptista A, Bianchi L, et al. Histological grading and staging of chronic hepatitis. J Hepatol 1995;22:696–9.

130  Knodell RG, Ishak KG, Black WC, et al. Formulation and application of a numerical scoring system for assessing histological activity in asymptomatic chronic active hepatitis. Hepatology 1981;1:431–5.

131  Lagging LM, Westin J, Svensson E, et al. Progression of fibrosis in untreated patients with hepatitis C virus infection. Liver 2002;22:136–44.

132  Guido M, Rugge M. Liver biopsy sampling in chronic viral hepatitis. Semin Liver Dis 2004;24:89–97.

133  Regev A, Berho M, Jeffers LJ, et al. Sampling error and intraobserver variation in liver biopsy in patients with chronic HCV infection. Am J Gastroenterol 2002;97:2614–18.

134  Colloredo G, Guido M, Sonzogni A, et al. Impact of liver biopsy size on histological evaluation of chronic viral hepatitis: the smaller the sample, the milder the disease. J Hepatol 2003;39:239–44.

135  Brunetti E, Silini E, Pistorio A, et al. Coarse vs. fine needle aspiration biopsy for the assessment of diffuse liver disease from hepatitis C virus-related chronic hepatitis.

J Hepatol 2004;40:501-6.

136　Petz D, Klauck S, Rohl FW, et al. Feasibility of histological grading and staging of chronic viral hepatitis using specimens obtained by thin-needle biopsy.

Virchows Arch 2003;442:238-44.

137　Rousselet M-C, Michalak S, Dupré F, et al. Sources of variability in histological scoring of chronic hepatitis. Hepatology 2005;41:257-64.

## 扩展阅读

Carpenter HA, Czaja AJ. The role of histologic evaluation in the diagnosis and management of autoimmune hepatitis and its variants. Clin Liver Dis 2002;6:397-417.

Czaja AJ. Autoimmune liver disease. Curr Opin Gastroenterol 2003;19:232-42.

De Vos R, Verslype C, Depla E, et al. Ultrastructural visualization of hepatitis C virus components in human and primate liver biopsies. J Hepatol 2002;37:370-9.

Fattovich G, Bortolotti F, Donato F. Natural history of chronic hepatitis B: special emphasis on disease progression and prognostic factors. J Hepatol 2008;48:335-52.

Ganem D, Prince AM. Hepatitis B virus infection – natural history and clinical consequences. N Engl J Med 2004;350:1118-29.

Goodman ZD. Grading and staging systems for inflammation and fibrosis in chronic liver diseases. J Hepatol 2007;47:598-607.

Ishak KG. Pathologic features of chronic hepatitis. A review and update. Am J Clin Pathol 2000;113:40-55.

Lai CL, Ratziu V, Yuen MF, et al. Viral hepatitis B. Lancet 2003;362:2089-94.

Mani H, Kleiner DE. Liver biopsy findings in chronic hepatitis B. Hepatology 2009;49:S61-71.

McFarlane IG. Definition and classification of autoimmune hepatitis. Semin Liver Dis 2002;22:317-24.

Penin F, Dubuisson J, Rey FA, et al. Structural biology of hepatitis C virus. Hepatology 2004;39:5-19.

Ramadori G, Saile B. Portal tract fibrogenesis in the liver. Lab Invest 2004;84:153-9.

Scheuer PJ, Standish RA, Dhillon AP. Scoring of chronic hepatitis. Clin Liver Dis 2002;6:335-47.

Seeff LB. Natural history of chronic hepatitis C. Hepatology 2004;36:S35-46.

Theise ND, Bodenheimer HC Jr, Ferrell LD. Acute and chronic viral hepatitis. In: Burt AD, Portmann BC, Ferrell LD, editors. MacSween's Pathology of the Liver. 6th ed. Edinburgh: Churchill Livingstone/Elsevier; 2012. p. 361-402.

Washington MK. Autoimmune liver disease: overlap and outliers. Mod Pathol 2007;20:S15-30.

第 10 章

# 肝 硬 化

## 引言

肝硬化是一个正常肝小叶被纤维组织分隔,以及被结构异常的结节所取代的弥漫性病变[1,2]。这些结节通常是肝细胞损伤后再生性增生的结果,功能比正常肝实质差,血管关系明显紊乱。

通过对肝硬化肝活检可获得不同类型的信息(框10.1),其最重要的目的是确立诊断,尽可能明确肝硬化的病因,以及检测是否并发肝细胞癌(hepatocellular carcinoma,HCC)。

## 肝硬化的活检诊断

病理医师从活检标本中诊断肝硬化的难易程度取决于标本情况以及采用的标准。肝活检标本足够大而结节足够小,则诊断更易明确。相反,从一个大的肝硬化结节内取得一条细长的组织条就很难发现肝硬化(图1.4)。有时病理医师也只能提出肝硬化可疑的诊断。

活检针的类型也影响诊断的难易。很细的针取出的组织条对诊断肿瘤或许足够,但很有可能不足以对疾病做出明确诊断。例如对慢性肝炎分期,CT引导下细针穿刺活检有可能将肝硬化低估为进展期桥接纤维化[3]。当怀疑有肝硬化时,为了减少组织破碎,一些医师喜欢用切割型穿刺针[4,5],但合适的标本也可以用吸引式针取得[6,7]。经颈静脉肝活检常用于因其他的途径获取标本有出血风险时。现提倡腹腔镜与肝活检相结合的做法[8,9]。肝硬化手术中楔形活检可以了解肝组织内肝实质与间质,对肝硬化整体有一个准确的了解[10]。

诊断肝硬化的组织学标准见框10.2。肝硬化诊断的两个基本标准:结节形成和纤维化,反映了肝硬化的定义。常有明显的纤维间隔包绕圆形结节就容易确诊。标本破碎可低估纤维化分期(见下文)影响诊断,特别对慢性肝炎肝活检评分时尤为重要[11],而结合相关的临床和实验室资料可帮助解决这一问题。有时结节仅

| 框 10.1　从肝硬化肝活检获得的主要信息 |
|---|
| 肝硬化诊断 |
| 病因评估 |
| 进展分期 |
| 组织学活动度 |
| 肝细胞癌检测 |

| 框 10.2　肝硬化:诊断标准 |
|---|
| **基本标准** |
| 结节 |
| 纤维化 |
| **次要标准** |
| 碎片 |
| 异常结构 |
| 肝细胞变化 |
| 再生性增生 |
| 多形性 |
| 大细胞异型增生(大细胞变化) |
| 小细胞异型增生(小细胞变化) |
| 过量的铜结合蛋白 |

在肝包膜下出现,而包膜下的结节状病变其实只代表舌样肝实质的横断面呈半岛形。

框 10.2 列出的次要标准对许多患者是同样重要的。它们有助于做出肝硬化的疑似诊断,然后结合其他相关资料可以得出一个确定诊断。因此,肝硬化的诊断需要病理医师和临床医师的沟通和交流,不能完全等同于组织学分期[12]。

## 碎片

无论在活检时或在实验室处理过程中,肝组织碎片本身即提示有肝硬化的可能(图 10.1)。在使用吸引型针(如 Menghini)时肝标本容易破裂成碎片。其他容易形成碎片的活检标本可能是反应性纤维组织包绕的转移性肿瘤和肝细胞癌(HCC)组织。

图 10.1　肝硬化:碎片标本　通过吸引活检法获得的标本破成圆形碎片,周围一圈为纤维组织。(针刺活检,网状纤维染色)

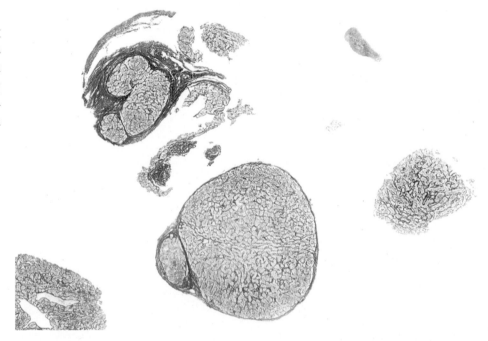

## 异常结构

结构的变化应该采用网状纤维染色来评估,最好不要用复染,这样就能够显示出不容易用其他染色看出的两个特征。首先,在肝硬化吸引活检中,虽然结节很容易从含肝硬化致密的纤维间质针心中取出来,一层薄薄的结缔组织往往附着在结节大部分表面上(图 10.2),即使在胶原染色的帮助下该薄层也难以看到,而 HE 染色就更容易漏诊(图 10.3)。其次,细微结构改变的结节甚至类似于正常肝,这些改变包括不同区域肝细胞生长速度和模式不一形成的网状纤维方向异常(图 10.4);汇管区和终末小静脉相互靠近,以及与汇管区数相比,小静脉数量异常增多(图 10.5),有时汇管区异常小或形状不良(见图 1.4)。在肝硬化中

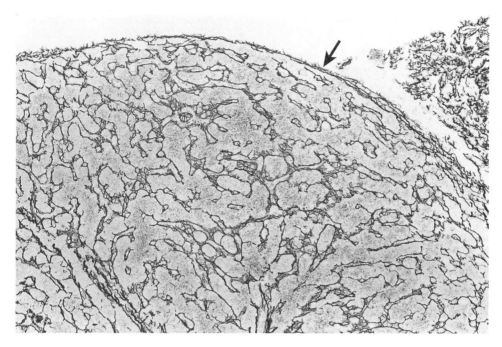

图10.2 肝硬化：选择标本 穿刺活检从结缔组织中穿出的结节边缘见一层薄结缔组织黏附(箭示)。(针刺活检,网状纤维染色)

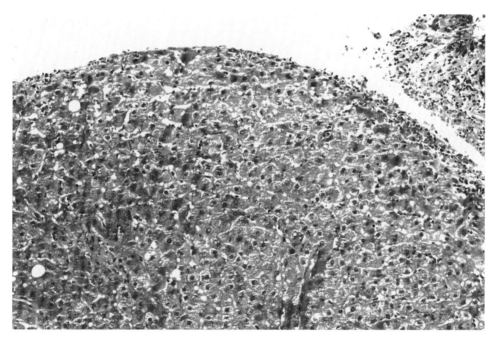

图10.3 肝硬化：选择标本 与图10.2是同一区域。在HE染色时结节周围黏附的薄层结缔组织不易看到。(针刺活检,HE)

图 10.4　肝硬化：
**网状结构紊乱**
由于肝细胞异常
和不规则的生长
模式导致肝组织
网状结构紊乱。
(针刺活检,网状
纤维染色)

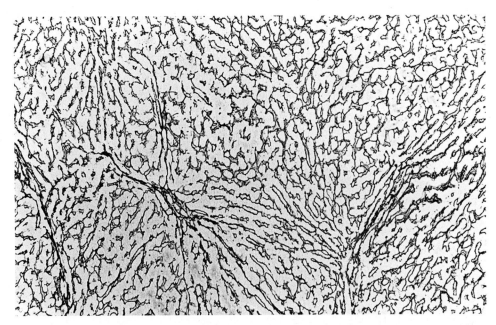

图 10.5　肝硬化：
**血管关系异常**
几个静脉管道相
互靠拢。(楔形活
检,HE)

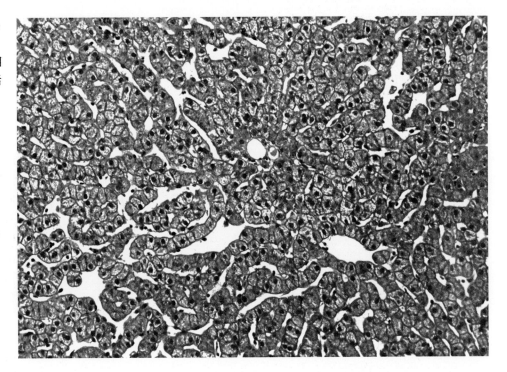

更明显的异常结构是连接中央静脉(终末肝静脉)和汇管区的间隔,这些间隔必须与新近形成的桥接坏死相鉴别。

在楔形活检中,必须将被膜内和被膜下过量的纤维组织和聚集的血管与肝硬化的改变区别开来,后者延伸穿过标本组织,而前者是局限于被膜和直接在被膜下区[13]。偶见部分大楔形活检,分化良好的再生结节未能显示肝硬化的组织学特征。

## 肝细胞的变化

在一些肝硬化活检中,肝细胞的形态外观和排列是正常的,因此明确诊断需要依据上面所说的结构性变化。另外,还有或多或少明显的异常生长。

再生是表明肝细胞板的增厚(图 10.6)。在肝的任何斜面切片上会引起少数肝板呈现大于一个细胞的厚度,在活跃生长时,可见广泛存在两个细胞厚的肝板。增生区的肝细胞甚至邻近终末肝静脉含很少或不含脂褐素。在肝硬化中,再生并不总是明显的,因为它不是一个连续的过程,但它的缺失不应排除诊断。相反,它的出现并不能完全证明是肝硬化,因为它也在其他情况下,例如急性肝炎后和慢性胆管疾病的肝硬化前期可能出现。

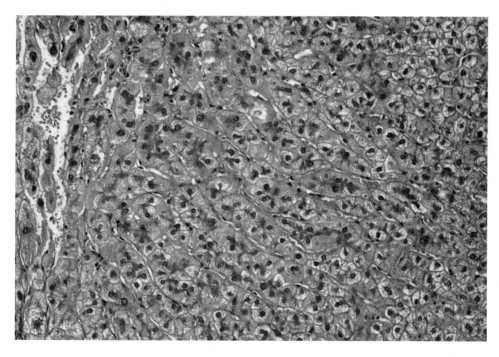

图10.6 肝硬化:肝细胞再生
肝细胞板呈现2个或2个以上的细胞厚度,表明肝细胞再生活跃。(针刺活检,HE)

肝硬化的一个非常典型特征是出现不同生长速度的肝细胞群和具有不同的细胞与核的特性(图 10.7)。这种多形性引起的网状纤维模式异常,尤其是网状纤维在不同生长区存在位置或方向不一。

少数肝硬化的肝细胞表现出非典型结构证明为异型增生,将在第 11 章进一步讨论。已描述的两种类型是:大细胞异型增生[14]和小细胞异型增生[15]。因为任何一种类型作为恶变前病变[16]现存有争议,因此,一些作者称它们为大细胞性

图10.7 肝硬化:
不同的细胞群
A 区的肝实质细
胞比 B 区小,后
者显示圆形结节
状生长模式。(楔
形活检,HE)

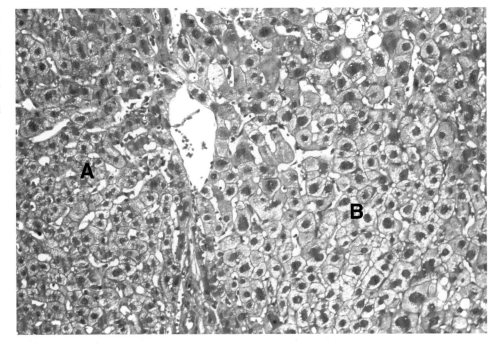

变化和小细胞性变化[16,17]。在大细胞形态中,细胞增大、核深染、形态不规则、核
仁明显(图 10.8),核浆比例正常或中度增加[18]。这类异型增生在 HCC 和 HBV
感染发病率高的非洲人群中首先描述[14]。它最常见于 HBV 和 HCV 感染的患者,
但也可见于其他慢性肝病[19]。可独立于其他危险因素,与 HCC 发生的危险因素
大细胞异型增生相关[20,21]。在大细胞性变化中,出现细胞周期关卡基因标志物表

图 10.8 大细胞
性异型增生(大细
胞样变) 与右侧
和左上角的正常
肝细胞相比较,中
心和左侧肝细胞
显示核增大,形状
不规则,染色深,
大小不一。其中
见几个多核肝细
胞。(楔形活检,
HE)

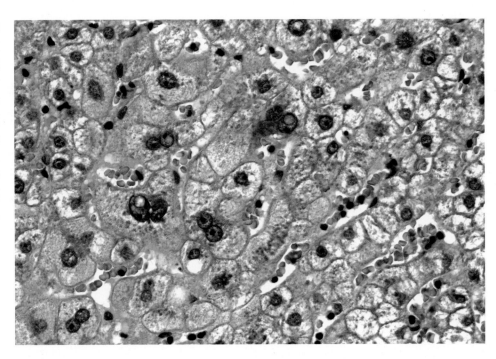

达减少,细胞质 DNA 微核和端粒缩短是倾向于发生肝癌的证据[22]。证明肝细胞增殖率增加也是肝癌发生的重要危险因素[23]。应当注意不要将胆汁淤积出现核的非典型性误认为大细胞异型增生[17]。

小细胞性异型增生,核浆比是增加的,但受累及的细胞比正常小(图 10.9)。任何一型肝细胞异型增生带都支持诊断肝硬化,一些临床医师认为是对 HCC 的监测指征,因此,在肝活检报告中发现异型增生应特别提及。

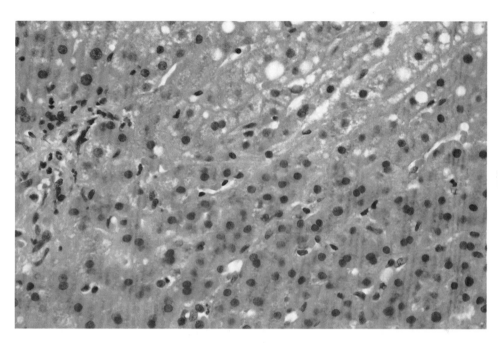

图 10.9 小细胞性异型增生(小细胞样变) 见下面以及右侧肝细胞核大小正常,但细胞体积减少,因而核浆比增加。(针刺活检,HE)

### 鉴别诊断

当有结节和证明有再生却很少或没有肝纤维化时,应考虑是结节性再生性增生。先天性肝纤维化肝腺泡结构仍保持完整,而可见胆管板畸形。在慢性肝炎纤维化和结构异常中,鉴别诊断是活动性肝硬化还是慢性肝炎尚未达到肝硬化期,其鉴别诊断不能完全依靠肝活检来解决。类似疑问还可能出现在脂肪性肝炎中。在非淤胆性慢性肝病中出现大量铜及铜结合蛋白支持肝硬化诊断[24]。肝硬化结节通常可与分化良好的 HCC 鉴别,后者肝细胞板结构更加异常,网状纤维稀疏或缺失,肝细胞具有恶性细胞特点;还有在各种不同病因的肝硬化中常继发肝细胞铁质沉积(见第 14章),但 HCC 肿瘤细胞通常是缺少的。

## 病因评估

肝活检有助于确定肝硬化的病因。框 10.3 所列类别的组织学表现有助于诊断。诊断隐源性肝硬化仅适用于完整的临床

| 框 10.3　肝硬化主要病因 |
| --- |
| 病毒性肝炎(乙型,丙型,丁型) |
| 酗酒 |
| 肥胖,胰岛素抵抗 / 代谢综合征 |
| 胆道疾病 |
| 代谢紊乱 |
| 血色病 |
| 肝豆状核变性(Wilson 病) |
| $\alpha_1$- 抗胰蛋白酶缺乏等 |
| 静脉流出道梗阻 |
| 药物和毒素 |
| 自身免疫性疾病 |

调查和实验室检查已经完成，并对框 10.4 列出的病变特征进行评估之后得出。这通过小范围常规染色可实现。有证据表明许多隐源性肝硬化起因于非酒精性脂肪性肝炎（NASH），诊断时可无明显组织学证据[25]。一些肝硬化病例是由于特异性细胞角蛋白[26]或毛细胆管转运蛋白基因发生突变所致[27]。

## 结节与纤维化模式

不规则形状的结节可能提示是胆道病因，尤其是否有结节周围水肿、细胆管反应和慢性胆汁淤积。在静脉流出道梗阻的肝硬化前期中央静脉周围区有常见的纤维化（腺泡 3 带），肝窦扩张，汇管区少有或没有异常，或有类似胆道梗阻的改变[28]。某些特征表示慢性肝炎发展为早期肝硬化，不规则、细长的纤维间隔从汇管区伸出，淋巴浆细胞浸润，淋巴细胞聚集或滤泡形成，以及局灶性界面性肝炎应考虑有多种原因引起的慢性肝炎。

邻近多个小叶为融合性纤维化所替代是几种类型肝硬化的共同特征，特别是脂肪性肝炎和病毒性或自身免疫性慢性肝炎。严重病毒性或药物诱发的急性肝炎后几个月内，也可见到迅速发展的但不多见的"坏死后"肝硬化。在这种情况下，针刺活检标本可显示整个肝穿组织，部分组织特别是包膜下局部被纤维组织、残留的汇管区和许多细胆管结构所占据（见图 4.13c），含有轻度慢性炎细胞浸润，陷入的再生肝细胞花结和集合的新生小血管（见以下"血管"）。

## 胆管

肝硬化胆管数的评估是非常重要的。胆管数量大约等于相似大小和位置的动脉的数量，但病理医师必须记住，不是切片上每个汇管区都必须包含胆管。确切胆管丢失应想到原发性胆汁性肝硬化和原发性硬化性胆管炎。一些胆管缺失的病例，可能与药物或其他疾病相关[29]，所以临床病史是十分重要的。在儿童或青少年，应考虑其他原因导致的胆管缺失综合征。通常原发性胆汁性肝硬化的胆管病变，伴或不伴有肉芽肿，有时仍见于肝硬化期。

胆管周围纤维化在原发性硬化性胆管炎是十分突出的。发现细胆管反应是一种非特异性改变，但严重的局灶性病变往往反映胆管疾病。在肝硬化广泛的肝细胞损伤之后，例如发生静脉曲张破裂出血，有时会有非常广泛的细胆管反应，可能被误认为胆管癌。

## 血管

静脉闭塞、狭窄或再通提示肝硬化可能是静脉流出道阻塞所造成的结果，但这些改变亦可见于其他原因导致的肝硬化[30,31]。通常门静脉和肝静脉血栓形成确实影响肝硬化的进展[32]。如果没有胶原蛋白和弹性纤维染色的帮助，识别静脉病变通常是困难的。纤维化汇管区的新生血管，肝硬化中融合纤维化以及桥接纤维间隔可形成大量的淋巴管和毛细血管，尤其见于慢性乙型肝炎和丙型肝炎[33]。

## 脂肪性肝炎

在酒精滥用者和有非酒精性脂肪性肝病风险的个体发现脂肪性肝炎,可作为药物毒性的表现或没有明显的潜在原因(见第7章)。胺碘酮中毒通常无脂肪变性。脂肪性肝炎必须与慢性胆汁淤积相区别,它也有肝细胞肿胀,包含出现 Mallory-Denk 小体(见第5章)。

## 病毒感染的证据

慢性肝炎的特征,特别常见界面性肝炎和淋巴细胞浸润,但绝不总是由一种肝炎病毒感染。肝细胞异型增生也多由于感染病毒的原因。毛玻璃样肝细胞,维多利亚蓝或地衣红染色(图10.10)和免疫组织化学染色显示病毒抗原(图9.14)有助于 HBV 感染的诊断,但组织内 HBV 抗原的证据并不总是存在或可检测到。淋巴细胞聚集或滤泡形成表明患有丙型肝炎的可能性(图10.11)。一种以上的病毒或其他致病因子可能导致患者肝硬化。丰富的浆细胞出现表明可能患自身免疫性肝炎,但有时也在病毒性肝炎中见到。

## 异常沉积

即使有明显的其他原因存在时,严重的肝实质内铁质沉着也有患遗传性血色病的可能性。然而,可染铁常见于任何原因引起的肝硬化[34,35]。汇管区结缔组织或肝硬化纤维间隔内缺少显著的含铁血黄素沉积,应考虑其他病因而不是遗传性血色病(图14.12)。有时遗传性血色病的结节像胆汁性肝硬化一样,是不规则的。

铜和铜结合蛋白经常在肝硬化被检测到[24],大量存在于结节边缘提示胆道疾

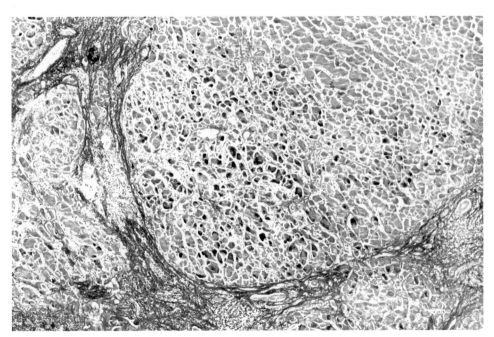

图 10.10 乙肝肝硬化表面抗原染色 乙肝表面抗原染色在许多肝细胞的细胞质中呈阳性。这种染色方法亦可证明纤维组织中的弹力纤维。(移植肝,维多利亚蓝染色)

图 10.11 丙型肝炎病毒感染 可见明显的淋巴细胞聚集。患者伴有 GBV-C（即庚型肝炎病毒）感染。（移植肝, HE）

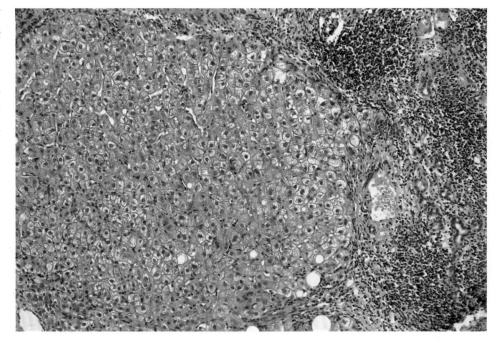

病, Wilson 病可见整个结节被染, 但其他原因的肝硬化结节可能是阴性的。在疾病的某一期铜并不被组织化学染色所证实, 因此染色阴性不排除诊断。丰富的铜和 Mallory-Denk 小体也是印度儿童肝硬化和其他形式铜中毒的特点[36,37]。

肝硬化中发现 $\alpha_1$- 抗胰蛋白酶小体, 用免疫细胞化学染色比 D-PAS 染色更敏感。

## 解剖学类型

因为有可能出现抽样误差, 病理医师不能完全自信地依靠肝活检标本对肝内结节大小进行评价, 这通常对患者是无关重要的。不过有一项肝活检研究表明, 门静脉高压症的肝静脉压力梯度与小结节显著相关[38]。虽然如此, 最初依据结节大小进行的肝硬化分类已不适合, 因为病因学在临床上更为重要。

然而, 结节大小影响组织学诊断的难易程度。当小叶内长出的结节达小叶大小时, 一个肝穿标本中可包含多个结节, 诊断较易 (图 10.12, 图 10.13)。当结节更大时 (图 10.14), 需要考虑更精细的诊断标准。识别不完全间隔性肝硬化的解剖学类型是最困难的, 其特点是结节模糊, 细长的间隔, 其中一些呈盲端, 形成不完整的小汇管区, 以及汇管区和输出小静脉之间失去正常的关系 (图 10.15)[39]。明显的肝细胞增生可引起邻近区域网状纤维聚集, 常见肝窦扩张, 而炎症和坏死一般是不严重或不存在的。由于细长的纤维间隔容易漏诊, 因此网状纤维染色对诊断是很重要 (图 10.15, 图 10.16)。楔形活检标本比针刺活检标本更容易做出诊断。各种不同形式的非肝硬化门静脉高压症的关系已被证实[39~42], 但也有人推测, 不完全间隔性肝硬化可表示大结节性肝硬化的耗尽形式[43]。不完全间隔也反映纤维组织的再吸收, 是"消退型肝硬化"的类型。

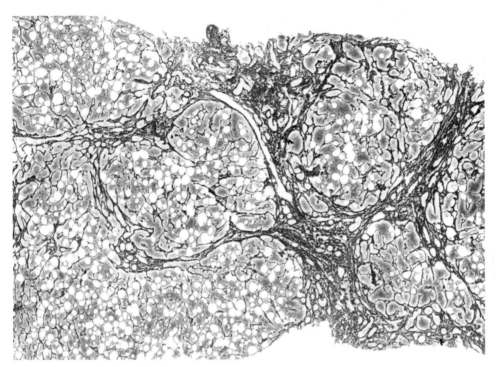

图 10.12 小结节型肝硬化 结节大小相当于肝小叶甚至更小。(针刺活检,网状纤维染色。)

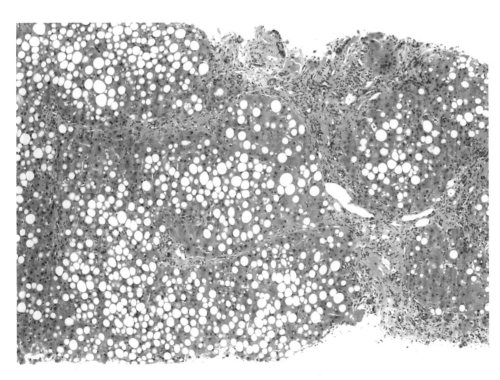

图 10.13 小结节型肝硬化 图 10.12 中同一肝组织区域,可见脂肪变性。(针刺活检,HE)

图 10.14 大结节型肝硬化 与图 10.12 和图 10.13 中的结节相比体积更大。放大倍数略小。(针刺活检,网状纤维染色)

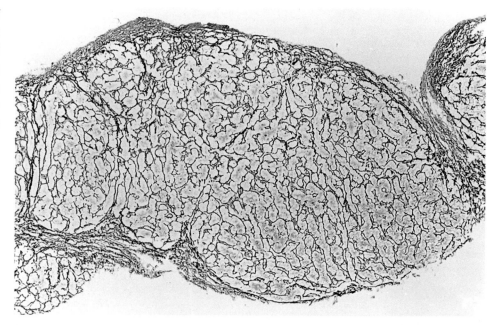

图 10.15 肝硬化:不完全间隔肝硬化 见肝实质内结节,但只是被部分纤维间隔包绕。注:从底部汇管区垂直伸出的不完全的纤维间隔。(楔形活检,HE)

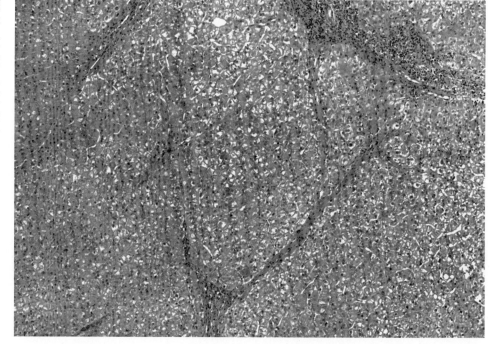

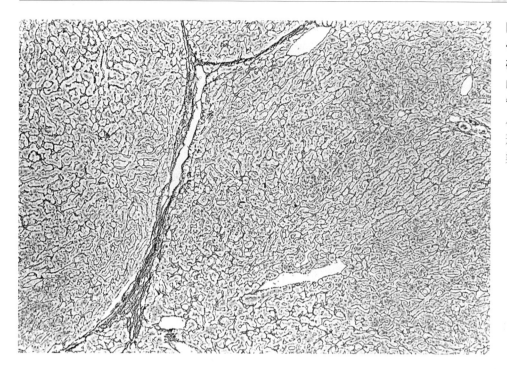

图 10.16 肝硬化:不完全间隔肝硬化 可见细长的纤维间隔和血管。右上角可见小的汇管区。(楔形活检,网状纤维染色)

## 发展阶段

在一些患者中,肝硬化是明显的和成熟的。就这个意义而言,界限清楚的结节和致密纤维化是疾病长期的表现。怀疑一些患者是否为肝硬化或仅仅是纤维化时,得到的印象是肝硬化初期或发展中的早期(图 10.17)。有时在怀疑悬而

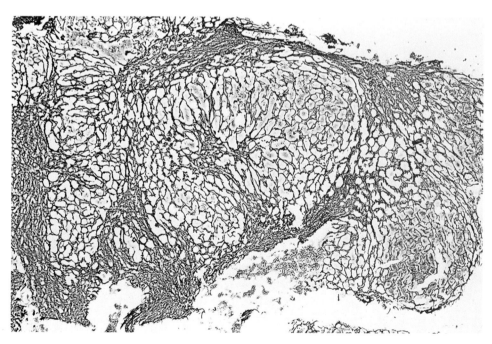

图 10.17 早期(发展中)肝硬化 活检标本取自嗜酒者的肝组织,有广泛纤维化和组织结构变形。结节开始形成,但轮廓尚不清晰。(针刺活检,网状纤维染色)

未决时,病理报告用"发展中的肝硬化"或"不完全性肝硬化"描述是合适的。在 Ishak 等纤维化分期系统中不完全性肝硬化的概念是认可的[44]。一旦肝硬化完全确定,恢复到正常的肝小叶模式是不太可能。事实上,肝硬化的逆转是一个有争议的课题[45],病理医师应该对之谨慎考虑,要重视活检样本的类型,潜在的疾病过程和抽样误差的可能性。治疗后的纤维化减轻并不代表正常肝细胞板结构和与血管之间关系的恢复[2]。尽管有这些认识,但文献报告有不同病因的肝硬化消退是值得关注的[46,47]。

相反,轻度慢性肝炎和确定的非活动性肝硬化之间可能混淆。这反映了穿刺活检诊断一些晚期肝硬化存在难度,因为结节大小有随时间增加的趋势。

## 组织学活动性

活动是一个适合描述肝硬化进展速度的术语,它通常用来表示各种形式的肝细胞损伤和慢性病毒性肝炎的炎症。然而,在脂肪性肝炎后肝硬化中,脂肪肝的严重程度也应考虑进去。

在非活动性肝硬化中,间隔和结节之间的界面是清晰的(图 10.18),炎性细胞浸润较少,可能仅限于间隔,没有或很少有坏死灶或结节内炎症。另一方面,在活动性、迅速发展的肝硬化中,界面肝细胞损伤是模糊的(图 10.19),可在炎症的间隔内见到单个或一团肝细胞,结节内可见炎症和肝细胞损伤。

组织学活动的严重程度在肝脏的不同部位是不一样的,因此,在比较同一个患者的多次活检组织病变的活动性时应该谨慎,需要参照临床和生化数据。

图 10.18 非活动性肝硬化　结节轮廓清晰,炎性细胞稀少。(楔形活检,HE)

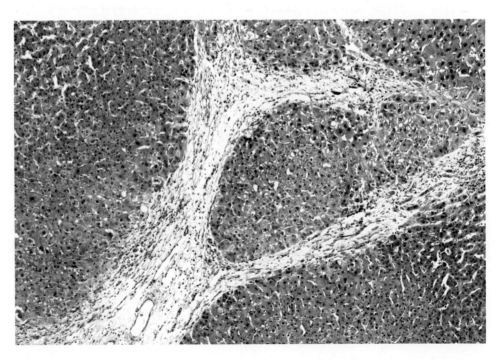

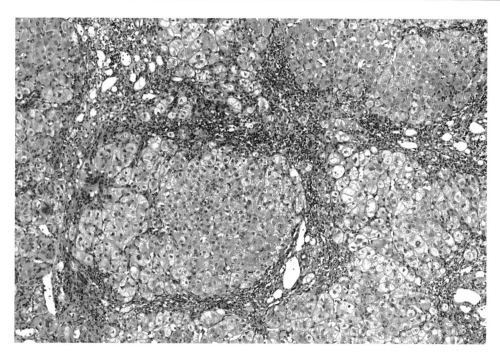

图 10.19 活动性肝硬化 因界面性肝炎有大量炎性细胞浸润导致结节轮廓模糊不清。(楔形活检, HE)

## 并发症

灌注不足导致凝固性坏死,累及整个结节或它们的中心[31],有时称之为结节梗死。

近年来,随着影像学和对肝硬化移植后检查的新进展,引起对不同结节(一般是直径较大的结节)病理学命名的广泛讨论。这些结节与肝细胞癌的关系存在争论,这将在第 11 章中进一步讨论。国际工作小组[48]已建议旧名称"腺瘤样增生"不应再使用,应将此类结节划分为大再生结节(macroregenerative nodules)和异型增生结节(dysplastic nodules)。后者进一步又细分为低级别和高级别类型。异型增生结节与大再生结节的区别主要是内含的异型增生肝细胞(非典型肝细胞)和膨胀性生长模式不同。然而,大再生结节和低级别异型增生结节之间的区别往往是困难的,同样地,区别肝硬化并发症高级别异型增生结节和高分化肝细胞癌是非常重要的。除了由工作小组描述的三个大结节类型之外,还定义了局灶性异型增生,这种呈现簇状的异型增生肝细胞直径小于 1mm[49],在做出镜下诊断和鉴别各种癌前结节时,病理医师必须记住,结节穿刺活检标本不可能代表整个结节,而肝细胞癌有可能会出现在非穿刺的活检部分。

(孙明瑜 译)

## 参考文献

1  Anthony PP, Ishak KG, Nayak NC, et al. The morphology of cirrhosis: definition, nomenclature, and classification. Bull World Health Org 1977;55:521–40.

2  Desmet VJ, Roskams T. Cirrhosis reversal: a duel between dogma and myth. J Hepatol 2004;40:860–7.

3  Petz D, Klauck S, Röhl FW, et al. Feasibility of histological grading and staging of chronic viral hepatitis using specimens obtained by thin-needle biopsy.

Virchows Arch 2003;442:238–44.

4 Rockey DC, Caldwell SH, Goodman ZD, et al. Liver biopsy. Hepatology 2009;49:1017–44.

5 Colombo M, Del Ninno E, de Francis R, et al. Ultrasound-assisted percutaneous liver biopsy: superiority of the Tru-Cut over the Menghini needle for diagnosis of cirrhosis. Gastroenterology 1988;95:487–9.

6 Bateson MC, Hopwood D, Duguid HL, et al. A comparative trial of liver biopsy needles. J Clin Pathol 1980;33:131–3.

7 Littlewood ER, Gilmore IT, Murray-Lyon IM, et al. Comparison of the Trucut and Surecut liver biopsy needles. J Clin Pathol 1982;35:761–3.

8 Orlando R, Lirussi F, Okolicsanyi L. Laparoscopy and liver biopsy: further evidence that the two procedures improve the diagnosis of liver cirrhosis. A retrospective study of 1,003 consecutive examinations. J Clin Gastroenterol 1990;12:47–52.

9 Jalan R, Harrison DJ, Dillon JF, et al. Laparoscopy and histology in the diagnosis of chronic liver disease. Q J Med 1995;88:559–64.

10 Imamura H, Kawasaki S, Bandai Y, et al. Comparison between wedge and needle biopsies for evaluating the degree of cirrhosis. J Hepatol 1993;17:215–19.

11 Everhart JE, Wright EC, Goodman ZD, et al. Prognostic value of Ishak fibrosis stage: findings from the Hepatitis C Antiviral Long-Term Treatment Against Cirrhosis trial. Hepatology 2010;51:585–94.

12 Desmet VJ, Roskams T. Reversal of cirrhosis: evidence-based medicine? Gastroenterology 2003;125:629–30.

13 Petrelli M, Scheuer PJ. Variation in subcapsular liver structure and its significance in the interpretation of wedge biopsies. J Clin Pathol 1967;20:743–8.

14 Anthony PP, Vogel CL, Barker LF. Liver cell dysplasia: a premalignant condition. J Clin Pathol 1973;26:217–23.

15 Watanabe S, Okita K, Harada T, et al. Morphologic studies of the liver cell dysplasia. Cancer 1983;51:2197–205.

16 Lee RG, Tsamandas AC, Demetris AJ. Large cell change (liver cell dysplasia) and hepatocellular carcinoma in cirrhosis: matched case–control study, pathological analysis, and pathogenetic hypothesis. Hepatology 1997;26:1415–22.

17 Natarajan S, Theise ND, Thung SN, et al. Large-cell change of hepatocytes in cirrhosis may represent a reaction to prolonged cholestasis. Am J Surg Pathol 1997;21:312–18.

18 Roncalli M, Borzio M, Tombesi MV, et al. A morphometric study of liver cell dysplasia. Hum Pathol 1988;19:471–4.

19 Hodges TR, Millward-Sadler GH, Barbatis C, et al. Heterozygous MZ alpha-1-antitrypsin deficiency in adults with chronic active hepatitis and cryptogenic cirrhosis. N Engl J Med 1981;304:557–60.

20 Libbrecht L, Craninx M, Nevens F, et al. Predictive value of liver cell dysplasia for development of hepatocellular carcinoma in patients with non-cirrhotic and cirrhotic chronic viral hepatitis. Histopathology 2001;39:66–71.

21 Borzio M, Bruno S, Roncalli M, et al. Liver cell dysplasia is a major risk factor for hepatocellular carcinoma in cirrhosis: a prospective study. Gastroenterology 1995;108:812–17.

22 Kim H, Oh B-K, Roncalli M, et al. Large liver cell change in hepatitis B virus-related liver cirrhosis. Hepatology 2009;50:752–62.

23 Borzio M, Trerè D, Borzio F, et al. Hepatocyte proliferation rate is a powerful parameter for predicting hepatocellular carcinoma development in liver cirrhosis. J Clin Pathol Mol Pathol 1998;51:96–101.

24 Guarascio P, Yentis F, Cevikbas U, et al. Value of copper-associated protein in diagnostic assessment of liver biopsy. J Clin Pathol 1983;36:18–23.

25 Caldwell SH, Oelsner DH, Iezzoni JC, et al. Cryptogenic cirrhosis: clinical characterization and risk factors for underlying disease. Hepatology 1999;29:664–9.

26 Ku N-O, Gish R, Wright TL, et al. Keratin 8 mutations in patients with cryptogenic liver disease. N Engl J Med 2001;344:1580–7.

27 Gotthardt D, Runz H, Keitel V, et al. A mutation in the canalicular phospholipid transporter gene, ABCB4, is associated with cholestasis, ductopenia, and cirrhosis in adults. Hepatology 2008;48:1157–66.

28 Kakar S, Batts KP, Poterucha JJ, et al. Histologic changes mimicking biliary disease in liver biopsies with venous outflow impairment. Mod Pathol 2004;17:874–8.

29 Kim WR, Ludwig J, Lindor KD. Variant forms of cholestatic diseases involving small bile ducts in adults. Am J Gastroenterol 2000;95:1130–8.

30 Burt AD, MacSween RN. Hepatic vein lesions in alcoholic liver disease: retrospective biopsy and necropsy study. J Clin Pathol 1986;39:63–7.

31 Nakanuma Y, Ohta G, Doishita K. Quantitation and serial section observations of focal venocclusive lesions of hepatic veins in liver cirrhosis. Virchows Arch [A] 1985;405:429–38.

32 Wanless IR, Wong F, Blendis LM, et al. Hepatic and portal vein thrombosis in cirrhosis: possible role in development of parenchymal extinction and portal hypertension. Hepatology 1995;21:1238–47.

33 Yamauchi Y, Michitaka K, Onji M. Morphometric analysis of lymphatic and blood vessels in human chronic viral liver diseases. Am J Pathol 1998;153:1131–7.

34 Deugnier Y, Turlin B, Le Quilleuc D, et al. A reappraisal of hepatic siderosis in patients with end-stage cirrhosis: practical implications for the diagnosis of hemochromatosis. Am J Surg Pathol 1997;21:669–75.

35 McGuinness PH, Bishop GA, Painter DM, et al. Intrahepatic hepatitis C RNA levels do not correlate with degree of liver injury in patients with chronic hepatitis C. Hepatology 1996;23:676–87.

36 Mehrotra R, Pandey RK, Nath P. Hepatic copper in Indian childhood cirrhosis. Histopathology 1981;5:659–65.

37 Müller T, Langner C, Fuchsbichler A, et al. Immunohistochemical analysis of Mallory bodies in Wilsonian and non-Wilsonian hepatic copper toxicosis. Hepatology 2004;39:963–9.

38 Nagula S, Jain D, Groszmann RJ, et al. Histological– hemodynamic correlation in cirrhosis – a histological classification of the severity of cirrhosis. J Hepatol 2006;44:111–17.

39 Sciot R, Staessen D, Van Damme B, et al. Incomplete septal cirrhosis: histopathologic aspects. Histopathology 1988;13:593–603.

40 Lopez JI. Does incomplete septal cirrhosis link non-cirrhotic nodulations with cirrhosis? Histopathology 1989;15:318–20.

41 Bernard P-H, Le Bail B, Cransac M, et al. Progression from idiopathic portal hypertension to incomplete septal cirrhosis with liver failure requiring liver transplantation. J Hepatol 2004;22:495–9.

42 Nakanuma Y, Hoso M, Sasaki M, et al. Histopathology of the liver in noncirrhotic portal hypertension of unknown etiology. Histopathology 1996;28:195–204.

43 Nevens F, Staessen D, Sciot R, et al. Clinical aspects of

incomplete septal cirrhosis in comparison with macronodular cirrhosis. Gastroenterology 1994;106:459–63.

44　Ishak K, Baptista A, Bianchi L, et al. Histological grading and staging of chronic hepatitis. J Hepatol 1995;22:696–9.

45　Friedman SL. Liver fibrosis – from bench to bedside. J Hepatol 2003;38:S38–53.

46　Serpaggi J, Carnot F, Nalpas B, et al. Direct and indirect evidence for the reversibility of cirrhosis. Hum Pathol 2006;37:1519–26.

47　Ellis EL, Mann DA. Clinical evidence for the regression of liver fibrosis. J Hepatol 2012;56:1171–80.

48　International Working Party. Terminology of nodular hepatocellular lesions. Hepatology 1995;22:983–93.

49　International Consensus Group for Hepatocellular Neoplasia. Pathologic diagnosis of early hepatocellular carcinoma: a report of the international consensus group for hepatocellular neoplasia. Hepatology 2009;49:658–64.

## 扩展阅读

Crawford JM. Liver cirrhosis. In: MacSween RNM, Burt AD, Portmann BC, et al., editors. Pathology of the Liver. 4th ed. Edinburgh: Churchill Livingstone/Elsevier; 2002. p. 575–620.

Desmet VJ, Roskams T. Cirrhosis reversal: a duel between dogma and myth. J Hepatol 2004;40:860–7.

International Consensus Group for Hepatocellular Neoplasia. Pathologic diagnosis of early hepatocellular carcinoma: a report of the International Consensus Group for Hepatocellular Neoplasia. Hepatology 2009;49:658–64.

# 第 11 章

# 肿瘤和结节

## 引言

本章的目的是对病理医师日常工作实践中遇到的肿瘤和肿瘤样结节病变提供全面论述。大多数是根据发生这些病变的细胞来源(肝细胞、胆管上皮细胞和内皮细胞)分类(表 11.1),免疫组织化学常能有效地鉴别其组织学来源。首先涵盖的是成人肿瘤和结节性病变,随后一节为儿童病变和细胞病理学诊断。读者可以查阅参考文献以及附加的细节和包含一些少见肿瘤的综合阅读表。

表 11.1 肝肿瘤和结节病变分类

| 细胞学来源 | 良性 | 恶性 |
|---|---|---|
| 肝细胞 | 肝细胞腺瘤 | 肝细胞癌 |
| | MRN | 纤维板层癌 |
| | FNH | 肝母细胞瘤 |
| | NRH | |
| | PNT | |
| 胆管上皮 | 胆管腺瘤 | 胆管癌 |
| | 囊腺瘤 | 囊腺癌 |
| | 腺纤维瘤 | |
| 混合性肝细胞和胆管细胞 | 间叶错构瘤 | 肝细胞 - 胆管细胞混合癌 |
| 内皮细胞 | 血管瘤 | 血管肉瘤 |
| | 婴儿血管内皮瘤 * | 上皮样血管内皮瘤 |

MRN:巨大再生结节;FNH:局灶性结节性增生;NRH 结节性再生性增生;PNT:部分结节转化
* 一些病例可能更具侵袭性并能转移

# 成人肿瘤和结节病变

## 良性病变

### 肝细胞腺瘤（hepatocellular（liver-cell）adenoma）

肝细胞腺瘤是单发或偶尔多发的由肝细胞组成的肿瘤。肉眼观察有明显的界限，但常无被膜。肿瘤细胞近似正常肝细胞（图 11.1），核小而规则，几乎无核分裂象，这些特征在细针抽吸活检中可以证实（fine-needle aspiration biopsies，FNABs）[1]。细胞排列正常或在增厚的小梁间散布着明显的小动脉和薄壁血管。腺瘤内网状纤维正常或减少，但广泛丢失大多情况下是局限于出血坏死区。后者是口服避孕药者发生肝腺瘤的特点，能引起疼痛和严重的腹腔内出血并发症。它们也可能解释病变中有时可见纤维瘢痕组织，但规则的间隔、汇管区和胆管缺如；这可以将肝细胞腺瘤与非肿瘤肝和肝硬化巨大再生结节以及局灶性结节样增生（focal nodular hyperplasia，FNH）区分开。多发性腺瘤（腺瘤病[2]）和炎症型腺瘤可有例外，前者在病变区可见变形胆管[3]，后者有时可见灶性细胆管反应（见以下）。

腺瘤可能含有 Dubin-Johnson 样色素[4]或显示为伴 Mallory-Denk 小体的脂肪性肝炎[5]。也有描述腺瘤内有非坏死性肉芽肿[6,7]。

图 11.1 肝细胞腺瘤，脂变型 肝细胞正常或含脂泡，可见孤立的血管（左上）或在少量结缔组织内见到血管，但病变中未见伴行胆管（假汇管区）（右上）。（手术标本，HE）

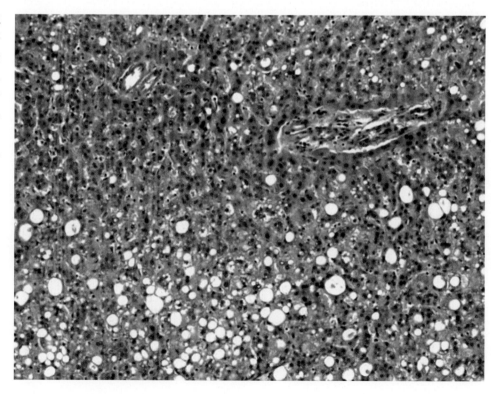

　　根据基因 - 组织学的相关性,可将腺瘤分为具有独特的免疫组织化学特征 (表 11.2)[8~14]的几种亚型[7]。30%~40% 腺瘤显示 *HNF-1a* 失活突变,典型者含脂肪,但无细胞的异型性[10~15](图 11.1)。活化的 β- 连环蛋白(β-catenin)基因突变可见于 10%~15% 的腺瘤,这些腺瘤具有细胞异型性和腺泡[16],转化为肝细胞癌(HCC)的可能性更大。HCC 内可见染色体的增加和丢失[17]。转化更常见于男性,出现代谢综合征为危险因素[18]。腺瘤的第三亚型为炎症型腺瘤(图 11.2),少量结缔组织("假汇管区")内含慢性炎细胞浸润(偶尔伴邻近细胆管反应)和(或)肝窦扩张。这种亚型与 IL6ST、ATAT3 和 GNAS 基因激活突变有关[16],增加 IL-6 信号转导[19],占腺瘤的 40%~50%。最后一个肝细胞腺瘤亚型约占 10%,无特异的组织学或免疫组织化学特点,至今基因组学未分类。每个腺瘤亚型百分比可依研究人群的不同而变化[20]。

表 11.2　肝细胞腺瘤(HCA)与局灶性结节性增生(FNH)诊断特征对比

| 病变 | 常规诊断特点 | 关键免疫组织化学染色 |
| --- | --- | --- |
| HCA | 良性肝细胞 | |
| | 增厚的肝索和小梁 | |
| | 散在分布静脉和动脉 | |
| | 无胆管 | |
| HCA 亚型(%) | | |
| (基因突变) | | |
| 脂变型(30%~40%) | 大泡性脂变 | LFABP:无(与阳性的正常肝对照) |
| (HNF-1A 失活突变) | 无细胞异型性 | |
| β-catenin(10%~15%) | 核异型性 | β-catenin:细胞核和(或)细胞质阳性 |
| (β-catenin 激活突变) | 腺泡 | GS:弥漫、强阳性 |
| 炎症型 40%~50% | 假性汇管区炎症 | SAA:细胞质阳性 |
| (IL6ST 遗传密码 gp130], | 可有肝窦膨胀 / 扩张 | CRP:细胞质阳性 |
| STAT3 和 GNAS 激活突变) | 可有灶性细胆管反应 | |
| | 有时有脂变 | |
| 未分类的(10%) | 无明确特征 | 未定 |
| FNH | 中心星芒状瘢痕 | GS:细胞质阳性,呈地图样 |
| | 瘢痕内厚壁动脉 | |
| | 瘢痕边缘细胆管反应 | |
| | 肝实质内硬化样结节 | |

　　LFABP:肝型脂肪酸蛋白;SAA:血清淀粉样蛋白 A;

　　CRP:C 反应蛋白;IL6ST:白细胞介素 6 信号传感器;

　　STAT3:信号转导和转录催化剂 3;GNAS:鸟嘌呤核结合蛋白,alpha stimulating activity polypepeide,α- 刺激活性多肽

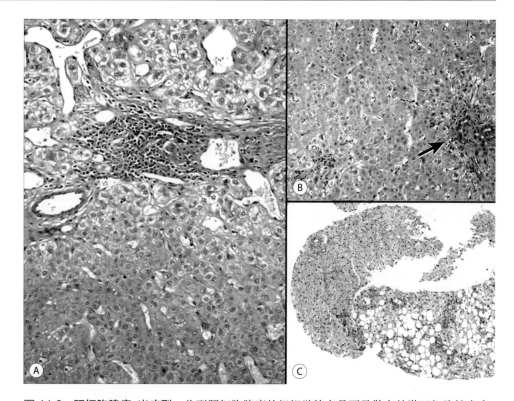

图 11.2 **肝细胞腺瘤,炎症型** 此型肝细胞腺瘤的组织学特点是可见散在的淋巴细胞性炎症。A. 假汇管区见轻度淋巴细胞浸润和异常血管,但无胆管。B. 与大多数肝细胞腺瘤不同,此型腺瘤中可见一些灶性细胆管反应(箭示),通常邻近假汇管区或在其内。C. 在针刺活检标本中,炎症型腺瘤有时见大脂滴空泡,注意脂变灶和许多异常血管。(A、B,手术标本,HE 染色;C 针刺活检标本,HE)

　　腺瘤与 FNH 或者分化好的 HCC 的鉴别,诊断上都具有挑战性,有目的地应用免疫组织化学染色进行鉴别很有必要[21](表 11.2)。腺瘤与 HCC 相比,当缺少网状纤维、有细胞核异型性、核分裂象多见以及出现许多腺泡样结构,则倾向于癌的诊断。免疫组织化学染色证实胞核和 / 或胞浆 β-catenin 过表达,有助于证明向 HCC 转化,但并非是固定不变的[22]。

　　大多数肝细胞腺瘤多见于育龄期女性,多发生于长期口服避孕药之后[23]。服用合成代谢性 / 雄性类固醇药物也是腺瘤和肝细胞癌发生的危险因素[24],特别是在范科尼贫血中[25,26]。腺瘤病[27,28]为整个肝内的多发肿瘤,非常少见,与 HNF-1α 突变有关,以女性为主[2]。这些疾病亚群为家族性,且与糖尿病有关[2,28~30]。腺瘤病也见于服用合成代谢性 / 雄性类固醇的患者[31]或无相关危险因素的患者[32],肝细胞腺瘤也多见于糖尿病[33]或 Ⅰ 型糖原贮积病[34]患者(通常为炎症亚型[35]),以及儿童和青年人(见儿童肿瘤和结节)。老人和中年以后的男性中出现代谢综合征者腺瘤和发生 HCC 的越来越受到关注[36]。

## 局灶性结节性增生

　　局灶性结节性增生(FNH)是相当常见的病变,任何年龄,无论男女均可见到。

FNH 是由于以前可能存在动脉畸形,致使多克隆肝细胞[37]、纤维基质和细胆管反应性增生而产生[38-41]。与肝细胞腺瘤不同,口服避孕药似乎不能导致 FNH 的发生。尽管口服避孕药能增加血管的分布和大小[42],却似乎不能影响病变的大小和数量[43]。罕见出血和破裂,切除之后也较少复发[44]。同一肿瘤内偶尔可见 FNH 和腺瘤两种病变特征,同一肝内这两种病变也可同时发生[45]。同一患者可能患多发 FNH,这样的患者常伴有其他病变,包括血管异常(肝血管瘤、脑内毛细血管扩张、颅底动脉瘤、动脉发育异常、门静脉闭锁),中枢静脉系统肿瘤(脑膜瘤、星形细胞瘤)[46,47]和偏身肥大[48]。

肉眼观结节与正常肝实质有明显界限,常呈灰白色,被纤维间隔分割成结节状,很像肝硬化。中央纤维瘢痕明显(图 11.3),这与星状细胞活化后平滑肌肌动蛋白免疫染色阳性密切相关[49]。组织学表现与非活动性肝硬化十分相似。密集的纤维间隔内含大而壁厚、有时狭窄的动脉血管,以及可能起源于肝细胞板化生[50]或祖细胞的胆管样结构[40]。CK7 免疫组织化学染色可以证实细胆管结构(图 11.4),并帮助鉴别 FNH 与腺瘤[51],FNH 行细针穿刺抽吸细胞学检查显现胆管细胞能帮助与 HCC 鉴别[52]。在影像引导下进行针刺活检时,病理医师应该知道所取的标本中含有肿块,因为出现增生胆管样结构和反应性间质,也可提示胆管机械性梗阻的诊断[53](图 11.4)。

大体上与 FNH 相似的病变偶尔也见于布卡综合征(Budd-chiari syndrome)[54],镜下这些团块呈增生性再生性结节,并合并包括中央瘢痕和多动脉血管结构在内的其他特征。组织学的一些差异,可提示大再生结节、FNH 和肝细胞腺瘤之间为交叉型病变[55]。这是由于肝静脉血流减低区形成高动脉化造成的[55,56]。FNH 在肝移植后血管灌注异常的移植物中也能见到[57]。

FNH 与腺瘤有时难以鉴别,这是因为两者共有某些组织学特征,包括出现孤

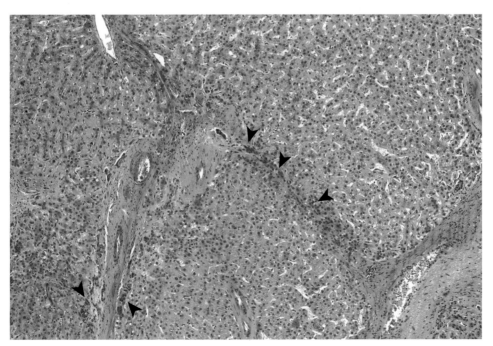

图 11.3 局灶性结节性增生 标本中见伴有异常动脉的部分中央瘢痕。放射性纤维间隔边缘的细胆管样结构(箭头),而肝实质呈结节状(手术标本,H-E)

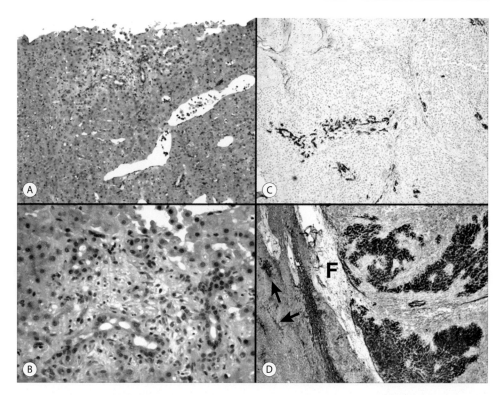

**图 11.4　局灶性结节性增生（FNH）**　由于取材区域所限，FNH 针刺活检有时较难诊断。A、B. FNH 针刺活检从纤维瘢痕附近取材，出现与 FNH 相关的细胆管反应可被误认为胆道梗阻。该区域显现显著的间质水肿和细胆管结构。C. CK7 免疫染色证实出现的细胆管反应，为 FNH 重要的构成成分。D.谷氨酰胺合成酶免疫染色证实病变肝实质呈特征性的"地理分布"或"地图样"模式。与病变外小叶中心正常染色的肝细胞对照。(A、B，针刺活检，HE。C，手术标本，特异性免疫组织化学染色。D，手术标本，特异性免疫组织化学染色)

立小动脉，增厚的结节状肝实质，纤维化（炎症型腺瘤中）和炎症以及细胆管反应。谷氨酰胺合成酶（GS）免疫染色见 FNH 中地图样宽阔的岛状实质，对证实 FNH 很有帮助。(**图 11.5**)[58]

## 结节性再生性增生

结节性再生性增生（NRH）为多发增生性肝实质结节，伴增厚的肝细胞板，无或仅有轻微纤维化[59]（**图 11.3**），以此与肝硬化鉴别。某些病例，结节之间肝组织受压，可见窦周纤维化。汇管区可位于结节中心，但这并非固定不变。针刺活检标本一般诊断困难，而经网状纤维染色结节则清晰可见（**图 11.6**）。可能需要楔形活检来明确诊断及排除一个重要的鉴别诊断：不完全间隔肝硬化（见第 10 章）。

与 NRH 相关的疾病较广泛，主要有风湿性疾病、骨髓增生病和慢性静脉淤血[60~62]。NRH 患者可能有药物治疗史，包括皮质激素、合成类固醇、口服避孕药、抗肿瘤药[63]，抗惊厥药和免疫抑制剂[60,64,65]。与 NRH 有关的疾病还有毒物油综合征[66]，白塞病（贝赫切特综合征）[67]，原发性胆汁性肝硬化组织学早期[68]，

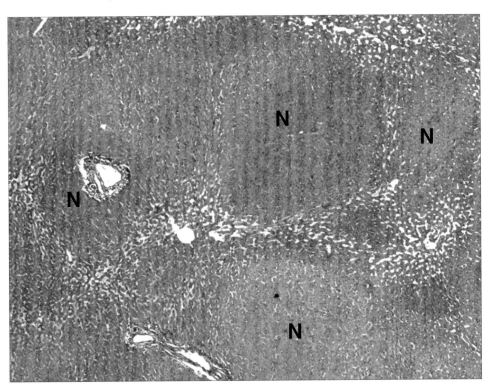

图 11.5 结节性再生性增生 这一异常的结节状生长模式,不伴有纤维化,因此不同于肝硬化。实质结节(N)常邻近(底部结节)或包绕汇管区(中心偏左)。结节之间肝组织肝细胞板受压变平、肝窦扩张(楔形活检,HE)

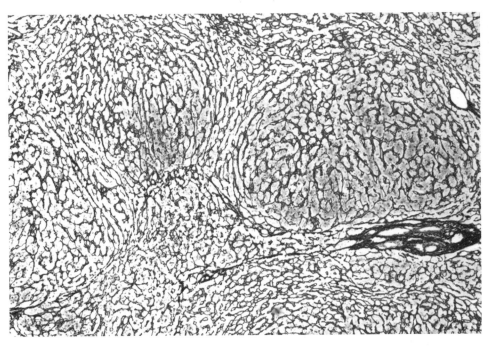

图 11.6 结节性再生性增生 视野内网状纤维染色见明显的再生性结节,无纤维化。(尸检肝,网状纤维)

心磷脂抗体阳性的腹腔疾病[69],肝脏转移性神经内分泌肿瘤[70],以及非肝硬化基础的肝细胞癌[71]。一些 NRH 患者有门静脉高压,血清碱性磷酸酶和 γ-谷氨酰转移酶水平可升高[62,68]。

　　Wanless 及其合作者认为,门静脉血栓形成可能是导致萎缩和代偿性增生的基础病变。动脉血管病变,特别是老年性动脉硬化对这些变化也起促进作用[62]。门静脉血栓形成也参与少见的部分性结节性转化的发病机制,病变中可见稍大的结节,常集中于肝门周围区域,可能引起门静脉高压[73,74]。NRH、FNH 和部分结节性转化三者分别具有肝细胞增生呈结节状生长的常见特征,在 Wanless 结节性转化总的命题下,他们对其进行了相应的分类[75]。

## 胆管腺瘤(bile-duct adenoma)

　　胆管腺瘤为小的灰白色结节,常位于包膜下,直径 1~20mm[76],它们可能是错构瘤样胆管周围腺体,或是具前肠幽门腺化生特征的胆道病变,而非真正的肿瘤[77,78],常为单发。组织学上由包被于成熟纤维组织间质内的小而完整的胆管组成,间质内含有慢性炎细胞,常在病变周围密集积聚[76,79,80](图 11.7)。至关重要的是无论大体还是镜下都有可能误认为转移癌。胆管腺瘤与微小错构瘤(Von meyenburg 复合体)不同之处在于胆管更小,数量更多,一般无扩张,不含胆汁[76,81]。报道过一个患者伴杂合性 α$_1$-抗胰蛋白酶缺乏症[82],其多发性腺瘤的胆管上皮内有抗淀粉酶 α$_1$-抗胰蛋白酶小球,过碘酸 PAS 染色阳性。胆管腺瘤还需要与少见的胆管腺纤维瘤鉴别,后者表现瘤体大,由包被于纤维间质内伴大汗腺化生的管囊性胆管结构所组成,腔内充有胆汁,与乳腺纤维腺瘤相似[83]。

图 11.7　胆管腺瘤　为包膜下肿瘤,致密的纤维间质内见紧密包围在一起的胆管结构,病变(底部)边缘可见密集的淋巴细胞。(手术标本,HE)

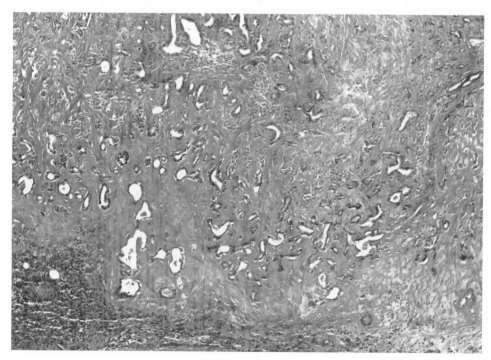

### 胆管囊腺瘤（biliary cystadenoma）

胆管囊腺瘤是一种多房性肿瘤，囊腔内含黏液性液体，内衬分泌黏液的柱状上皮，形成乳头状突起。一种变异型常发生于女性，上皮下间充质内含肌纤维母细胞[84,85]，恶变常见[86]。

### 血管瘤（haemangioma）

海绵状血管瘤是肝脏最常见的良性肿瘤，尸检和手术中偶然发现，也偶见于活检标本中[87]。一些肿瘤体积大具有临床意义。如同其他部位一样，病变由纤维间质支持的衬有内皮的腔隙构成（图 11.8），有时不规则地伸入毗邻肝组织[88]。并发症包括血栓形成、硬化和钙化[89]。自发性破裂曾有记录，但不常见。海绵状血管瘤应该与肝紫癜症进行鉴别（见第 12 章），后者缺少完整的内皮层和纤维小梁。已有文献报道肝淋巴管瘤为多器官淋巴瘤病的一部分，或为孤立性肝病变[90]，但十分少见。肿瘤衬覆内皮细胞的腔隙空虚或含偶见白细胞的淋巴液，不能误认为是间叶性错构瘤（见儿童肿瘤和结节）。

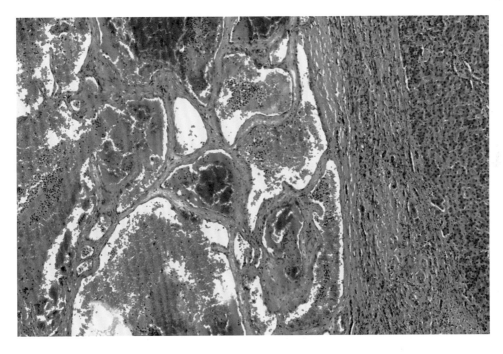

图 11.8 血管瘤 充满血液的腔隙被纤维间隔分割。右侧见厚包膜（手术标本，HE）

### 间叶和神经性肿瘤（mesenchymal and neural tumours）

起源于结缔组织成分，肝脏脂肪细胞和平滑肌，肝内神经的神经鞘和其他间叶细胞引起的少见肿瘤，其中包括脂肪瘤、髓脂瘤、血管平滑肌脂肪瘤[91,92]、神经鞘瘤与神经纤维瘤[93-95]、孤立性纤维瘤[96]和软骨瘤[97]。血管平滑肌脂肪瘤与更为常见的发生于肾脏的病变相似，含血管、平滑肌（肌样细胞）和脂肪[98]。按其构成成分分型为混合型、脂肪瘤型、肌瘤型和血管瘤型，发生频率依次减低[99,100]。

肿瘤也可多发[101,102]。肌细胞可能部分呈上皮样,具有纤细的嗜酸性胞浆内颗粒和多形核[103~106](图 11.9),有可能误认为肝细胞或恶性细胞,尤其是脂肪成分极少的病例。常见巨噬细胞和其他骨髓成分,肌样细胞免疫组织化学染色 HMB-45 阳性是最主要的诊断特征。假脂肪瘤[107]可能为腹膜脂肪分割的结节,包埋在肝被膜内。

图 11.9　血管平滑肌脂肪瘤　肿瘤显示类似于肝细胞的肌样细胞含细胞质有丰富的颗粒。右侧可见脂肪空泡,与小血管一样,贯穿肿瘤,散在分布。(手术标本,HE)

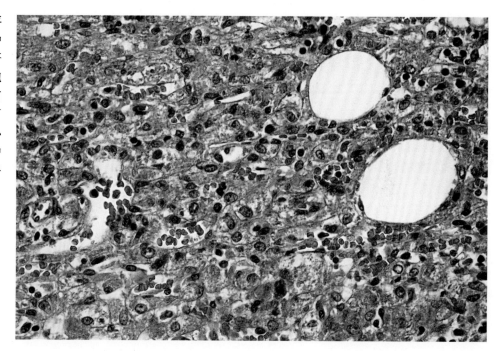

## 炎性假瘤(inflammatory pseudotumour)

　　炎性假瘤可单发或多发,通常好发于青年男性,伴有全身症状发热和体重下降。病变有时累及肝门附近,导致胆道病变和门静脉高压,与 HCC 相似。如果可能,应选择手术切除。炎性假瘤镜下特点为广泛的多克隆浆细胞浸润,夹杂以淋巴细胞、嗜酸粒细胞、泡沫样组织细胞,不同程度的间质增生,包括与纤维化有关的呈束状和漩涡状排列的梭形细胞[109](图 11.10)。可见肉芽肿形成和部分血管闭塞。该病变在诊断上的争议从炎症修复过程(病原学可能是感染)到低级别间质恶变称之为炎性肌纤维母细胞瘤[110,111]。一些被认为是滤泡状树突细胞瘤,与 EB 病毒感染有关[112]。免疫染色可帮助弄清其特征性改变。其中,平滑肌肌动蛋白可突出的显示肌纤维母细胞成分,激活素样激酶 1(activin-like kinase 1,ALK-1)在梭形细胞上的表达支持炎性肌纤维母细胞瘤的诊断[110,111]。偶尔这样的病变部分见于 IgG4 相关性疾病,IgG4 免疫染色显示丰富的 IgG4 阳性浆细胞。

## 恶性病变

### 肝细胞癌癌前病变

　　许多肝细胞改变和结节性病变认为是肝细胞癌癌前病变,将在以下讨论。尽

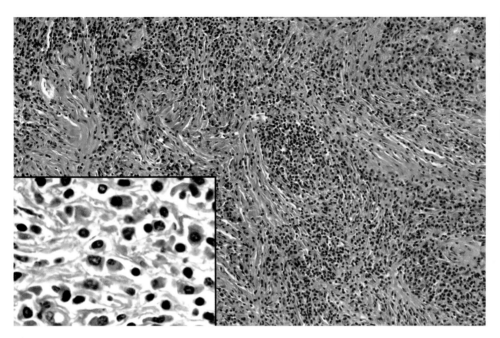

管肝脏病理专家组已经提出了这些疾病的精确命名[117~119]，但假设的 HCC 多步骤发病机制的组织学和分子学改变的精确序列还尚未确立。对这些病变的认识重要的是必须密切对患者进行监测，一旦病理确认，尽可能实行手术切除或肝移植。病理医师在报告中应该清楚地陈述所见的一种或多种这样的病变。

　　非肿瘤性肝组织可有不同程度的大细胞或小细胞肝细胞异型增生（liver-cell dysplasia，LCD）（见图 10.8，图 10.9）。以大细胞 LCD（大细胞变）最常见，特点是细胞及细胞核增大、核多形性、多核、多核仁和核深染[120]（见图 10.8，图 11.38），它随机分布在肝小叶或肝硬化结节内，需与老年人中央静脉周围肝细胞、胆汁淤积或甲氨蝶呤治疗后的肝细胞核形态进行鉴别。几项研究显示，这种异型增生与乙型肝炎病毒感染、肝硬化和 HCC 相关[121,122]，发生 HCC 的危险增加 4~5 倍[123,124]。受侵袭的肝细胞通常为非整配体[125]，伴随染色质异常。然而也认为它仅仅是淤胆的结果[127]或正常肝细胞多倍体化紊乱[128]，不表明是 HCC 癌前病变直接的作用机制，但仍然认为是发生 HCC 强烈的独立危险因素[129,130]，因此对确诊的患者需严密的观察。

　　小细胞 LCD（小细胞变）的特征为呈簇状拥挤排列的小细胞内核浆比例增大，核大，染色质深，[131]（图 10.9，图 11.39）。这些病灶显示了细胞的高增殖率[132]，总的来说细胞类似于 HCC，可能源于祖细胞[129]。这些特点均支持小细胞 LCD 为真正的癌前病变，后期会有导致 HCC 发生的细胞改变[133]。

　　提示为癌前病变的其他细胞改变包括细胞质内 Mollory 小体[134]，不规则再生区显示肝细胞糖原贮积，嗜酸性变（见第 9 章）或突出的结节[135]，铁沉积的巨大再生结节[136]内出现铁染色阴性病灶，以及遗传性血色病患者肝内无铁灶[137]；最后可能显示大细胞 LCD[137]。大细胞或小细胞异型增生的肝细胞聚集成簇，直径小于 1mm，被国际合作小组命名为局灶性异型增生[118]。

巨大再生结节(MRN)是指直径≥0.8cm的较大的再生结节,可发生于肝硬化或其他慢性肝病[138](图 11.11),大结节性肝硬化中 MRN 尤为常见[139],可能比周围肝组织更显苍白或更多胆汁染色[118]。硬化的肝脏可能隐含着好几个 MRN,它们可能与肝其他部位的 HCC 并存或包含着癌灶。肝硬化患者行肝移植治疗,应该仔细检查移除肝内有无这些病变[117,140]和 LCD[141]。

图 11.11 巨大再生性结节　低倍镜下可见右侧结节明显比左侧肝硬化结节大(手术标本,HE)(该例由美国华盛顿州 KamalIshak 博士惠赠)

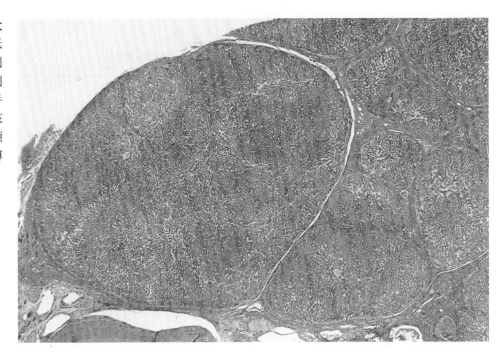

MRN 组织学显示肝实质增生,肝板排列为 2~3 个肝细胞厚度,像典型的肝硬化。结节内含汇管区及具有胆管、肝动脉和门静脉分支的纤维间隔,无细胞异型性和肝细胞板排列紊乱。可有脂变,含铁血黄素、胆栓和 Mallory 小体[138,142]。"腺瘤样增生"是 MRN 以前的名称,也分为 MRN Ⅰ 型和 Ⅱ 型,目前不主张使用[118]。

异型增生结节(交界性结节)显示非典型结构和(或)细胞学特征,不认为是良性 MRN,但也不足以诊断为 HCC[118,143]。异型增生结节可见不同程度的大细胞和小细胞 LCD,细胞丰富,灶状肝细胞索粘附性降低,网状纤维局部脱失或假腺样结构形成[117,118,140,143](图 11.12)。

诊断的主要问题是 MRN 和异型增生结节与 HCC 的鉴别,结节中见到的某些特征是进展为癌的高危险因素,包括核密度比增加、透明细胞变,小细胞异型增生和脂变[144]。核分裂象增加,网状纤维脱失,宽阔的小梁形成以及边缘浸润均帮助证实为癌[117,140,145,146]。克隆形成能力和杂合性的丢失[147]以及细胞增殖指数[148]增加能进一步证实为 HCC。

## 肝细胞癌

肝细胞癌(HCC)在全球恶性肿瘤中列于第 5 位[122]。HCC 的流行病学和其他研究表明,该肿瘤的发病率和流行有地理性差异以及多因素病因[149]。肝脏慢性

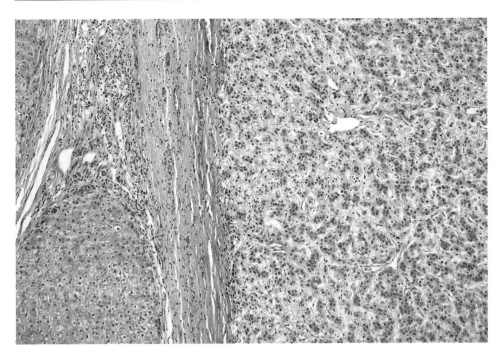

图 11.12 **异型增生结节** 右侧异型增生结节,肝细胞排列呈假腺样,中心低黏附性生长模式。左下见肝硬化结节,患者由于患高酪氨酸血症引起非活动性肝硬化。(移除肝,HE)

炎症和坏死在肝细胞癌变多步骤过程中是重要的驱动力[150,151],这方面存在的潜在危险因素有:乙型和丙型肝炎病毒感染[122],铁过载,黄曲霉素暴露[133]和发生脂肪性肝病[154~156]。在分子水平上,人们研究了调控细胞周期和凋亡的基因改变[157]、致癌基因的表达[158]、基因缺失和扩增[159]、肿瘤抑制基因如 p53 突变、血管和细胞生长因子的表达[161~166]以及肝脏干细胞或其子代的增殖[167~169]。这些主题的研究已产生了大量文献。

大多数 HCC 是肝硬化基础上发展而来[170],肝硬化的病因通常已明确。甚至许多称之为隐源性肝硬化的病例,其危险因素是非酒精性脂肪肝病(见第 7 章)也已明了[155]。来自北美[171]和其他地方[172]的许多病例均发生在非肝硬化背景上,可见于乙肝病毒携带者[173,174]或丙肝病毒感染伴可疑隐匿性乙肝者,以及逐渐增多的伴大泡性脂变的非酒精性肝病者[176]。患代谢综合征的非肝硬化老年人和中年以上男性,肝细胞腺瘤可先于 HCC 发生。HCC 甚至在异位肝也可发生[177]。除了遗传性血色病和慢性丙型肝炎所见的小结节性肝硬化外,与肝硬化相关的肝癌常是大结节型。虽然肿瘤附近可见到炎症和坏死,但肝硬化通常是非活动性的,肿瘤多为多灶性[178]。肝内肿瘤是沿汇管区(经门静脉分支)和肝小叶播散[179]。HCC 自发性消退十分罕见[122,180,181]。肝移植之后,需要仔细检查硬化的移除肝是否有临床未发现的小癌灶和癌前病变[182]。HCC 的肝移植切除的病肝或手术部分切除标本的病理报告应该详细说明病变的数目和它们的大小,以及组织学分级和血管浸润的情况[183],因为这些因素会影响 TNM 分期和其他预后分类[184]。

HCC 显著的组织学特点是肿瘤细胞与正常肝细胞类似,其排列方式与正常肝的小梁状排列也相似(**图 11.13**),然而,小梁大部分增厚,网状纤维稀少甚至缺如(**图 11.14**),对这种网状纤维缺乏型行细针穿刺抽吸活检是有帮助的(见细胞病理学诊断)。也有网状纤维增多的例外情况,这时必须依赖其他组织学特征和

图 11.13 肝细胞癌 注意小梁-肝窦结构,肿瘤细胞与正常肝细胞类似。(针刺活检,HE)

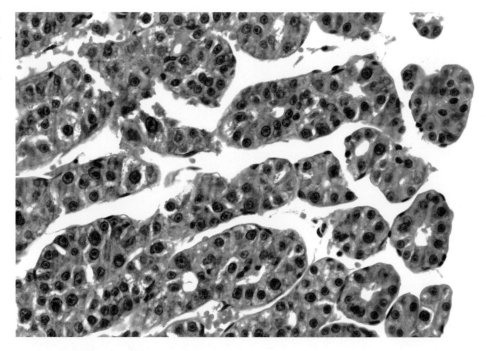

图 11.14 肝细胞癌 此例显示网状纤维稀少。(针刺活检,网织染色)

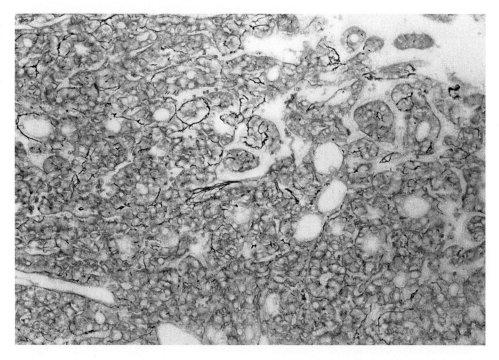

（或）肿瘤临床行为作为诊断恶性的标准。罕见的是，胃、卵巢和其他部位的原发肿瘤（肝样癌）也类似小梁状结构[185,186]，甚至产生胆汁（见转移性肿瘤一节）。HCC肿瘤小梁之间有被覆内皮的血管网，免疫染色 CD34[161,162]、Ⅷ因子相关抗原和荆豆植物凝集素阳性[187]。这些衬有内皮的腔隙在细针穿刺抽吸活检中具有特别的诊断特征。肿瘤内缺少汇管区和黏附性结缔组织构架导致针刺活检标本破裂、肿瘤小梁分离，在低倍镜下容易观察到（见第 4 章，图 4.1）。尽管除纤维板层癌外，结缔组织间质并不常见（见以下论述），但肿瘤坏死后可能出现灶状纤维化区。另外，小部分 HCC 为硬化性 HCC，这必须与纤维板层癌、胆管癌和转移性癌相鉴别。此种变异型的危险因素包括慢性乙型和丙型肝炎、脂变和脂肪性肝炎（伴或不伴肝硬化）[188]。这种情况下，用磷脂酰肌醇聚糖（glypican-3，GPC3）与精氨酸酶 1（arginase-1）联合免疫染色可确定肿瘤的肝细胞来源[188]（见以下免疫组织化学进一步讨论）。所谓的硬化性癌的 HCC 常与高钙血症有关[189]，但这种难以明确分类的肿瘤可能源于胆管细胞。腺样型 HCC（腺泡状）（见图 11.15）不应与胆管树的腺癌相混淆，胆管癌通常是硬癌，分泌黏液，而 HCC 的特点是分泌胆汁，少数肿瘤可见与正常毛细胆管相类同的腔隙。HCC 的很多组织学特点还包括脂肪性肝炎型 HCC（steatohepatitic-HCC，SH-HCC），其包含了良性脂肪性肝炎的许多特点[190]（图 11.16A）。淋巴上皮瘤样型 HCC（图 11.16B），伴有混合性淋巴细胞（以 T 淋巴细胞为主，少数为 B 细胞），与 EB 病毒相关尚未确定[191~194]（图 11.16）。还有伴间变的嫌色细胞 HCC 变异型[195]。被命名为"混合性肝细胞 - 胆管细胞癌"的混合或结合型肿瘤已有描述，特殊染色和免疫组织化学染色特点表明起源于肝细胞和胆管上皮细胞[196]。有时可见祖细胞 / 干细胞成分[197]（见以下讨论）。

细胞水平的变异包括多核瘤巨细胞形成（为预后不良标志[198]）（图 11.17）、

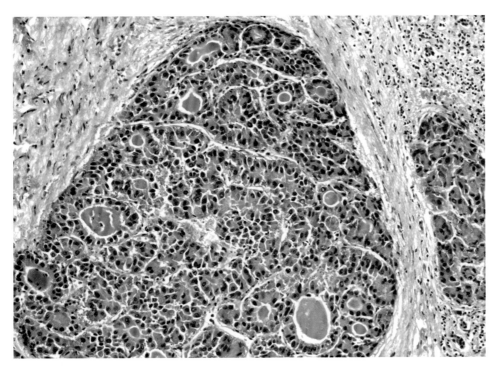

图 11.15 肝细胞癌 腺样型，肿瘤的其他区域显示典型的小梁状结构。（尸检肝，HE）

图 11.16 肝细胞癌 A.脂肪性肝炎型 HCC(SH-HCC)。肿瘤细胞呈气球样,水肿、细胞质稀薄,瘤内见局灶性炎症和许多 Mallory-Denk 小体。B.淋巴上皮瘤样型 HCC。该肿瘤有明显淋巴细胞浸润,主要是 T 淋巴细胞。(手术标本,HE)

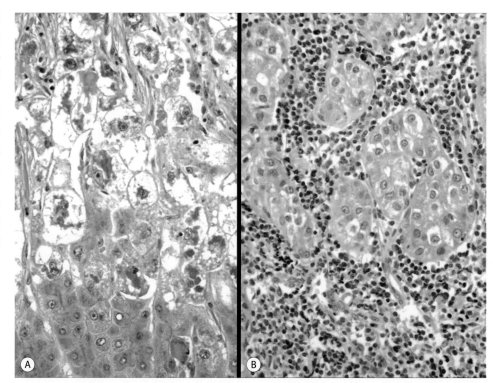

图 11.17 肝细胞癌:细胞学分级 插图分别代表了 1~4 个级别。1 级(高分化):肿瘤细胞核小而圆,与正常肝和硬化肝的细胞相似;2 级及以上:显示核轮廓进行性改变,染色质粗而深染;4 级:显示明显间变,伴多核瘤巨细胞及异型核分裂象。(针刺活检,HE)

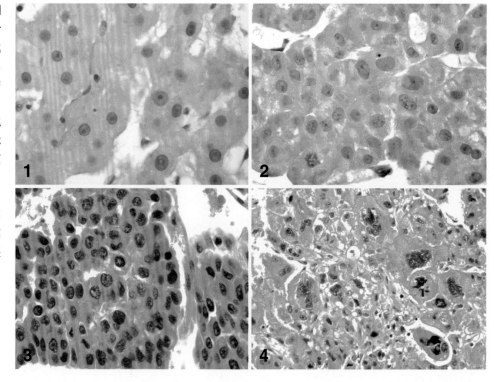

梭形细胞或肉瘤样肿瘤和透明细胞癌[199,200]。最后一种必须与转移性肾腺癌鉴别,Pax-8 免疫染色核阳性对后者诊断有帮助[201,202]。大部分患者用细针穿刺抽吸活检即可诊断[203~206]。根据核的特征,HCC 组织学分为 1~4 级:1 级 HCC 与正常肝细胞相似;2 级示核仁明显、深染、核膜不规则[176];3 和 4 级示核进行性增大,具多形性,后者见瘤细胞间变及瘤巨细胞(图 11.17)。

癌是否来源于肝细胞,有时可从肿瘤细胞的特征获得进一步证据。HCC 常含脂肪和糖原,也可含 $\alpha_1$- 抗胰蛋白酶小球,即使不是遗传性 $\alpha_1$- 抗胰蛋白酶缺乏症的患者。肿瘤细胞的细胞质内可见 Mollory-Denk 小体[208],特别是 SH-HCC 变异型[190]。石蜡切片免疫组织化学染色见白蛋白、纤维蛋白原、肝细胞角蛋白(CK8 和 CK18)、$\alpha_1$- 抗胰蛋白酶或 $\alpha_1$- 抗糜蛋白酶表达阳性[209-213],也为肝细胞来源提供了证据。

有几种免疫组织化学染色策略能证实 HCC 的诊断(图 11.18 和表 11.3)。一套已建立起来的方法是首先进行细胞角蛋白 7(CK7)、细胞角蛋白 20(CK20)、

表 11.3 免疫组织化学染色对肝肿瘤的评价

| 肿瘤 | 推荐的免疫染色 |
| --- | --- |
| 肝细胞癌 | Hep Par 1(肝细胞) |
| | 多克隆癌胚抗原 * |
| | 细胞角蛋白 7/20 一对(–/– 染色)* |
| | GPC-3/GS/HSP70 三个一组 *** |
| 肝母细胞瘤 | 甲胎蛋白(AFP) |
| | Hep Par 1(肝细胞) |
| | 多克隆癌胚抗原 |
| 胆管癌 | 细胞角蛋白 7/19 一对(–/+ 染色) |
| | 细胞角蛋白 7/20 一对(+/+ 染色)** |
| 血管平滑肌脂肪瘤 | HMB-45 |
| 上皮样 | CD34 |
| 血管内皮瘤 | CD31 |
| | Ⅷ因子 |
| **转移性癌** | |
| 神经内分泌 | 嗜酪素(Chromogranin) |
| | 突触素(Synaptophysin) |
| | 神经特异性烯醇化酶(NSE) |
| 胰腺 | CK7/20 一对(+/+ 染色)** |
| 结直肠 | CK7/20 一对(–/+ 染色)** |
| 乳腺 | CK7/20 一对(+/– 染色)** |
| 肺(非小细胞型) | CK7/20 一对(+/– 染色)** |

* 染色是毛细胆管或顶端
** 见参考文献 213
***GPC-3:磷脂酰肌醇蛋白聚糖 3;GS:谷氨酰胺合成酶;HSP70：热休克蛋白,三者中至少两个阳性(参考文献 219)。

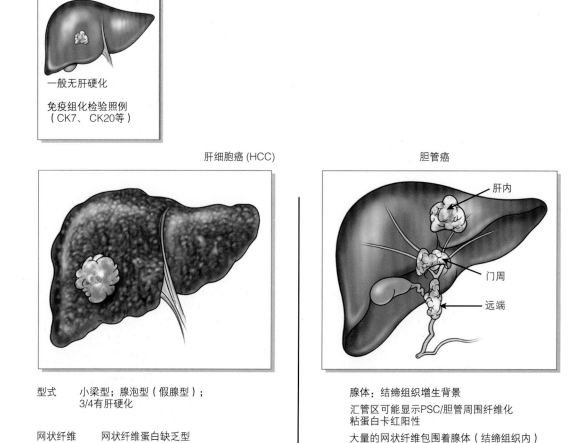

**转移**

一般无肝硬化

免疫组化检验照例
（CK7、CK20等）

肝细胞癌 (HCC)

胆管癌

肝内

门周

远端

型式　小梁型；腺泡型（假腺型）；
3/4 有肝硬化

网状纤维　网状纤维蛋白缺乏型
↓ CK7 和 CK20

| CK7+/CK20+（5%）| CK7+/CK20-（15%）|
| CK7-/CK20+（3%）| CK7-/CK20-（78%）|

第一层免疫组化
Hep Par 1（肝细胞）
pCEA / CD10
顶端型/ 毛细胆管型

精氨酸酶
胆盐输出泵（bile salt export pump，BSEP）
其他

GPC-3（磷脂酰肌醇聚糖3）
GS（谷氨酰胺合成酶）
HSP70（热休克蛋白）

HCC 3个
中任何2
个阳性

纤维板层
CD68+
黏蛋白 +/-

混合型HCC-胆管细胞癌
+腺体+ 黏蛋白+
HCC特点
+混合IHC图像

腺体：结缔组织增生背景

汇管区可能显示PSC/胆管周围纤维化
粘蛋白卡红阳性

大量的网状纤维包围着腺体（结缔组织内）
↓ CK7 和 CK20

| CK7 +/CK20+（65%）|
| CK7 +/CK20-（28%）|
| CK7 -/CK20+（5%）|
| CK7 -/CK20-（2%）|

CK 19, CA 19.9

图 11.18　肝脏原发性恶性肿瘤的免疫组织化学检查　这些肝原发性恶性肿瘤标准的诊断检查是使用 CK7 和 20，Hep Par 1（肝细胞或肝细胞特异性抗原）和多克隆癌胚抗原（pCEA）。其他第二层和第三层免疫染色（淡紫色的）对诊断分化差的肿瘤，组织学变异型和具混合性特点的肿瘤是必要的。CK7 和 CK20 引用的比例见参考文献[214]

Hep Par 1(肝细胞)和多克隆癌胚抗原(polyclonal carcinoembryonic antigen,pCEA)4
项免疫组织化学染色。典型的 HCC,CK7 和 CK20 两者均为阴性[214],而 Hep Par 1
表达于正常和恶性肝细胞(及少数几种肝外肿瘤[215])。HCC 针刺活检标本中 Hep
par 1 可能仅为斑片状阳性,或在分化差的肿瘤呈阴性,这种缺陷可用其他免疫染
色弥补。pCEA 染色阳性见于 HCC 细胞顶端表面或毛细胆管结构的胆管糖蛋白
碳水化合物部分(图 11.19),以及非肿瘤肝组织毛细胆管上。CD10 染色与 pCEA
结果相似,但敏感性较差[216]。甲胎蛋白(AFP)免疫染色诊断 HCC 不可靠[217],与
肝母细胞瘤不同,后者大部分病例染色阳性。精氨酸酶 -1(arginase-1)免疫染色对
HCC 极其敏感[218]。甲状腺转录因子 1(thyroid transcription factor-1,TTF-1)免疫染
色常用来诊断肺癌,但有一研究显示大多数 HCC 胞浆染色阳性(非细胞核)[219],
这有助于特殊病例的诊断。

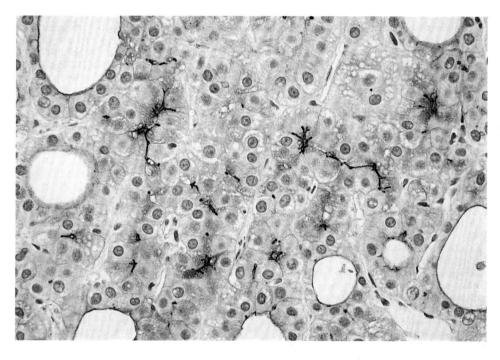

图 11.19 免疫
组织化学染色显
示肝细胞癌中的
毛细胆管结构
多克隆癌胚抗原
(pCEA)免疫染色
勾画出呈分支状
腔隙

　　磷脂酰肌醇聚糖 3(GPC-3)、谷氨酰胺合成酶(GS)和热休克蛋白 70(HSP70)
三者联合免疫染色是诊断 HCC 非常有效的方法,特别是三者中任何两个染色呈
现阳性时[220]。GPC-3 是细胞表面硫酸乙酰肝素蛋白聚糖,通常肿瘤细胞胞浆阳
性,但也可呈细胞膜和毛细胆管阳性,它对于 Hep par1 染色阴性的低分化 HCC
有特殊的诊断价值,也可用于细针穿刺抽吸活检的标本[221]。然而,肝硬化结节、
慢性丙型肝炎高度坏死性炎症活动期的肝细胞也可能呈 GPC-3 强阳性[222,223]。
GPC-3 阳性染色也可见于某些生殖细胞肿瘤[224]、卵巢透明癌[225]、肺鳞状细胞
癌[226]和一些胃肠道癌和胰腺腺癌[227]。非肿瘤肝组织 GS 染色阳性局限于中央
静脉周围肝细胞质内,但 HCC 中病变呈弥漫性强阳性[119,220]。HSP70 在 HCC 中
呈局灶性核浆阳性[119],这三种免疫组织化学染色也可以帮助鉴别异型增生病变
和 HCC[220]。

某些肿瘤具有 HCC 部分组织学和免疫组织化学染色特征,但其他混合成分(如部分腺样分化或低分化区)则提示有祖细胞/干细胞特点,可进一步用肝祖细胞/干细胞免疫组织化学标志物评估,包括神经黏附分子(neural cell adhesion molecule,NCAM),上皮细胞黏附分子(epithelial cell adhesion molecule,EpCAM),CK7 和 CK19,c-KIT(CD117)和 CD113[228~230]。CK19 阳性与 HCC 的侵袭性相关[231]。

### 纤维板层癌(fibrolamellar carcinoma)

该肿瘤通常发生于无肝硬化的年长儿童和成人,预后比典型的 HCC 好[234~239](因为可以手术切除[232]和无肝硬化[233])。病变单发或多发,偶尔大体上见中央纤维瘢痕,与局灶性结节性增生相似[240]。独特的组织学特征可将这一肿瘤与常规的 HCC 区别开[236,241],表现为一群大且深嗜酸性的肿瘤细胞被纤维板层平行分隔[236,241],肿瘤细胞产生转化生长因子 β(TGF-β)[242](图 11.20)。由于存在丰富的线粒体[235,243]使细胞呈嗜酸性。肿瘤细胞常含嗜酸性的 D-PAS 阴性小球,免疫组织化学染色显示为 C-反应蛋白、纤维蛋白原和 $\alpha_1$-抗胰蛋白酶,还有对纤维蛋白原有反应的胞浆内苍白小体[236]。其他的特征还包括产生胆汁(如同 HCC 其他类型),肿瘤内有铜和铜结合蛋白[244,245],毛细胆管 CEA 染色阳性[246]。一些纤维板层癌具有神经内分泌特征[247,248]、黏液卡红阳性的假腺体[249],或显示纤维板层癌和典型 HCC 两者的特征[250]。CD68 免疫染色显示肿瘤细胞内溶酶体和内含体中阳性的颗粒状斑点(见以下细胞病理学诊断,图 11.51)。尽管个别报告如范科尼贫血与纤维板层癌相关[252],但该肿瘤的发病机制仍不明确,其危险因素也不明了。

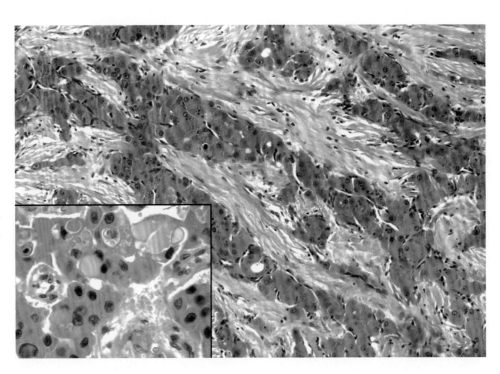

图 11.20 肝细胞癌:纤维板层型 成群大的嗜酸性肿瘤细胞被平行排列的纤维间隔包绕(针刺活检,HE)。插图:肿瘤细胞含苍白小体(顶端中心),顶部和左侧中心肿瘤细胞含几个透明小体。(移除肝,HE)

## 胆管癌（bile-duct carcinoma/cholangiocarcinoma）

胆管癌可发生在 Vater 乳头至肝内胆管树小分支间的任何部位。一般不伴肝硬化。根据受累的解剖部位，分为三个类型，包括远端胆管、肝门周围胆管（被称为克拉斯金瘤，Klatskin tumour[253]）和肝内胆管[254,255]。肝内胆管癌全球近十年来发病率一直在增长[256,257]。胆管癌最常见的已知诱发因素是肝胆吸虫的侵袭（泰国肝吸虫和华支睾吸虫病）、原发性硬化性胆管炎[258]和胆管树的先天性囊性疾病[259,260]。在这些病变中，Caroli 病和胆总管囊肿是重要的前驱病变，但癌也可发生于 Von Meyenburg 复合体（胆管微小错构瘤）[261]和先天性肝纤维化中[262]。胆管腺瘤发生癌变也有报告[263]。在日本，乙肝及丙肝病毒感染被认为是一个危险因素[264]，已知肝内胆管癌可继发于肝内胆管结石病[265,266]。目前胆管癌的基因组和分子学研究已经证实感染炎症促进突变[268,269]、致癌基因（特别是 KRAS 和 BRAF[270,271]）以及代谢通路（如异柠檬酸脱氢酶 1 和 2 基因[272]）在肿瘤的病理发病机制中起重要作用。通过分子学分析研究基因组重排的规范对于肿瘤靶向治疗十分重要[271]。可疑胆管癌的病变常通过内镜下胆管造影，刷取细胞标本进行细胞病理学检查。荧光原位杂交技术（fluorescent in situ hybridization，FISH）可协同常规形态学对多染色体进行评价，对那些诊断困难的病变应当考虑免疫组织化学检查。

镜下，胆管癌是分泌黏液的腺癌，伴有反应性的促结缔组织增生的纤维基质（图 11.21）。与转移性胰腺癌中见到的各种大腺体相比，该肿瘤组织中常保持着小到中等大小完全均匀一致的腺体。细胆管癌亚型呈相互吻合的鹿角型细胆管

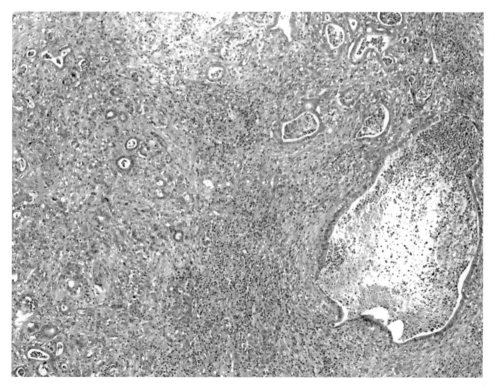

图 11.21 胆管癌 许多小至中等大小的肿瘤腺体侵入促结缔组织增生的纤维基质内。典型的胆管癌瘤细胞呈立方矮柱状，由于伴胆管炎，邻近的固有胆管扩张并含有中性粒细胞。这种表现与图 11.15 所示的腺样型肝细胞癌不同。（手术切除标本，HE）

样结构,由胞浆稀少的小立方细胞组成,该细胞可能是由 Hering 管区的祖细胞演变而来(图 11.22)[273,274]。肿瘤细胞呈立方形或柱状,可形成乳头状结构。而腺鳞状、鳞状、黏液状[275]透明细胞[276]及间变的组织学类型均不常见[277]。常侵犯神经及神经周围。出现游离的间质黏液、纤维基质内见一小团和孤立的肿瘤细胞,以及明显正常的上皮和异常的肿瘤细胞同时存在于一个胆管样结构中,均能帮助鉴别胆管癌与转移性肿瘤[278]。胆管癌必须与腺泡型肝细胞癌鉴别,通常根据分泌黏液还是胆汁就能将两者区别开。对于疑难病例,上皮膜抗原[279]、组织多肽抗原[280]、胆管细胞角蛋白(7 和 19)[210]、Lewis(x)和 Lewis(y)血型相关抗原[281]和 α- 淀粉酶[282]染色阳性可帮助排除肝细胞癌。在少见的肝细胞 - 胆管混合癌中,CK7 和 19 以及上皮膜抗原免疫染色胆管细胞成分呈阳性[283,284]。其他少见的混合型肿瘤中可见肉瘤样[285]或纤维板层区域[286]。胆管肿瘤的神经内分泌型十分少见,它的特征是细胞质内含有神经分泌颗粒。胆管癌的鉴别诊断包括上皮样血管内皮瘤和转移性腺癌。目前尚无特异的免疫组织化学染色来明确诊断胆管癌。CK7 和 20(或单独 CK7)以及 CA199 阳性是支持胆管癌的证据,但这些阳性也不能排除转移到肝的原发性胰腺腺癌。

囊腺癌为罕见的恶性肿瘤,有时由良性囊腺瘤发展而来[84,86]。尽管已经认为这些肿瘤与起源于先前存在的先天性囊性病变而更具侵袭性的癌不同[287],但偶发的具有囊腺癌特征的肿瘤也可以发生于纤维多囊性疾病中[288]。

## 血管肉瘤(angiosarcoma)

血管肉瘤不常见,为高度恶性的多发性,或少数为单发的出血性肿块。易患

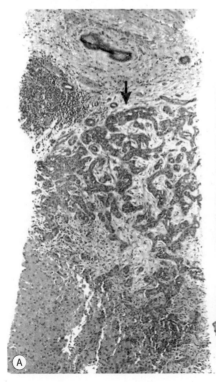
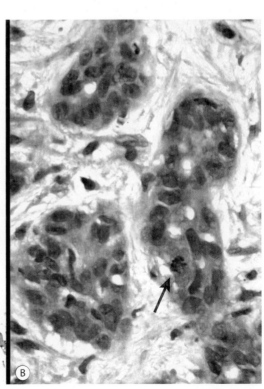

图 11.22 细胆管癌 A. 这些典型的肿瘤生长于汇管区周围(箭头)祖细胞位置。纤维基质内肿瘤性腺体呈"鹿角样"分支状生长,浸润邻近肝组织。B. 可见细胞核异型性和核分裂象(箭示)

因素包括使用砷剂治疗[289],注射具有放射活性造影剂-胶质二氧化钍[299~292],以及氯乙烯的工业暴露[293]。其他可能的因素还包括含铜的葡萄园喷雾剂[294],类固醇激素[295~297]、苯乙肼[298]和聚氨酯[299]。肿瘤细胞Ⅷ因子相关抗原和其他内皮标志物染色阳性证明其来源于内皮[300,301]。肿瘤沿肝窦并围绕存活的增生肝细胞生长为其特点(图11.23),后者可能会与肝细胞癌混淆,况且肝细胞癌也偶尔与血管肉瘤并存。肿瘤细胞肝窦内浸润超出主瘤范围,致使肿瘤边界不清。肿瘤内可见到海绵状区和实性区。其他特点包括出现造血细胞岛、血栓形成和梗死区。

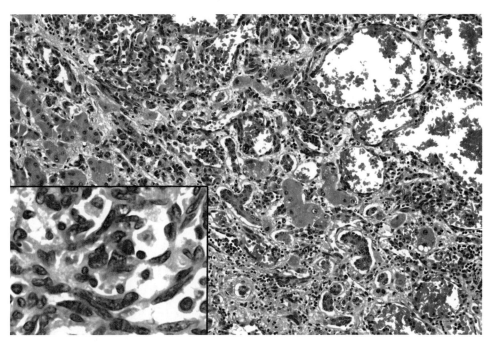

图11.23 血管肉瘤 这一高度的血管肿瘤内见伸长的肿瘤细胞围绕着岛状分布的肝细胞(中央)。插图:多形性内皮细胞沿血管腔排列。(手术标本,HE)

非肿瘤的肝组织一般无肝硬化,但可有纤维化及由以上所列的易感因素引起的其他改变,包括巨噬细胞内具折光性的胶质二氧化钍颗粒沉积。与病因无关的特征包括局灶性肝窦扩张,肝细胞、肝窦内衬细胞及窦周细胞增生,以及窦周网状纤维增加[302]。这些变化可能先于肿瘤发生[303]。

## 上皮样血管内皮瘤(epithelioid haemangioendothelioma)

这一软组织或肺(血管内细支气管肺泡瘤)的内皮瘤作为肝脏的原发肿瘤并不常见。发生于肝脏者,患者年龄20~80岁,女性多见[304~306]。预后有很大差异,一些患者生存达10年,而其他人可能死于诊断后数月内[307]。组织学上,该肿瘤可能与腺癌或肝小静脉闭塞症混淆,其原因不明,但推测可能与口服避孕药有关[308]。

病变由增生的内皮细胞组成,细胞核具多形性,呈簇状或单个排列,部分有圆形空腔(图11.24),这些空腔可能被误认为脂滴或印戒细胞腺癌中的黏液小滴。肿瘤细胞有树突状和上皮样两种类型[304,305],后者表现为腺癌样。肿瘤细胞免疫组织化学染色应表达一种或多种内皮标志物(CD34、CD31、Ⅷ因子[306]),CD34免疫染色比Ⅷ因子更敏感[309]。超微结构可进一步证明血管分化,可见肿瘤细胞内

图 11.24 上皮
样血管内皮瘤
单个或小团的肿
瘤细胞位于致密
的纤维间质内。
一些肿瘤细胞已
形成血管腔(箭
示)。(手术标本,
HE)

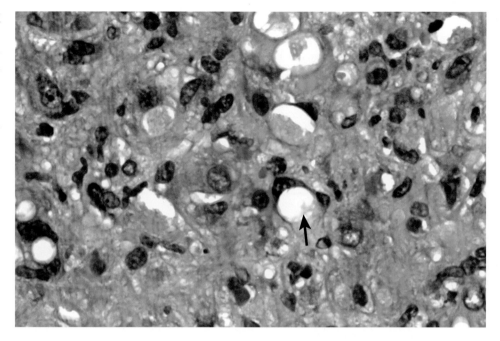

Weiel-palade 小体以及瘤组织的周细胞成分[310]。丰富的细胞预示着预后不良,而核多形性和分裂象则不是[306]。

含有肿瘤细胞的致密纤维组织致血管闭塞为特征性的改变,门静脉和肝静脉分支均可见。结缔组织染色显示得最好。易与肝小静脉闭塞症甚或脂肪性肝炎相混淆,是由于肿瘤有时呈区带分布,几乎规律地影响着每个小叶中央静脉周围区(图 11.25)。

图 11.25 上皮
样血管内皮瘤
这例肿瘤呈区带
分布,酷似静脉流
出道阻塞的纤维
化,中央静脉周围
带和腺泡Ⅱ带可
见明显的肿瘤间
质,左侧和右下角
可见存活的汇管
区周围肝细胞和
细胆管反应。(手
术标本,HE)

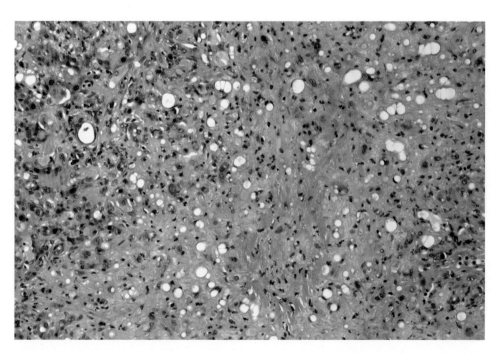

# 肝外恶性病变与肝脏（extrahepatic malignancy and the liver）

肝外肿瘤患者无肝转移时，也会出现肝功能障碍，特别是肿瘤为肾腺癌。这样的患者肝活检显示库普弗细胞增生，肝细胞肿胀，灶性坏死，脂变和轻度炎症[311,312]。偶见肉芽肿，也可有胆汁淤积，特别是患霍奇金病时（见下）。

## 转移性肿瘤（metastatic tumour）

经皮盲穿针刺活检可发现转移性肿瘤，但如果在影像学方法引导下行穿刺活检则能提高诊断的准确率。获取肿瘤标本需要多点穿刺，引导下的细针穿刺抽吸是很有帮助的诊断性操作[313,314]，抽取液体的细胞学检查以及活检标本触压制片均可增加阳性结果[315]。若临床可疑肿瘤，但开始时切片内并未见到，则应将活检标本逐层切片进行检查。肿瘤的原发部位有时经组织学能够确定。一些转移性肿瘤，特别是肾腺癌很像肝细胞癌，而且转移瘤可侵及肝细胞板，产生起源于肝板的原发癌的假象（图 11.26）。原发肝外的胃癌、卵巢和其他部位的性索间质肿瘤，[185]其原发灶和转移灶都与肝细胞癌极其类似，这些"肝样癌"可以产生胆汁，或 pCEA 或 α- 胎儿球蛋白免疫染色阳性。

取自转移灶邻近的活检标本，典型者显示汇管区水肿，细胆管反应和中性粒细胞浸润，以及灶性肝窦扩张[316]（见图 1.5）。细胆管结构中有时见异常上皮、细胞核深染、具非典型性。汇管区改变与胆管梗阻所见相似。

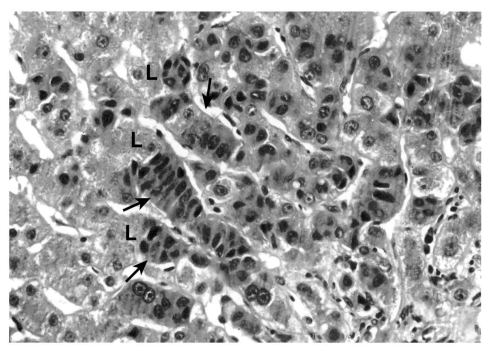

图 11.26 转移性肿瘤类癌细胞（箭示）侵犯肝细胞板(L)，产生起源于肝板的假象（针刺活检，HE）

## 淋巴瘤和白血病（lymphomas and leukaemias）

### 霍奇金病（hodgkin's disease）

　　肝活检对霍奇金病的分期起重要作用,楔形活检比多条穿刺活检更有可能显示占位病变。尽管剖腹探查时肉眼观察所见肝脏正常,但任何一种活检都可能发现阳性病变[317]。即使活检结果阴性也不能完全排除肝脏受累。霍奇金病累及肝脏常伴有脾脏受累[318]。对于开始时为阴性的小活检组织,应进行连续切片逐层观察,因为霍奇金病在肝脏内的浸润分布不均匀且较为稀疏。由于 Reed-Sternberg 细胞常十分稀少,正确诊断霍奇金病浸润可能较为困难,因此,必须根据其他特征进行分析,这包括异常的细胞群伴有深染、成角或空泡状核、核仁突出(图 11.27);不规则浸润超出汇管区破坏肝细胞;丰富的网状纤维。可见反应性淋巴细胞、嗜酸粒细胞和组织细胞等多种细胞成分。肝脏霍奇金病的鉴别诊断包括反应性浸润病变和其他淋巴瘤,特别是 T 细胞淋巴瘤。

图 11.27　霍奇金病　汇管区见各种各样的细胞浸润,包括核深染、成角的大肿瘤细胞。(针刺活检,HE)

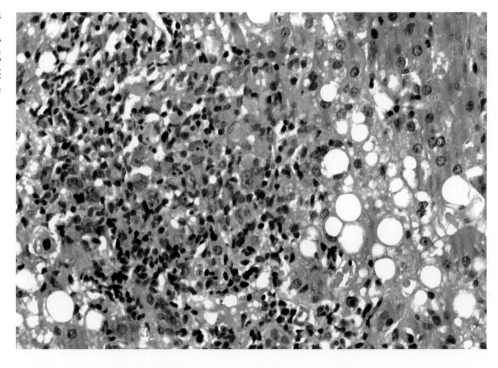

　　肝内邻近恶性占位病变的部分可见各种非特异性改变,甚至在无恶性病变处也可见小叶内淋巴细胞聚集,伴不同程度的细胞非典型性[319]或上皮样细胞肉芽肿[320]。也曾有报道不管是否有霍奇金病肝内浸润,均可见肝窦扩张,多数患者有全身症状[321],腺泡 2 带和 3 带病变最为严重。胆汁淤积在霍奇金病并不常见,但若出现在一些无肝内浸润的患者时[322],常提示疾病进展。有些病例的胆汁淤积可解释为小叶间胆管破坏(胆管消失综合征),与恶性病变浸润直接有关,或与肝移植后出现排斥性胆管缺失相类似[323,324]。

## 非霍奇金淋巴瘤和其他造血细胞恶性病变(non-hodgkin's lymphoma and other haemopoietic malignancies)

非霍奇金淋巴瘤主要累及汇管区,但也可蔓延到汇管区周围肝实质和肝窦[325],肝窦浸润为主也可见到[326]。肿瘤沉积和纤维化可引起门静脉高压[327],大量浸润导致肝功能衰竭临床上十分罕见[328],另一罕见的表现是血管炎。恶性浸润病变通常通过它们密集而均一性外观及全部或近乎全部汇管区受累与炎性病变进行鉴别。淋巴瘤中可见大量凋亡和坏死碎片(图11.28),但不是良性浸润的特征。行免疫组织化学染色以确定淋巴瘤类型十分重要[329]。该病通常是系统性的,累及淋巴组织和肝脏。原发性肝淋巴瘤十分少见,占结外淋巴瘤不到1%[330-332]。B细胞淋巴瘤,包括黏膜相关淋巴组织淋巴瘤(MALT淋巴瘤),和T细胞淋巴瘤两种均可见,以B细胞肿瘤多见[331-335]。许多B细胞淋巴瘤(脾边缘区B细胞淋巴瘤,滤泡性和弥漫大B细胞淋巴瘤[336])和增殖性疾病(混合性冷球蛋白血症,单克隆γ-球蛋白病),以及少见的T细胞淋巴瘤[337]均与潜在的慢性丙型肝炎病毒感染相关[338]。慢性丙型肝炎伴发B细胞淋巴瘤和肝细胞癌也可能发生[339]。周围型γ-δ[340]和少见的α-βT细胞淋巴瘤浸润肝窦并侵犯脾脏也有描述。原发性肝淋巴瘤表现为单发或多发性肿块,弥漫性肝脏浸润致肝大或发生肝衰竭伴血清乳酸脱氢酶活性升高[331]。

多发性骨髓瘤在肝脏呈弥漫性或局灶性浸润[342],也曾报道有孤立的原发性肝浆细胞瘤[343]。巨球蛋白血症[344]汇管区和肝窦内可见单个核细胞,一些伴嗜派洛宁性细胞质。这两种疾病有时并发淀粉样物沉积。朗格汉斯组织细胞增生症可仅累及肝脏,但十分罕见[345,346]。浸润的朗格汉斯细胞免疫染色S-100和CD1a阳性,可侵犯并破坏小叶间胆管导致胆管消失、慢性淤胆及类似于原发性硬化性

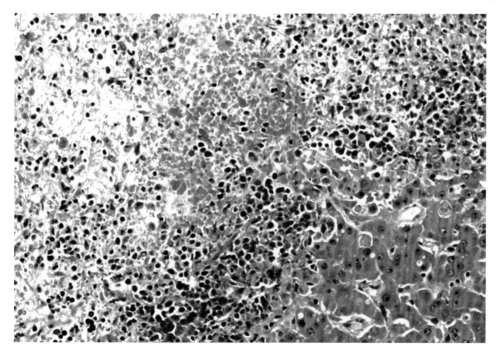

图11.28 非霍奇金淋巴瘤 邻近汇管区周围肝实质内见不规则浸润的肿瘤细胞,肿瘤细胞广泛坏死。(楔形活检,HE)

胆管炎的特征[347]。累及肝脏的系统性肥大细胞病汇管区内肥大细胞浸润能并发纤维化[348],也可见肝实质浸润,浸润的细胞呈圆形、组织细胞样或纺锤形。在石蜡包埋切片常规染色中即可确定它的性质,而塑胶包埋切片或肥大细胞特殊染色更能做出明确的诊断。

　　肝脏内常见各种白血病的浸润且常有脂变和(或)纤维化[349]。Schwarty 及其同事报道[350]几乎所有的慢性淋巴细胞性白血病有肝脏受累,表现为汇管区明显扩大伴 P-P 相连及不同程度纤维化。毛细胞性白血病肝窦内见白血病细胞浸润,细胞核圆形或锯齿状,周围绕以光晕样透明的细胞质[351]。然而,这些并不总是经常出现[352]。其他组织学特征是形成血管样病变,汇管区或腺泡内的血管腔被覆白血病细胞而非内皮细胞。电镜下见内皮破坏,肝窦与窦周 Disse 间隙相通[353]。石蜡包埋切片抗酒石酸盐酸性磷酸酶(TRAP)染色有时可帮助诊断[354]。

## 儿童的肿瘤和结节(neoplasms and nodules in children)

### 良性病变(benign lesions)

　　罕见的儿童肝细胞腺瘤发生呈自发性,无潜在疾病或激素暴露病史[355]。在这个年龄组内,与其相关的疾病有范科尼贫血[26]、Ⅰ型糖原贮积病、胡尔勒病(Hurler's disease,黏多糖Ⅱ型)、合并重度免疫缺陷症[356]、应用抗癫痫药奥卡西本[357],肝细胞核因子 -1α 突变(见以下成人肝细胞腺瘤)。绝大多数为良性经过,但也有随访数年后转化为肝细胞癌的报道[358]。已有额外的证据证明婴儿以及成人的局灶性结节性增生(FNH)均为肿瘤样畸形,而非真正的肿瘤。儿童期患结节性再生性增生(NRH)不常见,发生年龄多在 7 个月之前,组织学特点与成人相同[359],可出现肝脾大和门静脉高压,一些患者有先前化疗和应用抗惊厥药的病史。

### 间叶性错构瘤(mesenchymal hamartoma)

　　该病变婴儿和幼儿都不常见,年长者也少见。富有血管的疏松、水肿的结缔组织含淋巴管瘤样囊腔、胆管和肝细胞[360,361](图 11.29)。常见造血细胞。病变边缘不规则,逐渐与邻近正常肝组织融合。而在成人,不易见到胆管成分,且胶原性间质呈致密的玻璃样变[362]。曾有报道间叶性错构瘤内可发生未分化胚胎性肉瘤[363]。

### 婴儿血管内皮瘤(infantile haemangioendothlioma)

　　这一孤立的或多中心性的肿瘤由被覆肥厚内皮细胞的毛细血管样血管腔组成(图 11.30),该肿瘤随时间推移可经历渐进性成熟、瘢痕形成、最后完全退化[92,364,365]。肿瘤中心部分可见纤维间质增多,有时也可见血栓形成和营养不良性钙化。肿瘤边缘常融入邻近肝实质。Dehner 和 Ishak[364]描述肿瘤Ⅰ型内皮细胞良性温和,肿瘤Ⅱ型则具有侵袭行为和转移能力,内皮细胞呈非典型性、深染并突入血管腔内,现认为后者是血管肉瘤[366]。大多数病例发生于出生后 6 个月内,伴肝大,腹部肿块或弥漫性腹胀大[92,364,367]。可有肿瘤分流所致的高输出量心力衰竭、肝衰竭或肿瘤破裂。这些肿瘤中有些可能有恶性病程,对这些病例应留心评估其组织病理学改变。

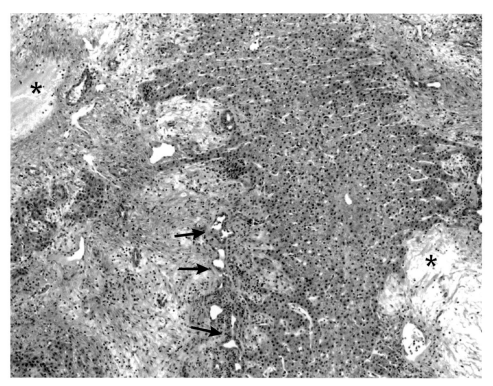

图 11.29 间叶性错构瘤 该良性肿瘤内见多种组织共存,包括疏松结缔组织伴有囊性扩张的淋巴管(*)、细胆管结构(箭示)和地图样岛状肝实质(中心)。(手术标本,HE)

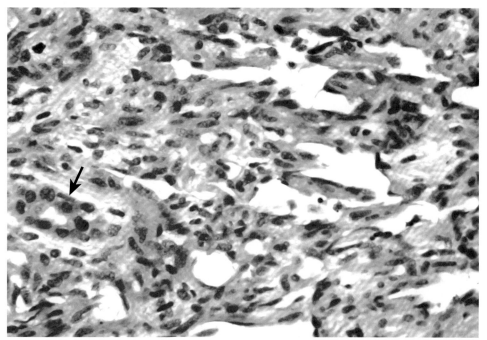

图 11.30 婴儿血管内皮瘤 肿瘤由内衬肥厚内皮的血管组成,常见陷入的胆管(箭示)。(手术标本,HE)

## 恶性病变（malignant lesions）

### 肝母细胞瘤（hepatoblastoma）

　　肝母细胞瘤是小儿最常见的肝脏肿瘤[368]，通常发生于 2 岁以下的儿童。预后取决于外科手术可否切除和组织学类型。这类肿瘤一般为单发，组织学分为两种基本类型即上皮型，上皮 - 间叶混合型，其中又分为多种组织学亚型（表 11.4）。

　　上皮型由胎儿或胚胎肝细胞，或两者共同组成。胎儿细胞外观上有些类似成人肝细胞，但较小（图 11.31）。一些胎儿细胞含有脂肪和糖原，使其显得苍白，因

表 11.4　肝母细胞瘤组织学分类 *

| 上皮型 | 胆管母细胞型 |
|---|---|
| 单纯胎儿型伴低有丝分裂活性 | 上皮粗梁型 |
| 胎儿型，有丝分裂活性 | 上皮 - 间叶混合型 |
| 多形性，低分化 | 无畸胎瘤特点 |
| 胚胎型 | 伴畸胎瘤特点 |
| 小细胞未分化型 | 肝细胞癌 |
| 　INI-1 阴性 ** | 　典型 HCC |
| 　INI-1 阳性 | 　纤维板层 HCC |
| 上皮混合型（以上任何一种 / 全部） | 肝细胞肿瘤 NOS*** |

\* 推荐的分类系统[373]来自 COG（儿童肿瘤学分组）

\*\* INI1（整合酶耦合子 1，涉及染色质重构和细胞转录调节）

\*\*\* 表明为暂定病种。以前命名为移行型肝细胞瘤可包括在这一分类中

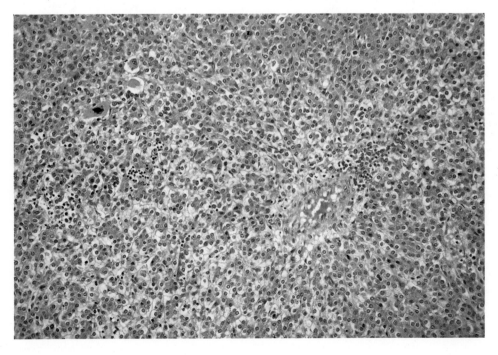

图 11.31　肝母细胞瘤，胎儿上皮型　肿瘤呈小的肝细胞条索状生长，由于透明（糖原生成）和嗜酸性的肝细胞相混合，使其呈明暗交替的人字形图像。左上方见灶性髓外造血，包括数个巨核细胞和成群的红细胞前体细胞。（手术标本，HE）

此低倍镜下胎儿区呈现出"明暗交替"的图像。该区域也有局灶髓外造血的特点，无核分裂象。根据这种组织类型，纯粹的胎儿型预后最好[374]。胚胎细胞的细胞质较少、核浆比例高、细胞增殖指数高[375]、细胞边界不清晰以及有丝分裂活跃（图11.32）。它们可以形成玫瑰花结节，腺泡或小管。上皮型肝母细胞瘤可出现鳞状上皮分化。Gongzalez-Crussi 等[376]描述了一种"粗梁型"，看上去像肝细胞癌，但含有胎儿或胚胎细胞。上皮 - 间叶混合型肝母细胞瘤，现在是指畸胎瘤样肝母细胞瘤[373]，除了上皮，还含有骨样及软骨等间叶成分。肝母细胞瘤 AFP 染色阳性非常普遍。Hep Par 1 肝母细胞瘤胎儿部分阳性（但胚胎区可能阴性），而 GPC-3 和 β-catenin（核阳性）通常为阳性（除外少见的组织学变异型）。

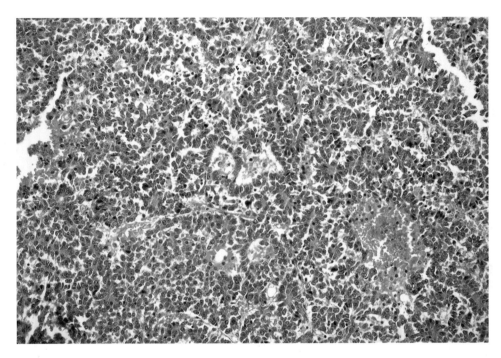

图 11.32 肝母细胞瘤，胚胎上皮型 肿瘤呈小管状生长，核浆比例增加。一些细胞内可见深染的核分裂象。（手术标本，HE）

## 肉瘤和淋巴瘤（sarcoma and lymphoma）

小儿肝内偶尔发生的未分化肉瘤预后很差[377]。肿瘤内陷入的上皮可能会引起混淆。光镜和超微结构特征提示为恶性纤维组织细胞瘤[378,379]或肌纤维母细胞分化[379]。免疫组织化学染色结果不一致，组织细胞标志物、结蛋白（desmin）、波形蛋白（vimentin）甚至细胞角蛋白（cytokeratin）均有报道[379,380]。肉瘤的另一个形式，发生在胆道内的是胚胎性横纹肌肉瘤或葡萄状肉瘤[374]。组织学特有的钙化性巢状间质 - 上皮肿瘤为间质和上皮混合性的低度恶性肿瘤，伴有灶性钙化和骨化[381~386]，该肿瘤一般生长缓慢，可见小而圆的梭形和大的嗜酸性上皮细胞巢呈不规则锯齿状排列，被含有散在胆管的增生的纤维结缔组织所包绕（图11.33）。肿瘤呈 β-catenin 染色胞核及胞浆阳性，且 β-catenin 基因突变。小儿肝内原发性非霍奇金淋巴瘤的报告异常罕见[387]。

图 11.33　钙化性巢状间质-上皮肿瘤　纤维结缔组织增生性间质内含上皮巢呈锯齿状排列。上皮的变化从大的嗜酸性细胞（右侧巢）到更为嗜碱性和梭形的细胞。胆管结构紧贴上皮巢。（部分肝切除，HE）

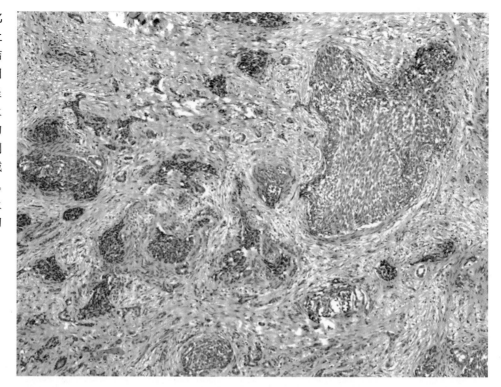

### 肝细胞癌（hepatocellular carcinoma）

　　小儿肝细胞癌与成人的组织类型类似。引起肝硬化的酪氨酸血症 I 型，胆盐输出泵缺乏（进行性家族性肝内胆汁淤积 2 型），胆道闭锁和长期完全胃肠外营养，以及其他易感因素如 I 型糖原贮积病均可呈现。EpCAM 似乎是该肿瘤重要的免疫组织化学标志物，其他还有 CK19 和 GPC-3[388]。也有较大儿童发生纤维板层型肝癌的报道，总的来说比肝细胞癌预后好[235]。

## 细胞病理学诊断（cytopathological diagnosis）

　　细针穿刺抽吸活检（FNAB）经常用于肝脏的肿块的研究，特别对于肝硬化可疑 HCC 的患者[389]。该技术除证明正常或非肿瘤肝脏成分外，还能确定病变组织。就后者而言，医师必须熟悉正常肝、肝硬化或异型增生的细胞学表现。对此讨论如下。

### 正常或反应性肝脏（normal or reactive liver）

　　从非肿瘤性肝脏抽吸的肝组织包含正常或反应性肝细胞，表现为单个细胞、成簇或二维结构的单层细胞板（图 11.34）。正常肝细胞可排列成小梁状，由三个或少数几个细胞组成，无包裹的内皮（图 11.35）。个别肝细胞呈多边形，细胞界限清楚，核圆形，位于中心，常有明显核仁，偶尔可见核内假包涵体（泡状包涵体），后者在 HCC 也可见到，因此不作为诊断依据。良性肝细胞的核大小有明显差异（不是形状），这是个有用的诊断指征，与 HCC 见到的更为单形性的核形成对比[390]。根据使用的

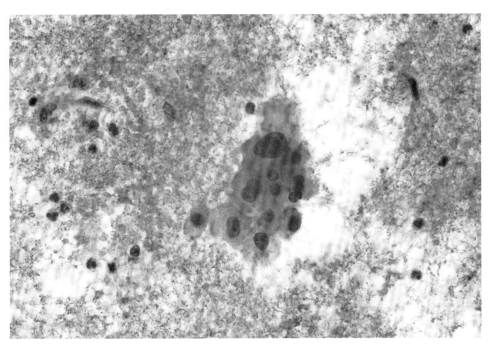

图 11.34　正常肝细胞　一簇正常肝细胞包括几个双核肝细胞，顶端见一个增大的多倍体细胞，可见明显的核仁（Papanicolaou 染色）

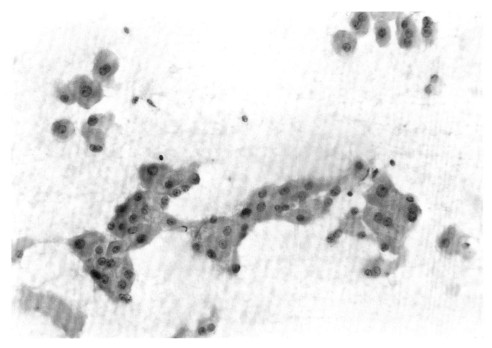

图 11.35　正常的肝细胞小梁　抽吸物内至少含有 2~3 个正常肝细胞排列成梁状（Papanicolaou 染色）

染色方法,肝内出现不同色素[390,391],肝细胞内出现脂褐素表示为良性过程。

良性抽吸物也可含有胆管上皮,而来自肝细胞腺瘤和 HCC 的标本中通常没有[394]。胆管上皮细胞比肝细胞小,单层排列,呈蜂窝状腺样结构 (图 11.36),胞浆苍白,非颗粒状,细胞核偏位,核染色质细,无明显核仁。抽吸物也可含有来源于腹膜的良性间皮组织(图 11.37)。

图 11.36 胆管上皮 成簇的胆管上皮细胞,体积较小,核圆形而无突出特点,可以此与邻近中央的肝细胞团鉴别。可见灶性微腺体结构。(Papanicolaou 染色)

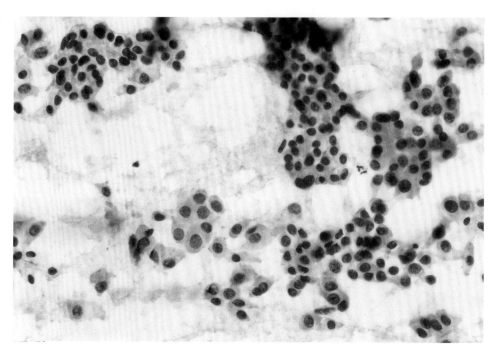

图 11.37 间皮细胞 一小片来自腹膜的间皮细胞,右侧显示特征性的透明"窗口"。(Papanicolaou 染色)

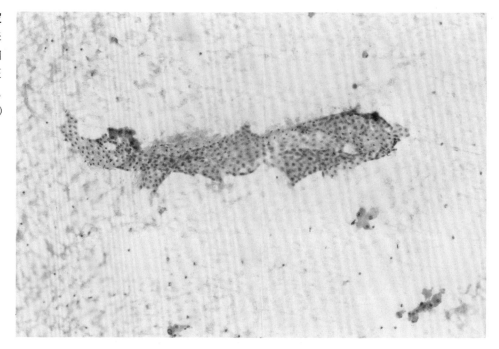

## 肝硬化和肝细胞异型增生（cirrhosis and liver-cell dysplasia）

肝硬化抽吸物可包含部分结缔组织和成纤维细胞(图 11.38)、胆管上皮细胞、排列成簇伴锯齿状边缘(而非像 HCC 中的边缘平滑的小梁状)的反应性肝细胞，及混合性慢性炎细胞(大多为淋巴细胞)。仅依靠 FNAB 来明确诊断肝硬化通常是不可能的[393]。

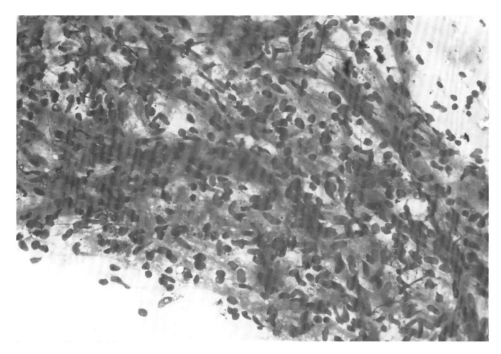

图 11.38　肝硬化　抽吸物包括相互交织的梭形成纤维细胞、间质和核圆形的淋巴细胞（Diff-Quick）

FNAB 也能识别大细胞和小细胞异型增生（见第 10 章）。核非典型的类型和程度可用以鉴别异型增生肝细胞和正常或反应性的肝细胞。在大细胞异性增生中，核增大而深染，呈多形性，具有一个或多个显著核仁(图 11.39)，核染色质粗，常有陷于细胞质的假包涵体，细胞增大伴有丰富的细胞质，以维持相对正常的核浆比例。在小细胞异型增生中这一比例是增加的，因为细胞比正常肝细胞小而核具有非典型性(图 11.40)，抽取的细胞群内可见异型增生肝细胞，同时还伴有正常或具有异质性核特点和大小不一的反应性肝细胞，这是与 HCC 抽吸物的一个重要鉴别点，典型的 HCC 抽吸物内常见相对单形性的肝细胞群[394]。

## 肝细胞腺瘤（hepatocellular adenoma）

肝细胞腺瘤 FNAB 涂片的细胞学诊断与该肿瘤的典型改变通常是相符的，因为标本内常可见单个或成簇的肝细胞，类似于良性、正常的肝细胞[392]。与局灶性结节性增生（FNH）相比，缺少胆管上皮和结缔组织。

## 局灶性结节性增生（focal nodular hyperplasia，FNH）

局灶性结节性增生（FNH）的细胞学诊断是依据涂片中发现一种或几种构成

图 11.39 大细胞异性增生 两团肝细胞(顶端和中央)含有大的异型增生细胞,混杂有较小的反应性肝细胞,异型增生的细胞核深染、染色质粗、核仁明显。左侧和底部见正常肝细胞。(Papanicolaou 染色)(插图由 Dr Alastair Deery 惠赠)。

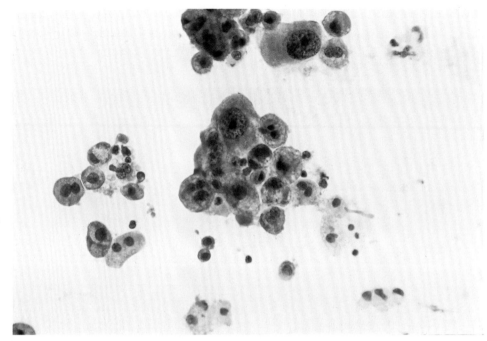

图 11.40 小细胞异型增生 中心偏下见一群小的肝细胞,核深染,具异型性。(Papanicolaou 染色)(插图由英国伦敦 Dr. Alastair Deery 惠赠)。

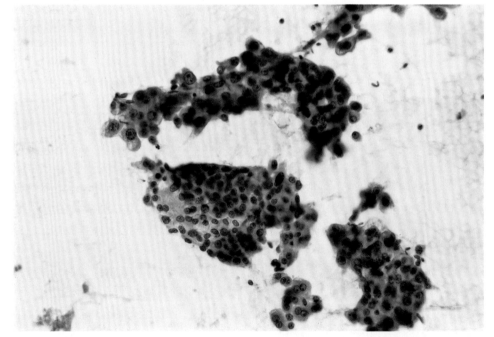

这一病变的细胞成分（肝细胞、纤维组织、胆管上皮细胞）。在胆管样结构或胆管丛内见到胆管上皮可有效地排除肝细胞腺瘤和 HCC。胆管上皮细胞可有核的变异及明显核仁[395]。纤维组织和胆管上皮细胞不总出现在抽吸物中，但肝细胞呈现温和的外观——具有小而圆的细胞核，无核仁，则意味着是良性病变。肝细胞排列成簇，伴有不规则或锯齿状边缘，无穿插其中或位于外周的内皮。

## 血管瘤（haemangioma）

血管瘤吸出物是血性物质，涂片内见大量红细胞，也可见纤维组织碎片[396]和（或）单一或成群的梭形内皮细胞（图 11.41）。

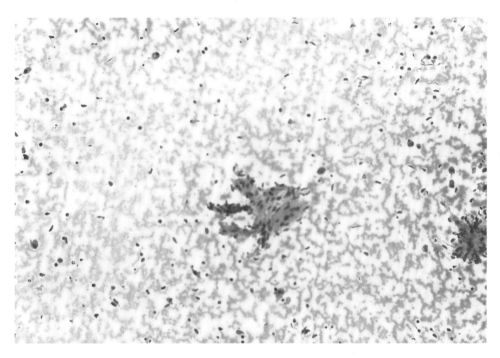

图 11.41 血管瘤 大量红细胞背景中见灶状间质细胞，红细胞间见散在的梭形的内皮细胞或成纤维细胞核。（Papanicolaou 染色）

## 肝细胞癌（hepatocellular carcinoma）

低倍镜下观察 HCC 涂片可以提供数个重要的诊断性特征，特别是呈簇状或小梁状排列的肿瘤细胞具有圆形边缘（与正常或反应性肝细胞群参差不齐的边缘形成鲜明对照），以及内皮细胞穿插在肿瘤细胞群中及包围在簇状或小梁状排列的肿瘤细胞周围（图 11.42，图 11.43）。FNAB 对诊断缺乏网状纤维型 HCC 有帮助，低倍镜下即可见涂片呈纤细颗粒状（与在保存的良性肝病和肿块的组织条和大的组织块中所见的不同）[397]。肿瘤细胞呈多边形，核位于中心，染色质或粗或细，核仁突出或有巨核仁（图 11.44）。涂片中 HCC 细胞的特征比正常或反应性肝细胞变化少。

非典型裸核[398]（异常大且不规则的核，见不到细胞质）也是重要的诊断特点（图 11.45）。逐步 logistic 回归研究显示以下三个特征可将 HCC 与正常或反应性肝很好的区分开：①核浆比例增加；②小梁状肿瘤细胞周围内皮细胞包绕；③非典型的裸

图 11.42 肝细胞癌 细长成串的内皮细胞穿插于恶性肝细胞群中。(Papanicolaou 染色)

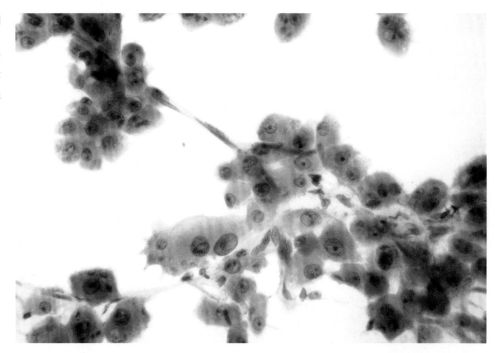

图 11.43 肝细胞癌 小梁状肝细胞癌边缘周围见扁平内皮细胞。(Papanicolaou 染色)

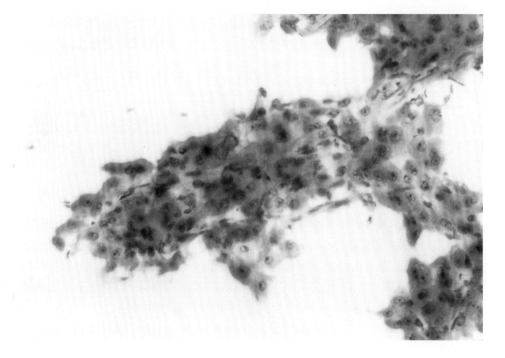

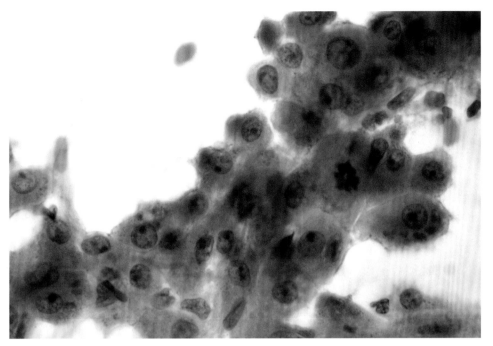

图 11.44　肝细胞癌　恶性肝细胞的核相当一致，位于细胞中心或周边，全部可见显著的核仁，中心偏右见核分裂象。（Papanicolaou 染色）

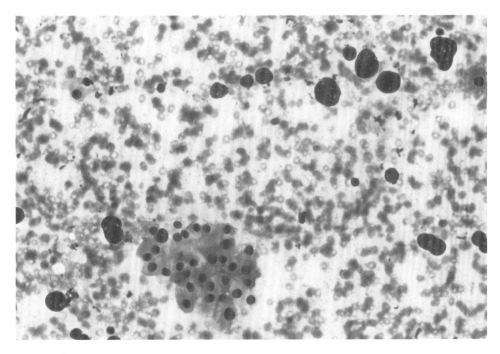

图 11.45　肝细胞癌　可见一簇恶性肝细胞及"裸核"细胞

框 11.1　细针穿刺抽吸活检肝细胞癌的主要特征

多边形细胞，核位于中心或偏位

肿瘤细胞相对一致

核浆比例高

细胞呈巢状和小梁状，边缘光滑

内皮细胞穿插其中和/或位于周边

非典型的裸核

核[390,399]。框 11.1 总结了 HCC 的 FNAB 中主要的细胞学特点。在肿瘤细胞内或之间出现胆汁表示它们是肝细胞来源，但仅有 50% 病例可见胆汁[400]，而且在非肿瘤肝组织涂片中也能看见。

　　HCC 可能出现的变异型包括腺泡型、透明细胞型和纤维板层癌。与典型的 HCC 一样，周围有内皮细胞包绕或内皮细胞穿插于肿瘤细胞群中则更支持 HCC。若确认存在透明细胞时，一般也可见非透明的 HCC 细胞，这可帮助与来自肾、肾上腺和卵巢的肿瘤进行鉴别[401]。若涂片中含有纤维组织或成纤维细胞以及明确的伴颗粒状嗜酸性胞浆的多边形细胞[402]（图 11.46）时，即可诊断纤维板层癌。与典型的簇状和小梁状 HCC 细胞相比，纤维板层癌细胞常常松散而缺乏黏附性[404]。筛选的病例中行 CD68 免疫组织化学染色有助于诊断。

　　FNAB 中，转移癌必须与 HCC 进行鉴别时，细胞病理医师应该记住，几乎全部 HCC 都有以下 2 或 3 条关键的诊断标准[390]：核位于中心的多边形细胞；肝窦毛细血管穿插于恶性细胞间；含胆汁。

## 肝母细胞瘤（hepatoblastoma）

　　上皮型肝母细胞瘤细胞学类似于 HCC，涂片中见恶性肝细胞黏附一起呈巢状、

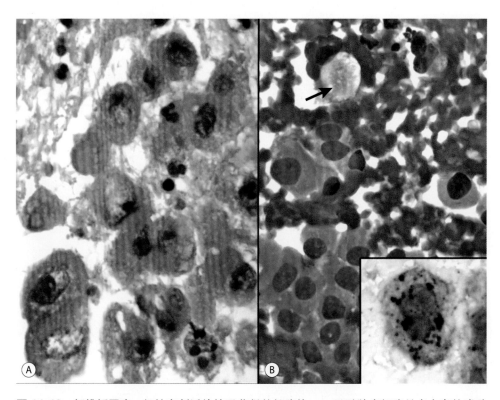

图 11.46　**纤维板层癌**　细针穿刺活检抽吸获得的细胞块。A. 显示肿瘤细胞具有丰富的嗜酸性和颗粒状细胞质（嗜酸细胞）及多形性的核（HE 染色）。B. 抽吸物吉姆萨（Diff-Quick）染色示肥厚的肿瘤细胞，顶端那个含有苍白小体（箭示）。插图：细胞块 CD68（Kp1）免疫染色见内含体和溶酶体中阳性的斑点状颗粒，如纤维板层癌中所述。（特异性免疫过氧化物酶）

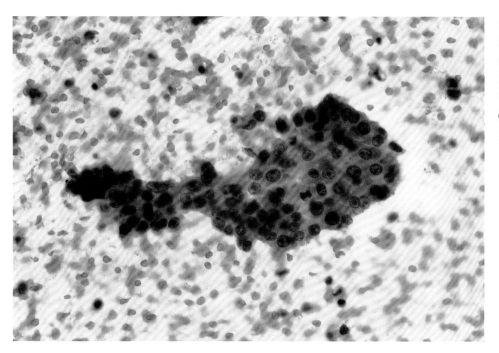

图 11.47 肝母细胞瘤恶性上皮细胞聚集成团,核的特征与肝细胞癌中所见的相似。(Papanicolaou.染色)

片状或小梁状(图 11.47)。肿瘤细胞核深染,可能重叠,有明显核仁。胎儿和胚胎亚型单用 FNAB 难以区分[403]。可有髓外造血、腺泡形成和裸核的肿瘤细胞[403,405]。间叶型肝母细胞瘤,或混合型上皮 - 间叶变异型涂片中可能出现梭形细胞。

## 胆管癌(cholangiocarcinoma)

胆管癌细针穿刺抽吸物涂片显示了呈三维结构的成群非典型细胞,有少量细胞质,核染色质呈颗粒状,1 个或多个明显核仁。肿瘤细胞可呈腺泡样排列,用常规染色不容易与转移性胰腺或其他腺癌相鉴别[344]。

## 血管肉瘤(angiosarcoma)

该肿瘤为典型的血性涂片,特征为坏死性背景伴有松散的多形性梭形细胞。Ⅷ因子和 CD34 免疫染色对诊断有帮助[406]。

## 淋巴瘤(lymphoma)

肝脏淋巴组织增生,包括淋巴瘤和移植后淋巴组织增生性疾病[407],依据肝外部位所使用的抽吸物细胞学标准,也可经 FNAB 作出诊断。涂片显示散在分布的单一的单形性淋巴样细胞,背景中见脱细胞质的"蓝色斑点"(淋巴腺小体[408])(图 11.48)。含有非肿瘤淋巴细胞的涂片中也可以出现蓝点。

## 转移性肿瘤(metastatic tumours)

来自结肠和胰腺的腺癌在抽吸物涂片中表现为具有圆或卵圆形泡状核、明显的核仁细胞及纤细胞质的细胞群。结肠癌的特征是:涂片内见柱状细胞,含雪茄形、栅栏状的核及顶端细胞质或空泡(杯状细胞)(图 11.49)。乳腺癌的细胞学特

图 11.48　淋巴瘤有较小"蓝点"(淋巴腺小体)的背景见散在的恶性淋巴样细胞。(Diff-Quick 染色)

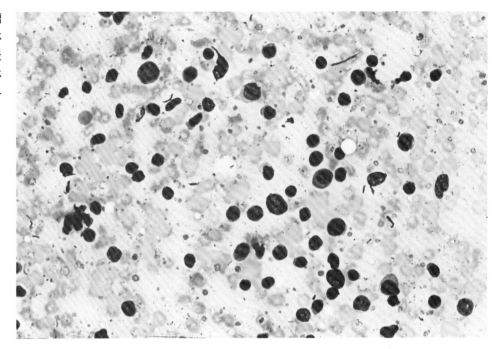

图 11.49　转移性结肠腺癌　可见数排柱状细胞,右上方的一簇含杯状细胞,有大的胞浆内空泡。(Papanicolaou 染色)

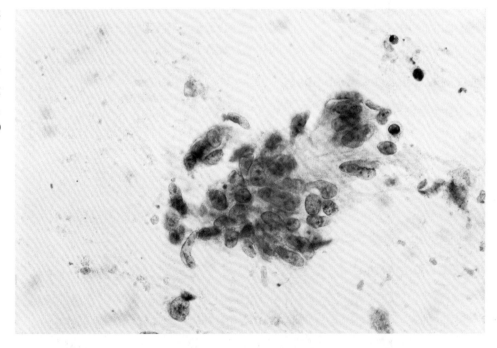

点包括:涂片上大多为松散的细胞团或核偏位、细胞质为锥形的单个细胞。浸润性导管癌中细胞大小和形状相对一致,明显的小核仁,无异型性。小叶癌可见细胞呈单行排列,细胞核相互靠近紧贴一起(核成型)。神经内分泌癌在涂片上为器官样细胞巢(类癌)或疏松的团片状(胰岛细胞癌),这些肿瘤特征性的表现是染色质粗,呈"盐及胡椒粉"样。胰岛细胞癌比类癌细胞核更具多形性,核仁更突出(图 11.50)。恶性黑色素瘤常转移肝脏,在 FNAB 涂片中可能与 HCC 混淆,

因为两者有共同的特点，包括嗜酸性大核仁，核内假包涵体，多边形的细胞及黏附性强的细胞团。然而，与 HCC 相比，抽吸物中黑色素癌细胞更为单一、松散，核偏位，细胞内含黑色素（图 11.51）。即使细胞成团出现，也不太可能伴有在 HCC 中所见的穿插其中或包绕外周的内皮细胞。如果可疑黑色素瘤，特别是缺少色素时，应用 HMB-45 和 S-100 免疫染色可以协助诊断。

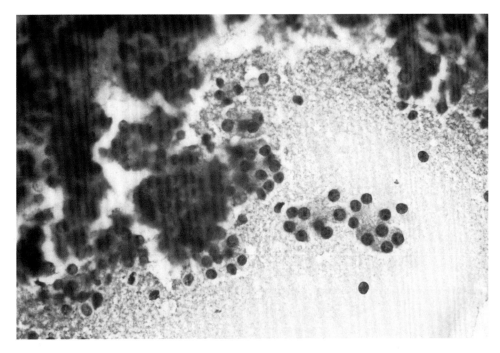

图 11.50 转移性神经内分泌癌 可见均匀一致的小细胞群，细胞核规则，细胞质丰富，患者为胰岛细胞癌，左侧见粗梁状结构。（Diff-Quick 染色）

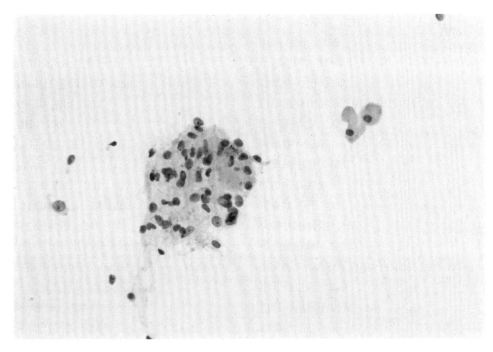

图 11.51 转移性葡萄膜黑色素瘤 见一团黑色素瘤细胞，细胞内含黑色素。右上是几个正常肝细胞。（Papanicolaou 染色）

（曹红燕　袁农　译　刘晖　校）

# 参考文献

1　Tao L-C. Oral contraceptive-associated liver cell adenoma and hepatocellular carcinoma. Cytomorphology and mechanism of malignant transformation. Cancer 1991;68:341–7.

2　Greaves WOC, Bhattacharya B. Hepatic adenomatosis. Arch Pathol Lab Med 2008;132:1951–5.

3　Lepreux S, Laurent C, Blanc JF, et al. The identification of small nodules in liver adenomatosis. J Hepatol 2003;39:77–85.

4　Hasan N, Coutts M, Portmann B. Pigmented liver cell adenoma in two male patients. Am J Surg Pathol 2000;24:1429–32.

5　Heffelfinger S, Irani DR, Finegold MJ. 'Alcoholic hepatitis' in a hepatic adenoma. Hum Pathol 1987;18:751–4.

6　Le Bail B, Jouhanole H, Deugnier Y, et al. Liver adenomatosis with granulomas in two patients on long-term oral contraceptives. Am J Surg Pathol 1992;16:982–7.

7　Bieze M, Bioulac-Sage P, Verheij J, et al. Hepatocellular adenomas associated with hepatic granulomas: experience in five cases. Case Rep Gastroenterol 2012;6:677–83.

8　Bioulac-Sage P, Rebouissou S, Thomas C, et al. Hepatocellular adenoma subtype classification using molecular markers and immunohistochemistry. Hepatology 2007;46:740–8.

9　Bioulac-Sage P, Blanc JF, Rebouissou S, et al. Genotype phenotype classification of hepatocellular adenoma. World J Gastroenterol 2007;13:2649–54.

10　Bioulac-Sage P, Cubel G, Balabaud C, et al. Revisiting the pathology of resected benign hepatocellular nodules using new immunohistochemical markers. Semin Liver Dis 2011;31:79–91.

11　Bioulac-Sage P, Cubel G, Taouji S, et al. Immunohistochemical markers on needle biopsies are helpful for the diagnosis of focal nodular hyperplasia and hepatocellular adenoma subtypes. Am J Surg Pathol 2012;36:1691–9.

12　Shafizadeh N, Kakar S. Diagnosis of well-differentiated hepatocellular lesions: role of immunohistochemistry and other ancillary techniques. Adv Anat Pathol 2011;18:438–45.

13　van Aalten SM, Verheij J, Terkivatan T, et al. Validation of a liver adenoma classification system in a tertiary referral centre: implications for clinical practice. J Hepatol 2011;55:120–5.

14　Bioulac-Sage P, Balabaud C, Zucman-Rossi J. Will the pathomolecular classification of hepatocellular adenomas improve their clinical management? J Hepatol 2011;55:8–10.

15　Bioulac-Sage P, Balabaud C, Bedossa P, et al. Pathological diagnosis of liver cell adenoma and focal nodular hyperplasia: Bordeaux update. J Hepatol 2007;46:521–7.

16　Nault J-C, Bioulac-Sage P, Zucman-Rossi J. Hepatocellular benign tumors – from molecular classification to personalized clinical care. Gastroenterology 2013;144:888–902.

17　Evason KJ, Grenert JP, Ferrell LD, et al. Atypical hepatocellular adenoma-like neoplasms with β-catenin activation show cytogenetic alterations similar to well-differentiated hepatocellular carcinomas. Hum Pathol 2013;44:750–8.

18　Farges O, Ferreira N, Dokmak S, et al. Changing trends in malignant transformation of hepatocellular adenoma. Gut 2011;60:85–9.

19　Rebouissou S, Amessou M, Couchy G, et al. Frequent in-frame somatic deletions activate gp130 in inflammatory hepatocellular tumours. Nature 2009;457:200–4.

20　Shafizadeh N, Genrich G, Ferrell L, et al. Hepatocellular adenomas in a large community population, 2000 to 2010: reclassification per current World Helath Organization classification and results of long-term follow up. Hum Pathol 2014;45:976–83.

21　Bellamy COC, Maxwell RS, Prost S, et al. The value of immunophenotyping hepatocellular adenomas: consecutive resections at one UK centre. Histopathology 2013;62:431–45.

22　Micchelli STL, Vivekanandan P, Boitnott JK, et al. Malignant transformation of hepatic adenomas. Mod Pathol 2008;21:491–7.

23　Rooks JB, Ory HW, Ishak KG, et al. Epidemiology of hepatocellular adenoma. The role of oral contraceptive use. JAMA 1979;242:644–8.

24　Sánchez-Osorio M, Duarte-Rojo A, Martinez-Benitez B, et al. Anabolic–androgenic steroids and liver injury. Liver Int 2008;28:278–82.

25　Ozenne V, Paradis V, Vullierme M-P, et al. Liver tumours in patients with Fanconi anaemia: a report of three cases. Eur J Gastrol Hepatol 2008;20:1036–9.

26　Velazquez I, Alter BP. Androgens and liver tumors: Fanconi's anemia and non-Fanconi's conditions. Am J Hematol 2004;77:257–67.

27　Flejou JF, Barge J, Menu Y, et al. Liver adenomatosis. An entity distinct from liver adenoma? Gastroenterology 1985;89:1132–8.

28　Vetaläinen R, Erdogan D, de Graaf W, et al. Liver adenomatosis: re-evaluation of aetiology and management. Liver Int 2008;28:499–508.

29　Bacq Y, Jacquemin E, Balabaud C, et al. Familial liver adenomatosis associated with hepatocyte nuclear factor 1α inactivation. Gastroenterology 2003;125:1470–5.

30　Zucman-Rossi J. Genetic alterations in hepatocellular adenomas: recent findings and new challenges. J Hepatol 2004;40:1036–9.

31　Kahn H, Manzarbeitia C, Theise N, et al. Danazol-induced hepatocellular adenomas. Arch Pathol Lab Med 1991;115:1054–7.

32　Gokhale R, Whitington PR. Hepatic adenomatosis in an adolescent. J Pediatr Gastroenterol Nutr 1996;23:482–6.

33　Foster JH, Donohue TA, Berman MM. Familial liver-cell adenomas and diabetes mellitus. N Engl J Med 1978;299:239–41.

34　Coire CI, Qizilbash AH, Castelli MF. Hepatic adenomata in type Ia glycogen storage disease. Arch Pathol Lab Med 1987;111:166–9.

35　Calderaro J, Labrune P, Morcrette G, et al. Molecular characterization of hepatocellular adenomas developed in patients with glycogen storage disease type I. J Hepatol 2013;58:350–7.

36　Liu T-C, Vachharajani N, Chapman WC, et al. Noncirrhotic hepatocellular carcinoma: derivation from hepatocellular adenoma? Clinicopathologic analysis. Mod Pathol 2014;27:420–32.

37 Paradis V, Laurent A, Flejou J-F, et al. Evidence for the polyclonal nature of focal nodular hyperplasia of the liver by the study of X-chromosome inactivation. Hepatology 1997;26:891–5.

38 Wanless IR, Mawdsley C, Adams R. On the pathogenesis of focal nodular hyperplasia of the liver. Hepatology 1985;5:1194–200.

39 Fukukura Y, Nakashima O, Kusaba A, et al. Angioarchitecture and blood circulation in focal nodular hyperplasia of the liver. J Hepatol 1998;29:470–5.

40 Roskams T, De Vos R, Desmet V. 'Undifferentiated progenitor cells' in focal nodular hyperplasia of the liver. Histopathology 1996;28:291–9.

41 Scoazec J-Y, Flejou J-F, D'Errico A, et al. Focal nodular hyperplasia of the liver: composition of the extracellular matrix and expression of cell–cell and cell–matrix adhesion molecules. Hum Pathol 1995;26:1114–25.

42 Nime F, Pickren JW, Vana J, et al. The histology of liver tumors in oral contraceptive users observed during a national survey by the American College of Surgeons Commission on Cancer. Cancer 1979;44:1481–9.

43 Mathieu D, Kobeiter H, Maison P, et al. Oral contraceptive use and focal nodular hyperplasia of the liver. Gastroenterology 2000;118:560–4.

44 Sadowski DC, Lee SS, Wanless IR, et al. Progressive type of focal nodular hyperplasia characterized by multiple tumors and recurrence. Hepatology 1995;21:970–5.

45 Friedman LS, Gang DL, Hedberg SE, et al. Simultaneous occurrence of hepatic adenoma and focal nodular hyperplasia: report of a case and review of the literature. Hepatology 1984;4:536–40.

46 Wanless IR, Albrecht S, Bilbao J, et al. Multiple focal nodular hyperplasia of the liver associated with vascular malformations of various organs and neoplasia of the brain: a new syndrome. Mod Pathol 1989;2:456–62.

47 Portmann B, Stewart S, Higenbottam TW, et al. Nodular transformation of the liver associated with portal and pulmonary arterial hypertension. Gastroenterology 1993;104:616–21.

48 Haber M, Reuben A, Burrell M, et al. Multiple focal nodular hyperplasia of the liver associated with hemihypertrophy and vascular malformations. Gastroenterology 1995;108:1256–62.

49 Sato Y, Harada K, Ikeda H, et al. Hepatic stellate cells are activated around central scars of focal nodular hyperplasia of the liver – a potential mechanism of central scar formation. Hum Pathol 2009;40:181–8.

50 Butron Vila MM, Haot J, Desmet VJ. Cholestatic features in focal nodular hyperplasia of the liver. Liver 1984;4:387–95.

51 Ahmad I, Iyer A, Marginean CE, et al. Diagnostic use of cytokeratins, CD34, and neuronal cell adhesion molecule staining in focal nodular hyperplasia and hepatic adenoma. Hum Pathol 2009;40:726–34.

52 Ruschenburg I, Droese M. Fine needle aspiration cytology of focal nodular hyperplasia of the liver. Acta Cytol 1989;33:857–60.

53 Makhlouf HR, Abdul-AL HM, Goodman ZD. Diagnosis of focal nodular hyperplasia of the liver by needle biopsy. Hum Pathol 2005;36:1210–16.

54 Schilling MK, Zimmermann A, Redaelli C, et al. Liver nodules resembling focal nodular hyperplasia after hepatic venous thrombosis. J Hepatol 2000;33:673–6.

55 Ibarrola C, Castellano VM, Colina F. Focal hyperplastic hepatocellular nodules in hepatic venous outflow obstruction: a clinicopathological study of four patients and 24 nodules. Histopathology 2004;44:172–9.

56 Wanless IR. Epithelioid hemangioendothelioma, multiple focal nodular hyperplasias, and cavernous hemangiomas of the liver. Arch Pathol Lab Med 2000;124:1105–7.

57 Ra SH, Kaplan JB, Lassman CR. Focal nodular hyperplasia after orthotopic liver transplantation. Liver Transplant 2010;16:98–103.

58 Joseph NM, Ferrell LD, Jain D, et al. Diagnostic utility and limitations of glutamine synthetase and serum amyloid-associated protein immunohistochemistry in the distinction of focal nodular hyperplasia and inflammatory hepatocellular adenoma. Mod Pathol 2014;27:62–72.

59 Reshamwala PA, Kleiner DE, Heller T. Nodular regenerative hyperplasia: not all nodules are created equal. Hepatology 2006;44:7–14.

60 Stromeyer FW, Ishak KG. Nodular transformation (nodular 'regenerative' hyperplasia) of the liver. A clinicopathologic study of 30 cases. Hum Pathol 1981;12:60–71.

61 Thorne C, Urowitz MB, Wanless I, et al. Liver disease in Felty's syndrome. Am J Med 1982;73:35–40.

62 Wanless IR. Micronodular transformation (nodular regenerative hyperplasia) of the liver: a report of 64 cases among 2,500 autopsies and a new classification of benign hepatocellular nodules. Hepatology 1990;11:787–97.

63 Dubinsky MC, Vasiliauskas EA, Singh H, et al. 6-Thioguanine can cause serious liver injury in inflammatory bowel disease patients. Gastroenterology 2003;125:298–303.

64 Paradinas FJ, Bull TB, Westaby D, et al. Hyperplasia and prolapse of hepatocytes into hepatic veins during longterm methyltestosterone therapy: possible relationships of these changes to the development of peliosis hepatis and liver tumours. Histopathology 1977;1:225–46.

65 Baker BL, Axiotis C, Hurwitz ES, et al. Nodular regenerative hyperplasia of the liver in idiopathic hypereosinophilic syndrome. J Clin Gastroenterol 1991;13:452–6.

66 Solis-Herruzo JA, Vidal JV, Colina F, et al. Nodular regenerative hyperplasia of the liver associated with the toxic oil syndrome: report of five cases. Hepatology 1986;6:687–93.

67 Bloxham CA, Henderson DC, Hampson J, et al. Nodular regenerative hyperplasia of the liver in Behçet's disease. Histopathology 1992;20:452–4.

68 Colina F, Pinedo F, Solís A, et al. Nodular regenerative hyperplasia of the liver in early histological stages of primary biliary cirrhosis. Gastroenterology 1992;102:1319–24.

69 Cancado ELR, Medeiros DM, Deguti MM, et al. Celiac disease associated with nodular regenerative hyperplasia, pulmonary abnormalities, and IgA anticardiolipin antibodies. J Clin Gastroenterol 2006;40:135–9.

70 Minato H, Nakanuma Y. Nodular regenerative hyperplasia of the liver associated with metastases of pancreatic endocrine tumour: report of two autopsy cases. Virchows Arch [A] 1992;421:171–4.

71 Kobayashi S, Saito K, Nakanuma Y. Nodular regenerative hyperplasia of the liver in hepatocellular carcinoma. J Clin Gastroenterol 1993;16:155–9.

72 Wanless IR, Godwin TA, Allen F, et al. Nodular regenerative hyperplasia of the liver in hematologic disorders: a possible response to obliterative portal venopathy. A morphometric study of nine cases with an hypothesis on the pathogenesis. Medicine 1980;59:367–79.

73 Wanless IR, Lentz JS, Roberts EA. Partial nodular

transformation of liver in an adult with persistent ductus venosus. Review with hypothesis on pathogenesis. Arch Pathol Lab Med 1985;109:427–32.

74 Terayama N, Terada T, Hoso M, et al. Partial nodular transformation of the liver with portal vein thrombosis. J Clin Gastroenterol 1995; 20:71–6.

75 Wanless IR. Vascular disorders. In: MacSween RNM, Anthony PP, Scheuer PJ, et al., editors. Pathology of the Liver. 3rd ed. Edinburgh: Churchill Livingstone; 1994. p. 535–62 [Ch. 14].

76 Allaire GS, Rabin L, Ishak KG, et al. Bile duct adenoma. A study of 152 cases. Am J Surg Pathol 1988;12:708–15.

77 Bhathal PS, Hughes NR, Goodman ZD. The so-called bile duct adenoma is a peribiliary gland hamartoma. Am J Surg Pathol 1996;20:858–64.

78 Hughes NR, Goodman ZD, Bhathal PS. An immunohistochemical profile of the so-called bile duct adenoma. Clues to the pathogenesis. Am J Surg Pathol 2010;34:1312–18.

79 Cho C, Rullis I, Rogers LS. Bile duct adenomas as liver nodules. Arch Surg 1978;113:272–4.

80 Gold JH, Guzman IJ, Rosai J. Benign tumors of the liver. Pathologic examination of 45 cases. Am J Clin Pathol 1978;70:6–17.

81 Govindarajan S, Peters RL. The bile duct adenoma. A lesion distinct from Meyenburg complex. Arch Pathol Lab Med 1984;108:922–4.

82 Scheele PM, Bonar MJ, Zumwalt R, et al. Bile duct adenomas in heterozygous (MZ) deficiency of α1-protease inhibitor. Arch Pathol Lab Med 1988;112:945–7.

83 Varnholt H, Vauthey J-N, Dal Cin P, et al. Biliary adenofibroma. A rare neoplasm of bile duct origin with an indolent behavior. Am J Surg Pathol 2003;27:693–8.

84 Wheeler DA, Edmondson HA. Cystadenoma with mesenchymal stroma (CMS) in the liver and bile ducts. A clinicopathologic study of 17 cases, 4 with malignant change. Cancer 1985;56:1434–45.

85 Gourley WK, Kumar D, Bouton MS, et al. Cystadenoma and cystadenocarcinoma with mesenchymal stroma of the liver. Immunohistochemical analysis. Arch Pathol Lab Med 1992;116:1047–50.

86 Ishak KG, Willis GW, Cummins SD, et al. Biliary cystadenoma and cystadenocarcinoma: report of 14 cases and review of the literature. Cancer 1977;39:322–38.

87 Tung GA, Cronan JJ. Percutaneous needle biopsy of hepatic cavernous hemangioma. J Clin Gastroenterol 1993;16:117–22.

88 Kim GE, Thung SN, Tsui WMS, et al. Hepatic cavernous hemangioma: underrecognized associated histologic features. Liver Int 2006;26:334–8.

89 Berry CL. Solitary 'necrotic nodule' of the liver: a probable pathogenesis. J Clin Pathol 1985;38:1278–80.

90 Van Steenbergen W, Joosten E, Marchal G, et al. Hepatic lymphangiomatosis. Report of a case and review of the literature. Gastroenterology 1985;88:1968–72.

91 Peters WM, Dixon MF, Williams NS.

Angiomyelolipoma of the liver. Histopathology 1983;7:99–106.

92 Goodman ZD. Benign tumors of the liver. In: Okuda K, Ishak KG, editors. Neoplasms of the Liver. Tokyo: Springer-Verlag; 1990. p. 105–26.

93 Hytiroglou P, Linton P, Klion F, et al. Benign schwannoma of the liver. Arch Pathol Lab Med 1993;117:216–18.

94 Lederman SM, Martin EC, Laffey KT, et al. Hepatic neurofibromatosis, malignant schwannoma and angiosarcoma in von Recklinghausen's disease. Gastroenterology 1987;92:234–9.

95 Andreu V, Elizalde I, Mallafré C, et al. Plexiform neurofibromatosis and angiosarcoma of the liver in Von Recklinghausen disease. Am J Gastroenterol 1997;92:1229–30.

96 Moran CA, Ishak KG, Goodman ZD. Solitary fibrous tumor of the liver: a clinicpathologic and immunohistochemical study of nine cases. Ann Diagn Pathol 1998;2:19–24.

97 Fried RH, Wardzala A, Willson RA, et al. Benign cartilaginous tumor (chondroma) of the liver. Gastroenterology 1992;103:678–80.

98 Nonomura A, Mizukami Y, Isobe M, et al. Smallest angiomyolipoma of the liver in the oldest patient. Liver 1993;13:51–3.

99 Tsui WMS, Colombari R, Portmann BC, et al. Hepatic angiomyolipoma. A clinicopathologic study of 30 cases and delineation of unusual morphologic variants. Am J Surg Pathol 1999;23:34–48.

100 Nonomura A, Enomoto Y, Takeda M, et al. Angiomyolipoma of the liver: a reappraisal of morphological features and delineation of new characteristic histological features from the clinicopathological findings of 55 tumours in 47 patients. Histopathology 2012;61:863–80.

101 Nonomura A, Mizukami Y, Kadoya M, et al. Multiple angiomyolipoma of the liver. J Clin Gastroenterol 1995;20:248–51.

102 Kyokane T, Akita Y, Katayama M, et al. Multiple angiomyolipomas of the liver (case report). Hepatol Gastroenterol 1995;42:510–15.

103 Pounder DJ. Hepatic angiomyolipoma. Am J Surg Pathol 1982;6:677–81.

104 Goodman ZD, Ishak KG. Angiomyolipomas of the liver. Am J Surg Pathol 1984;8:745–50.

105 Hoffman AL, Emre S, Verham RP, et al. Hepatic angiomyolipoma: two case reports of caudate-based lesions and review of the literature. Liver Transplant Surg 1997;3:46–53.

106 Terris B, Fléjou J-F, Picot R, et al. Hepatic angiomyolipoma. A report of four cases with immunohistochemical and DNA-flow cytometric studies. Arch Pathol Lab Med 1996;120:68–72.

107 Karhunen PJ. Hepatic pseudolipoma. J Clin Pathol 1985;38:877–9.

108 Hastir D, Verset L, Lucidi V, et al. IgG4 positive lymphoplasmacytic inflammatory pseudotumour mimicking hepatocellular carcinoma. Liver Int 2014;34(6):961.

109 Shek TWH, Ng IOL, Chan KW. Inflammatory pseudotumor of the liver. Report of four cases and review of the literature. Am J Surg Pathol 1993;17:231–8.

110 Lawrence B, Perez-Atayde A, Hibbard MK, et al. TPM3-ALK and TPM4-ALK oncogenes in

inflammatory myofibroblastic tumors. Am J Pathol 2000;157:377–84.

111 Cessna MH, Zhou H, Sanger WG, et al. Expression of ALK1 and p80 in inflammatory myofibroblastic tumor and its mesenchymal mimics: a study of 135 cases. Mod Pathol 2002;15:931–8.

112 Shek TWH, Ho FCS, Ng GOL, et al. Follicular dendritic cell tumor of the liver. Evidence for an Epstein–Barr virus-related clonal proliferation of follicular dendritic cells. Am J Surg Pathol 1996;20:313–24.

113 Stone JH, Zen Y, Deshpande V. IgG4-related disease. N Engl J Med 2012;366:539–41.

114 Carruthers MN, Stone JH, Khosroshahi A. The latest on IgG4-RD: a rapidly emerging disease. Curr Opin Rheumatol 2012;24:60–9.

115 Balabaud C, Bioulac-Sage P, Goodman ZD, et al. Inlammatory pseudotumor of the liver: a rare but distinct tumor-like lesion. Gastroenterol Hepatol 2012;8:633–4.

116 Park YN. Update on precursor and early lesions of hepatocellular carcinomas. Arch Pathol Lab Med 2011;135:704–15.

117 Ferrell LD, Crawford JM, Dhillon AP, et al. Proposal for standardized criteria for the diagnosis of benign, borderline, and malignant hepatocellular lesions arising in chronic advanced liver disease. Am J Surg Pathol 1993;17:1113–23.

118 International Working Party. Terminology of nodular hepatocellular lesions. Hepatology 1995;22:983–93.

119 International Consensus Group for Hepatocellular Neoplasia. Pathologic diagnosis of early hepatocellular carcinoma: a report of the international consensus group for hepatocellular neoplasia. Hepatology 2009;49:658–64.

120 Park YN, Roncalli M. Large liver cell dysplasia: a controversial entity. J Hepatol 2006;45:734–43.

121 Anthony PP, Vogel CL, Barker LF. Liver cell dysplasia: a premalignant condition. J Clin Pathol 1973;26:217–23.

122 Anthony PP. Hepatocellular carcinoma: an overview. Histopathology 2001;39:109–18.

123 Borzio M, Bruno S, Roncalli M, et al. Liver cell dysplasia is a major risk factor for hepatocellular carcinoma in cirrhosis: a prospective study. Gastroenterology 1995;108:812–17.

124 Ganne-Carrié N, Chastang C, Chapel F, et al. Predictive score for the development of hepatocellular carcinoma and additional value of liver large cell dysplasia in Western patients with cirrhosis. Hepatology 1996;23:1112–18.

125 Thomas RM, Berman JJ, Yetter RA, et al. Liver cell dysplasia: a DNA aneuploid lesion with distinct morphologic features. Hum Pathol 1992;23:496–503.

126 Terris B, Ingster O, Rubbia L, et al. Interphase cytogenetic analysis reveals numerical chromosome aberrations in large liver cell dysplasia. J Hepatol 1997;27:313–19.

127 Natarajan S, Theise ND, Thung SN, et al. Large-cell change of hepatocytes in cirrhosis may represent a reaction to prolonged cholestasis. Am J Surg Pathol 1997;21:312–18.

128 Lee RG, Tsamandas AC, Demetris AJ. Large cell change (liver cell dysplasia) and hepatocellular carcinoma in cirrhosis: matched case–control study, pathological analysis, and pathogenetic hypothesis. Hepatology 1997;26:1415–22.

129 Libbrecht L, Craninx M, Nevens F, et al. Predictive value of liver cell dysplasia for development of hepatocellular carcinoma in patients with non-cirrhotic and cirrhotic chronic viral hepatitis. Histopathology 2001;39:66–71.

130 Koo JS, Kim H, Park BK, et al. Predictive value of liver cell dysplasia for development of hepatocellular carcinoma in patients with chronic hepatitis B. J Clin Gastroenterol 2008;42:738–43.

131 Watanabe S, Okita K, Harada T, et al. Morphologic studies of the liver cell dysplasia. Cancer 1983;51:2197–205.

132 Adachi E, Hashimoto H, Tsuneyoshi M. Proliferating cell nuclear antigen in hepatocellular carcinoma and small cell liver dysplasia. Cancer 1993;72:2902–9.

133 Plentz RR, Park YN, Lechel A, et al. Telomere shortening and inactivation of cell cycle checkpoints characterize human hepatocarcinogenesis. Hepatology 2007;45:968–76.

134 Terada T, Hoso M, Nakanuma Y. Mallory body clustering in adenomatous hyperplasia in human cirrhotic livers. Hum Pathol 1989;20:886–90.

135 Ueno Y, Moriyama M, Uchida T, et al. Irregular regeneration of hepatocytes is an important factor in the hepatocarcinogenesis of liver disease. Hepatology 2001;33:357–62.

136 Terada T, Nakanuma Y. Iron-negative foci in siderotic macroregenerative nodules in human cirrhotic liver. Arch Pathol Lab Med 1989;113:916–20.

137 Deugnier YM, Charalambous P, Le Quilleuc D, et al. Preneoplastic significance of hepatic iron-free foci in genetic hemochromatosis: a study of 185 patients. Hepatology 1993;18:1363–9.

138 Nakanuma Y, Terada T, Ueda K, et al. Adenomatous hyperplasia of the liver as a precancerous lesion. Liver 1993;13:1–9.

139 Furuya K, Nakamura M, Yamamoto Y, et al. Macroregenerative nodule of the liver. A clinicopathologic study of 345 autopsy cases of chronic liver disease. Cancer 1988;61:99–105.

140 Terada T, Ueda K, Nakanuma Y. Histopathological and morphometric analysis of atypical adenomatous hyperplasia of human cirrhotic livers. Virchows Arch [A] 1993;422:381–8.

141 Le Bail B, Bernard P-H, Carles J, et al. Prevalence of liver cell dysplasia and association with HCC in a series of 100 cirrhotic liver explants. J Hepatol 1997;27:835–42.

142 Ferrell LD. Hepatocellular nodules in the cirrhotic liver: diagnostic features and proposed nomenclature. In: Ferrell LD, editor. Diagnostic Problems in Liver Pathology. Philadelphia, PA: Hanley & Belfus; 1994. p. 105–18.

143 Gastaldi M, Massacrier A, Planells R, et al. Detection by in situ hybridization of hepatitis C virus positive and negative RNA strands using digoxigenin-labeled cRNA probes in human liver cells. J Hepatol 1995;23:509–18.

144 Terasaki S, Kaneko S, Kobayashi K, et al. Histological features predicting malignant transformation of nonmalignant hepatocellular nodules: a prospective study. Gastroenterology 1998;115:1216–22.

145 Theise ND, Schwartz M, Miller C, et al. Macroregenerative nodules and hepatocellular carcinoma in forty-four sequential adults liver explants with cirrhosis. Hepatology 1992;16:949–55.

146 Eguchi A, Nakashima O, Okudaira S, et al. Adenomatous hyperplasia in the vicinity of small hepatocellular carcinoma. Hepatology 1992;15:843–8.

147 Aihara T, Noguchi S, Sasaki Y, et al. Clonal analysis of precancerous lesion of hepatocellular carcinoma. Gastroenterology 1996;111:455–61.

148 Donato MF, Arosio E, Del Ninno E, et al. High rates of hepatocellular carcinoma in cirrhotic patients with high

liver cell proliferative activity. Hepatology 2001;34:523–8.

149　Di Bisceglie AM, Carithers RL, Gores GJ. Hepatocellular carcinoma. Hepatology 1998;28:1161–5.

150　Schirmacher P, Rogler CE, Dienes HP. Current pathogenetic and molecular concepts in viral liver carcinogenesis. Virchows Arch [B] 1993;63:71–89.

151　Popper H, Thung SN, McMahon BJ, et al. Evolution of hepatocellular carcinoma associated with chronic hepatitis B virus infection in Alaskan eskimos. Arch Pathol Lab Med 1988;112:498–504.

152　Mandishona E, MacPhail AP, Gordeuk VR, et al. Dietary iron overload as a risk factor for hepatocellular carcinoma in black Africans. Hepatology 1998;27:1563–6.

153　Sun Z, Lu P, Gail MH, et al. Increased risk of hepatocellular carcinoma in male hepatitis B surface antigen carriers with chronic hepatitis who have detectable urinary aflatoxin metabolite M1. Hepatology 1999;30:379–83.

154　Nair S, Mason A, Eason J, et al. Is obesity an independent risk factor for hepatocellular carcinoma in cirrhosis? Hepatology 2002;36:150–5.

155　Marrero JA, Fontana RJ, Su GL, et al. NAFLD may be a common underlying liver disease in patients with hepatocellular carcinoma in the United States. Hepatology 2002;36:1349–54.

156　Shimada M, Hashimoto E, Taniai M, et al. Hepatocellular carcinoma in patients with non-alcoholic steatohepatitis. J Hepatol 2002;37:154–60.

157　Paradis V, Bièche I, Dargère D, et al. Molecular profiling of hepatocellular carcinomas (HCC) using a large-scale real-time RT-PCR approach. Determination of a molecular diagnostic index. Am J Pathol 2003;163:733–41.

158　Chen Q, Seol D-W, Carr B, et al. Co-expression and regulation of met and ron proto-oncogenes in human hepatocellular carcinoma tissues and cell lines. Hepatology 1997;26:59–66.

159　Nalesnik MA, Tseng G, Ding Y, et al. Gene deledtions and amplifications in human hepatocellular carcinomas. Correlation with hepatocyte growth regulation. Am J Pathol 2012;180:1495–508.

160　Tannapfel A, Wittekind C. Genes involved in hepatocellular carcinoma: deregulation in cell cycling and apoptosis. Virchows Arch 2002;44:345–52.

161　Park YN, Yang C-P, Fernandez GJ, et al. Neoangiogenesis and sinusoidal 'capillarization' in dysplastic nodules of the liver. Am J Surg Pathol 1998;22:656–62.

162　Kimura H, Nakajima T, Kagawa K, et al. Angiogenesis in hepatocellular carcinoma as evaluated by CD34 immunohistochemistry. Liver 1998;18:14–19.

163　El-Assal ON, Yamanoi A, Soda Y, et al. Clinical significance of microvessel density and vascular endothelial growth factor expression in hepatocellular carcinoma and surrounding liver: possible involvement of vascular endothelial growth factor in the angiogenesis of cirrhotic liver. Hepatology 1998;27:1554–62.

164　Yamaguchi R, Yano H, Iemura A, et al. Expression of vascular endothelial growth factor in human hepatocellular carcinoma. Hepatology 1998;28:68–77.

165　Torimura T, Sata M, Ueno T, et al. Increased expression of vascular endothelial growth factor is associated with tumor progression in hepatocellular carcinoma. Hum Pathol 1998;29:986–91.

166　Nehrbass D, Klimek F, Bannasch P. Overexpression of insulin receptor substrate-1 emerges early in hepatocarcinogenesis and elicits preneoplastic hepatic glycogenosis. Am J Pathol 1998;152:341–5.

167　Hsia CC, Evarts RP, Nakatsukasa H, et al. Occurrence of oval-type cells in hepatitis B virus-associated human hepatocarcinogenesis. Hepatology 1992;16:1327–33.

168　Desmet V, De Vos R. Ultrastructural characteristics of novel epithelial cell types identified in human pathologic liver specimens with chronic ductular reaction. Am J Pathol 1992;140:1441–50.

169　Kim H, Yoo JE, Cho JY, et al. Telomere length, TERT and shelterin complex proteins in hepatocellular carcinomas expressing "stemness"-related markers. J Hepatol 2013;59:746–52.

170　Anthony PP. Tumours and tumour-like lesions of the liver and biliary tract. In: MacSween RNM, Anthony PP, Scheuer PJ, et al., editors. Pathology of the Liver. 3rd ed. Edinburgh: Churchill Livingstone; 1994. p. 635–712 [Ch. 16].

171　Nzeako UC, Goodman ZD, Ishak KG. Hepatocellular carcinoma in cirrhotic and noncirrhotic livers. A clinico-histopathologic study of 804 North American patients. Am J Clin Pathol 1996;105:65–75.

172　Bralet M-P, Régimbeau J-M, Pineau P, et al. Hepatocellular carcinoma occurring in nonfibrotic liver: epidemiologic and histopathologic analysis of 80 French cases. Hepatology 2000;32:200–4.

173　Shikata T, Yamazaki S, Uzawa T. Hepatocellular carcinoma and chronic persistent hepatitis. Acta Pathol Japon 1977;27:297–304.

174　Tabarin A, Bioulac-Sage P, Boussarie L, et al. Hepatocellular carcinoma developed on noncirrhotic livers. Arch Pathol Lab Med 1987;111:174–80.

175　El-Refaie A, Savage K, Bhattacharya S, et al. HCV-associated hepatocellular carcinoma without cirrhosis. J Hepatol 1996;24:277–85.

176　Guzman G, Brunt EM, Petrovic LM, et al. Does nonalcoholic fatty liver disease predispose patients to hepatocellular carcinoma in the absence of cirrhosis? Arch Pathol Lab Med 2008;132:1761–6.

177　Le Bail B, Carles J, Saric J, et al. Ectopic liver and hepatocarcinogenesis. Hepatology 1999;30:585–6.

178　Miyagawa S, Kawasaki S, Makuuchi M. Comparison of the characteristics of hepatocellular carcinoma between hepatitis B and C viral infection: tumor multicentricity in cirrhotic liver with hepatitis C. Hepatology 1996;24:307–10.

179　Kondo Y, Wada K. Intrahepatic metastasis of hepatocellular carcinoma: a histopathologic study. Hum Pathol 1991;22:125–30.

180　van Halteren HK, Salemans JMJI, Peters H, et al. Spontaneous regression of hepatocellular carcinoma. J Hepatol 1997;27:211–15.

181　Kaczynski J, Hansson G, Remotti H, et al. Spontaneous regression of hepatocellular carcinoma. Histopathology 1998;32:147–50.

182　Libbrecht L, Bielen D, Verslype C, et al. Focal lesions in cirrhotic explant livers: pathological evaluation and accuracy of pretransplantation imaging examinations. Liver Transplant 2002;8:749–61.

183　Lauwers GY, Terris B, Balis UJ, et al. Prognostic histologic indicators of curatively resected hepatocellular carcinomas. Am J Surg Pathol 2002;26:25–34.

184　Cillo U, Bassanello M, Vitale A, et al. The critical issue of hepatocellular carcinoma prognostic classification: which is the best tool available? J Hepatol 2004;40:124–31.

185　Lopez-Beltran A, Luque RJ, Quintero A, et al. Hepatoid adenocarcinoma of the urinary bladder. Virchows Arch 2003;442:381–7.

186　Liu X, Cheng Y, Sheng W, et al. Analysis of

clinicopathologic features and prognostic factors in hepatoid adenocarcinoma of the stomach. Am J Surg Pathol 2010;34:1465–71.

187　Dhillon AP, Colombari R, Savage K, et al. An immunohistochemical study of the blood vessels within primary hepatocellular tumours. Liver 1992;12:311–18.

188　Krings G, Ramachandran R, Jain D, et al. Immunohistochemical pitfalls and the importance of glypican 3 and arginase in the diagnosis of scirrhous hepatocellular carcinoma. Mod Pathol 2013;26:782–91.

189　Omata M, Peters RL, Tatter D. Sclerosing hepatic carcinoma: relationship to hypercalcemia. Liver 1981;1:33–49.

190　Salomao MA, Yu WM, Brown RS, et al. Steatohepatitic hepatocellular carcinoma (SH-HCC): a distinctive histological variant of HCC in hepatitis C virus-related cirrhosis with associated NAFLD/NASH. Am J Surg Pathol 2010;34:1630–6.

191　Emile J-F, Adam R, Sebagh M, et al. Hepatocellular carcinoma with lymphoid stroma: a tumor with good prognosis after liver transplantation. Histopathology 2000;37:523–9.

192　Nemolato S, Fanni D, Naccarato AG, et al. Lymphoepithelioma-like hepatocellular carcinoma: a case report and a review of the literature. World J Gastroenterol 2008;14:4694–6.

193　Si MW, Thorson JA, Lauwers GY, et al. Hepatocellular lymphoepithelioma-like carcinoma associated with Epstein Barr virus. Diagn Mol Pathol 2004;13:183–9.

194　Park HS, Jang KY, Kim YK, et al. Hepatocellular carcinoma with massive lymphoid infiltration: a regressing phenomenon? Pathol Res Prac 2009;205:648–52.

195　Wood LD, Heaphy CM, Daniel HD-J, et al. Chromophobe hepatocellular carcinoma with abrupt anaplasia: a proposal for a new subtype of hepatocellular carcinoma with unique morphological and molecular features. Mod Pathol 2013;26:1586–93.

196　Yeh MM. Pathology of combined hepatocellula r-cholangiocarcinoma. J Gastroenterol Hepatol 2010;25:1485–92.

197　Theise ND, Yao JL, Harada K, et al. Hepatic 'stem cell' malignancies in adults: four cases. Histopathology 2003;43:263–71.

198　Nzeako UC, Goodman ZD, Ishak KG. Comparison of tumor pathology with duration of survival of North American patients with hepatocellular carcinoma. Cancer 1995;76:579–88.

199　Kakizoe S, Kojiro M, Nakashima T. Hepatocellular carcinoma with sarcomatous change. Cancer 1987;59:310–16.

200　Haratake J, Horie A. An immunohistochemical study of sarcomatoid liver carcinomas. Cancer 1991;68:93–7.

201　Buchanan TF Jr, Huvos AG. Clear-cell carcinoma of the liver. A clinicopathologic study of 13 patients. Am J Clin Pathol 1974;61:529–39.

202　Wu PC, Lai CL, Lam KC, et al. Clear cell carcinoma of liver. An ultrastructural study. Cancer 1983;52:504–7.

203　Ajdukiewicz A, Crowden A, Hudson E, et al. Liver aspiration in the diagnosis of hepatocellular carcinoma in the Gambia. J Clin Pathol 1985;38:185–92.

204　Noguchi S, Yamamoto R, Tatsuta M, et al. Cell features and patterns in fine-needle aspirates of hepatocellular carcinoma. Cancer 1986;58:321–8.

205　Pedio G, Landolt U, Zöbeli L, et al. Fine needle aspiration of the liver. Significance of hepatocytic naked nuclei in the diagnosis of hepatocellular carcinoma. Acta Cytol 1988;32:437–42.

206　Bottles K, Cohen MB, Holly EA, et al. A step-wise logistic regression analysis of hepatocellular carcinoma. An aspiration biopsy study. Cancer 1988;62:558–63.

207　Ishak KG, Goodman ZD, Stocker JT. Tumors of the Liver and Intrahepatic Bile Ducts. Washington, DC: Armed Forces Institute of Pathology; 2001. p. 199–230.

208　Nakanuma Y, Ohta G. Expression of Mallory bodies in hepatocellular carcinoma in man and its significance. Cancer 1986;57:81–6.

209　Hurlimann J, Gardiol D. Immunohistochemistry in the differential diagnosis of liver carcinomas. Am J Surg Pathol 1991;15:280–8.

210　Van Eyken P, Sciot R, Paterson A, et al. Cytokeratin expression in hepatocellular carcinoma: an immunohistochemical study. Hum Pathol 1988;19:562–8.

211　Lai Y-S, Thung SN, Gerber MA, et al. Expression of cytokeratins in normal and diseased livers and in primary liver carcinomas. Arch Pathol Lab Med 1989;113:134–8.

212　Thung SN, Gerber MA, Sarno E, et al. Distribution of five antigens in hepatocellular carcinoma. Lab Invest 1979;41:101–5.

213　Ordonez NG, Manning JT Jr. Comparison of alpha-1-antitrypsin and alpha-1-antichymotrypsin in hepatocellular carcinoma: an immunoperoxidase study. Am J Gastroenterol 1984;79:959–63.

214　Chu PG, Weiss LM. Keratin expression in human tissues and neoplasms. Histopathology 2002;40:403–39.

215　Fan Z, van de Rijn M, Montgomery K, et al. Hep Par 1 antibody stain for the differential diagnosis of hepatocellular carcinoma: 676 tumors tested using tissue microarrays and conventional tissue sections. Mod Pathol 2003;16:137–44.

216　Morrison C, Marsh W, Frankel WL. A comparison of CD10 to pCEA, MOC-31, and hepatocyte for the distinction of malignant tumors in the liver. Mod Pathol 2002;15:1279–87.

217　Lau SK, Prakash S, Geller SA, et al. Comparative immunohistochemical profile of hepatocellular carcinoma, cholangiocarcinoma, and metastatic adenocarcinoma. Hum Pathol 2002;33:1175–81.

218　Yan BC, Gong C, Song J, et al. Arginase-1. A new immunohistochemical marker of hepatocytes and hepatocellular neoplasms. Am J Surg Pathol 2010;34:1147–54.

219　Lei J-Y, Bourne PA, diSant'Agnese PA, et al. Cytoplasmic staining of TTF-1 in the differential diagnosis of hepatocellular carcinoma vs. cholangiocarcinoma and metastatic carcinoma of the liver. Am J Clin Pathol 2006;125:519–25.

220　Di Tommaso L, Destro A, Seok JY, et al. The application of markers (HSP70 GPC3 and GS) in liver biopsies is useful for detection of hepatocellular carcinoma. J Hepatol 2009;50:746–54.

221　Ligato S, Mandich D, Cartun RW. Utility of glypican-3 in differentiating hepatocellular carcinoma from other primary and metastatic lesions in FNA of the liver: an immunocytochemical study. Mod Pathol 2008;21:626–31.

222　Shafizadeh N, Ferrell LD, Kakar S. Utility and limitations of glypican-3 expression for the diagnosis of hepatocellular carcinoma at both ends of the differentiation spectrum. Mod Pathol 2008;21:1011–18.

223　Abdul-AL HM, Makhlouf HR, Wang G, et al. Glypican-3 expression in benign liver tissue with active hepatitis C: implications for the diagnosis of hepatocellular carcinoma. Hum Pathol 2008;39:209–12.

224　Zynger DL, Everton MJ, Dimov ND, et al. Expression of

glypican 3 in ovarian and extragonadal germ cell tumors. Am J Clin Pathol 2008;130:224-30.

225  Maeda D, Ota S, Takazawa Y, et al. Glypican-3 expression in clear cell adenocarcinoma of the ovary. Mod Pathol 2009;22:824-32.

226  Aviel-Ronen S, Lau SK, Pintilie M, et al. Glypican-3 is overexpressed in lung squamous cell carcinoma, but not in adenocarcinoma. Mod Pathol 2008;21:817-25.

227  Mounajjed T, Zhang L, Wu T-T. Glypican-3 expression in gastrointestinal and pancreatic epithelial neoplasms. Hum Pathol 2013;44:542-50.

228  Roskams T, Katoonizadeh A, Komuta M. Hepatic progenitor cells: an update. Clin Liver Dis 2010;14:705-18.

229  Kim H, Yoo JE, Cho JY, et al. Telomere length, TERT and shelterin complex proteins in hepatocellular carcinomas expressing 'stemness'-related markers. J Hepatol 2013;59:746-52.

230  Gouw ASH, Clouston AD, Theise ND. Ductular reactions in human liver: diversity at the interface. Hepatology 2011;54:1853-63.

231  Govaere O, Komuta M, Berkers J, et al. Keratin 19: a key role player in the invasion of human hepatocellular carcinomas. Gut 2014;63:674-85.

232  Nagorney DM, Adson MA, Weiland LH, et al. Fibrolamellar hepatoma. Am J Surg 1985;149:113-19.

233  Kakar S, Burgart LJ, Batts KP, et al. Clinicopathologic features and survival in fibrolamellar carcinoma: comparison with conventional hepatocellular carcinoma with and without cirrhosis. Mod Pathol 2005;18:1417-23.

234  Berman MM, Libbey NP, Foster JH. Hepatocellular carcinoma. Polygonal cell type with fibrous stroma – an atypical variant with a favorable prognosis. Cancer 1980;46:1448-55.

235  Craig JR, Peters RL, Edmondson HA, et al. Fibrolamellar carcinoma of the liver: a tumor of adolescents and young adults with distinctive clinico-pathologic features. Cancer 1980;46:372-9.

236  Berman MA, Burnham JA, Sheahan DG. Fibrolamellar carcinoma of the liver: an immunohistochemical study of nineteen cases and a review of the literature. Hum Pathol 1988;19:784-94.

237  El-Serag HB, Davila JA. Is fibrolamellar carcinoma different from hepatocellular carcinoma? A US population-based study. Hepatology 2004;39:798-803.

238  Ward SC, Waxman S. Fibrolamellar carcinoma: a review with focus on genetics and comparison to other malignant primary lilver tumors. Semin Liver Dis 2011;31:61-70.

239  Buckley AF, Burgart LJ, Kakar S. Epidermal growth factor receptor expression and gene copy number iin fibrolamellar hepatocellular carcinoma. Hum Pathol 2006;37:410-14.

240  Vecchio FM, Fabiano A, Ghirlanda G, et al. Fibrolamellar carcinoma of the liver: the malignant counterpart of focal nodular hyperplasia with oncocytic change. Am J Clin Pathol 1984;81:521-6.

241  Vecchio FM. Fibrolamellar carcinoma of the liver: a distinct entity within the hepatocellular tumors. A review. Appl Pathol 1988;6:139-48.

242  Orsatti G, Hytiroglou P, Thung SN, et al. Lamellar fibrosis in the fibrolamellar variant of hepatocellular carcinoma: a role for transforming growth factor beta. Liver 1997;17:152-6.

243  Farhi DC, Shikes RH, Silverberg SG. Ultrastructure of fibrolamellar oncocytic hepatoma. Cancer 1982;50:702-9.

244  Lefkowitch JH, Muschel R, Price JB, et al. Copper and copper-binding protein in fibrolamellar liver cell carcinoma. Cancer 1983;51:97-100.

245  Vecchio FM, Federico F, Dina MA. Copper and hepatocellular carcinoma. Digestion 1986;35:109-14.

246  Teitelbaum DH, Tuttle S, Carey LC, et al. Fibrolamellar carcinoma of the liver. Review of three cases and the presentation of a characteristic set of tumor markers defining this tumor. Ann Surg 1985;202:36-41.

247  Payne CM, Nagle RB, Paplanus SH, et al. Fibrolamellar carcinoma of liver: a primary malignant oncocytic carcinoid? Ultrastruct Pathol 1986;10:539-52.

248  Subramony C, Herrera GA, Lockard V. Neuroendocrine differentiation in hepatic neoplasms: report of four cases. Surg Pathol 1993;5:17-33.

249  Torbenson M. Review of the clinicopathologic features of fibrolamellar carcinoma. Adv Anat Pathol 2007;14:217-23.

250  Okano A, Hajiro K, Takakuwa H, et al. Fibrolamellar carcinoma of the liver with a mixture of ordinary hepatocellular carcinoma: a case report. Am J Gastroenterol 1998;93:1144-5.

251  Ross HM, Daniel HDJ, Vivekanandan P, et al. Fibrolamellar carcinomas are positive for CD68. Mod Pathol 2011;24:390-5.

252  LeBrun DP, Silver MM, Freedman MH, et al. Fibrolamellar carcinoma of the liver in a patient with Fanconi anemia. Hum Pathol 1991;22:396-8.

253  Klatskin G. Adenocarcinoma of the hepatic duct at its bifurcation within the porta hepatis. An unusual tumor with distinctive clinical and pathological features. Am J Med 1965;38:241-56.

254  American Joint Committee on Cancer. AJCC Cancer Staging Handbook. 7th ed. New York: Springer; 2010: p. 237-76.

255  Bosman FT, Carneiro F, Hruban RH, et al., editors. WHO Classification of Tumours of the Digestive System. 4th ed. Geneva: WHO Press; 2010.

256  Khan SA, Taylor-Robinson SD, Toledano MB, et al. Changing international trends in mortality rates for liver, biliary and pancreatic tumours. J Hepatol 2002;37:806-13.

257  Bridgewater J, Galle PR, Khan SA, et al. Guidelines for the diagnosis and management of intrahepatic cholangiocarcinoma. J Hepatol 2014;60:1268-89.

258  Case records of the Massachusetts General Hospital. Case 29-1987. N Engl J Med 1987;317:153-60.

259  Bloustein PA. Association of carcinoma with congenital cystic conditions of the liver and bile ducts. Am J Gastroenterol 1977;67:40-6.

260  Tyson GL, El-Serag HB. Risk factors for cholangiocarcinoma. Hepatology 2011;54:173-84.

261  Burns CD, Kuhns JG, Wieman J. Cholangiocarcinoma in association with multiple biliary microhamartomas. Arch Pathol Lab Med 1990;114:1287-9.

262  Yamato T, Sasaki M, Hoso M, et al. Intrahepatic cholangiocarcinoma arising in congenital hepatic fibrosis: report of an autopsy case. J Hepatol 1998;28:717-22.

263  Hasebe T, Sakamoto M, Mukai K, et al. Cholangiocarcinoma arising in bile duct adenoma with focal area of bile duct hamartoma. Virchows Arch 1995;426:209-13.

264  Yu T-H, Yuan R-H, Chen Y-L, et al. Viral hepatitis is associated with intrahepatic cholangiocarcinoma with cholangiolar differentiation and N-cadherin expression. Mod Pathol 2011;24:810-19.

265  Zhu QD, Zhou MT, Zhou QQ, et al. Diagnosis and

surgical treatment of intrahepatic hepatolithiasis combined with cholangiocarcinoma. World J Surg 2014;38:2097–104.

266  Guglielmi A, Ruzzenente A, Valdegamberi A, et al. Hepatolithiasis-associated cholangiocarcinoma: results from a multi-institutional national database on a case series of 23 patients. Eur J Surg Oncol 2014;40:567–75.

267  Rizvi S, Gores GJ. Pathogenesis, diagnosis, and management of cholangiocarcinoma. Gastroenterology 2013;145:1215–29.

268  Sia D, Hoshida Y, Villanueva A, et al. Integrative molecular analysis of intrahepatic cholangiocarcinoma reveals 2 classes that have different outcomes. Gastroenterology 2013;144:829–40.

269  Andersen JB, Thorgeirsson SS. Genomic decoding of intrahepatic cholangiocarcinoma reveals therapeutic opportunities. Gastroenterology 2013;144:687–90.

270  Robertson S, Hyder O, Dodson R, et al. The frequency of KRAS and BRAF mutations in intrahepatic cholangiocarcinomas and their correlation with clinical outcome. Hum Pathol 2013;44:2768–73.

271  Voss JS, Holtegaard LM, Kerr SE, et al. Molecular profiling of cholangiocarcinoma shows potential for targeted therapy treatment decisions. Hum Pathol 2013;44:1216–22.

272  Kipp BR, Voss JS, Kerr SE. Isocitrate dehydrogenase 1 and 2 mutations in cholangiocarcinoma. Hum Pathol 2012;43:1552–8.

273  Komuta M, Spee B, Borght SV, et al. Clinicopathological study on cholangiolocellular carcinoma suggesting hepatic progenitor cell origin. Hepatology 2008;47:1544–56.

274  Komuta M, Govaere O, Vandecaveye V, et al. Histological diversity in cholangiocellular carcinoma reflects the different cholangiocyte phenotypes. Hepatology 2012;55:1876–88.

275  Chow LTC, Ahuja AT, Kwong KH, et al. Mucinous cholangiocarcinoma: an unusual complication of hepatolithiasis and recurrent pyogenic cholangitis. Histopathology 1997;30:491–4.

276  Tihan T, Blumgart L, Klimstra DS. Clear cell papillary carcinoma of the liver: an unusual variant of peripheral cholangiocarcinoma. Hum Pathol 1998;29:196–200.

277  Nakajima T, Knodo Y, Miyazaki M, et al. A histopathologic study of 102 cases of intrahepatic cholangiocarcinoma: histologic classification and modes of spreading. Hum Pathol 1988;19:1228–34.

278  Weinbren K, Mutum SS. Pathological aspects of cholangiocarcinoma. J Pathol 1983;139:217–38.

279  Bonetti F, Chilosi M, Pisa R, et al. Epithelial membrane antigen expression in cholangiocarcinoma. A useful immunohistochemical tool for differential diagnosis with hepatocarcinoma. Virchows Arch A Pathol Anat Histopathol 1983;401:307–13.

280  Pastolero GC, Wakabayashi T, Oka T, et al. Tissue polypeptide antigen – a marker antigen differentiating cholangiolar tumors from other hepatic tumors. Am J Clin Pathol 1987;87:168–73.

281  Jovanovic R, Jagirdar J, Thung SN, et al. Blood-group-related antigen Lewis-X and Lewis-Y in the differential diagnosis of cholangiocarcinoma and hepatocellular carcinoma. Arch Pathol Lab Med 1989;113:139–42.

282  Terada T, Nakanuma Y. An immunohistochemical survey of amylase isoenzymes in cholangiocarcinoma and hepatocellular carcinoma. Arch Pathol Lab Med 1993;117:160–2.

283  Maeda T, Adachi E, Kajiyama K, et al. Combined hepatocellular and cholangiocarcinoma: proposed criteria according to cytokeratin expression and analysis of clinicopathologic features. Hum Pathol 1995;26:956–64.

284  Haratake J, Hashimoto H. An immunohistochemical analysis of 13 cases with combined hepatocellular and cholangiocellular carcinoma. Liver 1995;15:9–15.

285  Papotti M, Sambataro D, Marchesa P, et al. A combined hepatocellular/cholangiocellular carcinoma with sarcomatoid features. Liver 1997;17:47–52.

286  Goodman ZD, Ishak KG, Langloss JM, et al. Combined hepatocellular-cholangiocarcinoma. A histologic and immunohistochemical study. Cancer 1985;55:124–35.

287  Azizah N, Paradinas FJ. Cholangiocarcinoma coexisting with developmental liver cysts: a distinct entity different from liver cystadenocarcinoma. Histopathology 1980;4:391–400.

288  Theise ND, Miller F, Worman HJ, et al. Biliary cystadenocarcinoma arising in a liver with fibropolycystic disease. Arch Pathol Lab Med 1993;117:163–5.

289  Lander JJ, Stanley RJ, Sumner HW, et al. Angiosarcoma of the liver associated with Fowler's solution (potassium arsenite). Gastroenterology 1975;68:1582–6.

290  Horta JS. Late effects of thorotrast on the liver and spleen, and their efferent lymph nodes. Ann N Y Acad Sci 1967;145:676–99.

291  Visfeldt J, Poulsen H. On the histopathology of liver and liver tumours in thorium- dioxide patients. Acta Pathol Microbiol Scand [A] 1972;80:97–108.

292  Winberg CD, Ranchod M. Thorotrast induced hepatic cholangiocarcinoma and angiosarcoma. Hum Pathol 1979;10:108–12.

293  Thomas LB, Popper H, Berk PD, et al. Vinyl-chloride-induced liver disease. From idiopathic portal hypertension (Banti's syndrome) to angiosarcomas. N Engl J Med 1975;292:17–22.

294  Pimentel JC, Menezes AP. Liver disease in vineyard sprayers. Gastroenterology 1977;72:275–83.

295  Hoch-Ligeti C. Angiosarcoma of the liver associated with diethylstilbestrol. JAMA 1978;240:1510–11.

296  Falk H, Thomas LB, Popper H, et al. Hepatic angiosarcoma associated with androgenic–anabolic steroids. Lancet 1979;2:1120–3.

297  Monroe PS, Riddell RH, Siegler M, et al. Hepatic angiosarcoma. Possible relationship to long-term oral contraceptive ingestion. JAMA 1981;246:64–5.

298  Daneshmend TK, Scott GL, Bradfield JW. Angiosarcoma of liver associated with phenelzine. BMJ 1979;1:1679.

299  Cadranel JF, Legendre C, Desaint B, et al. Liver disease from surreptitious administration of urethane. J Clin Gastroenterol 1993;17:52–6.

300  Fortwengler HP Jr, Jones D, Espinosa E, et al. Evidence for endothelial cell origin of vinyl chloride-induced hepatic angiosarcoma. Gastroenterology 1981;80:1415–19.

301  Manning JT Jr, Ordonez NG, Barton JH. Endothelial cell origin of thorium oxide-induced angiosarcoma of liver. Arch Pathol Lab Med 1983;107:456–8.

302  Popper H, Thomas LB, Telles NC, et al. Development of hepatic angiosarcoma in man induced by vinyl chloride, thorotrast, and arsenic. Comparison with cases of unknown etiology. Am J Pathol 1978;92:349–69.

303  Tamburro CH, Makk L, Popper H. Early hepatic histologic alterations among chemical (vinyl monomer) workers. Hepatology 1984;4:413–18.

304  Ishak KG, Sesterhenn IA, Goodman ZD, et al. Epithelioid hemangioendothelioma of the liver: a clinicopathologic and follow-up study of 32 cases. Hum Pathol 1984;15:839–52.

305　Ishak KG. Malignant mesenchymal tumors of the liver. In: Okuda K, Ishak KG, editors. Neoplasms of the Liver. Tokyo: Springer-Verlag; 1987. p. 159–76.

306　Makhlouf HR, Ishak KG, Goodman ZD. Epithelioid hemangioendothelioma of the liver. A clinicopathologic study of 137 cases. Cancer 1999;85:562–82.

307　Ekfors TO, Joensuu K, Toivio I, et al. Fatal epithelioid haemangioendothelioma presenting in the lung and liver. Virchows Arch [A] 1986;410:9–16.

308　Dean PJ, Haggitt RC, O'Hara CJ. Malignant epithelioid hemangioendothelioma of the liver in young women. Relationship to oral contraceptive use. Am J Surg Pathol 1985;9:695–704.

309　Demetris AJ, Minervini M, Raikow RB, et al. Hepatic epithelioid hemangioendothelioma. Biological questions based on pattern of recurrence in an allograft and tumor immunophenotype. Am J Surg Pathol 1997;21:263–70.

310　Scoazec J-Y, Degott C, Reynes M, et al. Epithelioid hemangioendothelioma of the liver: an ultrastructural study. Hum Pathol 1989;20:673–81.

311　Utz DC, Warren MM, Gregg JA, et al. Reversible hepatic dysfunction associated with hypernephroma. Mayo Clin Proc 1970;45:161–9.

312　Strickland RC, Schenker S. The nephrogenic hepatic dysfunction syndrome: a review. Am J Dig Dis 1977;22:49–55.

313　Tao LC, Donat EE, Ho CS, et al. Percutaneous fine-needle aspiration biopsy of the liver. Cytodiagnosis of hepatic cancer. Acta Cytol 1979;23:287–91.

314　Axe SR, Erozan YS, Ermatinger SV. Fine-needle aspiration of the liver. A comparison of smear and rinse preparations in the detection of cancer. Am J Clin Pathol 1986;86:281–5.

315　Atterbury CE, Enriquez RE, Desuto-Nagy GI, et al. Comparison of the histologic and cytologic diagnosis of liver biopsies in hepatic cancer. Gastroenterology 1979;76:1352–7.

316　Gerber MA, Thung SN, Bodenheimer HC Jr, et al. Characteristic histologic triad in liver adjacent to metastatic neoplasm. Liver 1986;6:85–8.

317　Glees JP, Thomas M, Redding WH, et al. Liver biopsy at lymphoma laparotomy [letter]. Lancet 1978;1:210–11.

318　Kim H, Dorfman RF, Rosenberg SA. Pathology of malignant lymphomas of the liver: application in staging. In: Popper H, Schaffner F, editors. Progress in Liver Diseases, vol. V. New York: Grune & Stratton; 1976. p. 683–98 [Ch. 40].

319　Leslie KO, Colby TV. Hepatic parenchymal lymphoid aggregates in Hodgkin's disease. Hum Pathol 1984;15:808–9.

320　Abt AB, Kirschner RH, Belliveau RE, et al. Hepatic pathology associated with Hodgkin's disease. Cancer 1974;33:1564–71.

321　Bruguera M, Caballero T, Carreras E, et al. Hepatic sinusoidal dilatation in Hodgkin's disease. Liver 1987;7:76–80.

322　Perera DR, Greene ML, Fenster LF. Cholestasis associated with extrabiliary Hodgkin's disease. Report of three cases and review of four others. Gastroenterology 1974;67:680–5.

323　Hubscher SG, Lumley MA, Elias E. Vanishing bile duct syndrome: a possible mechanism for intrahepatic cholestasis in Hodgkin's lymphoma. Hepatology 1993;17:70–7.

324　Lefkowitch JH, Falkow S, Whitlock RT. Hepatic Hodgkin's disease simulating cholestatic hepatitis with liver failure. Arch Pathol Lab Med 1985;109:424–6.

325　De Wolf-Peeters C. Liver involvement in lymphomas. Ann Diagn Pathol 1998;2:363–9.

326　Trudel M, Aramendi T, Caplan S. Large-cell lymphoma presenting with hepatic sinusoidal infiltration. Arch Pathol Lab Med 1991;115:821–4.

327　Dubois A, Dauzat M, Pignodel C, et al. Portal hypertension in lymphoproliferative and myeloproliferative disorders: hemodynamic and histological correlations. Hepatology 1993;17:246–50.

328　Saló J, Nomdedeu B, Bruguera M, et al. Acute liver failure due to non-Hodgkin's lymphoma. Am J Gastroenterol 1993;88:774–6.

329　Verdi CJ, Grogan TM, Protell R, et al. Liver biopsy immunotyping to characterize lymphoid malignancies. Hepatology 1986;6:6–13.

330　Freeman C, Berg JW, Cutler SJ. Occurrence and prognosis of extranodal lymphomas. Cancer 1972;29:252–60.

331　Zafrani ES, Gaulard P. Primary lymphoma of the liver. Liver 1993;13:57–61.

332　Stemmer S, Geffen DB, Goldstein J, et al. Primary small noncleaved cell lymphoma of the liver. J Clin Gastroenterol 1993;16:65–9.

333　Maes M, Depardieu C, Dargent J-L, et al. Primary low-grade B-cell lymphoma of MALT-type occurring in the liver: a study of two cases. J Hepatol 1997;27:922–7.

334　Isaacson PG, Banks PM, Best PV, et al. Primary low-grade hepatic B-cell lymphoma of mucosa-associated lymphoid tissue (MALT)-type. Am J Surg Pathol 1995;19:571–5.

335　Scoazec J-Y, Degott C, Brousse N, et al. Non-Hodgkin's lymphoma presenting as a primary tumor of the liver: presentation, diagnosis and outcome in eight patients. Hepatology 1991;13:870–5.

336　Mollejo M, Menárguez J, Guisado-Vasco P, et al. Hepatitis C virus-related lylmphoproliferative disorders encompass a broader clinical and morphological spectrum than previously recognized: a clinicopathological study. Mod Pathol 2014;27:281–93.

337　Kim JH, Kim HY, Kang I, et al. A case of primary hepatic lymphoma with hepatitis C liver cirrhosis. Am J Gastroenterol 2000;95:2377–80.

338　Rasul I, Shepherd FA, Kamel-Reid S, et al. Detection of occult low-grade B-cell non-Hodgkin's lymphoma in patient's with chronic hepatitis C infection and mixed cryoglobulinemia. Hepatology 1999;29:543–7.

339　Lin A, Kadam JS, Bodenheimer HC, et al. Concomitant diffuse large B-cell lymphoma and hepatocellular carcinoma in chronic hepatitis C virus liver disease: a study of two cases. J Med Virol 2008;80:1350–3.

340　Ohshima K, Haraoka S, Harada N, et al. Hepatosplenic γδ T-cell lymphoma: relation to Epstein–Barr virus and activated cytotoxic molecules. Histopathology 2000;36:127–35.

341　Suarez F, Wlodarski I, Rigal-Huguet F, et al. Hepatosplenic αβ T-cell lymphoma. An unusual case with clinical, histologic, and cytogenetic features of γδ hepatosplenic T-cell lymphoma. Am J Surg Pathol 2000;24:1027–32.

342　Thomas FB, Clausen KP, Greenberger NJ. Liver disease in multiple myeloma. Arch Intern Med 1973;132:195–202.

343　Weichhold W, Labouyrie E, Merlio JPH, et al. Primary extramedullary plasmacytoma of the liver. A case report. Am J Surg Pathol 1995;19:1197–202.

344　Brooks AP. Portal hypertension in Waldenstrom's macroglobulinaemia. BMJ 1976;1:689–90.

345　Lévy S, Capron D, Joly J-P, et al. Hepatic nodules as single organ involvement in an adult with Langerhans cell granulomatosis. J Clin Gastroenterol 1998;26:69–73.

346　Foschini MP, Milandri GL, Dina RE, et al. Benign regressing histiocytosis of the liver. Histopathology 1995;26:363–6.

347　Kaplan KJ, Goodman ZD, Ishak KG. Liver involvement in Langerhans' cell histiocytosis: a study of nine cases. Mod Pathol 1999;12:370–8.

348　Yam LT, Chan CH, Li CY. Hepatic involvement in systemic mast cell disease. Am J Med 1986;80:819–26.

349　Scheimberg IB, Pollock DJ, Collins PW, et al. Pathology of the liver in leukaemia and lymphoma. A study of 110 autopsies. Histopathology 1995;26:311–21.

350　Schwartz JB, Shamsuddin AM. The effects of leukemic infiltrates in various organs in chronic lymphocytic leukemia. Hum Pathol 1981;12:432–40.

351　Roquet ML, Zafrani ES, Farcet JP, et al. Histopathological lesions of the liver in hairy cell leukemia: a report of 14 cases. Hepatology 1985;5:496–500.

352　Yam LT, Janckila AJ, Chan CH, et al. Hepatic involvement in hairy cell leukemia. Cancer 1983;51:1497–504.

353　Zafrani ES, Degos F, Guigui B, et al. The hepatic sinusoid in hairy cell leukemia: an ultrastructural study of 12 cases. Hum Pathol 1987;18:801–7.

354　Grouls V, Stiens R. Hepatic involvement in hairy cell leukemia: diagnosis by tartrate-resistant acid phosphatase enzyme histochemistry on formalin fixed and paraffin-embedded liver biopsy specimens. Pathol Res Pract 1984;178:332–4.

355　Wheeler DA, Edmondson HA, Reynolds TB. Spontaneous liver cell adenoma in children. Am J Clin Pathol 1986;85:6–12.

356　Resnick MB, Kozakewich HPW, Perez-Atayde AR. Hepatic adenoma in the pediatric age group. Clinicopathological observations and assessment of cell proliferative activity. Am J Surg Pathol 1995;19:1181–90.

357　Lautz TB, Finegold MJ, Chin AC, et al. Giant hepatic adenoma with atypical features in a patient on oxcarbazepine therapy. J Pediatr Surg 2008;42:751–4.

358　Janes CH, McGill DB, Ludwig J, et al. Liver cell adenoma at the age of 3 years and transplantation 19 years later after development of carcinoma: a case report. Hepatology 1993;17:583–5.

359　Moran CA, Mullick FG, Ishak KG. Nodular regenerative hyperplasia of the liver in children. Am J Surg Pathol 1991;15:449–54.

360　Srouji MN, Chatten J, Schulman WM, et al. Mesenchymal hamartoma of the liver in infants. Cancer 1978;42:2483–9.

361　Stocker JT, Ishak KG. Mesenchymal hamartoma of the liver: report of 30 cases and review of the literature. Pediatr Pathol 1983;1:245–67.

362　Cook JR, Pfeifer JD, Dehner LP. Mesenchymal hamartoma of the liver in the adult: association with distinct clinical features and histological changes. Hum Pathol 2002;33:893–8.

363　Lauwers GY, Grant LD, Donnelly WH, et al. Hepatic undifferentiated (embryonal) sarcoma arising in a mesenchymal hamartoma. Am J Surg Pathol 1997;21:1248–54.

364　Dehner LP, Ishak KG. Vascular tumors of the liver in infants and children. A study of 30 cases and review of the literature. Arch Pathol 1971;92:101–11.

365　Selby DM, Stocker JT, Waclawiw MA, et al. Infantile hemangioendothelioma of the liver. Hepatology 1994;20:39–45.

366　Dimashkieh HH, Mo JQ, Wyatt-Ashmead J, et al. Pediatric hepatic angiosarcoma: case report and review of

the literature. Pediatr Dev Pathol 2004;7:527–32.

367　Dachman AH, Lichtenstein JE, Friedman AC, et al. Infantile hemangioendothelioma of the liver: a radiologic–pathologic–clinical correlation. AJR Am J Roentgenol 1983;140:1091–6.

368　Darbari A, Sabin KM, Shapiro CN, et al. Epidemiology of primary hepatic malignancies in US children. Hepatology 2003;38:560–6.

369　Stocker JT, Ishak KG. Hepatoblastoma. In: Okuda K, Ishak KG, editors. Neoplasms of the Liver. Tokyo: Springer-Verlag; 1987. p. 127–36 [Ch. 9].

370　Ishak KG, Glunz PR. Hepatoblastoma and hepatocarcinoma in infancy and childhood. Report of 47 cases. Cancer 1967;20:396–422.

371　Lack EE, Neave C, Vawter GF. Hepatoblastoma. A clinical and pathologic study of 54 cases. Am J Surg Pathol 1982;6:693–705.

372　Kasai M, Watanabe I. Histologic classification of liver cell carcinoma in infancy and childhood and its clinical evaluation. Cancer 1970;25:551–63.

373　López-Terrada D, Alaggio R, de Dávila MT, et al. Towards an international pediatric liver tumor consensus classification: proceedings of the Los Angeles COG liver tumors symposium. Mod Pathol 2014;27:472–91.

374　Weinberg AG, Finegold MJ. Primary hepatic tumors of childhood. Hum Pathol 1983;14:512–37.

375　Rugge M, Sonego F, Pollice L, et al. Hepatoblastoma: DNA nuclear content, proliferative indices, and pathology. Liver 1998;18:128–33.

376　Gonzalez-Crussi F, Upton MP, Maurer HS. Hepatoblastoma. Attempt at characterization of histologic subtypes. Am J Surg Pathol 1982;6:599–612.

377　Stocker JT, Ishak KG. Undifferentiated (embryonal) sarcoma of the liver: report of 31 cases. Cancer 1978;42:336–48.

378　Keating S, Taylor GP. Undifferentiated (embryonal) sarcoma of the liver: ultrastructural and immunohistochemical similarities with malignant fibrous histiocytoma. Hum Pathol 1985;16:693–9.

379　Aoyama C, Hachitanda Y, Sato JK, et al. Undifferentiated (embryonal) sarcoma of the liver. A tumor of uncertain histogenesis showing divergent differentiation. Am J Surg Pathol 1991;15:615–24.

380　Lack EE, Schloo BL, Azumi N, et al. Undifferentiated (embryonal) sarcoma of the liver. Clinical and pathologic study of 16 cases with emphasis on immunohistochemical features. Am J Surg Pathol 1991;15:1–16.

381　Heerema-McKenney A, Leuschner I, Smith N, et al. Nested stromal epithelial tumor of the liver. Six cases of a distinctive pediatric neoplasm with frequent calcifications and association with Cushing syndrome. Am J Surg Pathol 2005;29:10–20.

382　Hill DA, Swanson PE, Anderson K, et al. Desmoplastic nested spindle cell tumor of liver. Report of four cases of a proposed new entity. Am J Surg Pathol 2005;29: 1–9.

383　Makhlouf HR, Abdul-AL HM, Wang G, et al. Calcifying nested stromal–epithelial tumors of the liver. A clinicopathologic, immunohistochemical, and molecular genetic study of 9 cases with a long-term follow-up. Am J Surg Pathol 2009;33:976–83.

384　Wang Y, Zhou J, Huang W-B, et al. Calcifying nested stroma-epithelial tumor of the liver: a case report and review of literature. Int J Surg Pathol 2011;19:268–72.

385　Malowany JI, Merritt NH, Chan NG, et al. Nested stromal epithelial tumor of the liver in Beckwith–Wiedemann syndrome. Ped Dev Pathol 2013;16:312–17.

386　Assmann G, Kappler R, Zeindl-Eberhart E, et al. β-catenin mutations in 2 nested stromal epithelial tumors of the liver – a neoplasia with defective mesenchymal-epithelial transition. Hum Pathol 2012;43:1815–27.

387　Mills AE. Undifferentiated primary hepatic non-Hodgkin's lymphoma in childhood. Am J Surg Pathol 1988;12:721–6.

388　Zen Y, Vara R, Portmann B, et al. Childhood hepatocellular carcinoma: a clinicopathological study of 12 cases with special reference to EpCAM. Histopathology 2014;64:671–82.

389　Caturelli E, Solmi L, Anti M, et al. Ultrasound guided fine nedle biopsy of early hepatocellular carcinoma complicating liver: a multicentre study. Gut 2004;53:1356–62.

390　Bottles K, Cohen MB. An approach to fine-needle aspiration biopsy diagnosis of hepatic masses. Diagn Cytopathol 1991;7:204–10.

391　Frias-Hidvegi D. Guides to Clinical Aspiration Biopsy. Liver and Pancreas. New York & Tokyo: Igaku-Shoin; 1988. p. 27–42.

392　Suen KC. Diagnosis of primary hepatic neoplasms by fine needle aspiration cytology. Diagn Cytopathol 1986;2:99–109.

393　Perry MD, Johnson WW. Needle biopsy of the liver for the diagnosis of nonneoplastic liver disease. Acta Cytol 1985;29:385–90.

394　Tao L-C. Are oral contraceptive-associated liver cell adenomas premalignant? Acta Cytol 1992;36:338–44.

395　Ruschenberg I, Droese M. Fine needle aspiration cytology of focal nodular hyperplasia of the liver. Acta Cytol 1989;33:857–60.

396　Taavitsainen M, Airaksinin T, Kreula J, et al. Fine-needle aspiration biopsy of liver hemangioma. Acta Radiol 1990;31:69–71.

397　Yang GCH, Yang G-Y, Tao L-C. Distinguishing well-differentiated hepatocellular carcinoma from benign liver by the physical features of fine-needle aspirates. Mod Pathol 2004;17:798–802.

398　Pedio G, Landolt U, Zobeli L, et al. Fine needle aspiration of the liver. Significance of hepatocytic naked nuclei in the diagnosis of hepatocellular carcinoma. Acta Cytol 1988;32:437–42.

399　Cohen MB, Haber MM, Holly EA, et al. Cytologic criteria to distinguish hepatocellular carcinoma from non-neoplastic liver. Am J Clin Pathol 1991;95:125–30.

400　Wee A, Nilsson B, Chan-Wilde C, et al. Fine needle aspiration biopsy of hepatocellular carcinoma: some unusual features. Acta Cytol 1991;35:661–70.

401　Donat EE, Anderson V, Tao L-C. Cytodiagnosis of clear cell hepatocellular carcinoma. A case report. Acta Cytol 1991;35:671–5.

402　Nguyen G-K. Fine-needle aspiration biopsy cytology of hepatic tumors in adults. Pathol Annu 1986;21:321–49.

403　Davenport RD. Cytologic diagnosis of fibrolamellar carcinoma of the liver by fine-needle aspiration. Diagn Cytopathol 1990;6:275–9.

404　Wakely PEJ, Silverman JF, Geisinger KR, et al. Fine needle aspiration cytology of hepatoblastoma. Mod Pathol 1990;3:688–93.

405　Dekmezian R, Sneige N, Papok S, et al. Fine needle aspiration cytology of pediatric patients with primary hepatic tumors. Diagn Cytopathol 1988;4:162–8.

406　Saleh HA, Tao LC. Hepatic angiosarcoma: aspiration biopsy cytology and immunocytochemical contribution. Diagn Cytopathol 1998;18:208–11.

407　Siddiqui MT, Reddy VB, Castelli MJ, et al. Role of fine-needle aspiration in clinical management of transplant patients. Diagn Cytopathol 1997;17:429–35.

408　Flanders E, Kornstein M, Wakely P, et al. Lymphoglandular bodies in fine-needle aspiration cytology smears. Am J Clin Pathol 1993;99:566–9.

## 扩展阅读

Bioulac-Sage P, Cubel G, Balabaud C, et al. Revisiting the pathology of resected benign hepatocellular nodules using new immunohistochemical markers. Semin Liver Dis 2011;31:91–103.

Bosman FT, Carneiro F, Hruban RH, et al., editors. WHO Classification of Tumours of the Digestive System. 4th ed. Geneva: WHO Press; 2010.

DeMay RM. Practical Principles of Cytopathology. Chicago, IL: ASCP Press; 1999. p. 307–20.

El-Serag HB. Hepatocellular carcinoma. N Engl J Med 2011;365:1118–27.

Goodman ZD, Terracciano L, Wee A. Tumours and tumour-like lesions of the liver. In: Burt AD, Portmann BC, Ferrell LD, editors. Pathology of the Liver. 6th ed. Edinburgh: Churchill Livingstone/Elsevier; 2001. p. 761–852.

Kakar S, Gown AM, Goodman ZD, et al. Best practices in diagnostic immunohistochemistry. Hepatocellular carcinoma versus metastatic neoplasms. Arch Pathol Lab Med 2007;131:1648–54.

Knudsen ES, Gopal P, Singal AG. The changing landscape of hepatocellular carcinoma. *Etiology, genetics, and therapy.* Am J Pathol 2014;184:574–83.

López-Terrada D, Alaggio R, de Dávila MT, et al. Towards an international pediatric liver tumor consensus classification: proceedings of the Los Angeles COG liver tumors symposium. Mod Pathol 2014;27:472–91.

Okuda K, Ishak KG, editors. Neoplasms of the Liver. Tokyo: Springer-Verlag; 1987.

Pitman MB, Szyfelbein WM, editors. Fine Needle Aspiration Biopsy of the Liver. A Color Atlas. Boston: Butterworth-Heinemann; 1994.

Rizvi S, Gores GJ. Pathogenesis, diagnosis, and management of cholangiocarcinoma. Gastroenterology 2013;145L:1215–22.

Tao L-C. Liver and pancreas. In: Bibbo M, editor. Comprehensive Cytopathology. 2nd ed. Philadelphia, PA: WB Saunders; 1997. p. 827–64.

# 第 12 章

# 血 管 病 变

## 肝动脉

由于肝脏具有双重血液供应和可变的侧支血流,所以肝动脉分支闭塞的影响是无法预测的。血栓形成或其他闭塞的潜在影响,包括梗死和对胆管树的缺血性损伤导致胆道狭窄、胆管炎或胆管破裂[1~3]。结节性多动脉炎[2,4,4a]、系统性红斑狼疮动脉炎[5]、舍 - 亨过敏性紫癜(Schönlein-Henoch purpura)[3]及巨细胞性动脉炎[6]有时累及肝动脉分支。最后肝脏可能有典型的纤维环状肉芽肿[7,8]。这些系统性疾病引起肝动脉病变在肝穿刺活检时常不能见到。血管炎累及到肝内血管有时是感染或肿瘤的一种表现形式。

一些老年患者,尤其是那些有高血压病的患者,汇管区的小动脉和微细动脉会出现管壁增厚和玻璃样变[9]。淀粉样变在无肝窦沉积情况下也能引起动脉壁增厚。

动静脉畸形和遗传性出血性毛细血管扩张有时出现在肝脏中,伴或不伴周围的纤维化[10],其表现如同门静脉高压症(伴肝性脑病或结节性再生[11,12])、胆管疾病(有时似原发性硬化性胆管炎或 Caroli 病)或动静脉瘘引起的心力衰竭[13]。肝受累的患者可能会有血清碱性磷酸酶水平升高,但却没有黄疸(无黄疸型胆汁淤积),可能是胆管树血供异常的结果[14],组织学检查偶尔可见到中等大小的胆管严重损伤。

肝脏梗死由于动脉炎、动脉瘤、血栓形成、栓塞或手术结扎引起,它们可能使妊娠或肝移植更加复杂化。肝梗死也可能继发于静脉分支闭塞之后[15],甚至也可能在无明显的血管阻塞时发生。病理特点与其他器官一样:有界限清晰的凝固性坏死区边缘有充血和炎症(图 12.1),梗死区内有残留存活的汇管区。低灌注的肝硬化结节中心的凝固性坏死有时被称为结节性梗死。

### 休克,心力衰竭和中暑

肝实质严重灌注不足导致的坏死,通常位于中央静脉周围区(腺泡 3 带),但也可能增加或交替出现在中间带(腺泡 2 带)[16],汇管区和汇管区周围肝实质通常仍然保持正常。可是在少数情况下,因肝脏低灌注可见小叶间胆管损伤,特别在长期住院的重症监护患者,可发生类似硬化性胆管炎的病变[17,18]。与急性肝炎坏

图 12.1　梗死
右侧死亡的肝实
质极度充血,左侧
为残存肝组织脂
肪变。(尸检肝,
HE)

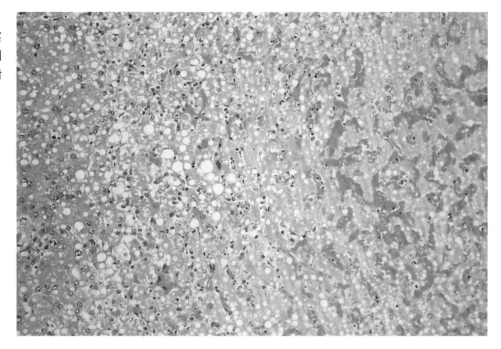

死相比,通常很少或没有炎症,但一些患者会出现有限的中性粒细胞聚集,特别见于接受了 1 天或更长时间的升压治疗的患者[19],受累区可能会出现充血伴含蜡质样色素的巨噬细胞,残存的肝实质细胞可会出现胆汁淤积和再生性增生,坏死区网状纤维支架规律性密集。中暑的患者也可以看到相似的变化(图 12.2),残存的肝实质细胞可能有脂肪变性,轻者无炎症,损伤范围广泛时炎症加重[21],可并发全身念珠菌感染。

图 12.2　中暑
肝腺泡 3 带呈现
融合性坏死。(针
刺活检,HE)

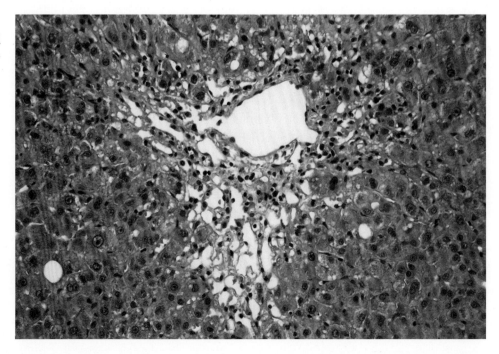

这一类型坏死最重要的原因之一是由于心力衰竭而导致的肝脏低灌注,因出现与病毒性肝炎相类似的临床表现[22],通常称为缺血性肝炎。充血性心力衰竭可导致肝窦扩张(见以下静脉淤血和流出道梗阻)。

## 门静脉

门静脉主干血栓形成可能由感染(局部或门静脉引流区)、肝硬化[23]、肝移植、凝血功能障碍和静脉流出道阻塞引起[24]。肝细胞癌侵蚀是常见的原因。一些患者中会出现不明原因的血栓形成,但潜在易栓因素应该被排除[23]。在门静脉炎急性期,汇管区的门静脉分支内可看到感染性血栓(图12.3)。

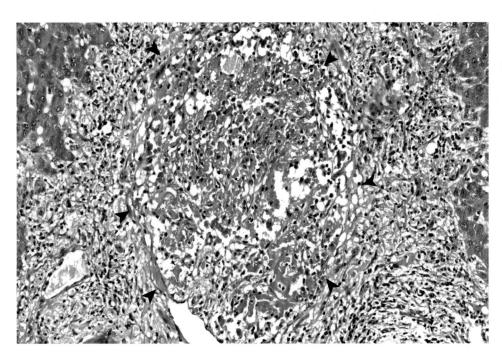

图12.3 门静脉炎 门静脉分支(箭头所示)腔内充满血栓及炎细胞,周围汇管区内也有炎症。(楔形活检,HE)

门静脉血栓形成的后果包括弥漫性或局灶性肝实质萎缩、凋亡细胞数目增多[25]、肝实质呈结节性(见第11章结节性再生性增生)和轻度汇管区纤维化。局灶性萎缩,也被称为萨恩(Zahn)梗死,时常见于肿瘤结节的边缘。偶尔门静脉阻塞可以引起真正的肝实质梗死[15]。许多门静脉主支血栓形成的患者肝组织学检查仍可能正常。

罕见的阿伯西畸形(Abernethy malformation)有汇管区内门静脉分支缺失(先天性肝外门体分流)。该病中,肝外门静脉或缺失或重度萎缩,门静脉血流是转流入下腔静脉而不是经肝回流入心脏,肝内小汇管区显示静脉缺失,纤维性静脉残留物,淋巴管扩张和小动脉改变(图12.4)[26]。

### 门静脉高压

门静脉高压最常见于肝硬化。其他原因包括血吸虫病、与酒精相关的肝脏疾

图 12.4 阿伯西畸形的门静脉缺失 汇管区可见小叶间胆管和肝小动脉横断面,但未见典型的大口径门静脉。邻近汇管区腔隙为扩张的淋巴管(L),其内皮细胞呈 D2-40 免疫组织化学染色阳性。(移植肝,HE)

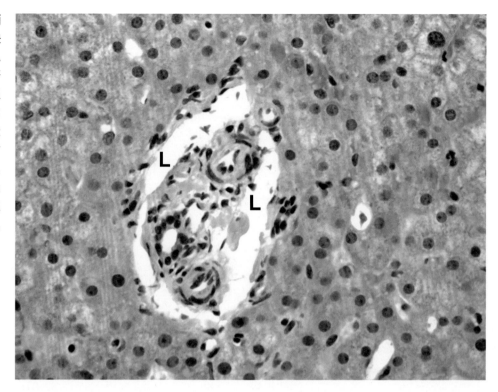

病、非酒精性脂肪性肝炎、先天性肝纤维化、热带巨脾综合征、肝静脉流出道梗阻和门静脉血栓。红细胞增多症和其他血液性疾病亦可能促进门静脉高压的形成[27]。淋巴组织增生性疾病和骨髓增生性疾病,发生门静脉浸润可能是更严重的致病因素[28]。肝门静脉高压解剖上分成肝前、肝内和肝后形式,对个体病例分类需要结合其具体的结构改变来考虑[29]。

仍有一些病因尚不明确的门静脉高压症患者,他们不能归因于肝硬化或上述提及的其他原因(非肝硬化性门静脉高压症[30])。这些病例表现的肝前原因如较大的门静脉血栓形成,和来自肝后原因如先天性下腔静脉蹼形成的门静脉高压不同于肝内型门静脉高压症[31]。几个不同的病名曾用以描述其特征,如肝门静脉硬化症、非肝硬化门静脉纤维化、特发性门静脉高压症,也曾称为闭塞性门静脉病变[32],表示可能有明显的血栓形成和门静脉分支的狭窄。但情况并非全是这样,而且不清楚门静脉狭窄或闭塞是原发还是继发。非肝硬化门静脉高压在印度或日本较为普遍,但西方国家也有描述[31],某些病例的原因是由于毒素或毒物所致,如摄入或接触三氧化二砷[31,33]、氯乙烯[34,35]、硫唑嘌呤[31]、细胞毒药物[36]和 HIV 患者的去羟肌苷治疗等[32]。许多患者未发现原因,但需要排除易栓症或促凝状态为可能的原因。曲张静脉破裂出血和门静脉血栓形成是重要的长期并发症[36a]。

非肝硬化性门静脉高压症患者的穿刺活检通常是正常的或仅仅显示非特异性改变。在手术楔形活检很可能更易发现异常。门静脉分支往往增厚和变窄,但有时不明显,或被多个小的薄壁血管所取代。它们的总体面积是减少的,而汇管区淋巴管的数量增加[37]。扩张的小静脉显示疝入邻近的肝实质[38,39](图 12.5)。汇管区可能有纤维化和扩大,伴或不伴炎细胞浸润(图 12.6)。从汇管区伸出的纤

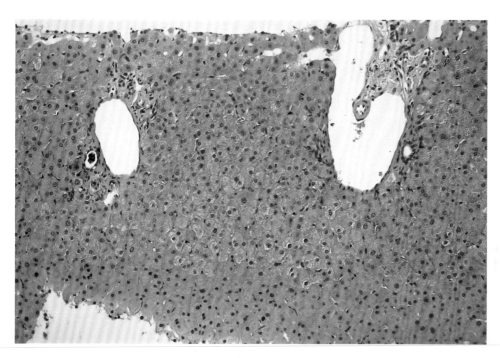

图 12.5　非　肝硬化性门静脉高压　两个汇管区内的门静脉分支明显扩张，似疝入肝实质中。(针刺活检，HE)

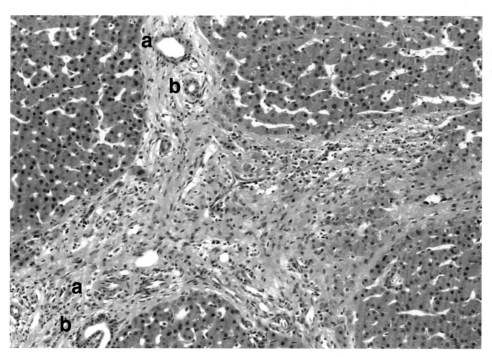

图 12.6　非硬化性门静脉高压　扩大的硬化的汇管区，可见小动脉(a)和胆小管(b)，但门静脉分支不明显。(楔形活检，HE)

细的纤维,外观难与不完全间隔性肝硬化相区分[40],这些间隔有时与桥样坏死带连接[38]。可见有薄壁血管在小叶内无规则分布(巨大血窦)(megasinusoids)以及中央静脉的硬化或扩张[38]。

在这些患者中,常可以看到肝实质的弥漫性或局部结节性增生。这样可有肝门静脉硬化、结节性再生性增生、不完全性间隔肝硬化之间的重叠[40,41],很少有部分结节性转化[42]。可是,结节性再生性增生也可在缺少明显无门静脉高压的情况下见到。

暴露于氯乙烯单体和其他致癌物的患者可能除了具备上述特征外,还会出现窦周纤维化和窦细胞的数量和大小增加[34,35]。窦周纤维化有助于发生门静脉高压,一些患者在肾移植后发生门静脉高压症[43],长期药物治疗可能为其发病机制之一。

## 肝血窦

肝血窦可能显示的一系列的病理变化,从扩张和充血到病变影响内皮下 Disse 间隙[44]。肝活检标本的肝血窦宽度是多变的,它不仅受肝活检时患者血液循环状态的影响,而且与标本的固定和组织加工有关。所以肝窦宽度的轻微变化其意义是难料的。

肝血窦壁内结缔组织的量总需要仔细的估价,因为它的形态所见会因切片厚度而有差异。明确的纤维增生为慢性静脉流出道梗阻和脂肪性肝炎的特征,前者的纤维化模式通常是线型的(窦周或窦旁纤维化),而脂肪性肝炎纤维化是绕于肝细胞周围(细胞周围纤维化)。糖尿病性肝硬化症(hepatosclerosis)肝血窦中Ⅳ型胶原蛋白的增多[45]也可作为鉴别诊断(见第 7 章)。一些其他原因以及在上文中提到的相关病因,包括先天性梅毒、氯乙烯中毒、海洛因成瘾[46]、维生素 A 过多症[47]、糖尿病[48]、肾移植、骨髓化生[49]和血小板减少性紫癜[50]。肝血窦内衬的内皮细胞中有时含有丰富的铁颗粒,具体意义仍不明确,尤其患病毒性肝炎[51]和酒精性肝病更加常见。在慢性肝炎中,包含免疫球蛋白的嗜酸性颗粒也有报道[52,53](见图 9.12)。

明确的肝血窦网状结构规律地扩张常见于多种情况,其中最主要的是静脉流出道的梗阻(见下文),在肿瘤与肉芽肿患者中也有过报道,甚至与一些未累及肝的疾病有关[54],如克罗恩病[55]、抗心磷脂抗体和抗磷脂抗体综合征[56]、噬血综合征[57]与海洛因成瘾[58]。即便在缺少静脉流出道梗阻情况下,肝窦充血扩张依然会在门静脉血栓形成和先天性缺失、类风湿关节炎、Still 病及腹部手术期间楔形组织活检中见到[59]。少数口服避孕药的患者可以看到汇管区周围和腺泡 2 带肝窦扩张[60,61](图 12.7)。一些肾细胞癌的患者也有肝腺泡 2 带肝窦局灶性扩张[62]。

### 肝紫癜

规则性的弥漫性扩张和肝紫癜的局灶性扩张之间的分界限不总是很明显的[62,63]。紫癜为在肝实质中充满血液的囊腔(图 12.8),直径大小范围从小于

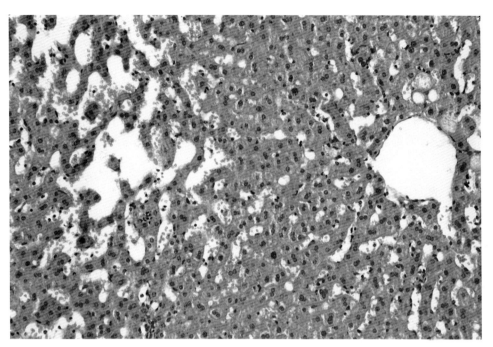

图 12.7　肝窦扩张　图左侧见汇管区周围和腺泡2带区肝血窦扩张。右侧见末端肝静脉。扩张的原因是由于口服类固醇避孕药导致的。(针刺活检,HE)

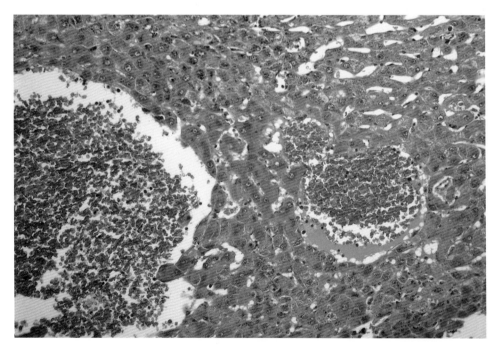

图 12.8　肝紫癜 肝实质内有充满血液的腔隙。(针刺活检,HE)

1 毫米到几毫米,所衬的内皮通常是不完整的[64]。紫癜可见于许多不同疾病和状况,包括消耗性疾病、窒息[65]、肿瘤[66]、肝和肾移植[67,68]、药物治疗[69,70]和细菌感染[71]。肝紫癜病变常是偶然发现,曾有报告破裂致腹腔积血[71,72]。细菌性肝紫癜是一种不同的疾患(见第 15 章),见于 AIDS 患者,是由于细菌引起的皮肤细菌性血管瘤病,可用银染色与单纯性紫癜相鉴别。

## 弥散性血管内凝血

弥散性血管内凝血常常累及肝脏[73]。肝血窦和小门静脉血管含有纤维素血栓(图 12.9),但是在普通切片上纤维蛋白往往难以准确识别。相似的变化可见于子痫,伴汇管区周围坏死和急性炎症。充血性心力衰竭血栓可以在肝窦内形成[74]。

## 镰状细胞病

大多数镰状细胞病的患者在扩张的肝窦中可见镰状红细胞凝块[75](图 12.10)。可能发展成紫癜病变,并且有一定程度的窦周纤维化。有吞噬血细胞,可见在肥大的库普弗细胞和肝细胞内含有铁。肝细胞可能显示萎缩和缺血性坏死[76],也可有再生。所见镰状细胞的程度并不与肝损伤的生化或临床所见相关。现认为镰状细胞病患者的一些肝病表现所见是其疾病的并发症引起的,如输血相关的肝炎[77]、铁质沉着病、胆石病、静脉流出道阻塞。偶尔发展为肝硬化,可能是病毒性肝炎的后果。

图 12.9　弥散性血管内凝血　汇管区周围肝窦内充满纤维素和中性粒细胞。(针刺活检,HE)

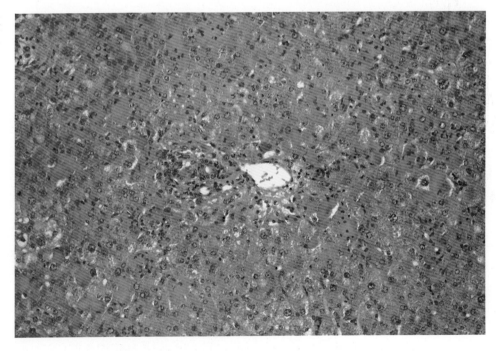

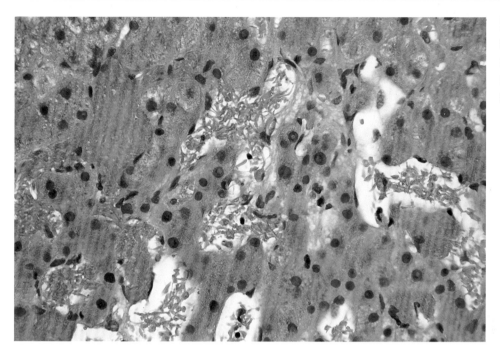

图 12.10 **镰 状细胞病** 在扩张的肝窦内见成群的镰状红细胞。(针刺活检,HE)

# 静脉充血及流出道阻塞

　　肝静脉流出道受阻是由多种原因引起,从充血性心力衰竭到肝内最小肝静脉分支的闭塞。占位性病变如肿瘤可引起局限性阻塞影响部分肝组织。布卡综合征(Budd-Chiari)一词是用于描述临床所见下腔静脉和主要肝静脉阻塞,有时阻塞可扩展到心脏水平[78],进一步分类应根据阻塞的部位和性质[79],病理医师面临重度充血的肝活检时,是不能确定阻塞的水平和性质,此时应用**静脉流出道阻塞**一词较适合。慢性静脉流出道导致纤维化可包围中央静脉和邻近肝窦周围,最终出现不同程度的桥接纤维化(中央静脉 - 中央静脉或中央静脉 - 汇管区)和肝细胞再生性增生。在肝活检报告中应该阐明慢性充血性肝病的纤维化程度,因为它是心肺功能和肝内血管压力相关的一个重要参数,有可能为双器官移植所需要(如心、肝)[79a,79b]。小叶中央也可能显示异常改变,包括微血管内向生长[80],中央静脉周围肝细胞呈现胆管型角蛋白[80~81](CK7)免疫组织化学染色阳性,而谷氨酰合成酶免疫染色结果出现改变(或小叶中央肝细胞表达丢失或汇管区周围 / 间隔周围区表达呈阳性)[82],肝细胞癌是不常见于布卡综合征[82a]以及单心室先天性心脏病经历 Fontan 手术(Fontan procedures)治疗[82b]的慢性静脉流出道阻塞晚期的患者。

## 充血性心力衰竭

　　充血性心力衰竭的患者,终末肝小静脉和邻近的肝窦呈不同程度的扩张充血[83]。同一组织切片上扩张与充血从小叶到小叶程度不同。正如所提及的那样,如果因全心衰竭伴显著的血流灌注不足时(**图 12.11**),充血可能伴有肝细胞坏

图 12.11　静脉充血　中央静脉周围肝窦扩张,坏死淡染带提示血流灌注不足。坏死区内及其周围含有的库普弗细胞充满棕色蜡样质色素。(针刺活检,HE)

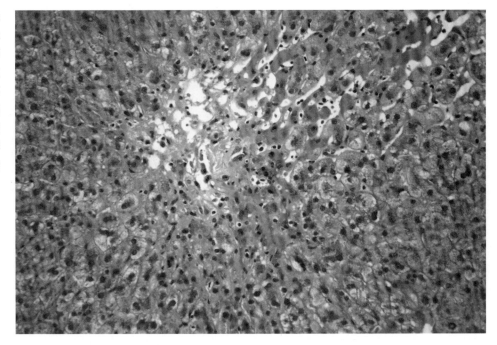

死,肝窦和静脉血栓形成亦会引起肝细胞损伤[74],血液可能渗入肝细胞板[84]。有时可以见到毛细胆管淤胆,但必须与库普弗细胞内的蜡样色素区分开。炎症通常较轻或无,汇管区正常,极少见汇管区周围坏死[83]。可能有肝细胞再生性增生,慢性静脉充血是结节性再生性增生的原因之一,很少发生肝硬化[83]。小静脉周围和肝窦周围的纤维化(心源性硬化),反映了先前有心力衰竭的发作[19,83]。有些患者肝细胞含有过碘酸-希夫(periodic acid-Schiff,PAS)染色阳性的球形小体,可能是吞噬小体含有吸收的血浆蛋白[85],这些 PAS 染色阳性小体位于充血区域或附近。根据它们的位置可与 $\alpha_1$-抗胰蛋白酶缺乏症球形小体相鉴别,必要时应用免疫组织化学染色区别。

## 大静脉阻塞

　　下腔静脉或主要肝静脉的阻塞通常会导致严重的充血,有许多原因包括骨髓增生性疾病[10,86]、凝血病倾向[87]及其他血液疾病相关的血栓形成。具有血管炎特征的白塞病可能并发静脉流出道阻塞[88,89]或门静脉阻塞[90]。流出道阻塞与是否口服避孕药相关没有确切的证据[91]。纤维蹼可能为血栓形成的后果[92,93],但有一些证据却支持非血栓形成的发病机制[94]。偶尔梗阻是由于化疗[10]或感染[95]导致,也有些患者并未发现原因。在西方国家原发性肝静脉血栓形成比下腔静脉闭塞更常见(闭塞性腔静脉病),而发展中国家则相反[96]。腔静脉栓塞常并发于肝细胞癌。

　　在急性期,多数肝实质可能被血液所取代。在出血区和存活肝细胞之间的肝窦常扩张和发空(图 12.12)。根据阻塞的原因,小的中央静脉可能狭窄或堵塞(参见下面静脉阻塞性病的讨论)。门静脉分支也有可能形成血栓[97]。在急性或者慢性静脉流出道梗阻性疾病中,常见正常汇管区,但也可能汇管区见到胆管疾病的

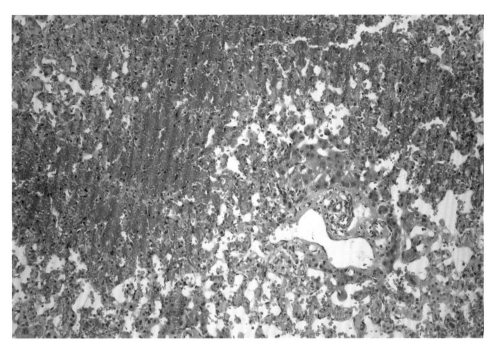

图 12.12　急性静脉流出道阻塞　本例中由于主要静脉阻塞（布卡综合征）血液代替了大部分肝实质，少量存活的肝细胞见于右下方汇管区周围。（楔形活检，HE）

改变，包括细胆管反应、炎症和汇管区和（或）汇管区周围纤维化，通常不伴有胆汁淤积[98]。最终出血和充血会导致纤维化，甚至肝硬化（图 12.13）。静脉流出道梗阻的肝硬化模式受是否伴有门静脉血栓形成的影响，这与广泛的汇管区 - 中央静脉 - 汇管区桥接纤维化和其中可见纤维间隔内汇管区相关[24]。在一些病例中，肝实质性结节是结节性再生性增生，而不是真实的肝硬化，由于局部动脉血流量增加，形成了类似于局灶性结节性增生（见第 11 章）的孤立性结节[97]。

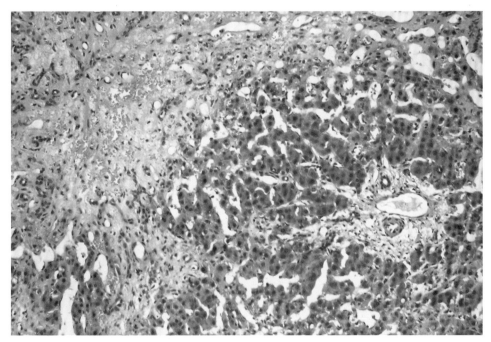

图 12.13　慢性静脉流出道梗阻　疾病后期纤维组织沉积在充血区（左上），存活的肝实质围绕汇管区形成反转小叶。（针刺活检，HE）

纤维化与先前存在的网状纤维和胶原发生的急性单纯性密集较难区分。桥接坏死和纤维化的鉴别用弹性纤维染色有时会有帮助(见第 4 章)。两者进一步的诊断问题应当注意到:首先,闭塞的静脉可能在 HE 染色切片上漏诊,所以若可疑静脉回流受阻必须应用胶原蛋白染色检查,薄壁静脉旁路的出现不应被误认为是通畅的静脉。其次,闭塞不可能累及所有的肝静脉,部分肝脏可以不出现严重的充血。因此,活检样本可能显示相当大的区域差异性,从而导致诊断的混淆。由此可见,接近于正常的肝活检标本不能完全排除静脉流出道梗阻的诊断。

## 肝窦阻塞综合征/静脉闭塞病

肝窦阻塞综合征(sinusoidal obstruction syndrome,SOS)是指用来描述肝窦充血、扩张、血栓和中央静脉纤维闭塞性的系列病变。病因是由于各种原因所导致的肝窦内皮细胞损伤,多为化学性损伤[10,99]。静脉闭塞性病(Veno-occlusive disease,VOD)是指肝静脉的最小分支,末端小静脉和小叶下静脉的纤维组织闭塞病(图 12.14),是 SOS 的一种表现形式。静脉病变可以在针刺活检时发现,这经常伴有肝窦壁纤维化(窦周纤维化),由肝星状细胞介导[100]。除了这些如前所述的病变是由于大静脉阻塞之外,大小静脉阻塞之间的界限并不是清晰的,因为两者都有血栓形成,例如凝血障碍疾病的患者。此外,大或中等大小的肝静脉血栓的形成可能导致微小血管纤维内膜的增厚。肝移植后有罕见的过度增生的纤维,使受累的所有直径大小一致的静脉闭塞再复发[101]。仔细检查肝活检标本中 SOS 充血的肝窦,可能发现血管内膜组织内皮丢失或不连续,内皮细胞和(或)挤压入肝窦腔以及红细胞渗入 disse 间隙(见图 16.23)。

正如大静脉阻塞一样,有许多引起 SOS 和 VOD 的原因。一个高风险的原因是摄入吡咯双烷类生物碱[102]。肝窦内皮细胞一般也容易受到类似的毒性损伤,

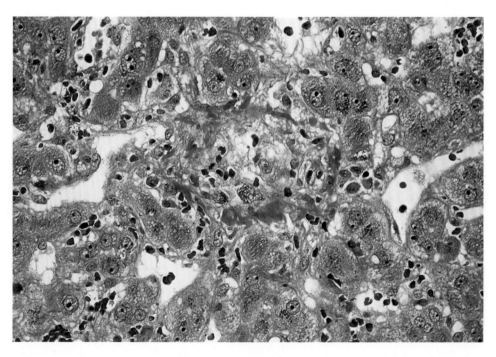

图 12.14 静脉闭塞性病 肝移植后因近期形成的胶原和细胞使末端肝小静脉闭塞。(针刺活检,铬变素-苯胺蓝染色)

特别是在接受化疗或骨髓造血细胞移植前行骨髓预处理的患者[10,103]。这类药有6- 巯基嘌呤、白消安、吉姆单抗、奥佐米星、奥利沙铂[10]。肾脏或肝脏移植后也可出现静脉闭塞[100,104-106]。其他相关的原因有肝脏受到物理辐射[107]、艾滋病[108]、海洛因成瘾[46]、原发性血管疾病[109]、霍奇金病[110,111]、药物治疗[70,112]和砷中毒[113]。肝上皮样血管内皮瘤由于肿瘤侵袭产生血管闭塞类似 VOD 的特征,也可以导致布卡综合征[114]的临床和组织学特点。最后,用结缔组织染色仔细检查可能显示酒精性和非酒精性脂肪性肝病和任何原因引起的肝硬化[117]患者的闭塞静脉[115,116]。

(冯琴 译)

## 参考文献

1　Valente JF, Alonso MH, Weber FL, et al. Late hepatic artery thrombosis in liver allograft recipients is associated with intrahepatic biliary necrosis. Transplantation 1996;61:61–5.

2　Goritsas CP, Repanti M, Papadaki E, et al. Intrahepatic bile duct injury and nodular regenerative hyperplasia of the liver in a patient with polyarteritis nodosa. J Hepatol 1997;26:727–30.

3　Viola S, Meyer M, Fabre M, et al. Ischemic necrosis of bile ducts complicating Schönlein–Henoch purpura. Gastroenterology 1999;117:211–14.

4　Parangi S, Oz MC, Blume RS, et al. Hepatobiliary complications of polyarteritis nodosa. Arch Surg 1991;126:909–12.

4a　Choi HL, Sung RH, Kang MH, et al. Polyarteritis nodosa presented as a dilatation of the intrahepatic bile duct. Ann Surg Treat Res 2014;87:273–5.

5　Matsumoto T, Yoshimine T, Shimouchi K, et al. The liver in systemic lupus erythematosus: pathologic analysis of 52 cases and review of Japanese autopsy registry data. Hum Pathol 1992;23:1151–8.

6　Rousselet M-C, Kettani S, Rohmer V, et al. A case of temporal arteritis with intrahepatic arterial involvement. Pathol Res Pract 1989;185:329–31.

7　Heneghan MA, Feeley KM, DeFaoite N, et al. Granulomatous liver disease and giant-cell arteritis. Dig Dis Sci 1998;43:2164–7.

8　De Bayser L, Roblot P, Ramassamy A, et al. Hepatic fibrin-ring granulomas in giant cell arteritis. Gastroenterology 1993;105:272–3.

9　Fiel MI, Deniz K, Elmali F, et al. Increasing hepatic arteriole wall thickness and decreased luminal diameter occur with increasing age in normal livers. J Hepatol 2011;55:582–6.

10　DeLeve LD, Valla D-C, Garcia-Tsao G. Vascular disorders of the liver. Hepatology 2009;49:1729–64.

11　Martini GA. The liver in hereditary haemorrhagic telangiectasia: an inborn error of vascular structure with multiple manifestations: a reappraisal. Gut 1978;19:531–7.

12　Wanless IR, Gryfe A. Nodular transformation of the liver in hereditary hemorrhagic telangiectasia. Arch Pathol Lab Med 1986;110:331–5.

13　Larson AM. Liver disease in hereditary hemorrhagic telangiectasia. J Clin Gastroenterol 2003;36:149–58.

14　Bernard G, Mion F, Henry L, et al. Hepatic involvement in hereditary hemorrhagic telangiectasia: clinical, radiological, and hemodynamic studies of 11 cases. Gastroenterology 1993;105:482–7.

15　Saegusa M, Takano Y, Okudaira M. Human hepatic infarction: histopathological and postmortem angiological studies. Liver 1993;13:239–45.

16　de la Monte SM, Arcidi JM, Moore GW, et al. Midzonal necrosis as a pattern of hepatocellular injury after shock. Gastroenterology 1984;86:627–31.

17　Gelbmann CM, Rümmele P, Wimmer M, et al. Ischemic-like cholangiopathy with secondary sclerosing cholangitis in critically ill patients. Am J Gastroenterol 2007;102:1221–9.

18　Voigtländer T, Negm AA, Schneider AS, et al. Secondary sclerosing cholangitis in critically ill patients: model of end-stage liver disease score and renal function predict outcome. Endoscopy 2012;44:1055–8.

19　Lefkowitch JH, Mendez L. Morphologic features of hepatic injury in cardiac disease and shock. J Hepatol 1986;2:313–27.

20　Sort P, Mas A, Salmeron JM, et al. Recurrent liver involvement in heatstroke. Liver 1996;16:334–7.

21　Hassanein T, Perper JA, Tepperman L, et al. Liver failure occurring as a component of exertional heatstroke. Gastroenterology 1991;100:1442–7.

22　Gitlin N, Serio KM. Ischemic hepatitis: widening horizons. Am J Gastroenterol 1992;87:831–6.

23　Amitrano L, Guardascione MA, Brancaccio V, et al. Risk factors and clinical presentation of portal vein thrombosis in patients with liver cirrhosis. J Hepatol 2004;40:736–41.

24　Tanaka M, Wanless IR. Pathology of the liver in Budd–Chiari syndrome: portal vein thrombosis and the histogenesis of veno-centric cirrhosis, veno-portal cirrhosis, and large regenerative nodules. Hepatology 1998;27:488–96.

25　Shimamatsu K, Wanless IR. Role of ischemia in causing apoptosis, atrophy, and nodular hyperplasia in human liver. Hepatology 1997;26:343–50.

26　Lisovsky M, Konstas AA, Misdraji J. Congenital extrahepatic portosystemic shunts (Abernethy malformation): a histopathologic evaluation. Am J Surg Pathol 2011;35:1381–90.

27　Wanless IR, Peterson P, Das A, et al. Hepatic vascular disease and portal hypertension in polycythemia vera and agnogenic myeloid metaplasia: a clinicopathological study of 145 patients examined at autopsy. Hepatology 1990;12:1166–74.

28　Dubois A, Dauzat M, Pignodel C, et al. Portal hypertension in lymphoproliferative and myeloproliferative disorders: hemodynamic and histological correlations. Hepatology 1993;17:246–50.

29　Roskams T, Baptista A, Bianchi L, et al. Histopathology of portal hypertension: a practical guideline. Histopathology 2003;42:2–13.

30　Khanna R, Sarin SK. Non-cirrhotic portal hypertension – diagnosis and management. J Hepatol 2014;60:421–41.

31　Verheij J, Schouten JNL, Komuta M, et al. Histological features in western patients with idiopathic non-cirrhotic portal hypertension. Histopathology 2013;62:1083–91.

32　Aggarwal S, Fiel MI, Schiano TD. Obliterative portal venopathy: a clinical and histopathological review. Dig Dis Sci 2013;58:2767–76.

33　Nevens F, Fevery J, Van Steenbergen W, et al. Arsenic and non-cirrhotic portal hypertension. A report of eight cases. J Hepatol 1990;11:80–5.

34　Thomas LB, Popper H, Berk PD, et al. Vinyl-chloride-induced liver disease. From idiopathic portal hypertension (Banti's syndrome) to angiosarcomas. N Engl J Med 1975;292:17–22.

35　Popper H, Thomas LB, Telles NC, et al. Development of hepatic angiosarcoma in man induced by vinyl chloride, thorotrast, and arsenic. Comparison with cases of unknown etiology. Am J Pathol 1978;92:349–69.

36　Shepherd P, Harrison DJ. Idiopathic portal hypertension associated with cytotoxic drugs. J Clin Pathol 2004;43:206–10.

36a　Siramolpiwat S, Seijo S, MiquelR, et al. Idiopathic portal hypertension: natural history and long-term outcome. Hepatology 2014;59:2276–85.

37　Oikawa H, Masuda T, Sato S-I, et al. Changes in lymph vessels and portal veins in the portal tract of patients with idiopathic portal hypertension: a morphometric study. Hepatology 1998;27:1607–10.

38　Ludwig J, Hashimoto E, Obata H, et al. Idiopathic portal hypertension: a histopathological study of 26 Japanese cases. Histopathology 1993;22:227–34.

39　Ohbu M, Okudaira M, Watanabe K, et al. Histopathological study of intrahepatic aberrant vessels in cases of noncirrhotic portal hypertension. Hepatology 1994;20:302–8.

40　Nakanuma Y, Hoso M, Sasaki M, et al. Histopathology of the liver in non-cirrhotic portal hypertension of unknown etiology. Histopathology 1996;28:195–204.

41　Bernard P-H, Le Bail B, Cransac M, et al. Progression from idiopathic portal hypertension to incomplete septal cirrhosis with liver failure requiring liver transplantation. J Hepatol 2004;22:495–9.

42　Ibarrola C, Colina F. Clinicopathological features of nine cases of non-cirrhotic portal hypertension: current definitions and criteria are inadequate. Histopathology 2003;42:251–64.

43　Nataf C, Feldmann G, Lebrec D, et al. Idiopathic portal hypertension (perisinusoidal fibrosis) after renal transplantation. Gut 1979;20:531–7.

44　Brunt EM, Gouw ASH, Hubscher SG, et al. Pathology of the liver sinusoids. Histopathology 2014;64:907–20.

45　Harrison SA, Brunt EM, Goodman ZD, et al. Diabetic hepatosclerosis: a novel entity or a rare form of nonalcoholic fatty liver disease? Arch Pathol Lab Med 2006;130:27–32.

46　Trigueiro de Araújo MS, Gerard F, Chossegros P, et al. Vascular hepatotoxicity related to heroin addiction. Virchows Arch [A] 1990;417:497–503.

47　Bioulac-Sage P, Quinton A, Saric J, et al. Chance discovery of hepatic fibrosis in patient with asymptomatic hypervitaminosis A. Arch Pathol Lab Med 1988;112:505–9.

48　Latry P, Bioulac-Sage P, Echinard E, et al. Perisinusoidal fibrosis and basement membrane-like material in the livers of diabetic patients. Hum Pathol 1987;18:775–80.

49　Degott C, Capron J, Bettan L, et al. Myeloid metaplasia, perisinusoidal fibrosis, and nodular regenerative hyperplasia of the liver. Liver 1985;5:276–81.

50　Lafon ME, Bioulac-Sage P, Grimaud JA, et al. Perisinusoidal fibrosis of the liver in patients with thrombocytopenic purpura. Virchows Arch [A] 1987;411:553–9.

51　Bardadin KA, Scheuer PJ. Endothelial cell changes in acute hepatitis. A light and electron microscopic study. J Pathol 1984;144:213–20.

52　Iwamura S, Enzan H, Saibara T, et al. Appearance of sinusoidal inclusion-containing endothelial cells in liver disease. Hepatology 1994;20:604–10.

53　Iwamura S, Enzan H, Saibara T, et al. Hepatic sinusoidal endothelial cells can store and metabolize serum immunoglobulin. Hepatology 1995;22:1456–61.

54　Bruguera M, Aranguibel F, Ros E, et al. Incidence and clinical significance of sinusoidal dilatation in liver biopsies. Gastroenterology 1978;75:474–8.

55　Capron JP, Lemay JL, Gontier MF, et al. Hepatic sinusoidal dilatation in Crohn's disease. Scand J Gastroenterol 1979;14:987–92.

56　Saadoun D, Cazals-Hatem D, Denninger M-H, et al. Association of idiopathic hepatic sinusoidal dilatation with the immunological features of the antiphospholipid syndrome. Gut 2004;53:1516–19.

57　de Kerguenec C, Hillaire S, Molinié V, et al. Hepatic manifestations of hemophagocytic syndrome: a study of 30 cases. Am J Gastroenterol 2001;96:852–7.

58　Trigueiro de Araújo MS, Gerard F, Chossegros P, et al. Lack of hepatocyte involvement in the genesis of the sinusoidal dilatation related to heroin addiction: a morphometric study. Virchows Arch [A] 1992;420:149–53.

59　Kakar S, Kamath PS, Burgart LJ. Sinusoidal dilatation and congestion in liver biopsy. Is it always due to venous outflow impairment? Arch Pathol Lab Med 2004;128:901–4.

60　Winkler K, Poulsen H. Liver disease with periportal sinusoidal dilatation. A possible complication to contraceptive steroids. Scand J Gastroenterol 1975;10:699–704.

61　Winkler K, Christoffersen P. A reappraisal of Poulsen's disease (hepatic zone 1 sinusoidal dilatation). APMIS 1991;(Suppl. 23):86–90.

62　Aoyagi T, Mori I, Ueyama Y, et al. Sinusoidal dilatation of the liver as a paraneoplasticmanifestation of renal cell carcinoma. Hum Pathol 1989;20:1193–7.

63　Oligny LL, Lough J. Hepatic sinusoidal ectasia. Hum Pathol 1992;23:953–6.

64　Wold LE, Ludwig J. Peliosis hepatis: two morphologic variants? Hum Pathol 1981;12:388–9.

65　Selby DM, Stocker JT. Focal peliosis hepatis, a sequela of asphyxial death? Pediatr Pathol Lab Med 1995;15:589–96.

66　Fine KD, Solano M, Polter DE, et al. Malignant histiocytosis in a patient presenting with hepatic dysfunction and peliosis hepatis. Am J Gastroenterol 1995;90:485–8.

67　Degott C, Rueff B, Kreis H, et al. Peliosis hepatis in

recipients of renal transplants. Gut 1978;19:748–53.

68  Scheuer PJ, Schachter LA, Mathur S, et al. Peliosis hepatis after liver transplantation. J Clin Pathol 1990;43:1036–7.

69  Soe KL, Soe M, Gluud C. Liver pathology associated with the use of anabolic-androgenic steroids. Liver 1992;12:73–9.

70  Modzelewski JRJ, Daeschner C, Joshi VV, et al. Veno-occlusive disease of the liver induced by low-dose cyclophosphamide. Mod Pathol 1994;7:967–72.

71  Jacquemin E, Pariente D, Fabre M, et al. Peliosis hepatis with initial presentation as acute hepatic failure and intraperitoneal hemorrhage in children. J Hepatol 1999;30:1146–50.

72  Takiff H, Brems JJ, Pockros PJ, et al. Focal hemorrhagic necrosis of the liver. A rare cause of hemoperitoneum. Dig Dis Sci 1992;37:1910–14.

73  Shimamura K, Oka K, Nakazawa M, et al. Distribution patterns of microthrombi in disseminated intravascular coagulation. Arch Pathol Lab Med 1983;107:543–7.

74  Wanless IR, Liu JJ, Butany J. Role of thrombosis in the pathogenesis of congestive hepatic fibrosis (cardiac cirrhosis). Hepatology 1995;21:1232–7.

75  Banerjee S, Owen C, Chopra S. Sickle cell hepatopathy. Hepatology 2001;33:1021–8.

76  Charlotte F, Bachir D, Nénert M, et al. Vascular lesions of the liver in sickle cell disease. A clinicopathological study in 26 living patients. Arch Pathol Lab Med 1995;119:46–52.

77  Comer GM, Ozick LA, Sachdev RK, et al. Transfusion-related chronic liver disease in sickle cell anemia. Am J Gastroenterol 1991;86:1232–4.

78  Valla D-C. Budd Chiari syndrome and veno-occlusive disease/sinusoidal obstruction syndrome. Gut 2008;57:1469–78.

79  Ludwig J, Hashimoto E, McGill DB, et al. Classification of hepatic venous outflow obstruction: ambiguous terminology of the Budd–Chiari syndrome. Mayo Clin Proc 1990;65:51–5.

79a  Dai D-F, Swanson PE, Krieger EV, et al. Congestive hepatic fibrosis score: a novel histologic assessment of clinical severity. Mod Pathol 2014;27:1552–8.

79b  Farr M, Mithcell J, Lippel M, et al. The combination of liver biopsy with MELD-XI scores for post-transplant outcome prediction in patients with advanced heart failure and suspected liver dysfunction. J Heart Lung Transplant 2015; (In press).

80  Krings G, Can B, Ferrell L. Aberrant centrizonal features in chronic hepatis venous outflow obstruction. Am J Surg Pathol 2014;38:205–14.

81  Pai RK, Hart JA. Aberrant expression of cytokeratin 7 in perivenular hepatocytes correlates with a cholestatic chemistry profile in patients with heart failure. Mod Pathol 2010;23:1650–6.

82  Fleming KE, Wanless IR. Glutamine synthetase expression in activated hepatocyte progenitor cells and loss of hepatocellular expression in congestion and cirrhosis. Liver Int 2013;33:525–34.

82a  Moucari R, Rautou P-E, Cazals-Hatem D, et al. Hepatocellular carcinoma in Budd-Chiari syndrome: characteristics and risk factors. Gut 2008;57: 828–35.

82b  Asrani SK, Warnes CA, Kamath PS. Hepatocellular carcinoma after the Fontan procedure. N Engl J Med 2013;368:1756–7.

83  Myers RP, Cerini R, Sayegh R, et al. Cardiac hepatopathy: clinical, hemodynamic, and histologic characteristics and correlations. Hepatology 2003;37:393–400.

84  Kanel GC, Ucci AA, Kaplan MM, et al. A distinctive

85  Klatt EC, Koss MN, Young TS, et al. Hepatic hyaline globules associated with passiv*congestion. Arch Pathol Lab Med 1988;112:510–13.

86  Boughton BJ. Hepatic and portal vein thrombosis. Closely associated with chronic myeloproliferative disorders. BMJ 1991;302:192–3.

87  Valla D-C. The diagnosis and management of the Budd–Chiari syndrome: consensus and controversies. Hepatology 2003;38:793–803.

88  Bismuth E, Hadengue A, Hammel P, et al. Hepatic vein thrombosis in Behçet's disease. Hepatology 1990;11:969–74.

89  Bayraktar Y, Balkanci F, Bayraktar M, et al. Budd–Chiari syndrome: a common complication of Behçet's disease. Am J Gastroenterol 1997;92:858–62.

90  Bayraktar Y, Balkanci F, Kansu E, et al. Cavernous transformation of the portal vein: a common manifestation of Behcet's syndrome. Am J Gastroenterol 1995;90:1476–9.

91  Maddrey WC. Hepatic vein thrombosis (Budd–Chiari syndrome): possible association with the use of oral contraceptives. Semin Liver Dis 1987;7:32–9.

92  Blanshard C, Dodge G, Pasi J, et al. Membranous obstruction of the inferior vena cava in a patient with factor V Leiden: evidence for a post-thrombotic aetiology. J Hepatol 1997;26:731–5.

93  Valla D, Hadengue A, el Younsi M, et al. Hepatic venous outflow block caused by short-length hepatic vein stenoses. Hepatology 1997;25:814–19.

94  Riemens SC, Haagsma EB, Kok T, et al. Familial occurrence of membranous obstruction of the inferior vena cava: arguments in favor of a congenital etiology. J Hepatol 1995;22:404–9.

95  Vallaeys JH, Praet MM, Roels HJ, et al. The Budd–Chiari syndrome caused by a zygomycete. A new pathogenesis of hepatic vein thrombosis. Arch Pathol Lab Med 1989;113:1171–4.

96  Okuda K, Kage M, Shrestha SM. Proposal of a new nomenclature for Budd–Chiari syndrome: hepatic vein thrombosis versus thrombosis of the inferior vena cava at its hepatic portion. Hepatology 1998;28:1191–8.

97  Cazals-Hatem D, Vilgrain V, Genin P, et al. Arterial and portal circulation and parenchymal changes in Budd–Chiari syndrome: a study in 17 explanted livers. Hepatology 2003;37:510–19.

98  Kakar S, Batts KP, Poterucha JJ, et al. Histologic changes mimicking biliary disease in liver biopsies with venous outflow impairment. Mod Pathol 2004;17:874–8.

99  DeLeve LD, Shulman HM, McDonald GB. Toxic injury to hepatic sinusoids: sinusoidal obstruction syndrome (veno-occlusive disease). Semin Liver Dis 2002;22:27–42.

100  Sato Y, Asada Y, Hara S, et al. Hepatic stellate cells (Ito cells) in veno-occlusive disease of the liver after allogeneic bone marrow transplantation. Histopathology 1999;34:66–70.

101  Fiel MI, Schiano TD, Klion FM, et al. Recurring fibro-obliterative venopathy in liver allografts. Am J Surg Pathol 1999;23:734–7.

102  Chojkier M. Hepatic sinusoidal-obstruction syndrome: toxicity of pyrrolizidine alkaloids. J Hepatol 2003;39:437–46.

103  Sakai M, Strasser SI, Shulman HM, et al. Severe hepatocellular injury after hematopoietic cell transplant: incidence, etiology and outcome. Bone Marrow Transplant 2009;56:1–7.

104  Katzka DA, Saul SH, Jorkasky D, et al. Azathioprine and

hepatic venocclusive disease in renal transplant patients. Gastroenterology 1986;90:446–54.

105  Shulman HM, FIsher LB, Schoch HG, et al. Venoocclusive disease of the liver after marrow transplantation: histological correlates of clinical signs and symptoms. Hepatology 1994;19:1171–80.

106  Dhillon AP, Burroughs AK, Hudson M, et al. Hepatic venular stenosis after orthotopic liver transplantation. Hepatology 1994;19:106–11.

107  Lawrence TS, Robertson JM, Anscher MS, et al. Hepatic toxicity resulting from cancer treatment. Int J Radiat Oncol Biol Phys 1995;31:1237–48.

108  Buckley JA, Hutchins GM. Association of hepatic veno-occlusive disease with the acquired immunodeficiency syndrome. Mod Pathol 1995;8:398–401.

109  Ito N, Kimura A, Nishikawa M, et al. Veno-occlusive disease of the liver in a patient with allergic granulomatous angiitis. Am J Gastroenterol 1988;83:316–19.

110  Lohse AW, Dienes HP, Wolfel T, et al. Veno-occlusive disease of the liver in Hodgkin's disease prior to and resolution following chemotherapy (letter). J Hepatol 1995;22:378.

111  Palladino M, Miele L, Pompili M, et al. Severe veno-occlusive disease after autologous peripheral blood stem cell transplantation for high-grade non-Hodgkin

lymphoma: report of a successfully managed case and a literature review of veno-occlusive disease. Clin Transplant 2008;22:837–41.

112  Nakhleh RE, Wesen C, Snover DC, et al. Venoocclusive lesions of the central veins and portal vein radicles secondary to intraarterial 5-fluoro-2'-deoxyuridine infusion. Hum Pathol 1989;20:1218–20.

113  Labadie H, Stoessel P, Callard P, et al. Hepatic venoocclusive disease and perisinusoidal fibrosis secondary to arsenic poisoning. Gastroenterology 1990;99:1140–3.

114  Walsh MM, Hytiroglou P, Thung SN, et al. Epithelioid hemangioendothelioma of the liver mimicking Budd–Chiari syndrome. Arch Pathol Lab Med 1998;122:846–8.

115  Burt AD, MacSween RN. Hepatic vein lesions in alcoholic liver disease: retrospective biopsy and necropsy study. J Clin Pathol 1986;39:63–7.

116  Wanless IR, Shiota K. The pathogenesis of nonalcoholic steatohepatitis and other fatty liver diseases: a four-step model including the role of lipid release and hepatic venular obstruction in the progression to cirrhosis. Semin Liver Dis 2004;24:99–106.

117  Nakanuma Y, Ohta G, Doishita K. Quantitation and serial section observations of focal venocclusive lesions of hepatic veins in liver cirrhosis. Virchows Arch [A] 1985;405:429–38.

## 扩展阅读

Brunt EM, Gouw ASH, Hubscher SG, et al. Pathology of the liver sinusoids. Histopathology 2014;64:907–20.

Cazals-Hatem D, Vilgrain V, Genin P, et al. Arterial and portal circulation and parenchymal changes in Budd–Chiari syndrome: a study in 17 explanted livers. Hepatology 2003;37:510–19.

DeLeve LD, Shulman HM, McDonald GB. Toxic injury to hepatic sinusoids: sinusoidal obstruction syndrome (veno-occlusive disease). Semin Liver Dis 2002;22:27–42.

DeLeve LD, Valla D-C, Garcia-Tsao G. Vascular disorders of the liver. Hepatology 2009;49:1729–64.

Okudaira M, Ohbu M, Okuda K. Idiopathic portal hypertension and its pathology. Semin Liver Dis 2002;22:59–72.

Roskams T, Baptista A, Bianchi L, et al. Histopathology of portal hypertension: a practical guideline. Histopathology 2003;42:2–13.

Wanless IR, Huang W-Y. Vascular disorders. In: Burt AD, Portmann BC, Ferrell LD, editors. MacSween's Pathology of the Liver. 6th ed. Edinburgh: Churchill Livingstone/ Elsevier; 2012. p. 601–44.

# 第 13 章

# 小儿肝病和代谢性疾病

## 引言

对病理医师来说小儿肝活检是一个独特的诊断问题[1],其中许多在出生后最初几个月即临床表现为新生儿胆汁淤积[2]。在诸多重要病变中评估新生儿肝活检需考虑的疾病有:肝外胆道闭锁、肝内胆管缺失(综合征型及非综合征型)、代谢性疾病、病毒性肝炎和胃肠外营养的肝脏改变(表 13.1)。胆汁淤积及巨细胞性肝炎(多核肝细胞形成)是这些病变中常见的组织学特征。由于这些特征并不是任何一种新生儿疾病的特异改变,因此病理医师必须结合其他的病理改变以确立诊断或给出提示性诊断。在许多情况下,测定血清及肝组织中代谢酶及其产物要优先于常规组织病理学检查。电子显微镜可用于观察肝细胞和库普弗细胞细胞器的结构及贮积物,尤其是确定溶酶体贮积性疾病。当需要特殊的研究手段明确新生儿胆汁淤积的病因时[3,4],应该考虑线粒体病,胆盐转运蛋白的突变[5]和累及血管、胆管形态发育相关蛋白的表达(如 Jagged 蛋白和 Notch 受体)。小儿肝脏肿瘤的讨论见第 11 章。

表 13.1 新生儿胆汁淤积的肝活检病理解读 *

| 病因 | 组织学特征 |
| --- | --- |
| 肝外胆道闭锁 | 细胆管反应;细胆管胆汁淤积;汇管区和汇管区周围纤维化 |
| 肝内胆管缺失 | 小叶间胆管缺失(胆管 / 肝动脉 <1) |
| 新生儿肝炎 | 汇管区和肝小叶单个核细胞浸润;凋亡小体 |
| 代谢性疾病 | 脂肪变性;纤维化或肝硬化;肝细胞或库普弗细胞内可见贮积物(见特异性病变) |
| 胃肠外营养 | 细胆管反应;汇管区纤维化或肝硬化 |

* 表 13.1 所列的疾病中,除了以上所列的组织学特征外,多数伴有巨核肝细胞形成和组织学胆汁淤积

## 新生儿肝活检的诊断方法

系统的提问式的列表有助于新生儿肝活检的组织病理学检查,通过这个列表可评估出新生儿肝脏疾病的主要诊断。7 个简要的逐步深入的问题如下:

1. 对于这个年龄段来讲,腺泡结构是否正常? 正如第 3 章所述五六岁之前,肝板的厚度是两个肝细胞,不应将其误认为是病理改变。与成人活检一样,在评估肝活检病理改变时,应尽早注意到纤维化、结节或肝硬化的存在,并且确定可明确病因的其他病理学特征。

2. 是否存在胆汁淤积和巨细胞? 如上所述,任何改变都不是诊断所特异的,如果存在,下一步应该观察证实汇管区的胆道阻塞(如:胆道闭锁),以及汇管区和肝实质内肝炎。

3. 是否存在肝炎的组织病理改变? 当考虑有巨细胞病毒、EB 病毒、风疹或肝炎病毒感染时,应注意寻找腺泡及汇管区内单个核细胞浸润相应的肝细胞变性的证据。

4. 小叶间胆管是否正常? 这个问题主要有三个答案:胆管数量增多常见于某种形式的胆道梗阻,如肝外胆道闭锁或胆总管囊肿。胆管缺乏(胆管发育不良,胆管消失综合征)可能是由于发育、代谢或感染性原因。最后,胆道畸形则主要包括与胚胎胆管板异常重建(纤维多囊性疾病)相关的一系列疾病。

5. 活检标本是否含有铁或铜颗粒? 尽管罕见,但新生儿血色病[6]及印度儿童肝硬化(年轻儿童铜中毒)均为严重肝病,病死率极高,必须除外。也不可忽视在年龄较大的儿童和青少年中 Wilson 病(第 14 章)的发生。值得注意的是,胎儿和新生儿肝脏中铜的含量较成人高,组织分布也不规则[7]。胎儿和新生儿肝脏中轻度铁质沉着也是正常现象[8]。

6. 活检标本是否已行 D-PAS 或过氧化物酶染色以除外 $\alpha_1$- 抗胰蛋白酶缺乏症? $\alpha_1$- 抗胰蛋白酶缺乏症的表达多变,13~15 周龄前可能不显示肝细胞内残留酶的诊断性着色。这种情况无论何时存在,均应该从组织学角度予以排除。

7. 是否存在贮积细胞? 引起肝大和发育不良的各种代谢性疾病中肝细胞或库普弗细胞内可见异常产物的贮积。应行常规 HE 和特殊染色检查显示贮积物。

## 新生儿肝炎

新生儿时期的炎症和肝细胞损伤可能来源于感染或先天性代谢障碍。感染包括乙型肝炎病毒、巨细胞病毒感染和风疹等,先天性代谢缺陷包括 $\alpha_1$- 抗胰蛋白酶缺乏症、半乳糖血症和胆汁酸合成缺陷[9]。此外,还需要考虑超微结构或分子水平的病变,如由于线粒体 DNA 缺失所致的新生儿肝炎[10~16]。因此,新生儿肝炎的诊断需要进一步深入研究。无论何种原因,组织学改变大致相似,有不同程度的肝细胞肿胀及多核、胆汁淤积和汇管区炎症(图 13.1)。小叶内的炎症较轻。肝细胞的坏死和肿胀可导致网状纤维支架的塌陷和扭曲。纤维化有时比较显著,如在新生儿血色病(见 14 章)或唐氏综合征中可能罕见的严重围生期肝病[17]。无论什么原因引起的肝炎多核巨细胞常见(图 13.2)。新生儿巨细胞肝炎的结局包括

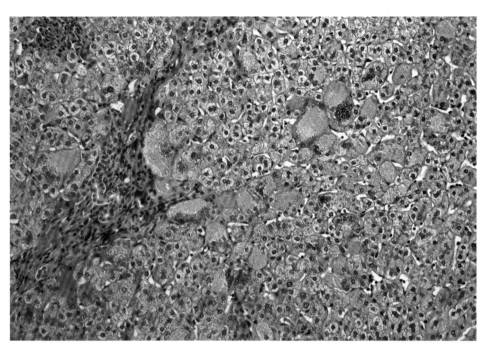

图 13.1 新生儿
(巨 细 胞) 肝 炎
肝实质由多核巨
形肝细胞组成,
汇管区淋巴细胞
浸润(楔形活检,
HE)

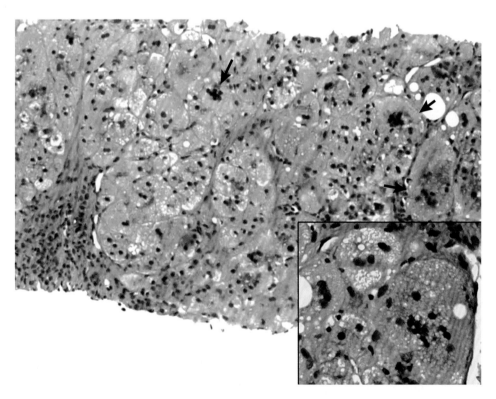

图 13.2 新生儿(巨细胞)肝炎 可见多核巨细胞(箭所示)、轻度肝实质结构紊乱及炎症。左
侧的汇管区显示轻度汇管区周围纤维化和炎症。肝细胞含有细微碎裂的脂质空泡(小泡性脂肪
变性),见插图。新生儿也存在神经系统缺陷,遗传学分析证明,线粒体病与线粒体 DNA 缺失有
关。(穿刺活检,HE)

溶解、肝衰竭、肝硬化或慢性胆汁淤积。这些不同种类的结局均在 $\alpha_1$- 抗胰蛋白酶缺乏症中充分地阐明了[18]。

从组织学的观点来看,新生儿肝炎的主要鉴别诊断是可能需手术治疗的肝外胆道阻塞。巨形多核肝细胞、网状结构的改变以及少见或无细胆管反应在新生儿肝炎中比胆道阻塞更明显。而胆汁淤积在胆道闭锁中更为严重,并且有典型的细胆管反应。

## 肝外胆道闭锁

细胞外胆道闭锁是由于在宫内或围生期的肝外胆道系统全部或部分的炎症和破坏引起[19]。病理学研究显示,闭锁的胆管段[20-22]慢性炎症或者闭塞性纤维化,有时常规染色或角蛋白免疫组织化学染色可见到少量残留的胆管细胞[23]。Kasai 肝门部胆肠吻合术[24]后成功的胆汁引流效果及较好的预后有时与近端切缘[21]确认有 ≥150μm 胆管腔相关。出生后的 8 周内行 Kasai 胆肠吻合术效果最佳[25],约有 30% 的患者可以保留自体肝存活到成年[26]。然而许多患者最后还需要肝移植[27]。

肝外胆道闭锁破坏过程的诱因不明,现在认为与病毒感染(呼肠孤病毒 3 型,轮状病毒)、接触毒素、调节性 T 细胞异常[28]、胚胎胆管板的异常重建以及 Jagged 蛋白功能障碍 /Notch 受体以刺猬因子信号通路失调有关[19,29]。DNA 微阵列芯片研究发现存在异常信号转导和转录调控的基因谱[30]。大约 20% 伴有更严重更早期疾病(胆道闭锁的"胚胎"形式)的病例可能与先天性异常有关,包括多脾[31]、肝内胆管囊肿[32]、偏身性缺陷以及心血管、肌肉骨骼和泌尿生殖道缺陷[33,34]。相反,大多数患者表现为"围生期形式",不伴有这些异常现象。各种调控基因表达可区分这两种类型[35]。胆道闭锁的过程是个动态过程[36,37],也可能涉及肝内胆管,甚至在 Kasai 手术[38]之后也可导致进展性纤维化[39]。

肝活检显示了类似于成人大胆道阻塞的胆汁淤积及汇管区变化(见第 5 章)。汇管区水肿及纤维化扩大(依活检时年龄而不同),细胆管反应明显,中性粒细胞及少许慢性炎细胞浸润(图 13.3)。固有的小叶间胆管通常完整,与邻近肝动脉伴行,汇管区也常见含胆汁的巨噬细胞。细胆管内可能含有浓缩的胆汁("细胆管胆汁淤积")(图 13.3),偶尔类似于 Jörgensen[40]所描述的胚胎胆管板(图 13.4,图 13.5)。显著的细胆管反应是与新生儿肝炎鉴别的组织学要点[41]。可见全小叶淤胆以腺泡 3 带为甚。常见巨细胞,但不如新生儿肝炎时数量多和显著。除非诊断时已达晚期,提示呈继发性胆汁性肝硬化,肝小叶结构仍然是完整的(图 5.11)。总之,提示胆道闭锁最可靠的诊断特征包括细胆管反应、汇管区纤维化,无窦周纤维化[42]。$\alpha_1$-抗胰蛋白酶缺乏症和全胃肠外营养可引起相同的改变,因此需要在病理诊断胆道闭锁之前排除。

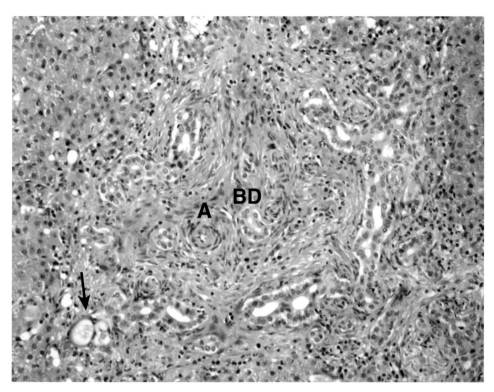

图 13.3　肝外胆道闭锁　汇管区可见具有诊断特征性的改变,即纤维化及显著的细胆管反应。汇管区周围见大量的增生的细胆管,局灶性细胆管淤胆(箭示)。注意汇管区中央完整的肝动脉(A)以及相应管径的胆管(BD)。(穿刺活检,HE)

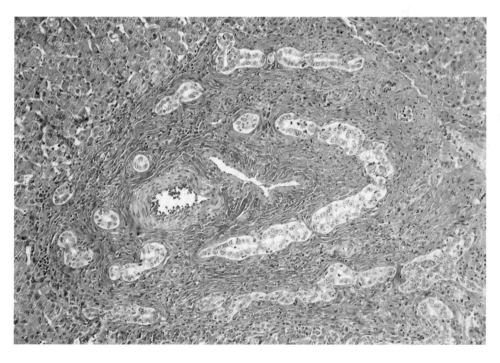

图 13.4　肝外胆道闭锁伴胆管板样结构　本例增生的胆管结构类似于胚胎胆管板。(楔形活检,HE)

图 13.5　肝外胆道闭锁伴胆管板样结构　图 13.4 用细胞角蛋白抗体染色见环绕汇管区的胆管结构类似于胚胎胆管板。(楔形活检,特异性免疫过氧化物酶染色)

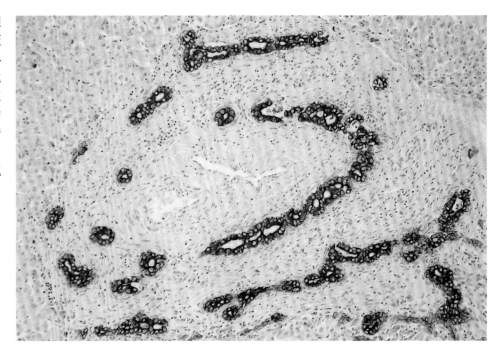

# 儿童肝内胆管缺乏症

在儿童期有两种不同肝内胆管缺乏症(以前称肝内胆道闭锁):综合征型和非综合征型[43]。在综合征型肝内胆管缺乏症中[44,45][阿拉热综合征(Alagille syndrome,ALGS)和肝动脉发育异常综合征],小的肝内胆管的缺失伴异常面容、脊椎异常和其他各种畸形。其发病机制与产生结构变异配体的锯齿状 I 型基因突变有关,其配体可与 Notch1 受体结合,参与分化过程中细胞 - 细胞间的相互作用及肝内胆管的发生或进化[46,47,47a]。伴有肝门胆管分支的损害及肝门部胆管向远侧延伸进入肝脏周围[48]。这类患者的高死亡率与存在先天性心脏疾病有关[49]。非综合征型肝内胆管缺乏症患者胆管缺失但不伴有面部及其他异常。有些病因明确,如 $\alpha_1$- 抗胰蛋白酶缺乏症或巨细胞病毒感染[50],其他患者却找不到确切的病因。胆管损伤发生的确切时间难以确定,而且病例与病例之间也可能不同。部分患者在出生后数周内[45]即有胆道急性破坏,以后逐渐变得稳定,进入青年期,几乎无症状或仅有轻微的慢性胆汁淤积。其他患者,可能在数月内或多年以后发展为肝硬化和肝衰竭[51]。据推测,有一小部分非综合征型肝内胆管缺乏症患者成年后才首次出现胆汁淤积性疾病("特发性成人胆管缺失")[52]。

组织学上,两种形式的肝内胆管缺乏症均有毛细胆管淤胆和汇管区周围慢性淤胆。汇管区显示不同程度的纤维化和小胆管减少或缺失[53](图 13.6)。需要连续切片和细胞角蛋白 7 或 19 免疫染色来全面评估胆管数量,与原发性胆汁性肝硬化相同,胆管数应与管径大小相似的肝小动脉数目大致一样,与肝外胆道闭锁相反[54],细胆管反应并非是突出的特点。正常情况下,白细胞分化抗原 CD10(中

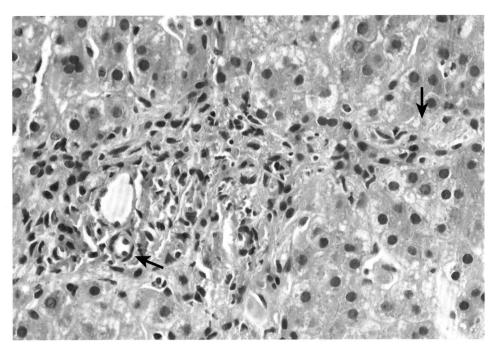

图 13.6　儿童胆
管缺乏症　汇管
区显示小动脉(左
侧箭),无相应大
小口径的胆管伴
行。汇管区周围
胆汁淤积(右侧
箭)。(穿刺活检,
HE)

性内肽酶)免疫组织化学染色,可标记毛细胆管,但在 24 个月之前及 Alagille 综合征时则缺乏,这有助临床应用。炎症反应往往很轻,甚至不存在,但可以看到淋巴细胞聚集(图 13.7)。一些患者可以发展为继发性胆汁性肝硬化[51,56]。应在所有胆管缺乏症患者中查寻是否存在 $\alpha_1$- 抗胰蛋白酶缺乏。也有人认为胆管缺乏和郎罕细胞组织细胞增生症有关[57,58]。由于原发性硬化性胆管炎也可发生于儿童[59],鉴别诊断应考虑此病。

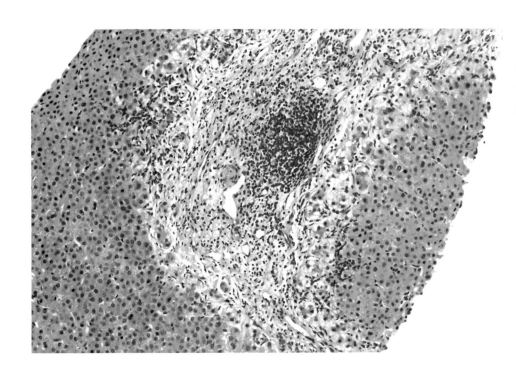

图 13.7　儿童胆
管缺乏症　在原
有的胆管部位见
淋巴细胞聚集。
(穿刺活检,HE)

## 纤维多囊性疾病

纤维多囊性疾病这一术语涵盖了若干胆管的先天性异常病变,大部分与胚胎性的"胆管板"异常重建有关[60~70]。包括先天性肝纤维化,Caroli 病(先天性肝内胆管扩张),微小错构瘤(von Meyenburg complex),先天性胆总管囊肿[70a],以及婴儿型和成人型多囊性疾病。前四种疾病使罹患胆管癌的风险增加[71~74]。胆管板大约在妊娠 8 周出现一层环绕汇管区间质的原始小细胞(图 13.4,图 13.5)。这些细胞中的大多数逐渐退化,残留的则表达 CK7 和 CK19,这是汇管区成熟的小叶间胆管的形成过程[61~64]。部分胆管板的保留存在和异常重建(Jörgensen 所描述的胆管板畸形[40])导致致密的纤维间质中胆管扩张和不规则形态,这是所有纤维化囊性疾病中共有的基本组织病理学特征。胆管上皮编码原始纤毛蛋白的基因发生突变,致使纤毛在机械动力、化学和渗透感知上功能缺陷,是将这些疾病描述为"纤毛病"的基础[65~68]。

### 先天性肝纤维化

先天性肝纤维化是一种隐性遗传疾病,表现为肝肿大或门静脉高压的症状,常见于儿童,偶见于成人[75]。一些病例伴有磷酸甘露糖异构酶的缺陷,致使该酶的低糖基化,从而影响胆管板的重建[76],肝脏变大而质硬,血管关系未变的正常肝实质被宽窄不一的致密成熟的纤维组织间隔成岛状(图 13.8),间隔内组织中含有内衬胆管上皮的细长状和囊状空腔。

图 13.8 先天性肝纤维化 含有畸形胆管的桥接纤维间隔连通几个汇管区,在纤维化周边中央区有终末小静脉(短箭示)。插图:高倍镜下显示左下角的异常胆管结构(长箭示)。(移植肝,HE)

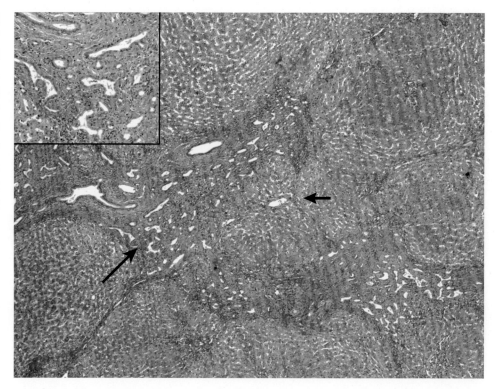

这些代表了构成胆管板畸形的中空结构的横断面,胆管样结构经常被分为两个部分,一个位于纤维间隔的中央,另一个在肝实质附近。腔内可能含有浓缩的胆汁。一些病例中门静脉分支小而不明显,通常无胆汁淤积、坏死、炎症或肝细胞再生。先天性肝纤维化的老年患者,由于萎缩,异常的胆管样结构可能不明显。

先天性肝纤维化必须与肝硬化鉴别,肝硬化常有再生结节、炎症和坏死,而无异常的胆管走行。先天性肝纤维化的肝实质岛状形状与继发性胆汁性肝硬化极其类似(表5.11),后者纤维间隔内含不规则、新增生的胆管,而非先天性异常胆管板;间隔内结缔组织变得疏松、炎细胞浸润,可能伴有胆汁淤积的特征。具有先天性肝硬化特征的肝脏内出现组织学上的胆管炎,其他类型的炎症或淤胆,应高度怀疑合并 Caroli 综合征。

## Caroli 病(先天性肝内胆管扩张)

这种囊性畸形可以影响肝内胆道系统的各个部分,可单独存在或与其他先天异常共存,尤其是先天性肝纤维化[77]。由于囊肿和胆道系统其他部分相通,易造成上行性细菌感染。肝活检显示胆管炎的改变,伴或不伴有先天性肝纤维化。Caroli 病需与一些原发性硬化性胆管炎中出现的获得性胆管扩张症相鉴别[78]。

## 微小错构瘤

微小错构瘤(von Meyenburg 综合征,胆管畸形)是一种与汇管区紧密相关的圆形结节,包含多个内衬规则上皮的胆管结构,位于致密纤维组织间质内(图13.9)。肉眼可见肝表面的直径 1~2mm 的白色结节。胆管腔内有时含浓缩胆汁。连续切片显示它们是相互连通的[79]。微小错构瘤往往无意间被发现,一般无症状,也不导致肝功能的异常,常多发,这些病例偶尔伴门静脉高压,很难与先天性肝纤维化

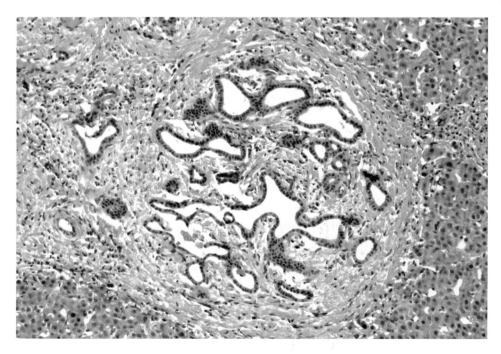

图 13.9 **微小错构瘤** 汇管区可见外形不规则和局灶性扩张的成簇的胆管样结构。注意:此图与 13.8 显示的先天性肝纤维化相似。(楔形活检,HE)

鉴别。多发性病变可能误认为转移性肿瘤[80]。如果外科手术中发现肝表面的小结节，有时需做术中冰冻以除外转移癌。微小错构瘤边缘清楚，胆管不规则扩张，含浓缩胆汁，有助于鉴别诊断。

## 多囊性疾病

婴儿型多囊性疾病通常伴有肾受累[61,81]。汇管区纤维间质中含有多个囊腔（图 13.10）。成人型囊肿内衬胆管上皮，但不与其余的胆管系统相连。孤立的先天性囊肿组织结构相似，内衬立方或扁平上皮，可帮助与肝纤毛前肠囊肿鉴别，后者内衬纤毛细胞和分泌黏液的杯状细胞[82]。患有多囊性疾病同时存在微小错构瘤和 Caroli 病的特点，统称为纤维多囊性疾病[83~85]。

图 13.10　肝囊肿　囊肿左上内衬单层矮立方上皮。（楔形活检，HE）

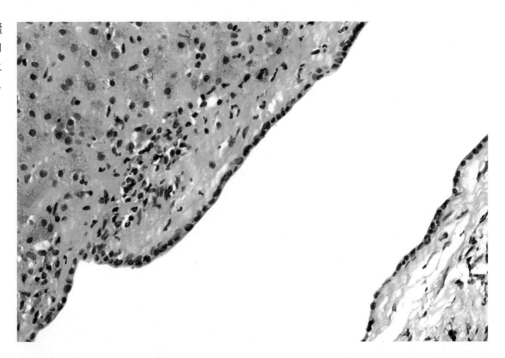

# 遗传代谢性疾病

## 囊性纤维化

囊性纤维化是一种遗传疾病，胰腺、唾液腺、消化道和肺均有异常黏性外分泌物。儿童肝病的发病率高达 10%，成人肝囊性纤维化罕见[86~88]。新生儿期可出现黄疸是由于异常黏性胆汁所致的胆管阻塞，以及由于胎粪所致胃肠道梗阻，并发的肝炎也可能是原因之一，脂肪变性常见，尽管并不总与营养不良有关[89]。曾有报道肝内囊性纤维化中可见肝内胆管缺乏[90]。一部分年龄较大的儿童，可见肝内胆管特征性病变[91]，扩张增生的胆管内可见稠密的 PAS 阳性栓子（图 13.11），胆管上皮细胞可能变性和坏死[89]。胆道造影发现有周围纤维化[92]和不同程度的炎细胞浸润，这可能与异常的肝内胆管有关，最终纤维化区相连分隔肝实质呈岛状[93]。

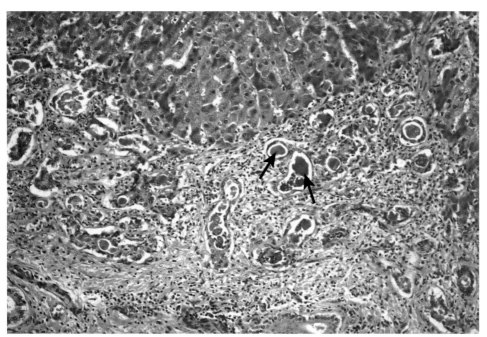

图 13.11　囊性纤维化　在扩大的、纤维化的汇管区内，见胆管增生，内含密集浓缩物质(箭示)。(尸检肝，HE)

术语"局灶性胆汁性纤维化"，表示在这一过程中胆管不均匀受累，部分肝组织未累及。部分患者可进展为继发性胆汁性肝硬化[91]。

## 贮积障碍性疾病：总论

遗传代谢缺陷导致脂类、蛋白质、糖类在肝内异常积聚，多见且多变。应查阅新近综述，以便掌握对形态学改变的全面描述[94-96]。Ishak[94]论述了各个组织学特征的鉴别诊断，这很有帮助。肝组织活检有时对诊断有帮助，但并不总是起决定性作用。对怀疑有贮积障碍性疾病的儿童行肝组织活检时，以下被认为是实用性建议：

1. 贮积性疾病可累及肝细胞(如糖原贮积症、$α_1$-抗胰蛋白酶缺乏症)、巨噬细胞(如戈谢病)或者同时累及(如尼曼-匹克病、黏多糖贮积症[97]、胆固醇酯贮积病)。当库普弗细胞受累时，细胞可肿胀至肝细胞大小，而它们受累起初可能并不明显。应用HE以外的其他染色，特别是PAS染色及三色染色可更清晰显示受累的库普弗细胞。

2. 作为一个诊断程序，疑有贮积性疾病取部分活检标本行电镜检查的是为数不多的指征之一，因为发现特征性超微结构有时能够很快做出正确诊断[98]。即便这些改变不具有诊断意义，也可以直接引起对一组特殊疾病的关注，从而为下一步研究提供线索。电镜检查应预先安排，以便于将部分标本及时放入正确的固定液中。如果光镜下提示该病，即使无电镜设备，部分标本仍应正确固定和(或)处理，随后送往指定中心进一步检查。

3. 也应将部分标本冷冻并储存于液氮中，以便进一步做生化分析和冰冻切片的组织化学染色。应迅速以避免酶活性丧失。而且需要咨询专业研究中心，因为很少有中心或病理医生有诊断这些罕见代谢性疾病所必要的专业知识。

许多遗传代谢疾病都会影响到肝脏，并且一些可以导致肝硬化[94]（Ⅲ型/Ⅳ型/Ⅵ型糖原贮积病、半乳糖血症、Ⅰ型高酪氨酸血症、$α_1$-抗胰蛋白酶缺乏症、

Wilson 病、遗传性血色病)。一些患者可能需行肝移植[27,99,100]。本章所讨论的内容仅限于上述主要限制在上文第一点所提及的疾病。血色病和 Wilson 病在第 14 章描述。

### 糖原贮积病(肝糖原贮积病)

大多数糖原贮积病累及肝脏[101,102]。Ⅰ型糖原贮积病(Von gierke 病)中,脂肪和糖原积聚在肝细胞的胞浆内。HE 染色见这些肝细胞肿胀、淡染、有时呈空泡状,细胞核居中(图 13.12)。胞浆内可见 Mallory 小体[103]。丰富的糖原将受累细胞的细胞器挤向周围,呈现植物细胞样外观。一些肝细胞核也含有糖原。肝窦受压,整个外观被描述为均一的马赛克图案[101]。常有细长的汇管区周围纤维瘢痕形成,可发展成肝细胞腺瘤[104,105],甚至发展为罕见的肝细胞癌[106]。标本迅速固定于福尔马林缓冲液中,可显示石蜡切片中肝细胞内丰富的糖原,但是诊断不能仅停留在证实有剩余的糖原存在,因为正常的肝细胞内也有丰富的糖原。在伴有 Mauriac 综合征和糖原性肝病的血糖控制较差的糖尿病患者中,可见与Ⅰ型糖原贮积症的特征极为类似(见第 7 章)。

图 13.12　糖原贮积病　Ⅰ型糖原贮积病,可见肝细胞肿胀,类似于植物细胞。(楔形活检,HE)

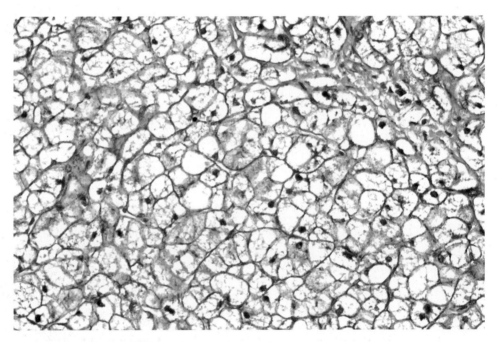

在Ⅱ型糖原贮积病(Pompe 病)中,高度可溶性物质贮积在扩大的溶酶体中,光镜下可见肝细胞和库普弗细胞内的空泡,许多其他组织也可受累。Ⅲ型糖原贮积病还可细分为几个生化亚型,组织学类似Ⅰ型,但是脂肪较少,可能有纤维化或硬化[107]。Ⅳ型糖原贮积病(支链淀粉病)的特征是异常糖原在肝细胞中呈现边界清晰的细胞质包涵体[108](见第 4 章)。这些糖原不能被淀粉酶完全消化。这些包涵体呈现毛玻璃样外观,必须与乙肝病毒表面抗原和其他类似的胞浆内包涵体鉴别[109](见图 4.4 和框 4.1)。与Ⅰ型糖原贮积病的规律分布相反,其他类型的糖原

贮积病在不同区域的肝细胞肿胀程度存在较大的差异[101]。

## α₁- 抗胰蛋白酶缺乏症

血清淀粉酶抑制剂 α₁- 抗胰蛋白酶水平下降的个体(即 α₁- 抗胰蛋白酶缺乏症),可能在新生儿(新生儿淤胆)、青少年或成人,甚至在 60 岁以后发生肝脏疾病[110~112]。有超过 100 种的不同等位基因的 α₁- 抗胰蛋白酶基因(AAT)[113],其中两个决定个体的表型。PiMM 是一种最常见的表型,与 α₁- 抗胰蛋白酶的正常血清水平相关。拥有杂合子(PiMZ)和纯合子(PiZZ)的个体血清 AAT 水平分别呈中度和重度下降。由于被突变的 Z 基因编码的糖蛋白结构改变,可见 AAT 缺乏患者的肝细胞内有抗淀粉酶 PAS 阳性小球(图 13.13)[114]。一种氨基酸的置换(在 342 位点赖氨酸替代谷氨酸)导致该蛋白质的异常折叠和聚合[115],使其在内质网[114]的分泌功能以及随后的降解功能均衰竭。就这点而言,α₁- 抗胰蛋白酶缺乏在概念上类似于阿尔茨海默病和帕金森病,在这两种疾病可见的包涵体是源于丝氨酸蛋白酶构象紊乱[116]。

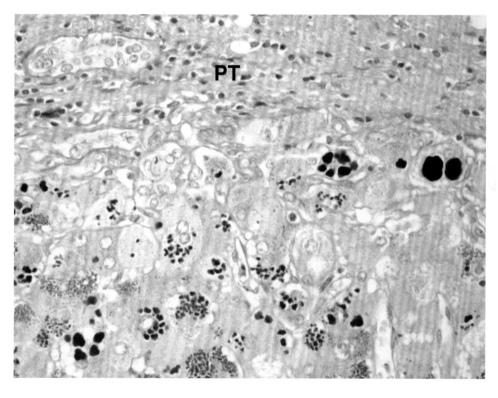

图 13.13 α₁- 抗胰蛋白酶缺乏症 邻近汇管区(PT)的肝细胞内包含许多大小不等的品红色小球。(移出肝,D-PAS 染色)

AAT 聚积所形成的小球直径小于 1μm 到大于 10μm。它们主要位于汇管区周围的肝细胞中,需要与具有相似分布的更小的铜结合蛋白颗粒及含铁血黄素相鉴别。在可疑的病例中,免疫组织化学染色可以准确地识别 α₁- 抗胰蛋白酶(图 13.14)。此外,免疫组织化学染色比 D-PAS 阳性更敏感,在 D-PAS 阳性小球数量不足或分布不均一的情况下,免疫组织化学染色很有帮助。相反地,免疫组织化学阳性的物质可出现在一些无基因缺陷的患者中,通常是全小叶或小静脉周围分布,而不是位

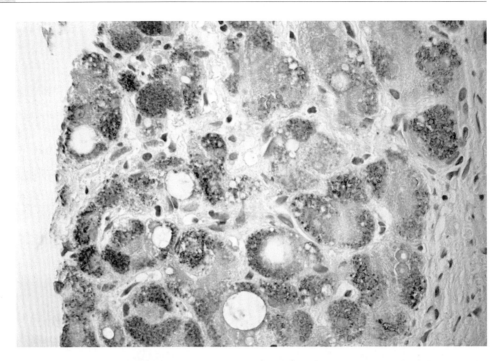

**图 13.14　α₁- 抗胰蛋白酶缺乏症**　汇管区周围的肝细胞内包含有大量的 α₁- 抗胰蛋白酶小球，免疫过氧化酶法将其染成棕色。典型特征是每一个小球周边被着色，而中心不着色。(针刺活检，特异免疫过氧化物酶染色)

于汇管区周围[117,118]，特别是在肝窦淤血和缺氧的肝脏中[119]。从实用的观点来看，将汇管区周围的肝细胞中出现抗淀粉酶 PAS 阳性小球作为 α₁- 抗胰蛋白酶缺乏的证据是明智的[120]，除非证实有其他疾病，细胞内的小球作为在该病的转基因小鼠模型中已得以明确证实[121]。

纯合性 AAT 缺失的一些儿童可以出现新生儿胆汁淤积，组织学改变包括细胆管反应和纤维化，但是直到新生儿 3~4 个月龄大时典型的小球体才可见到[122]。随后的疾病进展过程不同，许多儿童好转，而其他人发展为伴胆管缺乏的慢性胆汁淤积综合征或肝硬化[18,112,123]。AAT 缺乏症儿童肝硬化患者，常具有胆汁性的特点，如细胆管反应和小叶结构部分保留。

携带 2 个 Z 等位基因的成年人可伴有肺气肿或肝病，但也可能无症状甚至是健康状态。肝活检除了显示 PAS 阳性小球或不同程度的纤维化外，其它表现很少。近 1/3 的纯合子[113]会进展为肝硬化，表现为非活动性或呈现慢性肝炎的特征，可能与 AAT 缺乏症患者 HBV、HCV 感染普遍增加有关[124]，特征性小球主要见于汇管区周围或间隔周围的肝细胞内。用 D-PAS、磷钨酸 - 苏木精或特异免疫过氧化物酶染色最容易显示，三色染色法也可见到，当小球大而丰富时，HE 染色也隐约可见。类似的小球也可见于某些肝细胞癌患者，伴或不伴 Z 等位基因[125,126]。此外，有报道称男性 ATT 缺陷症患者中发生肝细胞癌风险增加[127]。在杂合子(PiMZ)ATT 缺陷症[128]或其他等位基因变异(如 Mmalton)的患者，也可发生慢性肝炎、肝硬化、大细胞性肝细胞异型增生和肝细胞癌[129~131]。

需简要提及的是,在可能伴有慢性肝炎或肝硬化患者的肝细胞中,可发现一些其他的内质网包涵体。在部分 $\alpha_1$- 抗糜蛋白酶缺乏症患者中,通过特殊免疫组织化学染色,可以确认汇管区周围 D-PAS 阴性的 $\alpha_1$- 抗糜蛋白酶颗粒[132,133]。在纤维蛋白原贮积病中,可见 D-PAS 阴性类似于毛玻璃样肝细胞的细胞内苍白包涵体[132,134]。

## 戈谢病(糖基神经酰胺脂沉积症)

脑苷脂积聚在库普弗细胞和汇管区巨噬细胞中,使细胞增大,D-PAS 阳性,呈细条纹状外观(图 13.15)。肝细胞和肝窦受挤压,引起门静脉高压,窦周纤维化常见[135]。

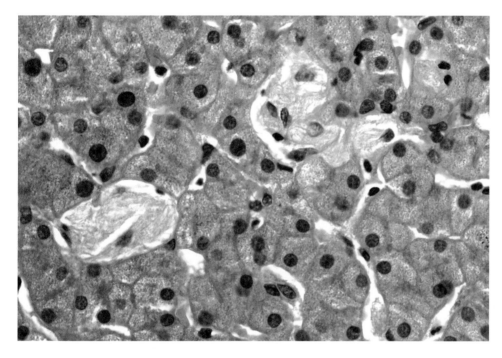

图 13.15 戈谢病 肝窦内,见淡染、细条纹状贮存脂质的库普弗细胞。(楔形活检,HE)

## 尼曼 - 匹克病(神经鞘磷脂贮积病)

尼曼 - 匹克病有几种变异型,临床特征范围广泛,从婴儿期严重致命的神经系统疾病到成人无症状的肝脾大。该病典型形态学特征是神经鞘磷脂在肝细胞和巨噬细胞内积聚,后者呈现高度水肿、泡沫样改变,以及程度不同的 D-PAS 染色阳性反应。通过 PAS 染色,可将其与切片中富于糖原的肝细胞区分开(图 13.16)。除神经鞘磷脂外,汇管区吞噬细胞也可含有棕色脂褐质样色素颗粒,尤其在成人型中。与骨髓中类似细胞一样,Giemsa 染色呈海蓝色,因此这也是尼曼 - 匹克病被称为海蓝组织细胞综合征的原因[136]。B 型尼曼 - 匹克病可能进展为肝硬化[100,137]。

## 沃尔曼病和胆固醇酯贮积病

这两种疾病明显相关(前者是婴儿严重致命的疾病,后者是大龄儿童较轻微

图 13.16 尼曼 -
匹克病 深色细
胞是富含糖原的
PAS 染色阳性的
肝细胞。其间为
充满脂质的淡染
大库普弗细胞。
(楔形活检,PAS
染色)

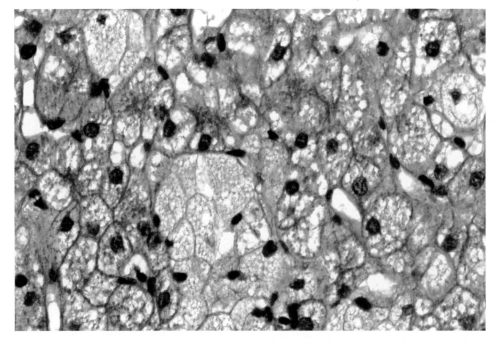

的疾病),均有肝细胞和巨噬细胞内胆固醇脂的聚积[138,139]。肝细胞也含有大量的三酰甘油。肝活检标本呈现亮橙色时应怀疑该病。光镜下,肝细胞呈小泡性脂肪变性,巨噬细胞肿大或泡沫样[140]。受累细胞内可见结晶沉积,在冰冻切片中尤为明显,过量的脂质呈双折光性。其他的特征还包括细胆管增生、细胞周围纤维化,甚至肝硬化[139]。

## 半乳糖血症

遗传性半乳糖 -1- 磷酸尿苷酰转移酶缺乏症患儿早期可出现严重的脂肪变,还可见细胆管反应和胆汁淤积。数周内,肝细胞板转化为以小管状、胆管样结构(淤胆性玫瑰花结)为主的组织学图像,同时有铁质沉着和髓外造血。随后进展为肝纤维化和肝硬化。无半乳糖饮食可改善组织学[141]。

组织学上鉴别诊断包括遗传性果糖不耐受,两者改变有些相似,但不如半乳糖血症严重。同样相似,但组织学改变更加严重的是酪氨酸血症,该病中常见含有大量脂肪的腺瘤样结节[94,95]铁质沉着症也较为突出可发展为肝细胞癌。尤其在大于 2 岁的儿童中,肝移植是阻止肝细胞癌发生的重要治疗手段[142]。

## 尿素生成障碍

包括鸟苷酸氨基甲酰转移酶和氨基甲酰磷酸合成酶在内的尿素循环酶的缺乏,可引起儿童致死性高氨血症[143],成人罕见。在这些疾病中,肝细胞小泡性脂肪变并伴有透明肝细胞的聚积[144](局灶性糖原贮积病)(图 13.17)。这些富含糖原区 PAS 染色阳性,诊断上有助于排除其他原因引起的儿童微泡样脂肪肝,如雷耶综合征(Rey's Syndrome)(见下)。

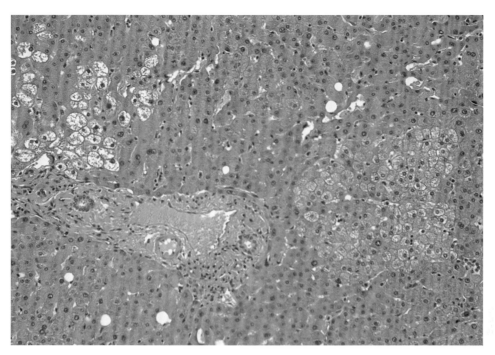

图 13.17 局灶性糖原贮积病 汇管区附近见 2 个局灶含糖原的肝细胞,胞浆透明。患者因转移性腺癌行肝部分切除手术,系尿素循环酶缺乏的患者。该病变伴有微泡性脂肪变性。(部分肝切除术,HE)

## 雷耶综合征(Rey's syndrome)

这是 18 岁以下儿童发生脑病和内脏脂肪变性的严重而致命的疾病。病毒感染(流感病毒 A 或流感 B 病毒,水痘病毒);摄入水杨酸类药物以及内毒素血症可能是该病的发病机制[145~147]。自 20 世纪 80 年代起,随着儿童病毒感染疾病应用水杨酸类药物治疗减少,雷耶综合征的发病率也有所下降,但仍可见于世界的某些地区[148,149]。

肝脏活检是研究该病的重要部分。肉眼观察标本显示异常的苍白或黄色,光镜下可见细小脂滴的脂肪变性,呈全小叶分布。由于脂滴太小,无脂肪特殊染色难以看见。中央静脉周围的脂滴比其他部分更小。通常无坏死或仅有轻微坏死及炎症,但少数患者汇管区周围可见肝细胞气球样变性或坏死[150,151]。电子显微镜显示肝细胞线粒体特征性退行性变,不规则絮状的电子透明基质和颗粒数目减少[152],琥珀酸脱氢酶活性降低。鉴别诊断包括伴小泡性脂肪变性的其他病变,如药物性肝中毒,尿素循环障碍,呼吸链相关线粒体肝病[153]以及脂肪酸氧化障碍[4]。

## 胃肠外营养

在第 7、第 8 章已经简要提过胃肠外营养的后果。这里值得注意的是,对婴儿而言,胆汁淤积是与胃肠外营养相关的主要病变[154,155]。当临床考虑败血症或胆管阻塞等及其他原因的淤胆时,偶尔诊断可能很困难,其原因是由于长期胃肠外营养汇管区会出现与胆道梗阻或胆道闭锁类似的进展性改变(**图 13.18**)。胃肠外

图 13.18　胃肠外营养　不规则、纤维化的汇管区内见增生的细胆管以及中性粒细胞、淋巴细胞混合性炎细胞浸润,同时可见许多淤胆性玫瑰花结。(穿刺活检,HE)

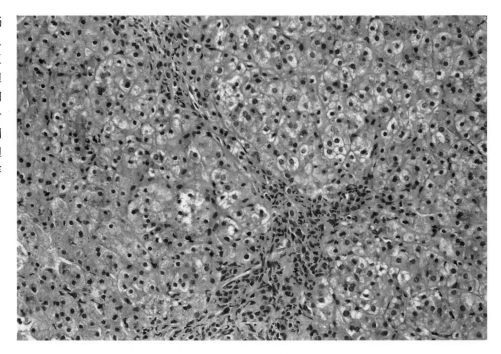

营养 3 周后会出现细胆管反应[156],8~12 周时出现汇管区纤维化,12 周后发生肝硬化[157]。肝活检组织学特征结合详细的关于胃肠外营养治疗时的临床资料,对确定这一人群黄疸原因至关重要。接受胃肠外营养治疗的婴儿,肝脂肪变性比大龄儿童和成人少见[158]。即使停止胃肠外营养治疗后,脂肪变和汇管区纤维化仍会持续存在[159]。

## 高胆红素血症

　　吉尔伯特综合征(Gilbert's syndrome),一种常见的家族性非结合性高胆红素血症(影响 5%~10% 的白种人的最常见的遗传性高胆红素血症)[160~162]。光镜下,除了肝细胞脂褐素有所增多之外,肝组织学结构是正常的。Dubin-Johnson 综合征是以结合高胆红素为主,由于毛细胆管多特异性有阴离子转运体基因突变[161,164],使得其排泄胆红素和其他一些有机物功能障碍[163],但胆汁的其他成分排泄正常,并无胆汁淤积。一种复合的棕褐色色素在肝细胞内沉积,尤其在中央静脉周围,肉眼观肝脏呈黑色斑点状外观。这种色素颗粒与正常脂褐素有些相似,同样位于肝细胞毛细胆管周围,但颜色更黑、更多、更大且大小不一(图 13.19)。当量多时,毛细胆管周围区的定位便不再明显,简单的组织化学特征如 PAS 阳性或抗酸染色不可用鉴别 Dubin-Johnson 色素与脂褐素,因为两者均有不确定性(见表 3.1),但基于上述形态特征,两者的区别通常是明显的。当有疑问时,电子显微镜可以帮助解决,Dubin-Johnson 色素颗粒在电子透明背景下,由特征性线状电子密度物组成,并伴有散在的脂滴(见图 17.2)。

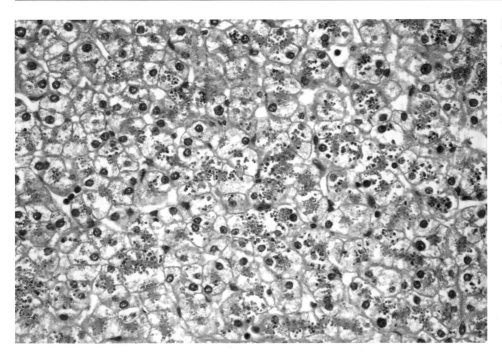

图 13.19 Dubin-Johnson 综 合征　肝细胞内含有大量粗糙的黑褐色色素颗粒。(针刺活检,HE)

# 遗传性胆汁淤积综合征

目前认为这组疾病的主要组织学特征是单纯性毛细胆管淤胆或毛细胆管和肝细胞淤胆,伴或不伴有巨细胞转化。由于各种胆汁转运蛋白基因的突变或先天性胆汁酸合成缺陷形成了这样的图像特点。形态学的评估不仅考虑有无巨细胞,而且也应重视是否存在固有胆管的受损或缺失,以及是否有轻度细胆管反应和(或)汇管区和汇管区周围的纤维化或肝硬化,因为这些特征有助于病因的鉴别[1]。应用电子显微镜观察胆汁外观和免疫组织化学染色评价特异性胆汁转运蛋白的存在或缺失(如胆盐输出泵(bile-salt export pump,BSEP)[165]、多药耐药蛋白3(multidrug resistance protein 3,MDR3)[166])以提供附加的诊断信息。被称作进行性家族性肝内胆汁淤积(progressive familial intrahepatic cholestasis,PFIC)的这组胆汁淤积疾病目前分为三型:PFIC-1、PFIC-2、PFIC-3 型,是常染色体隐性遗传病。由于基因突变导致了毛细胆管膜上的胆盐转运体蛋白缺陷[164,166~173](表 13.2)。患儿表现为黄疸、皮肤瘙痒和肝内胆汁淤积,可能在早期或幼年后期进展为肝硬化。血清 γ- 谷氨酰转移酶水平异常降低或正常提示 PFIC-1 型或 PFIC-2 型可能性大(表 13.2)。人们最熟知的是 PFIC-1 型(Byler 病),它因首次在 Amish 移民家族 Jacob Byler 被描述而得名[169]。PFIC-1 型是由于编码 FIC-1 蛋白的 ATP8B1 基因突变引起(18号染色体 21-22 长臂上),该蛋白表达于毛细胆管和肠上皮。PFIC-2 型(Byler 综合征)是由编码 BSEP 蛋白的 ABCB11 基因突变引起(2 号染色体 24.3-31.1 长臂上),该蛋白选择性表达于毛细胆管。出现与淤胆程度相关的血清谷氨酰转移酶水平正常或降低是 PFIC-1 型或 2 型重要的诊断特点。PFIC-1 型温和的毛细胆管淤胆(图13.20),与具有新生儿肝炎的特点(巨细胞,炎症,肝小叶紊乱)以及进展至汇管区

表 13.2　进行性家族性肝内胆汁淤积(PFIC)的组织学特征

| 疾病<br>(同义词)<br>基因 / 蛋白 | 肝脏组织病理学<br>血清 GGT 水平 |
|---|---|
| 进行性家族性肝内<br>胆汁淤积 1 型<br><br>(Byler 病)<br>(FIC-1 缺乏)<br>ATB8B1/FIC-1 | 温和的毛细胆管胆汁淤积<br>巨细胞转化不常见<br>少见或无细胆管反应<br>偶有肝内胆管缺失(晚期)<br>病情比进行性家族性肝内胆汁淤积 2 型进展慢<br>电镜见粗大胆汁(Byler 胆汁)<br>(GGT 降低或正常) |
| 进展性家族性肝内<br>胆汁淤积 2 型<br>(Byler 综合征)<br>(BSEP 缺乏)<br><br><br>ABCB11/BSEP | 毛细胆管和肝细胞胆汁淤积(腺泡 3 带 > 腺泡 1 带)<br>巨细胞转化常见<br>肝小叶紊乱比家族性肝内胆汁淤积 1 型多<br>小静脉及细胞周围和汇管区周围纤维化伴肝硬化进展(有时年龄 <1 岁)<br>轻度细胆管反应(后期)<br>偶有小叶间胆管缺失(后期)<br>肝细胞癌及胆管细胞癌已有报道<br>一些出现抗 -BSEP 抗体 IgG 型患者肝移植后见复发性淤胆<br>BSEP 免疫染色阴性<br>有可能最终发展为肝细胞癌和胆管细胞癌<br>(GGT 降低或正常) |
| 进行性家族性肝内<br>胆汁淤积 3 型<br>(MDR3 缺乏)<br>ABCB4/MDR3 | 肝细胞性胆汁淤积,偶伴毛细胆管和细胆管胆汁淤积<br>细胆管反应明显(与胆管阻塞相似)<br>汇管区或汇管区周围纤维化伴肝硬化<br>MDR3 免疫染色阴性<br>(GGT 升高) |

BSEP,胆盐输出泵;GGT,γ- 谷氨酰转移酶;MDR3,多药耐药蛋白 3

纤维化的 PFIC-2 型,(图 13.21)两者形成了对比。电镜下显示 PFIC-1 型(Byler 病)独特的粗颗粒状胆汁,PFIC-2 型(BSEP 缺乏,Byler 综合征)为细丝状或非结晶型胆汁[169](见图 17.11)。PFIC-2 型最终发展为汇管区纤维化、细胆管反应和肝硬化,有时甚至发生在年龄小于 1 岁的婴儿[168]。后续发生为肝细胞癌[165,165a]和胆管细胞癌[174]也有报道。许多 PFIC-1 型患者肝移植后发生移植肝脂肪变性,可能是因为肠上皮持续表达功能失调的 FIC-1 型蛋白[175,176]。其他并发症还有脂肪性肝炎伴肝硬化[177]。PFIC-3 型与编码 MDR3(多药耐药蛋白 3)的 ABCB4 基因突变有关(该

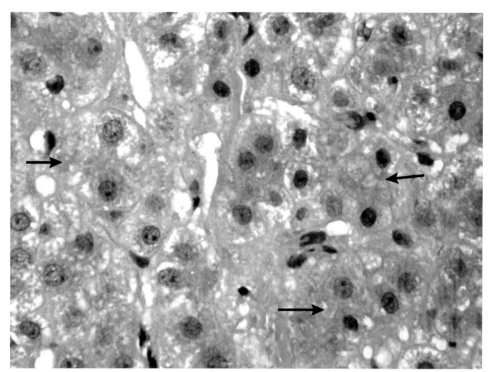

图 13.20 进行性家族性肝内胆汁淤积 1 型（PFIC-1 即 Byler 病） 可见温和的毛细胆管淤胆（箭示），肝实质相对平静。（针刺活检，HE）

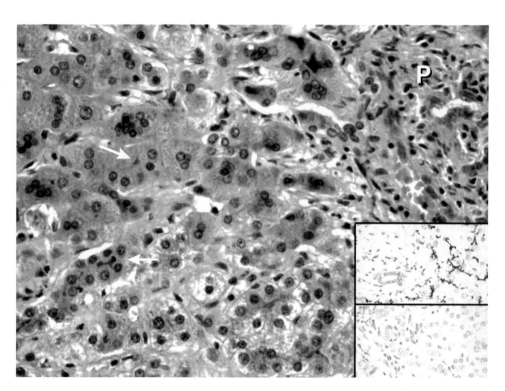

图 13.21 进行性家族性肝内胆汁淤积 2 型（PFIC-2 型）[胆盐输出泵（BSEP）缺失] 毛细胆管（箭示）和肝细胞内见胆汁淤积，有大量多核巨形肝细胞。汇管区（P）示炎症和纤维化。标本的其他处可见细胆管反应和发展为肝硬化（移植肝，HE）。插图：BSEP 免疫染色显示毛细胆管强阳性（上图），但这一标本染色阴性（下图）。（移植肝，特异性免疫组织化学染色）

基因位于 7 号染色体 21.1 长臂上)。肝活组织检查显示,毛细胆管淤胆[偶尔伴有肝细胞和(或)细胆管胆汁淤积],汇管区纤维化和显著的细胆管反应,以及进展为胆汁性肝硬化[168]。

发作性胆汁淤积可见于良性复发性肝内胆汁淤积(benign recurrent intrahepatic cholestasis,BRIC)的两种亚型[178]。亚型 1 为 18 号染色体的 ATP8B1 基因突变(如同 PFIC-1 型),亚型 2 为 ABCB11 基因突变(也是 PFIC-2 型的靶点)[179]。患者通常在幼儿或者青年时期即有黄疸和瘙痒的多次发作[164,166,180],且经常由轻微的病毒感染诱发。组织学上,在发作时可见毛细胆管淤胆,通常不伴明显炎症(图13.22)。两次发作期间,肝恢复正常,无纤维化,也不进展为肝硬化。一些病例中曾提示,BRIC 和 PFIC 之间临床上有连续性[181]。

图 13.22 良性复发性肝内胆汁淤积 毛细胆管呈现弥漫性胆汁淤积(箭头)。(针刺活检,HE)

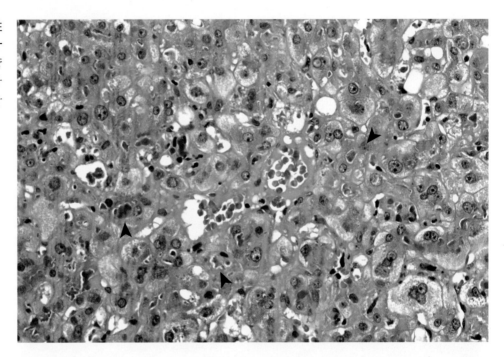

此外,还有其他类型的先天性或家族性胆汁淤积综合征[182],包括挪威型胆汁淤积,北美印第安型胆汁淤积[43,170],纳瓦霍型神经性肝病[3]及法罗群岛型复发性胆汁淤积[183]。一些患有小肠微绒毛包涵体病(microvillous inclusion disease,MVID)的儿童也会发展为黄疸、皮肤瘙痒和毛细胆管型淤胆,并伴有毛细胆管及细胞质 BSEP 免疫染色呈异常表达,这是由于包涵体转运到上皮细胞膜上先天不足造成的[183a]。

## 儿童肝硬化

儿童对影响成人的许多肝硬化致病因子包括肝炎病毒感染同样易感。正如前文所述,一些遗传代谢障碍性疾病可导致肝硬化,患慢性肝病的儿童总要考虑其患有 Wilson 病的可能性。而年轻女性患肝硬化应考虑自身免疫性肝炎,或是

Ⅰ型(抗肌动蛋白抗体阳性)或是Ⅱ型(抗肝肾微粒体抗体阳性)[184](见第9章)。罕见的家族性肝硬化已有文献报道[185]。某些类型的儿童肝硬化病因隐匿,这种情况并不罕见,例如 Alper 病的大脑退行性病变中也会出现小泡性脂肪变性[186]。另一种应考虑的隐源性肝硬化[187]是由角蛋白突变所致(见10章)。

印度儿童肝硬化是一种危及印度幼儿的高死亡率的疾病(偶尔报道来自印度次大陆以外)[188-194]。在20世纪90年代中期后,当确定使用黄铜和含铜容器进行牛奶喂养被鉴定为铜污染的来源后,该病的发病率大大地降低[195]。疾病的主要特征包括早期肝细胞肿胀、继而气球样变性、Mallory 小体形成和坏死。局灶性中性粒细胞聚集及细胞周围纤维化与脂肪性肝炎类似,但很少有或无脂肪变性(图13.23)。受累的肝细胞有大量铜及铜结合蛋白积聚[196,197],一些患者应用 D-青霉胺螯合剂治疗有效[198]。纤维化包绕一小簇受损伤的肝细胞,最终可发展为极具有非常小结节特征的肝硬化("微结节性肝硬化")。

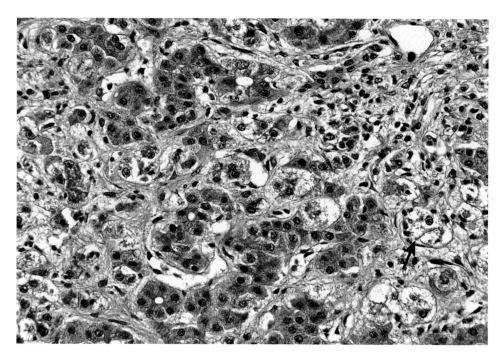

图13.23 印度儿童肝硬化 许多肝细胞肿胀(中央),被纤维化和单核细胞所包绕。一些肝细胞内见 Mallory-Denk 小体(箭示),并见成群的再生肝细胞。(尸检肝,HE)

(王进海 译　刘晖 校)

## 参考文献

1　Ovchinsky N, Moreira RK, Lefkowitch JH, et al. Liver biopsy in modern clinical practice: a pediatric point-of-view. Adv Anat Pathol 2012;19:250–62.

2　Balistreri WF, Bezerra JA, Jansen P, et al. Intrahepatic cholestasis: summary of an American Association for the Study of Liver Diseases Single-Topic Conference. Hepatology 2005;42:222–35.

3　Vu TH, Tanji K, Holve SA, et al. Navajo neurohepatopathy: a mitochondrial DNA depletion syndrome? Hepatology 2001;34:116–20.

4　Lee WS, Sokol RJ. Mitochondrial hepatopathies: advances in genetics and pathogenesis. Hepatology 2007;45:1555–65.

5　Jansen PLM, Sturm E. Genetic cholestasis, causes and consequences for hepatobiliary transport. Liver Int 2003;23:315–22.

6　Knisely AS, Mieli-Vergani G, Whitington PF. Neonatal hemochromatosis. Gastroenterol Clin North Am 2003;32:877–89.

7　Faa G, Liguori C, Columbano A, et al. Uneven copper distribution in the human newborn liver. Hepatology

1987;7:838–42.

8　Faa G, Sciot R, Farci AMG, et al. Iron concentration and distribution in the newborn liver. Liver 1994;14:193–9.

9　Bove KE, Daugherty CC, Tyson W, et al. Bile acid synthetic defects and liver disease. Pediatr Devel Pathol 2000;3:1–16.

10　Müller-Höcker J, Muntau A, Schäfer S, et al. Depletion of mitochondrial DNA in the liver of an infant with neonatal giant cell hepatitis. Hum Pathol 2002;33:247–53.

11　Karadimas CL, Vu TH, Holve SA, et al. Navajo neurohepatopathy is caused by a mutation in the *MPV17* gene. Am J Hum Gen 2006;79:544–8.

12　Spinazzola A, Santer R, Akman OH, et al. Hepatocerebral form of mitochondrioal depletion syndrome. Novel MPV17 mutations. Arch Neurol 2008;65:1108–13.

13　El-Hattab AW, Li F-Y, Schmitt E, et al. *MPV17*-associated hepatocerebral mitochondrial DNA depletion syndrome: new patients and novel mutations. Mol Gen Metab 2010;99:300–8.

14　Labarthe F, Dobbelaere D, Devisme L, et al. Clinical, biochemical and morphological features of hepatocerebral syndrome with mitochondrial DNA depletion due to deoxyguanosine kinase deficiency. J Hepatol 2005;43:333–41.

15　Lee WS, Sokol RJ. Mitochondrial hepatopathies: advances in genetics, therapeutic approaches, and outcomes. J Peds 2013;163:942–8.

16　Fellman V, Kotarsky H. Mitochondrial hepatopathies in the newborn period. Semin Fetal Neonatal Med 2011;16:222–8.

17　Ruchelli ED, Uri A, Dimmick JE, et al. Severe perinatal liver disease and Down syndrome: an apparent relationship. Hum Pathol 1991;22:1274–80.

18　Hadchouel M, Gautier M. Histopathologic study of the liver in the early cholestatic phase of alpha-1-antitrypsin deficiency. J Pediatr 1976;89:211–15.

19　Perlmutter DH, Shepherd RW. Extrahepatic biliary atresia: a disease or a phenotype. Hepatology 2002;35: 1297–304.

20　Gautier M, Eliot N. Extrahepatic biliary atresia. Morphological study of 98 biliary remnants. Arch Pathol Lab Med 1981;105:397–402.

21　Chandra RS, Altman RP. Ductal remnants in extrahepatic biliary atresia: a histopathologic study with clinical correlation. J Pediatr 1978;93:196–200.

22　Gautier M, Jehan P, Odièvre M. Histologic study of biliary fibrous remnants in 48 cases of extrahepatic biliary atresia: correlation with postoperative bile flow restoration. J Pediatr 1976;89:704–9.

23　Haas JE. Bile duct and liver pathology in biliary atresia. World J Surg 1978;2:561–9.

24　Kasai M, Suzuki S. A new operation for 'non-correctable' biliary atresia. Shujitsu 1959;13:173–9.

25　Logan S, Stanton A. Screening for biliary atresia. Lancet 1993;342:256.

26　Chardot C, Buet C, Serinet M-O, et al. Iimproving outcomes of biliary atresia: French national series 1986–2009. J Hepatol 2013;58:1209–17.

27　Whitington PF, Balistreri WF. Liver transplantation in pediatrics: indications, contraindications, and pretransplant management. J Pediatr 1991;118:169–77.

28　Alvarez F. Is biliary atresia an immune mediated disease? J Hepatol 2013;59:648–50.

29　Cui S, Layva-Vega M, Tsai EA, et al. Evidence from human and zebrafish that *GPC1* is a biliary atresia susceptibility gene. Gastroenterology 2013;144:1107–15.

30　Chen L, Goryachev A, Sun J, et al. Altered expression of genes involved in hepatic morphogenesis and fibrogenesis are identified by cDNA microarray analysis in biliary atresia. Hepatology 2003;38:567–76.

31　Silveira TR, Salzano FM, Howard ER, et al. Congenital structural abnormalities in biliary atresia: evidence for etiopathogenic heterogeneity and therapeutic implications. Acta Paediatr Scand 1991;80:1192–9.

32　Fain JS, Lewin KJ. Intrahepatic biliary cysts in congenital biliary atresia. Arch Pathol Lab Med 1989;113:1383–6.

33　Schwarz KB, Haber BH, Rosenthal P, et al. Extrahepatic anomalies in infants with biliary atresia: results of a large prospective North American multicentre study. Hepatology 2013;58:1724–31.

34　Desai MS, Zainuer S, Kennedy C, et al. Cardiac structural and functional alterations in infants and children with biliary atresia, listed for liver transplantation. Gastroenterology 2011;141: 1264–72.

35　Zhang D-Y, Sabla G, Shivakumar P, et al. Coordinate expression of regulatory genes differentiates embryonic and perinatal forms of biliary atresia. Hepatology 2004;39:954–62.

36　Raweily EA, Gibson AAM, Burt AD. Abnormalities of intrahepatic bile ducts in extrahepatic biliary atresia. Histopathology 1990;17:521–7.

37　Nietgen GW, Vacanti JP, Perez-Atayde AR. Intrahepatic bile duct loss in biliary atresia despite portoenterostomy: a consequence of ongoing obstruction? Gastroenterology 1992;102:2126–33.

38　Lampela H, Kosola S, Heikkilä P. Native liver histology after successful portoenterostomy in biliary atresia. J Clin Gastroenterol 2014;48:721–8.

39　Alagille D. Extrahepatic biliary atresia. Hepatology 1984;4:7S–10S.

40　Jörgensen MJ. The ductal plate malformation: a study of the intrahepatic bile-duct lesion in infantile polycystic disease and congenital hepatic fibrosis. Acta Pathol Microbiol Scand 1977;257(Suppl.):1–88.

41　Brough AJ, Bernstein J. Conjugated hyperbilirubinemia in early infancy. A reassessment of liver biopsy. Hum Pathol 1974;5:507–16.

42　Russo P, Magee JC, Boitnott J, et al. Design and validation of the biliary atresia research consortium histologic assessment system for cholestasis in infancy. Cliln Gastroenterol Hepatol 2011;9:357–62.

43　Riely CA. Familial intrahepatic cholestatic syndromes. Semin Liver Dis 1987;7:119–33.

44　Dahms BB, Petrelli M, Wyllie R, et al. Arteriohepatic dysplasia in infancy and childhood: a longitudinal study of six patients. Hepatology 1982;2:350–8.

45　Kahn EI, Daum F, Markowitz J, et al. Arteriohepatic dysplasia. II. Hepatobiliary morphology. Hepatology 1983;3:77–84.

46　Nijjar SS, Crosby HA, Wallace L, et al. Notch receptor expression in adult human liver: a possible role in bile duct formation and hepatic neovascularisation. Hepatology 2001;34:1184–92.

47　Turnpenny PD, Ellard S. Alagille syndrome: pathogenesis, diagnosis and management. Eur J Hum Gen 2012;20:251–7.

47a　Geisler F, Strazzabosco M. Emerging roles of Notch signaling in liver disease. Hepatology 2015;61: 382–92.

48　Libbrecht L, Spinner NB, Moore EC, et al. Peripheral bile duct paucity and cholestasis in the liver of a patient with

Alagille syndrome. Further evidence supporting a lack of postnatal bile duct branching and elongation. Am J Surg Pathol 2005;29:820–6.

49  Emerick KM, Rand EB, Goldmuntz E, et al. Features of Alagille syndrome in 92 patients: frequency and relation to prognosis. Hepatology 1999;29:822–9.

50  Finegold MJ, Carpenter RJ. Obliterative cholangitis due to cytomegalovirus: a possible precursor of paucity of intrahepatic bile ducts. Hum Pathol 1982;13:662–5.

51  Bruguera M, Llach J, Rodés J. Nonsyndromic paucity of intrahepatic bile ducts in infancy and idiopathic ductopenia in adulthood: the same syndrome? Hepatology 1992;15:830–4.

52  Ludwig J, Wiesner RH, La Russo NF. Idiopathic adulthood ductopenia: a cause of chronic cholestatic liver disease and biliary cirrhosis. J Hepatol 1988;7:193–9.

53  Kahn E, Daum F, Markowitz J, et al. Nonsyndromatic paucity of interlobular bile ducts: light and electron microscopic evaluation of sequential liver biopsies in early childhood. Hepatology 1986;6:890–901.

54  Fabris L, Cadamuro M, Guido M, et al. Analysis of liver repair mechanisms in Alagille syndrome and biliary atresia reveals a role for Notch signaling. Am J Pathol 2007;171:641–53.

55  Byrne JA, Meara NJ, Rayner AC, et al. Lack of hepatocellular CD10 along bile canaliculi is physiologic in early childhood and persistent in Alagille syndrome. Lab Invest 2007;87:1138–48.

56  Heathcote J, Deodhar KP, Scheuer PJ, et al. Intrahepatic cholestasis in childhood. N Engl J Med 1976;295:801–5.

57  Leblanc A, Hadchouel M, Jehan P, et al. Obstructive jaundice in children with histiocytosis X. Gastroenterology 1981;80:134–9.

58  Kaplan KJ, Goodman ZD, Ishak KG. Liver involvement in Langerhans' cell histiocytosis: a study of nine cases. Mod Pathol 1999;12:370–8.

59  Gregorio GV, Portmann B, Karani J, et al. Autoimmune hepatitis/sclerosing cholangitis overlap syndrome in childhood: a 16-year prospective study. Hepatology 2001;33:544–53.

60  Summerfield JA, Nagafuchi Y, Sherlock S, et al. Hepatobiliary fibropolycystic diseases. A clinical and histological review of 51 patients. J Hepatol 1986;2: 141–56.

61  Desmet VJ. Congenital diseases of intrahepatic bile ducts: variations on the theme 'ductal plate malformation'. Hepatology 1992;16:1069–83.

62  Strazzabosco M, Fabris L. Development of the bile ducts: essentials for the clinical hepatologist. J Hepatol 2012;56:1159–70.

63  Raynaud P, Tate J, Callens C, et al. A classification of ductal plate malformations based on distinct pathogenic mechanisms of biliary dysmorphogenesis. Hepatology 2011;53:1959–66.

64  Huppert SS. A new set of classifications for ductal plate malformations. Hepatology 2011;53:1795–7.

65  Gunay-Aygun M. Liver and kidney disease in ciliopathies. Am J Med Genet Part C Semin Med Genet 2009;151C:296–306.

66  Gunay-Aygun M, Font-Montgomery E, Lukose L, et al. Characteristics of congenital hepatic fibrosis in a large cohort of patients with autosomal recessive polycystic kidney disease. Gastroenterology 2013;144:112–21.

67  Masyuk AI, Masyuk TV, LaRusso NF. Chlangiocyte primary cilia in liver health and disease. Dev Dyn 2006;237:2007–12.

68  O'Hara SP, Tabibian JH, Splinter PL, et al. The dynamic biliary epithelia: molecules, pathways, and disease. J Hepatol 2013;58:575–82.

69  Desmet VJ. What is congenital hepatic fibrosis? Histopathology 1992;20:465–77.

70  Desmet VJ. Pathogenesis of ductal plate abnormalities. Mayo Clin Proc 1998;73:80–9.

70a  Katabi N, Pillarisetty VG, DeMatteo R, et al. Choledochal cysts: a clinicopathologic study of 36 cases with emphasis on the morphologic and the immunohistochemical features of premalignant and malignant alterations. Hum Pathol 2014;45:2107–14.

71  Scott J, Shousha S, Thomas HC, et al. Bile duct carcinoma: a late complication of congenital hepatic fibrosis. Case report and review of literature. Am J Gastroenterol 1980;73:113–19.

72  Chaudhuri PK, Chaudhuri B, Schuler JJ, et al. Carcinoma associated with congenital cystic dilation of bile ducts. Arch Surg 1982;117:1349–51.

73  Honda N, Cobb C, Lechago J. Bile duct carcinoma associated with multiple von Meyenburg complexes in the liver. Hum Pathol 1986;17:1287–90.

74  Case records of the Massachusetts General Hospital. Case 48-1988. N Engl J Med 1988;319:1465–74.

75  Hodgson HJF, Davies DR, Thompson RPH. Congenital hepatic fibrosis. J Clin Pathol 1976;29:11–16.

76  de Koning TJ, Nikkels PGJ, Dorland L, et al. Congenital hepatic fibrosis in 3 siblings with phosphomannose isomerase deficiency. Virchows Arch 2000;437:101–5.

77  Nakanuma Y, Terada T, Ohta G, et al. Caroli's disease in congenital hepatic fibrosis and infantile polycystic disease. Liver 1982;2:346–54.

78  Ludwig J, MacCarty RL, LaRusso NF, et al. Intrahepatic cholangiectases and large-duct obliteration in primary sclerosing cholangitis. Hepatology 1986;6:560–8.

79  Thommesen N. Biliary hamartomas (von Meyenburg complexes) in liver needle biopsies. Acta Pathol Microbiol Scand [A] 1978;86:93–9.

80  Quentin M, Scherer A. The 'von Meyenburg complex'. Hepatology 2010;52:1167–8.

81  Landing BH, Wells TR, Claireaux AE. Morphometric analysis of liver lesions in cystic diseases of childhood. Hum Pathol 1980;11:549–60.

82  Chatelain D, Chailley-Heu B, Terris B, et al. The ciliated hepatic foregut cyst, an unusual bronchiolar foregut malformation: a histological, histochemical, and immunohistochemical study of 7 cases. Hum Pathol 2000;31:241–6.

83  Forbes A, Murray-Lyon IM. Cystic disease of the liver and biliary tract. Gut 1991;32(Suppl.):S116–22.

84  Terada T, Nakanuma Y. Congenital biliary dilatation in autosomal dominant adult polycystic disease of the liver and kidneys. Arch Pathol Lab Med 1988;112:1113–16.

85  Ramos A, Torres VE, Holley KE, et al. The liver in autosomal dominant polycystic kidney disease. Implications for pathogenesis. Arch Pathol Lab Med 1990;114:180–4.

86  Lewindon PJ, Shepherd RW, Walsh MJ, et al. Importance of hepatic fibrosis in cystic fibrosis and the predictive value of liver biopsy. Hepatology 2011;53:193–201.

87  Bhardwaj S, Canlas K, Kahi C, et al. Hepatobiliary abnormalities and disease in cystic fibrosis. Epidemiology and outcomes through adulthood. J Clin Gastroenterol 2009;43:858–64.

88  Rudnick DA. Cystic fibrosis-associated liver disease: when will the future be now? J Ped Gastroenterol Nutr 2012;54:312.

89  Lindblad A, Hultcrantz R, Strandvik B. Bile-duct destruction and collagen deposition: a prominent ultrastructural feature of the liver in cystic fibrosis. Hepatology 1992;16:372–81.

90  Furuya KN, Roberts EA, Canny GJ, et al. Neonatal hepatitis syndrome with paucity of interlobular bile ducts in cystic fibrosis. J Pediatr Gastroenterol Nutr 1991;12:127–30.

91  Isenberg JI. Cystic fibrosis: its influence on the liver, biliary tree, and bile salt metabolism. Semin Liver Dis 1982;4:302–13.

92  Lewindon PJ, Pereira TN, Hoskins AC, et al. The role of hepatic stellate cells and transforming growth factor-beta-1 in cystic fibrosis liver disease. Am J Pathol 2002;160:1705–15.

93  Nagel RA, Westaby D, Javaid A, et al. Liver disease and bile duct abnormalities in adults with cystic fibrosis. Lancet 1989;2:1422–5.

94  Ishak KG. Hepatic morphology in the inherited metabolic diseases. Semin Liver Dis 1986;6:246–58.

95  Ishak KG, Sharp HL. Metabolic errors and liver disease. In: MacSween RNM, Anthony PP, Scheuer PJ, et al., editors. Pathology of the Liver. 3rd ed. Edinburgh: Churchill Livingstone; 1994. p. 123–218 [Ch. 4].

96  Portmann BC. Liver biopsy in the diagnosis of inherited metabolic disorders. In: Anthony PP, MacSween RNM, editors. Recent Advances in Histopathology, vol. 14. Edinburgh: Churchill Livingstone; 1989. p. 139–59.

97  Resnick JM, Whitley CB, Leonard AS, et al. Light and electron microscopic features of the liver in mucopolysaccharidosis. Hum Pathol 1994;25:276–86.

98  Phillips MJ, Poucell S, Patterson J, et al., editors. The Liver. An Atlas and Text of Ultrastructural Pathology. New York: Raven Press; 1987.

99  Resnick JM, Krivit W, Snover DC, et al. Pathology of the liver in mucopolysaccharidosis: light and electron microscopic assessment before and after bone marrow transplantation. Bone Marrow Transplant 1992;10:273–80.

100  Smanik EJ, Tavill AS, Jacobs GH, et al. Orthotopic liver transplantation in two adults with Niemann–Pick and Gaucher's diseases: implications for the treatment of inherited metabolic disease. Hepatology 1993;17:42–9.

101  McAdams AJ, Hug G, Bove KE. Glycogen storage disease, types I to X: criteria for morphologic diagnosis. Hum Pathol 1974;5:463–87.

102  Hicks J, Wartchow E, Mierau G. Glycogen storage diseases: a brief review and update on clinical features, genetic abnormalities, pathologic features, and treatment. Ultrastructural Pathol 2011;35:183–96.

103  Itoh S, Ishida Y, Matsuo S. Mallory bodies in a patient with type Ia glycogen storage disease. Gastroenterology 1987;92:520–3.

104  Howell RR, Stevenson RE, Ben-Menachem Y, et al. Hepatic adenomata with type 1 glycogen storage disease. JAMA 1976;236:1481–4.

105  Coire CI, Qizilbash AH, Castelli MF. Hepatic adenomata in type Ia glycogen storage disease. Arch Pathol Lab Med 1987;111:166–9.

106  Limmer J, Fleig WE, Leupold D, et al. Hepatocellular carcinoma in type I glycogen storage disease. Hepatology 1988;8:531–7.

107  Markowitz AJ, Chen Y-T, Muenzer J, et al. A man with type III glycogenosis associated with cirrhosis and portal hypertension. Gastroenterology 1993;105:1882–5.

108  Bannayan GA, Dean WJ, Howell RR. Type IV glycogen-storage disease. Light-microscopic,

109  Vázquez JJ. Ground glass hepatocytes: light and electron microscopy. Characterization of the different types. Histol Histopathol 1990;5:379–86.

110  Jack CIA, Evans CC. Three cases of alpha-1-antitrypsin deficiency in the elderly. Postgrad Med J 1991;67:840–2.

111  Rakela J, Goldschmiedt M, Ludwig J. Late manifestation of chronic liver disease in adults with alpha-1-antitrypsin deficiency. Dig Dis Sci 1987;32:1358–62.

112  Deutsch J, Becker H, Auböck L. Histopathological features of liver disease in alpha-1-antitrypsin deficiency. Acta Paediatr 1994;393(Suppl.):8–12.

113  Fairbanks KD, Tavill AS. Liver disease in alpha-1-antitrypsin deficiency: a review. Am J Gastroenterol 2008;103:2136–41.

114  Perlmutter DH. The cellular basis for liver injury in $\alpha_1$-antitrypsin deficiency. Hepatology 1991;13:172–85.

115  Aldonyte R, Jamsson L, Ljungberg O, et al. Polymerized $\alpha_1$-antitrypsin is present on lung vascular endothelium. New insights into the biological significance of $\alpha_1$-antitrypsin polymerization. Histopathology 2004;45:587–92.

116  Carrell RW, Lomas DA. Alpha-1-antitrypsin deficiency – a model for conformational diseases. N Engl J Med 2002;346:45–53.

117  Callea F, Fevery J, De Groote J, et al. Detection of Pi Z phenotype individuals by alpha-1-antitrypsin (AAT) immunohistochemistry in paraffin-embedded liver tissue specimens. J Hepatol 1986;2:389–401.

118  Theaker JM, Fleming KA. Alpha-1-antitrypsin and the liver: a routine immunohistological screen. J Clin Pathol 1986;39:58–62.

119  Qizilbash A, Young-Pong O. Alpha 1 antitrypsin liver disease differential diagnosis of PAS-positive, diastase-resistant globules in liver cells. Am J Clin Pathol 1983;79:697–702.

120  Hay CR, Preston FE, Triger DR, et al. Progressive liver disease in haemophilia: an understated problem? Lancet 1985;1:1495–8.

121  Geller SA, Nichols WS, Dycaico MJ, et al. Histopathology of $\alpha_1$-antitrypsin liver disease in a transgenic mouse model. Hepatology 1990;12:40–7.

122  Talbot IC, Mowat AP. Liver disease in infancy: histological features and relationship to alpha-antitrypsin phenotype. J Clin Pathol 1975;28:559–63.

123  Odièvre M, Martin JP, Hadchouel M, et al. Alpha1-antitrypsin deficiency and liver disease in children: phenotypes, manifestations, and prognosis. Pediatrics 1976;57:226–31.

124  Propst T, Propst A, Dietze O, et al. High prevalence of viral infection in adults with homozygous and heterozygous alpha-1-antitrypsin deficiency and chronic liver disease. Ann Intern Med 1992;117:641–5.

125  Palmer PE, Wolfe HJ. Alpha-antitrypsin deposition in primary hepatic carcinomas. Arch Pathol Lab Med 1976;100:232–6.

126  Reintoft I, Hagerstrand I. Demonstration of alpha 1-antitrypsin in hepatomas. Arch Pathol Lab Med 1979;103:495–8.

127  Eriksson S, Carlson J, Velez R. Risk of cirrhosis and primary liver cancer in alpha 1-antitrypsin deficiency. N Engl J Med 1986;314:736–9.

128  Graziadei IW, Joseph JJ, Wiesner RH, et al. Increased risk of chronic liver failure in adults with heterozygous $\alpha_1$-antitrypsin deficiency. Hepatology 1998;28:1058–63.

129  Pittschieler K. Liver disease and heterozygous alpha-1-

electron-microscopic, and enzymatic study. Am J Clin Pathol 1976;66:702–9.

antitrypsin deficiency. Acta Paediatr Scand 1991;80: 323–7.

130 Marwick TH, Cooney PT, Kerlin P. Cirrhosis and hepatocellular carcinoma in a patient with heterozygous (MZ) alpha-1-antitrypsin deficiency. Pathology 1985;17:649–52.

131 Reid CL, Wiener GJ, Cox DW, et al. Diffuse hepatocellular dysplasia and carcinoma associated with the Mmalton variant of $\alpha_1$-antitrypsin. Gastroenterology 1987;93:181–7.

132 Callea F, Brisigotti M, Fabbretti G, et al. Hepatic endoplasmic reticulum storage diseases. Liver 1992;12:357–62.

133 Lindmark B, Eriksson S. Partial deficiency of $\alpha_1$-antichymotrypsin is associated with chronic cryptogenic liver disease. Scand J Gastroenterol 1991;26:508–12.

134 Rubbia-Brandt L, Neerman-Arbez M, Rougemont A-L, et al. Fibrinogen gamma 375 Arg-γtrp mutation (fibrinogen Aguadilla) causes hereditary hypofibrinogenemia, hepatic endoplasmic reticulum storage disease and cirrhosis. Am J Surg Pathol 2006;30:906–11.

135 James SP, Stromeyer FW, Chang C, et al. Liver abnormalities in patients with Gaucher's disease. Gastroenterology 1981;80:126–33.

136 Long RG, Lake BD, Pettit JE, et al. Adult Niemann–Pick disease: its relationship to the syndrome of the sea-blue histiocyte. Am J Med 1977;62:627–35.

137 Tassoni JP, Fawaz KA, Johnston DE. Cirrhosis and portal hypertension in a patient with adult Niemann–Pick disease. Gastroenterology 1991;100:567–9.

138 Lake BD, Patrick AD. Wolman's disease: deficiency of E600-resistant acid esterase activity with storage of lipids in lysosomes. J Pediatr 1970;76:262–6.

139 Beaudet AL, Ferry GD, Nichols BL Jr, et al. Cholesterol ester storage disease: clinical, biochemical, and pathological studies. J Pediatr 1977;90:910–14.

140 Bernstein DL, Hűlkova H, Bialer MG, et al. Cholesteryl ester storage disease: review of the findings in 135 reported patients with an underdiagnosed disease. J Hepatol 2013;58:1230–43.

141 Applebaum MN, Thaler MM. Reversibility of extensive liver damage in galactosemia. Gastroenterology 1975;69:496–502.

142 Mieles LA, Esquivel COO, Van Thiel DH, et al. Liver transplantation for tyrosinemia: a review of 10 cases from the University of Pittsburgh. Dig Dis Sci 1990;35:153–7.

143 Lichtenstein GR, Kaiser LR, Tuchman M, et al. Fatal hyperammonemia following orthotopic lung transplantation. Gastroenterology 1997;112:236–40.

144 Badizadegan K, Perez-Atayde AR. Focal glycogenosis of the liver in disorders of ureagenesis: its occurrence and diagnostic significance. Hepatology 1997;26:365–73.

145 Kilpatrick-Smith L, Hale DE, Douglas SD. Progress in Reye syndrome: epidemiology, biochemical mechanisms and animal models. Dig Dis Sci 1989;7:135–46.

146 Lichtenstein PK, Heubi JE, Daugherty CC, et al. Grade I Reye's syndrome. A frequent cause of vomiting and liver dysfunction after varicella and upper-respiratory-tract infection. N Engl J Med 1983;309:133–9.

147 Mowat AP. Reye's syndrome: 20 years on. BMJ Clin Res 1983;286:1999–2001.

148 Gosalakkal JA, Kamoji V. Reye syndrome and Reye-like syndrome. Ped Neurol 2008;39:198–200.

149 Pugliese A, Beltramo T, Torre D. Reye's and Reye's-like syndromes. Cell Biochem Funct 2008;26:741–6.

150 Brown RE, Ishak KG. Hepatic zonal degeneration and necrosis in Reye's syndrome. Arch Pathol Lab Med 1976;100:123–6.

151 Kimura S, Kobayashi T, Tanaka Y, et al. Liver histopathology in clinical Reye syndrome. Brain Dev 1991;13:95–100.

152 Tonsgard JH. Effect of Reye's syndrome serum on the ultrastructure of isolated liver mitochondria. Lab Invest 1989;60:568–73.

153 Mandel H, Hartman C, Berkowitz D, et al. The hepatic mitochondrial DNA depletion syndrome: ultrastructural changes in liver biopsies. Hepatology 2001;34:776–84.

154 Balistreri WF, Bove KE. Hepatobiliary consequences of parenteral alimentation. In: Popper H, Schaffner F, editors. Progress in Liver Diseases, vol. IX. Philadelphia, PA: WB Saunders; 1990. p. 567–602.

155 Quigley EMM, Marsh MN, Shaffer JL, et al. Hepatobiliary complications of total parenteral nutrition. Gastroenterology 1993;104:286–301.

156 Cohen C, Olsen MM. Pediatric total parenteral nutrition. Liver histopathology. Arch Pathol Lab Med 1981;105:152–6.

157 Mullick FG, Moran CA, Ishak KG. Total parenteral nutrition: a histopathologic analysis of the liver changes in 20 children. Mod Pathol 1994;7:190–4.

158 Naini BV, Lassman CR. Total parenteral nutrition therapy and liver injury: a histopathologic study with clinical correlation. Hum Pathol 2012;43:826–33.

159 Mutanen A, Lohi J, Heikkilä P, et al. Persistnet abnormal liver fibrosis after weaning off parenteral nutrition in pediatric intestinal failure. Hepatology 2013;58:729–38.

160 Bosma PJ. Inherited disorders of bilirubin metabolism. J Hepatol 2003;38:107–17.

161 Sticova E, Jirsa M. New insights in bilirubin metabolism and their clinical implications. World J Gastroenterol 2013;19:6398–407.

162 Cebecauerova D, Jirasek T, Budisova L, et al. Dual hereditary jaundice: simultaneous occurrence of mutations causing Gilbert's and Dubin–Johnson syndrome. Gastroenterology 2005;129:315–20.

163 Berthelot P, Dhumeaux D. New insights into the classification and mechanisms of hereditary, chronic, non-haemolytic hyperbilirubinaemias. Gut 1978;19:474–80.

164 Traunder M, Meier PJ, Boyer JL. Molecular pathogenesis of cholestasis. N Engl J Med 1998;339:1217–27.

165 Knisely AS, Strautnieks SS, Meier Y, et al. Hepatocellular carcinoma in ten children under five years of age with bile salt export pump deficiency. Hepatology 2006;44:478–86.

165a Vilarinho S, Erson-Omay EZ, Harmanci AS, et al. Paediatric hepatocellular carcinoma due to somatic CTNNB1 and NFE212 mutations in the settings of inherited bi-allelic ABCB11 mutations. J Hepatol 2014;61:1178–83.

166 Jacquemin E. Progressive familial intrahepatic cholestasis. Clin Res Hepatol Gastroenterol 2012;36:526–35.

167 Balistreri WF, Bezerra JA, Jansen P, et al. Intrahepatic cholestasis: summary of an American Association for the Study of Liver Diseases Single-Topic Conference. Hepatology 2005;42:222–35.

168 Morotti RA, Suchy FJ, Magid MS. Progressive familial intrahepatic cholestasis (PFIC) type 1, 2 and 3: a review of the liver pathology findings. Semin Liver Dis 2011;31:3–10.

169 Bull LN, Carolton VEH, Stricker NL, et al. Genetic and

morphological findings in progressive familial
intrahepatic cholestasis (Byler disease [PFIC-1] and Byler
syndrome): evidence for heterogeneity. Hepatology
1997;26:155–64.

170 Nicolaou M, Andress EJ, Zolnerciks JK, et al. Canalicular
ABC transporters and liver disease. J Pathol
2012;226:300–15.

171 van der Woerd WL, van Mil SWC, Stapelbroek JM, et al.
Familial cholestasis: progressive familial intrahepatic
cholestasis, benign recurrent intrahepatic cholestasis and
intrahepatic cholestasis of pregnancy. Best Pract Res Clin
Gastroenterol 2010;24:541–53.

172 van Mil SW, Klomp LW, Bull LN, et al. FIC1 disease: a
spectrum of intrahepatic cholestatic disorders. Semin
Liver Dis 2001;21:535–44.

173 Lam P, Soroka CJ, Boyer JL. The bile salt export pump:
clinical and experimental aspects of genetic and acquired
cholestatic liver disease. Semin Liver Dis 2010;30:125–33.

174 Scheimann AO, Strautnieks SS, Knisely AS, et al.
Mutations in bile salt export pump (ABCB11) in two
children with progressive familial intrahepatic cholestasis
and cholangiocarcinoma. J Pediatr 2007;150:556–9.

175 Lykavieris P, van Mil S, Cresteil D, et al. Progressive
familial intrahepatic cholestasis type 1 and extrahepatic
features: no catch-up of stature growth, exacerbation of
diarrhea, and appearance of liver steatosis after liver
transplantation. J Hepatol 2003;39:447–52.

176 Shneider BL. Liver transplantation for progressive familial
intrahepatic cholestasis: the evolving role of genotyping.
Liver Transplant 2009;15:565–6.

177 Miyagawa-Hayashino A, Egaqa H, Yorifuji T, et al.
Allograft steatohepatitis in progressive familial
intrahepatic cholestasis type 1 after living donor liver
transplantation. Liver Transplant 2009;15:610–18.

178 Folvik G, Hilde O, Helge GO. Benign recurrent
intrahepatic cholestasis: review and long-term follow-up
of five cases. Scand J Gastroenterol 2012;47:482–8.

179 van Mil SWC, Van Der Woerd WL, Van Der Brugge G,
et al. Benign recurrent intrahepatic cholestasis type 2 is
caused by mutations in ABCB11. Gastroenterology
2004;127:379–84.

180 Beaudoin M, Feldmann G, Erlinger S, et al. Benign
recurrent cholestasis. Digestion 1973;9:49–65.

181 van Ooteghem NAM, Klomp LWJ, van
Berge-Henegouwen GP, et al. Benign recurrent
intrahepatic cholestasis progressing to progressive
familial intrahepatic cholestasis: low GGT cholestasis is a
clinical continuum. J Hepatol 2002;36:439–43.

182 Jansen PLM, Müller M, Sturm E. Genes and cholestasis.
Hepatology 2001;34:1067–74.

183 Tygstrup N, Steig BA, Juijn JA, et al. Recurrent familial
intrahepatic cholestasis in the Faeroe Islands. Phenotypic

heterogeneity but genetic homogeneity. Hepatology
1999;29:506–8.

183a Girard M, Lacaille F, Verkarre V, et al. MYO5B and bile
salt export pump contribute to cholestatic liver disorder
in microvillous inclusion disease. Hepatology
2014;60:301–10.

184 Johnson PJ, McFarlane IG, Eddleston ALWF. The natural
course and heterogeneity of autoimmune-type chronic
active hepatitis. Semin Liver Dis 1991;11:187–96.

185 Barnett JL, Appelman HD, Moseley RH. A familial form
of incomplete septal cirrhosis. Gastroenterology
1992;102:674–8.

186 Narkewicz MR, Sokol RJ, Beckwith B, et al. Liver
involvement in Alpers disease. J Pediatr 1991;119:260–7.

187 Ku N-O, Gish R, Wright TL, et al. Keratin 8 mutations in
patients with cryptogenic liver disease. N Engl J Med
2001;344:1580–7.

188 Klass HJ, Kelly JK, Warnes TW. Indian childhood cirrhosis
in the United Kingdom. Gut 1980;21:344–50.

189 Lefkowitch JH, Honig CL, King ME, et al. Hepatic copper
overload and features of Indian childhood cirrhosis in an
American sibship. N Engl J Med 1982;307:271–7.

190 Müller-Höcker J, Meyer U, Wiebecke B, et al. Copper
storage disease of the liver and chronic dietary copper
intoxication in two further German infants mimicking
Indian childhood cirrhosis. Pathol Res Pract
1988;183:39–45.

191 Adamson M, Reiner B, Olson JL, et al. Indian childhood
cirrhosis in an American child. Gastroenterology
1992;102:1771–7.

192 Aljajeh IA, Mughal S, Al-Tahou B, et al. Indian childhood
cirrhosis-like liver disease in an Arab child. A brief report.
Virchows Arch 1994;424:225–7.

193 Baker A, Gormally S, Saxena R, et al. Copper-associated
liver disease in childhood. J Hepatol 1995;23:538–43.

194 Müller T, Feichtinger H, Berger H, et al. Endemic
Tyrolean infantile cirrhosis: an ecogenetic disorder.
Lancet 1996;347:877–80.

195 Tanner MS, Kantarjian AH, Bhave SA, et al. Early
introduction of copper-contaminated animal mild feeds
as a possible cause of Indian childhood cirrhosis. Lancet
1983;2:992–5.

196 Popper H, Goldfischer S, Sternlieb I, et al. Cytoplasmic
copper and its toxic effects. Studies in Indian childhood
cirrhosis. Lancet 1979;1:1205–8.

197 Tanner MS, Portmann B, Mowat AP, et al. Increased
hepatic copper concentration in Indian childhood
cirrhosis. Lancet 1979;1:1203–5.

198 Bhusnurmath SR, Walia BNS, Singh S, et al. Sequential
histopathologic alterations in Indian childhood
cirrhosis treated with D-penicillamine. Hum Pathol
1991;22:653–8.

# 扩展阅读

Chandra RS, Stocker JT. The liver, gallbladder, and biliary tract.
In: Stocker JT, Dehner LP, editors. Pediatric Pathology.
Philadelphia, PA: JB Lippincott; 1992. p. 703–90.

Elferink RPJO, Paulusma CC, Groen AK. Hepatocanicular
transport defects: pathophysiologic mechanisms of rare
diseases. Gastroenterology 2006;130:908–25.

Feingold MJ. Common diagnostic problems in pediatric liver
pathology. Clin Liver Dis 2002;6:421–54.

Geisler F, Sstraazbosco M. Emerging roles of Notch signaling in
liver disease. Hepatology 2015;61:382–92.

Hansen K, Horslen S. Metabolic liver disease in children. Liver
Transpl 2008;14:391–411.

Ishak KG. Inherited metabolic diseases of the liver. Clin Liver
Dis 2002;6:455–80.

Kelly DA, editor. Diseases of the Liver and Biliary System in
Children. 3rd ed. Chichester, West Sussex, UK:
Wiley-Blackwell; 2008.

Morotti RA, Suchy FJ, Magid MS. Progressive familial
intrahepatic cholestasis (PFIC) type 1, 2 and 3: a review of
the liver pathology findings. Semin Liver Dis 2011;31:3–10.

Ovchinsky N, Moreira RK, Lefkowitch JH, et al. Liver biopsy in modern clinical practice: a pediatric point-of-view. Adv Anat Pathol 2012;19:250–62.

Portmann BC, Roberts EA. Developmental abnormalities and liver disease in childhood. In: Burt AD, Portmann BC, Ferrell LD, editors. MacSween's Pathology of the Liver. 6th ed. Edinburgh: Churchill Livingstone/Elsevier; 2012.

p. 101–56.

Thompson RJ, Portmann BC, Roberts EA. Genetic and metabolic liver disease. In: Burt AD, Portmann BC, Ferrell LD, editors. MacSween's Pathology of the Liver. 6th ed. Edinburgh: Churchill Livingstone/Elsevier; 2012. p. 157–260.

第 14 章

# 铜和铁代谢紊乱

## Wilson 病（肝豆状核变性）

Wilson 病是一种常染色体隐性遗传病，由于位于肝内高尔基外侧网络上编码铜转运 ATP 酶的 ATP7B 基因(该基因定位于 13 号染色体长臂上)突变所引起的[1]。该病不常见，但很重要且可治疗。由于有多个 ATP7B 基因突变[3]使正常的肝铜转运中断[2]，导致肝细胞内铜沉积和肝脏疾病。与遗传性血色病相对比（将在后面讨论)，由于突变的数量和种类多，不能单纯的基因检测来鉴别[4]。因此，肝活检对于组织学诊断和监测是十分重要的[5]。

活检组织样本中，铜含量的化学定量有助于明确诊断，有时也常用于患者同胞中基因状态的确定[6,7]。常规活检的标本或石蜡包埋块中重新获得的组织均能进行铜测定，无需特殊的铜分离溶液或仪器[8]。纯合子个体小时候即有铜水平的升高，但最初几年没有肝病症状。肝铜水平的升高，先于发生组织学异常。此时，肝铜离子水平大于 $4\mu mol/g$ 干重($>250\mu g/g$ 干重)[8]。

明显的临床症状出现之前即有组织学上的改变。在早期，肝硬化前期有脂肪变性[7]，有时伴脂性肉芽肿形成[6]。细长的纤维间隔从汇管区伸出 (图 14.1)。肝细胞内可含异常丰富的脂褐素和肝细胞核糖原空泡，但两者的特征均不易用来评估病变，因为两者在正常人体中也能发现，细胞核空泡在年轻人尤其常见。脂褐素颗粒比正常者更大，形状更不规则[9]。早期无炎症反应或轻微，库普弗细胞有时会增大，由于溶血，可能铁染色阳性。因为线粒体和溶酶体中特征性的改变，应用电子显微镜检查有助于早期和晚期疾病的诊断（见第 17 章)。

一些处于慢性肝炎期的患者持续发展，组织学上难以与慢性病毒性肝炎鉴别。进行铜和铜结合蛋白染色可能有所帮助（将在下面讨论)。未经治疗的患者，肝硬化的发生伴或不伴可识别的慢性肝炎前期阶段，尽管不是一定的，常见的模式是活动性肝硬化伴脂肪变性、肝细胞气球样变、局灶深染的嗜酸性细胞质和细胞核糖原空泡形成(图 14.2)及胆汁淤积。肝细胞常含有 Mallory 小体，而且有时特别丰富。它们像脂肪性肝炎一样，伴有丰富的中性粒细胞浸润(图 14.3)。已有报道中央静脉发生部分纤维性闭塞[9]。Wilson 病(威尔逊病)肝硬化很少并发肝细胞癌[10,11]。

图14.1  Wilson 病  在早期,纤细的间隔从汇管区(P)伸出,但腺泡结构完整。有脂肪变性,仅可见于网状纤维染色中。(楔形活检,网状纤维染色)

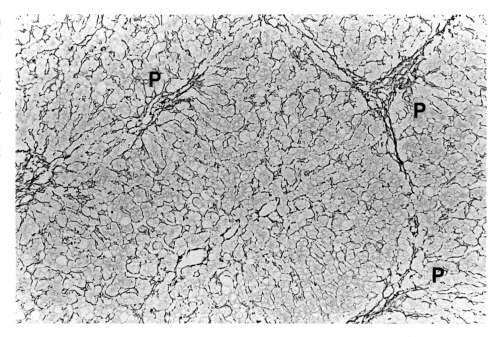

图14.2  Wilson 病  活动性肝硬化伴有肝细胞肿胀、脂肪变性(箭头)和空泡核(箭示)。(楔形活检,HE)

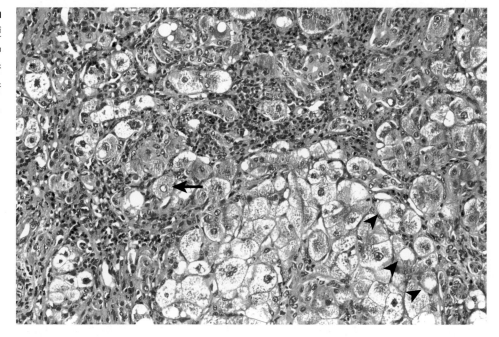

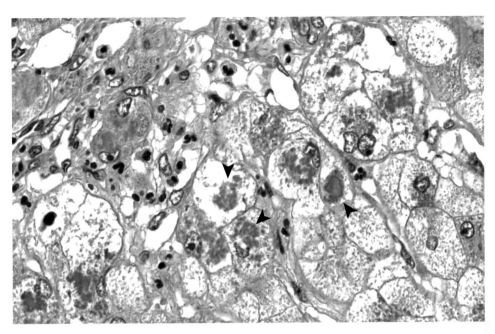

图14.3 Wilson病 肝细胞内可见很多 Mallory 小体（箭头）。（尸检肝,HE）

　　暴发性肝衰竭可能是 Wilson 病的首发表现,也是肝移植的主要适应症[12]。因此,在发生急性肝衰竭的年轻个体中出现溶血现象,应该立即考虑 Wilson病[13]。这些病例往往已有肝硬化[14,15],这与病毒性或药物性肝炎所致的急性肝衰竭新近出现的大块坏死不同。肝硬化结节往往较小,被富含细胆管结构及各种慢性炎细胞的纤维间隔分隔(图 14.4)。在暴发性疾病中肝细胞的死亡有凋亡和坏死两种

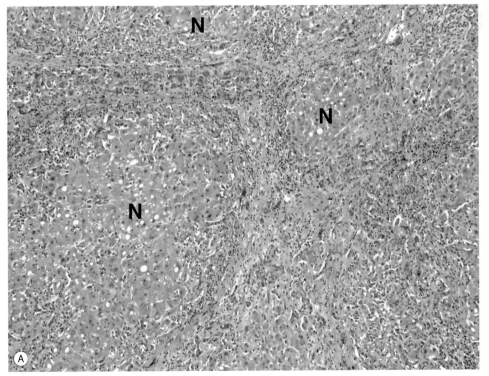

图14.4 Wilson病中的暴发性肝衰竭 Wilson病的急性重型肝炎如本例所见,经常是在肝硬化的基础上发展而来。A.肝硬化结节(N)被伴大量细胆管结构的炎性纤维间隔所包绕。进行性肝细胞坏死、炎症及间隔-肝实质界面的细胆管反应使病变呈急性改变(见右上区)

图 14.4(续)　B. 重度毛细胆管和肝细胞胆汁淤积伴肝细胞大小泡脂变(移植肝,HE)。C. 汇管区周围肝细胞和肝窦库普弗细胞均见铜结合蛋白。(移植肝,维多利亚蓝染色)

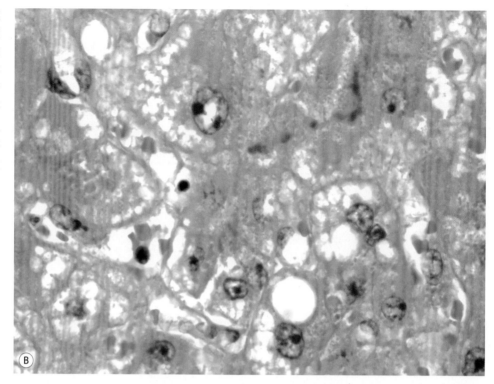

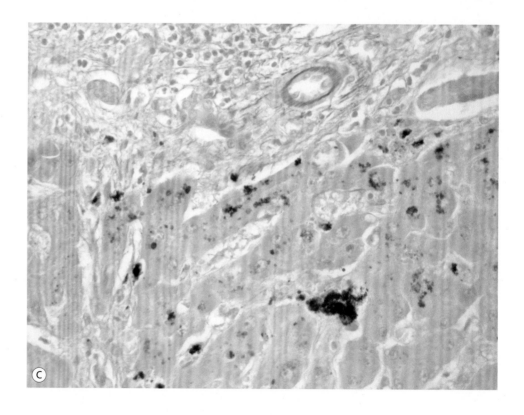

形式[16]，导致在肝硬化基础上出现新的融合性坏死带。胆汁淤积通常明显，肝细胞内含有大或小的脂滴。在肝细胞和库普弗细胞内出现很多染色阳性铜和（或）铜结合蛋白，可以区分 Wilson 病和其他原因引起的暴发性肝衰竭。

　　铜和铜结合蛋白染色在诊断 Wilson 病中起着重要的作用，尽管染色的结果（除了铜浓度检测之外）在整个肝脏可有相当大的不同[17]。在疾病的某些阶段，无论怎样，染色阴性也是常见的，不能因此而除外诊断。相反，铜与铜结合蛋白也可见于其他肝病，通常是由于铜不能随胆汁排泄的结果。因此，肝病的患儿出现铜染色强阳性可能反映胆管的缺失而不是 Wilson 病。其他铜储积障碍也有描述，包括印度儿童肝硬化（见第 13 章，图 13.23），这一疾病在世界的其他地方偶尔也可见到[18~20]。此外，新生儿的肝脏富含铜也是正常的[21]。

　　Wilson 病的早期阶段，肝铜水平升高，但铜难以用组织化学方法证实，这是因为它弥漫分布在肝细胞而不是集中于溶酶体内。应用敏感的组织化学方法（如 Timm 银染和罗丹宁）可能显示微弱的胞质着色。在病程后期铜开始在肝细胞溶酶体内聚积，那时则容易染色。一旦发生肝硬化，铜离子的分布呈典型性不均匀，一些结节染色强阳性而另一些则是阴性（图 14.5）。铜和铜结合蛋白的染色，尽管在大部分的病例中均为阳性[22,23]，但也可能不一致。Timm 银染色似乎被认为是显示本病中铜的最敏感的方法[24]。

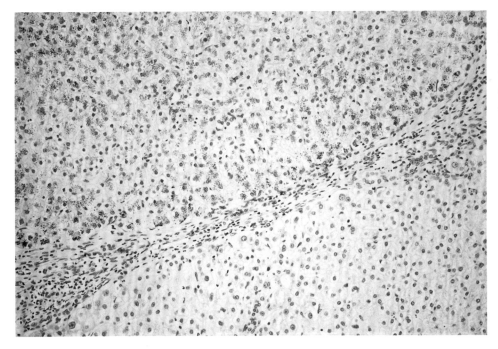

图 14.5　Wilson 病上面结节铜染色呈橘红色强阳性。下面结节完全呈阴性。（楔形活检，罗丹宁染色）

　　由于 Wilson 病的肝组织学病变有多种多样，有时被误认为是其他肝病。临床医师和病理医师在肝细胞性疾病的鉴别诊断中应该考虑 Wilson 病，特别是年轻人，但也可见于各年龄段，包括老年人群（不常见）[25]。通过正确治疗该病可被控制，并阻止在病患同胞中的发生，因此误诊的后果非常严重。

# 铁过载性疾病

## 铁质沉着症

铁质沉着症(或称含铁血黄素沉积症)是指不论何种原因铁出现在组织中。肝细胞中铁主要存在形式是铁蛋白、含铁血黄素、血红素[26]。可染色的铁主要是位于溶酶体内的含铁血黄素,它以颗粒形式集中存在于细胞的胆管侧。铁蛋白在铁染色时细胞质内呈弥漫浅蓝色。肝细胞铁质沉着时,染色强度几乎总是从小叶周边向中央静脉(输出)呈梯度递减,靠近小汇管区的周围(腺泡 1 带)铁质沉着最严重,而小叶中央(腺泡 3 带)铁质沉着少。正常成人肝通常铁染色阴性,或最多有极少量铁质沉着[27]。新生儿肝也同样,尽管在一些病例中,可能显示了轻度汇管区周围肝细胞铁质沉着(来自妊娠末 3 个月肝造血活跃期残余的铁质沉着)[28]。

| 框 14.1 原发和继发性铁过载疾病 |
| --- |
| **原发性** |
| 经典 HFE- 相关性遗传性血色病(1 型 *) |
| 非 HFE- 相关性遗传性血色病 |
| 幼年型遗传性血色病 |
| 铁调素调节蛋白或 HJV(HFE2)相关性(2A 型 *) |
| 铁调素或 HAMP 相关性(2B 型 *) |
| 转铁蛋白受体 2 相关性血色病(3 型 *) |
| 膜铁转运蛋白相关性铁过载(4 型 *) |
| 遗传性铜蓝蛋白缺乏症 |
| 其他 |
| **继发性** |
| 输血 |
| 溶血 |
| 血液透析 |
| 饮食 |
| 基础肝病(例如:慢性肝炎,脂肪肝) |
| *1~4 型是 OMIM 数据库中遗传性血色病分类的形式 |

因为大多数病例肝组织铁染色为阴性,因此阳性染色需要加以解释。就这点而言,两组主要的肝铁贮积疾病需要考虑:即原发性和继发性铁过载疾病[29]。(框 14.1)原发性疾病主要是遗传性血色病,其基因突变改变了铁在胃肠道和肝脏的动态平衡。继发性疾病是一种获得性疾病,由于外源性铁,红细胞异常破坏或基础肝病中铁吸收或分布改变,导致了肝脏内铁的增多。病理医师根据着色铁的分布能够提示铁质沉着症的原因。例如,大多数原发性铁过载疾病中,如经典的 HEF- 相关性血色病,过量铁主要在肝细胞内。在地中海贫血中,肝细胞和巨噬细胞铁染色都是阳性,而外源性铁过载导致铁首先在库普弗细胞中贮积。多种类型的基础肝病也与铁质沉着症有关。不同原因的硬化肝中可能含有多量铁[30~32],甚至在大再生结节内[33]。病毒性肝炎和酒精性肝病常有少量可染色阳性铁。非酒精性脂肪性肝病(代谢紊乱铁过载综合征)中,铁质沉着症也逐渐被认识到[34]。在多种情况下,包括急性肝炎[35]、慢性乙型和丙型肝炎[36]及酒精性肝炎,内皮细胞内常见致密的铁染色阳性小颗粒。

肝铁质沉着症,应根据着色铁在不同细胞类型的分布、铁质沉着等级、出现相关组织损害(纤维化、肝硬化、坏死、肝细胞癌)以及与其他病因共存的肝病等进行综合评估。评估铁质沉着症等级的各种量化的方法(以下讨论),有助于分析病因及评价祛铁治疗的效果。

## 组织铁量化评估

已经设计出许多不同系统对组织切片中铁进行定量[37]。肝细胞铁组织学分级可简单计分为1~4级,1级代表最小沉积(只能通过高倍镜识别),4级为大片沉积,无正常小叶梯度,2、3级为中等量。见本章节中各种图例。Deugnier及其同事的[38]选择性综合分级系统对铁的测定不仅在肝细胞内,而且在间质细胞、胆管上皮、血管和结缔组织中。另一方面,库普弗细胞内含铁血黄素不能定量分级,但其出现应在诊断中记录(用修饰词语如弥漫、最小量、轻度等)。库普弗细胞内铁质沉着,除某些罕见类型外(后面讨论),通常是诊断经典血色病(HFE相关)的首要证据。

肝铁浓度(hepatic iron concentration,HIC)现在可用MRI或直接测量肝组织标本的铁浓度来确定。用针刺活检标本或较大的组织石蜡包埋进行铁定量[39],或用组织学检查完成后的现成石蜡包埋组织块进行分析[3]。其优点是标本的性质已明确[41]。HIC结合受检者年龄也被用于计算肝铁指数[42],但其诊断价值已被包括基因检测、血清铁指数整体评价或其他参数的现代诊断算法所取代[43]。

# 原发性铁过载病

分子遗传学的研究已确定了影响胃肠道和肝对铁的处理的各种遗传性疾病[44]。框14.1列出了其中一部分,读者可在本章节末进行详细查询。1889年由von Recklinghausen[45]首次描述了原发性铁过载病,并提出该病为"遗传性血色病",使对该病有了充分认识。这些病例中的大多数是目前已经了解的与HFE有关的经典遗传性血色病,这将在下文详细讨论。然而,框14.1列出的不同组合的基因缺陷患者中,均可以看到突出的汇管区周围肝细胞铁过载。因此,经典的血色病病理学模式可能有不止一个病因[44]。

## 经典HFE相关性遗传性血色病

这种常染色体隐性遗传疾病与铁在肝、心、胰腺及其他器官的进行性沉积有关。纯合子型疾病的发生率约1/300[46],而杂合子中为1/8~1/10[47]。有明显病变的仅1/5000[26],甚至家族性纯合子患者也可能显示不同的铁质沉着速率[48]。HFE基因,这种血色病基因,位于距HLA-A位点有一定距离的第6号染色体短臂上[47,49-52]。已知HFE基因的错义突变为Cys282Tyr(C282Y),已被证实可导致酪氨酸取代第282位上的基因蛋白产物半胱氨酸[52]。大多数(80%~100%)具有遗传性血色病典型表型的是纯合子突变,特指为C282Y/C282Y[46,52]。C282Y基因可用外周血或石蜡包埋组织进行检测[53]。十二指肠隐窝上皮细胞表达突变的HFE蛋白,被认为是血色病铁过载发病机制中的重要因素之一[54]。第二种突变基因为His63Asp(H63D),已被证实存在于极少数血色病患者中,或以纯合子形式,或是与C282Y或野生型(正常)蛋白结合的复合杂合子[52]。在这样的病例中,若铁染色阳性,通常仅是汇管区周围肝细胞或库普弗细胞内轻微或轻度染色,并且可能是由于合并了如非酒精性脂肪性肝病或慢性肝炎等肝病[55,56]。其他HFE突变类型,如S65C(丝氨酸突变为半胱氨酸)或更为罕见类型也有报道[57,58]。非HFE遗传性血色病[29]，以及其他与铁过载有关的遗传性疾病将在以后论述。

直到最近，全套诊断性实验结合肝活检所见，可能有希望提供遗传性血色病有效的确切诊断(表 14.1)。但是目前针对 HFE 基因相关的及其他类型的遗传性血色病基因检测，有时可避免进行肝穿刺活检，尤其某一指标表明肝纤维化的可能性较低时[59](如患者不到 40 岁，铁蛋白水平低于 1000ng/ml，血清肝功能检查正常，无肝大)。然而，当合并其他肝脏疾病，如慢性丙型肝炎或酒精中毒，这些疾病可能会加速遗传性铁过载疾病的肝纤维化[60]，或存在需要对肝组织进行直接的形态学分析的其他理由时，肝活检会继续提供相当多的信息。此外，了解经典 HFE 遗传性血色病的病理学进展(下面讨论)，可提供一个实用的铁相关性肝损伤的比较模型。

表 14.1　纯合子 HFE 遗传性血色病的诊断特征

| 诊断方式 | 典型结果 |
| --- | --- |
| 血清转铁蛋白饱和度 | >62%(筛选阈值 >45%[46]) |
| 血清铁蛋白 | ≥300µg/L(男性); ≥200µg/L(女性) |
| 肝铁浓度 | >2200µg/g 干重(男性) |
| | >1600µg/g 干重(女性) |
| 肝铁指数 | ≥1.9 |
| 基因检测 | C282Y/C282Y |
| 肝活检组织检查 | 肝细胞铁≥2 级 |
| | 库普弗细胞铁很少或无 |

纯合子型 HFE 相关性遗传性血色病的最早出现的组织学异常，是汇管区周围肝细胞铁染色阳性。这可能是研究其他疾病的过程中偶然发现的。肝细胞出现了少量无法解释的铁时，应该考虑到早期遗传性血色病的可能性。正如前文所述，可以通过基因检测和(或)计算肝铁指数证实或排除诊断。早期诊断是非常重要的，因为无论是患者还是其纯合子亲属中，通过适当治疗，肝硬化是可以预防的，他们的预期寿命也会同正常人一样[61]。在杂合子型中，肝铁染色阴性或十分稀少[45]。

随着铁贮积的增加，汇管区纤维化扩大，细长的间隔从汇管区伸出形成如冬青树叶一样的图像(图 14.6)。扩大的汇管区包含富含铁的巨噬细胞和细胆管反应(有助于纤维化进展[62])，但通常仅显示无或轻度炎细胞浸润。细胆管和小叶间胆管上皮细胞内可见少量铁。直到末期才会发现更多的铁，那时肝实质铁质沉着已非常严重。早期遗传性血色病中，大多数铁质沉着于肝细胞，却很少或无证据表明肝细胞损伤，肝细胞功能几乎不受影响，进展期病变只位于汇管区，这是一个具有挑战性自相矛盾的现象。然而，随着铁的增多发现沉积坏死灶[38]，坏死灶内由嗜酸性或溶解坏死的含铁肝细胞组成，并常与成簇的巨噬细胞关系密切。组织学评估，非肝细胞与肝细胞内铁的比率成进行性上升。铁过载的超微结构进展也已研究[63]。

遗传性血色病完全进展期中，肝小叶铁染色梯度消失。整个肝小叶可见肝细胞内铁，而早期铁多见于汇管区周围和腺泡 2 带[38]。在单个肝细胞内可见毛细胆管周围有沉积的铁颗粒，勾勒出毛细胆管系统的轮廓(图 14.7)。纤维化的出现和

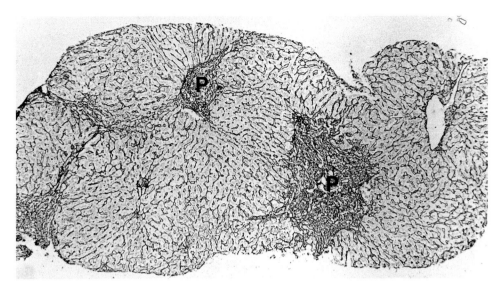

图 14.6 **遗传性血色病** 纤维化早期,肝小叶结构尚完整,血管关系保留。汇管区纤维化扩大(P)。(针刺活检,网状纤维染色)

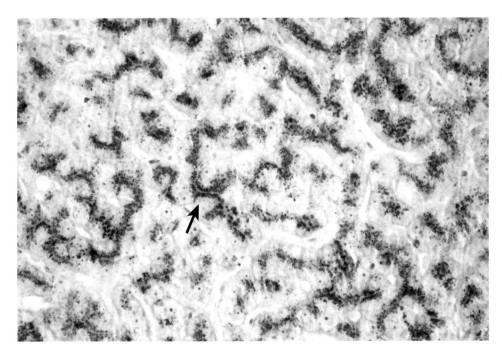

图 14.7 **遗传性血色病** 肝细胞铁质沉着症 4 级(最高级)。丰富铁颗粒聚集在毛细胆管周围显示出毛细胆管的轮廓(箭示)。(针刺活检,Perls 染色)

肝细胞增生改变了肝脏正常的结构关系,缓慢地进展为肝硬化。然而,真正的结节形成在疾病末期,长期存在的是纤维化而非肝硬化,由纤维间隔分隔肝实质形成不规则岛屿(图 14.8),这种形态有点像慢性胆道系统疾病。在此期通过适当的治疗,肝纤维化可能会有一些消退[64]。一旦进展到肝硬化,由于结节逐渐增大以及纤维间隔挤压或重建,采用肝活检评估结构变化的疗效变得更加困难。肝硬化会发生预期寿命下降,导致肝细胞癌的风险增加[61]。无铁灶的出现可能代表恶性转化的早期[65,66]。在无肝硬化的遗传性血色病患者中,也有发生肝癌的报道,但非常罕见[65,67]。

图 14.8 **遗传性血色病** 纤维间隔包绕肝实质呈不规则的岛状。(楔形活检,HE)

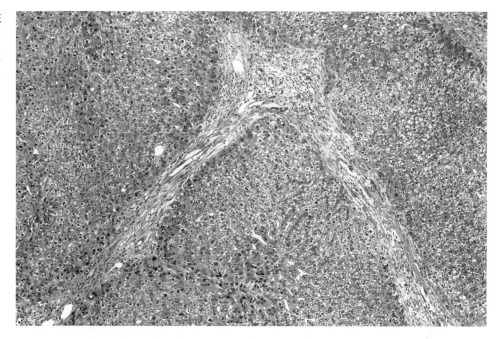

有效的治疗能使可着色的铁稳步减少。附在汇管区胶原上的铁通常最难以去除,这可能是在肝内唯一残留的染色铁。铁去除后,可显露出肝细胞和结缔组织中棕褐色脂褐素样色素。因血色病行肝移植后,铁可能在供肝中再次沉积,其发生率尚不确定[68]。

### 其他原发性铁过载疾病

非 HFE 遗传性血色病的几种类型[29](框 14.1)和其他遗传疾病如铜蓝蛋白缺乏症(aceruloplasminaemia)[69]均导致肝铁过载,大多数有明显的肝细胞铁质沉着症。然而,其中的一些疾病显现铁分布不典型。转铁蛋白相关铁过载的早期和晚期,都是以大量的库普弗细胞内铁质沉着为特征[70](与 HFE 相关的遗传性血色病不同)。早期肝细胞内无或有极少量含铁血黄素,随着病变进展可见其充满整个肝,通常无汇管区周围至小叶中心的梯度分布[29]。铜蓝蛋白缺乏症中肝细胞和库普弗细胞内均见含铁血黄素聚积,由此证实了铜蓝蛋白在调节铁从细胞内转运出的重要作用[69,71,72]。过度的库普弗细胞铁沉着症不能用继发性铁过载中任何一种病因解释时(见下文),也应该怀疑是遗传性铁过载性疾病。

## 继发性铁过载疾病

在日常实际工作中,大多数铁质沉积症是继发的,定位于肝窦库普弗细胞内(图 14.9)。常见的病因有溶血、输血和血液透析。识别以此种方式分布的显著铁过载,可证明除转铁蛋白疾病外,并非绝大多数血色病都是遗传性的[70]。在一些获得性疾病中(例如:地中海贫血、镰状细胞病),只有当巨噬细胞铁储积达到了阈值,汇管区周围的肝细胞中才会出现明显的含铁血黄素。

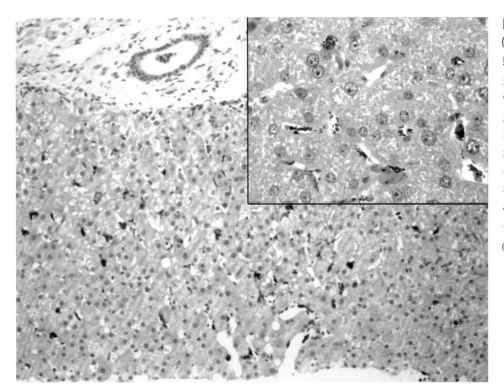

图 14.9 继发性(获得性)铁过载　见肝窦库普弗细胞内弥漫性铁沉着。常见的原因是溶血、输血和透析。(穿刺活检,普鲁士蓝染色)插图:肝窦库普弗细胞见折光性的褐色含铁血黄素颗粒沉积。(针刺活检,HE)

## 新生儿血色病

这是一种发生于死胎或新生儿的严重肝病,其特点是显著的肝损伤和肝实质功能丧失,从而引起获得性铁调素缺乏及广泛的肝及肝外器官铁质沉积症(甲状腺、胰腺、心肌、小唾液腺)。这与成人的遗传性血色病无关。很多情况都是由于妊娠期同种免疫性肝病(gestational alloimmune liver disease,GALD),母体抗胎肝抗体 IgG 通过胎盘激活胎儿补体引起严重的肝细胞坏死[73~75]。尸检肝和切除肝通常显示肝硬化(或非常严重的纤维化,伴稀疏的小再生灶)、细胆管反应明显、变异的巨细胞转化、胆汁淤积和极少的残留肝细胞(图 14.10)。许多特点类似于成人急性肝衰竭和大块肝坏死。GALD 通过细胆管反应激活音猬因子信号通路(active sonic hedgehog)调节广泛的纤维化发展[75a]。若出现含铁血黄素,则局限于肝细胞和反应的细胆管,基本上不存在于库普弗细胞。可通过唇的小唾液腺活检来明确诊断[76](图 14.10c)。新生儿血色病的鉴别诊断包括其他原因引起的围生期肝病和肝衰竭,如线粒体病和唐氏综合征伴巨核细胞一过性骨髓增殖障碍[75]。最近法国一个对许多新生儿血色病病例的多中心回顾性研究,提供了丰富的临床和病理资料[77]。

## 血液疾病中的铁过载

血液疾病患者中,铁质沉着症见于地中海贫血患者,其他血液病中不太常见。一部分铁过载系因输血造成的。除了遗传性血色病中所见到的肝细胞铁质沉着、汇管区纤维化和纤维间隔形成之外,早期即可见巨噬细胞内铁质沉着,而且能出现造血细胞(图 14.11)。与遗传性血色病相比,汇管区、间隔内和肝窦中常有更多

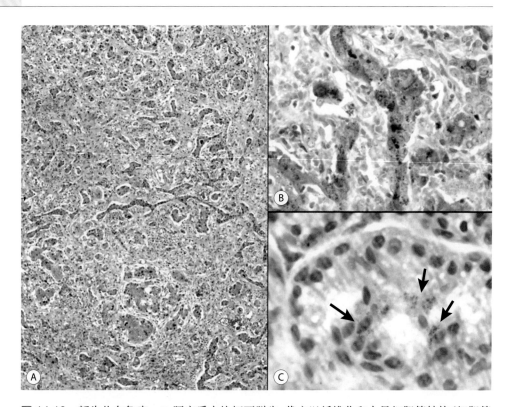

图 14.10 **新生儿血色病** A. 肝实质大块坏死脱失,代之以纤维化和大量细胆管结构(细胆管反应)。在视野下方可见到少量残存的肝细胞。此放大倍数下所见的色素为胆汁和含铁血黄素。(切除肝,HE)。B. 细胆管上皮和少数存活的肝细胞内见大量含铁血黄素沉积,库普弗细胞中未见明显的铁质沉着。(切除肝,普鲁士蓝铁染色)。C. 患者的唇唾液腺活检显示上皮内含铁血黄素颗粒。(箭示,针刺活检,普鲁士蓝铁染色)

图 14.11 **地中海贫血** 这例继发性铁过载,肝细胞中显示了第3级铁质沉着症。深色团块是富含铁的巨噬细胞。(针刺活检,Perls染色)

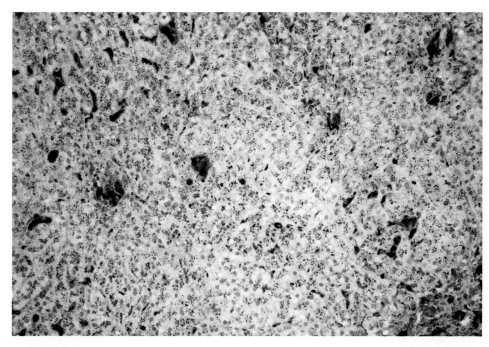

的淋巴细胞浸润(**图 14.12**)。这种情况连同在一些病例中的局灶性肝细胞损伤,多由于输血相关性肝炎引起,通常是丙型肝炎[78,79]。在肝活检中,纤维化的模式和炎症的程度有助于确定在铁过载和丙型肝炎疾病进展中的作用。库普弗细胞铁沉着常见于溶血、噬血细胞综合征[80]、血液透析和镰状细胞病[81]。

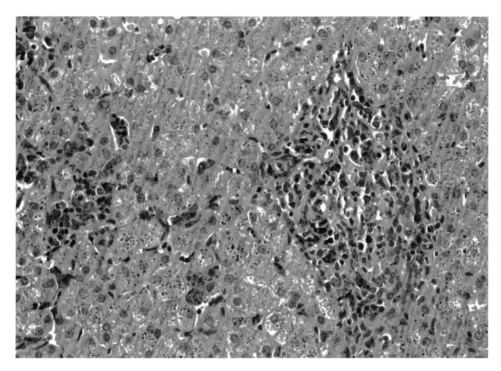

**图 14.12 地中海贫血** 在汇管区和肝血窦内见富含铁的巨噬细胞。肝细胞内见明显的含铁血黄素颗粒。汇管区炎症可能是由于输血后丙型肝炎所致。(细针活检,HE)

## 不同病因的肝脏疾病

慢性病毒性肝炎,酒精性和非酒精性肝病以及不同病因的与遗传性血色病无关的肝硬化[30,31],常有不同程度的铁质沉着症(**图 14.13**)。慢性肝炎中,由于肝细胞的损伤,释放铁致血清铁和铁蛋白水平有时升高,肝活检中可见铁。这些铁可位于汇管区周围肝细胞、库普弗细胞或汇管区血管内皮细胞中[36,82]。另外,在其他非铁沉着症的活检中偶尔可见斑状的富含铁的肝细胞[83]。在慢性丙型肝炎中,铁过载对干扰素的治疗存在不利影响[84]。病毒性肝炎和饮酒导致的肝硬化可并发重度铁质沉着症,伴有肝铁含量和肝铁指数的显著增高,有时可能与遗传性血色病相似[30,31]。这些病例甚至有肝外器官的铁质沉着(心、胰腺、胃、甲状腺、其他)[85]。需要对其组织病理学特点、生化检查结果、基因分析和其他临床资料综合分析,明确铁过载的病因。脂肪肝患者的肝活检中有时可见汇管区周围肝细胞和库普弗细胞铁质沉着,应该考虑代谢障碍性铁质沉着综合征(dysmetabolic iron overload,DIOS)(见图 7.12),与代谢综合征有关(向心性肥胖、高血压、高脂血症、高血糖和胰岛素抵抗)[34,86]。

存在的基础性肝病本身不足以解释肝细胞中含铁血黄素沉积,也不能排除合并遗传性铁过载性疾病。例如,迟发型皮肤性卟啉病患者中出现的铁质沉着,已

图 14.13　肝硬化伴铁质沉着症　此例由慢性丙型肝炎所致的相对静止性肝硬化显示了结节内不同程度的肝细胞铁质沉着。(肝移植手术切除肝，Perls 染色)

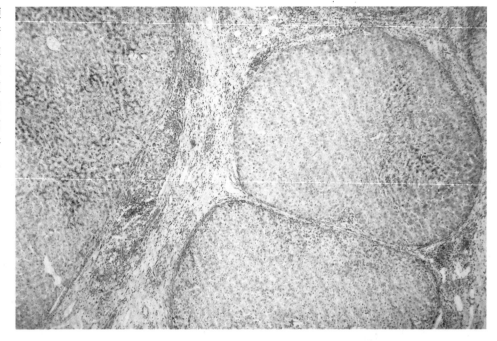

证实丙肝病毒感染率[87,88]和 HFE 基因突变率增加[88]。在酒精性肝病患者中(图 14.14),组织学上的铁质沉着可反映潜在的纯合子或杂合子血色病或者合并棘凸细胞性溶血性贫血[89]。已知酒精和慢性丙型肝炎病毒可加速 HFE 相关性纯合子遗传性血色病患者肝病的进展[60,90]。

图 14.14　肝硬化伴铁质沉着症　此例酗酒者脂肪性肝硬化中,肝细胞铁质沉着 2 级,具体病因需进一步明确。(针刺活检,Perls 染色)

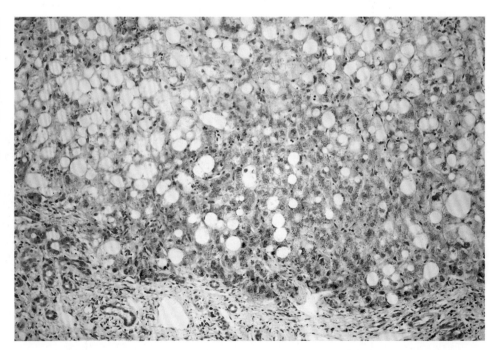

(王进海　译　　刘晖　校)

# 参考文献

1 Riordan SM, Williams R. The Wilson's disease gene and phenotypic diversity. J Hepatol 2001;34:165–71.

2 Tao TY, Gitlin JD. Hepatic copper metabolism: insights from genetic disease. Hepatology 2003;37:1241–7.

3 Huster D, Hoppert M, Lutsenko S, et al. Defective cellular localization of mutant ATP7B in Wilson's disease patients and hepatoma cell lines. Gastroenterology 2003;124:335–45.

4 Schmidt HHJ. Role of genotyping in Wilson's disease. J Hepatol 2009;50:449–52.

5 Cope-Yokoyama S, Finegold MJ, Sturniolo GC, et al. Wilson disease: histopathological correlations with treatment on follow-up liver biopsies. World J Gastroenterol 2010;16:1487–94.

6 Scheinberg IH, Sternlieb I. Wilson's Disease. Major Problems in Internal Medicine XXIII. Philadelphia, PA: WB Saunders; 1984.

7 Walshe JM. Diagnosis and treatment of presymptomatic Wilson's disease. Lancet 1988;ii:435–7.

8 Ludwig J, Moyer TP, Rakela J. The liver biopsy diagnosis of Wilson's disease. Methods in pathology. Am J Clin Pathol 1994;102:443–6.

9 Stromeyer FW, Ishak KG. Histology of the liver in Wilson's disease: a study of 34 cases. Am J Clin Pathol 1980;73:12–24.

10 Polio J, Enriquez RE, Chow A, et al. Hepatocellular carcinoma in Wilson's disease. Case report and review of the literature. J Clin Gastroenterol 1989;11:220–4.

11 Cheng WSC, Govindarajan S, Redeker AG. Hepatocellular carcinoma in a case of Wilson's disease. Liver 1992;12:42–5.

12 Schilsky ML, Scheinberg IH, Sternlieb I. Liver transplantation for Wilson's disease: indications and outcome. Hepatology 1994;19:583–7.

13 Eleazar JA, Memeo L, Jhang JS, et al. Progenitor cell expansion: an important source of hepatocyte regeneration in chronic hepatitis. J Hepatol 2004;41:983–91.

14 Roberts EA, Schilsky ML. Diagnosis and treatment of Wilson disease: an update. Hepatology 2008;47:2089–111.

15 Davies SE, Williams R, Portmann B. Hepatic morphology and histochemistry of Wilson's disease presenting as fulminant hepatic failure: a study of 11 cases. Histopathology 1989;15:385–94.

16 Strand S, Hofmann WJ, Grambihler A, et al. Hepatic failure and liver cell damage in acute Wilson's disease involve CD95 (APO-1/Fas) mediated apoptosis. Nat Med 1998;4:588–93.

17 Faa G, Nurchi V, Demelia L, et al. Uneven hepatic copper distribution in Wilson's disease. J Hepatol 1995;22:303–8.

18 Müller-Höcker J, Meyer U, Wiebecke B, et al. Copper storage disease of the liver and chronic dietary copper intoxication in two further German infants mimicking Indian childhood cirrhosis. Pathol Res Pract 1988;183:39–45.

19 Baker A, Gormally S, Saxena R, et al. Copper-associated liver disease in childhood. J Hepatol 1995;23:538–43.

20 Müller T, Feichtinger H, Berger H, et al. Endemic Tyrolean infantile cirrhosis: an ecogenetic disorder. Lancet 1996;347:877–80.

21 Faa G, Liguori C, Columbano A, et al. Uneven copper distribution in the human newborn liver. Hepatology 1987;7:838–42.

22 Elmes ME, Clarkson JP, Mahy NJ, et al. Metallothionein and copper in liver disease with copper retention – a histopathological study. J Pathol 1989;158:131–7.

23 Mulder TPJ, Janssens AR, Verspaget HW, et al. Metallothionein concentration in the liver of patients with Wilson's disease, primary biliary cirrhosis, and liver metastasis of colorectal cancer. J Hepatol 1992;16:346–50.

24 Pilloni L, Lecca S, Van Eyken P, et al. Value of histochemical stains for copper in the diagnosis of Wilson's disease. Histopathology 1998;33:28–33.

25 Ala A, Borjigin J, Rochwarger A, et al. Wilson disease in septuagenarian siblings: raising the bar for diagnosis. Hepatology 2005;41:668–70.

26 Tavill AS, Sharma BK, Bacon BR. Iron and the liver: genetic hemochromatosis and other hepatic iron overload disorders. In: Popper H, Schaffner F, editors. Progress in Liver Diseases, vol. IX. Philadelphia, PA: WB Saunders; 1990. p. 281–306.

27 Searle J, Leggett BA, Crawford DHG, et al. Iron storage diseases. In: MacSween RNM, Burt AD, Portmann BC, et al., editors. Pathology of the Liver. 4th ed. Edinburgh: Churchill Livingstone; 2002. p. 257–72 [Ch. 5].

28 Faa G, Sciot R, Farci AMG, et al. Iron concentration and distribution in the newborn liver. Liver 1994;14:193–9.

29 Pietrangelo A. Non-HFE hemochromatosis. Hepatology 2004;39:21–9.

30 Deugnier Y, Turlin B, Le Quilleuc D, et al. A reappraisal of hepatic siderosis in patients with end-stage cirrhosis: practical implications for the diagnosis of hemochromatosis. Am J Surg Pathol 1997;21:669–75.

31 Ludwig J, Hashimoto E, Porayko MK, et al. Hemosiderosis in cirrhosis: a study of 447 native livers. Gastroenterology 1997;112:882–8.

32 Bergmann OM, Mathahs MM, Broadhurst KA, et al. Altered expression of iron regulatory genes in cirrhotic human livers: clues to the cause of hemosiderosis? Lab Invest 2008;88:1349–57.

33 Terada T, Nakanuma Y. Survey of iron-accumulative macroregenerative nodules in cirrhotic livers. Hepatology 1989;10:851–4.

34 Turlin B, Mendler MH, Moirand R, et al. Histologic features of the liver in insulin resistance-associated iron overload. A study of 139 patients. Am J Clin Pathol 2001;116:263–70.

35 Bardadin KA, Scheuer PJ. Endothelial cell changes in acute hepatitis. A light and electron microscopic study. J Pathol 1984;144:213–20.

36 Kaji K, Nakanuma Y, Sasaki M, et al. Hemosiderin deposition in portal endothelial cells: a novel hepatic hemosiderosis frequent in chronic viral hepatitis B and C. Hum Pathol 1995;26:1080–5.

37 Olynyk J, Hall P, Sallie R, et al. Computerized measurement of iron in liver biopsies: a comparison with biochemical iron measurement. Hepatology 1990;12:26–30.

38 Deugnier YM, Loréal O, Turlin B, et al. Liver pathology in genetic hemochromatosis: a review of 135 homozygous cases and their bioclinical correlations. Gastroenterology

1992;102:2050-9.

39 Olynyk J, Williams P, Fudge A, et al. Fine-needle aspiration biopsy for the measurement of hepatic iron concentration. Hepatology 1992;15:502-6.

40 Olynyk JK, O'Neill R, Britton RS, et al. Determination of hepatic iron concentration in fresh and paraffin-embedded tissue: diagnostic implications. Gastroenterology 1994;106:674-7.

41 Ludwig J, Batts KP, Moyer TP, et al. Liver biopsy diagnosis of homozygous hemochromatosis: a diagnostic algorithm. Mayo Clin Proc 1993;68:263-7.

42 Bassett ML, Halliday JW, Powell LW. Value of hepatic iron measurements in early hemochromatosis and determination of the critical iron level associated with fibrosis. Hepatology 1986;6:24-9.

43 Kanwar P, Kowdley KV. Metal storage disorders. Wilson disease and hemochromatosis. Med Clin N Am 2014;98:87-102.

44 Pietrangelo A. Hereditary hemochromatosis – a new look at an old disease. N Engl J Med 2004;350:2383-97.

45 von Recklinghausen FD. Hemochromatosis. Taggeblatt Versammlung Dtsch Naturforsch Arzte Heidelberg 1889;62:324-5.

46 Powell LW, George K, McDonnell SM, et al. Diagnosis of hemochromatosis. Ann Intern Med 1998;129:925-31.

47 Pietrangelo A. Hemochromatosis 1998: is one gene enough? J Hepatol 1998;29:502-9.

48 Adams PC. Intrafamilial variation in hereditary hemochromatosis. Dig Dis Sci 1992;37:361-3.

49 Riedel H-D, Stremmel W. The haemochromatosis gene. J Hepatol 1997;26:941-4.

50 Ramrakhiani S, Bacon BR. Hemochromatosis. Advances in molecular genetics and clinical diagnosis. J Clin Gastroenterol 1998;27:41-6.

51 Brissot P, Moirand R, Guyader D, et al. Hemochromatosis after the gene discovery: revisiting the diagnostic strategy. J Hepatol 1998;28:14-18.

52 Bacon BR. Diagnosis and management of hemochromatosis. Gastroenterology 1997;113:995-9.

53 Bartolo C, McAndrew PE, Sosolik RC, et al. Differential diagnosis of hereditary hemochromatosis from other liver disorders by genetic analysis. Gene mutation analysis of patients previously diagnosed with hemochromatosis by liver biopsy. Arch Pathol Lab Med 1998;122:633-7.

54 Parkkila S, Niemelä O, Britton RS, et al. Molecular aspects of iron absorption and HFE expression. Gastroenterology 2001;121:1489-96.

55 Cheng R, Barton JC, Morrison ED, et al. Differences in hepatic phenotype between hemochromatosis patients with HFE C282Y homozygosity and other HFE genotypes. J Clin Gastroenterol 2009;43:569-73.

56 Bassett ML, Hickman PE, Dahlstrom JE. The changing role of liver biopsy in diagnosis and management of haemochromatosis. Pathology 2011;43:433-9.

57 Wallace DF, Walker AP, Pietrangelo A, et al. Frequency of the S65C mutation of HFE and iron overload in 309 subjects heterozygous for C282Y. J Hepatol 2002;36:474-9.

58 European Association for the Study of the Liver. EASL clinical practice guidelines for HFE hemochromatosis. J Hepatol 2010;53:3-22.

59 Harrison SA, Bacon BR. Hereditary hemochromatosis: update for 2003. J Hepatol 2003;38:S14-23.

60 Diwarkaran HH, Befeler AS, Britton RS, et al. Accelerated hepatic fibrosis in patients with combined hereditary hemochromatosis and chronic hepatitis C infection. J Hepatol 2002;36:687-91.

61 Niederau C, Fischer R, Sonnenberg A, et al. Survival and causes of death in cirrhotic and in noncirrhotic patients with primary hemochromatosis. N Engl J Med 1985;313:1256-62.

62 Wood MJ, Gadd VL, Powell LW, et al. Ductular reaction in hereditary hemochromatosis: the link between hepatocyte senescence and fibrosis progression. Hepatology 2014;59:848-57.

63 Iancu TC, Deugnier Y, Halliday JW, et al. Ultrastructural sequences during liver iron overload in genetic hemochromatosis. J Hepatol 1997;27:628-38.

64 Falize L, Guillygomarc'h A, Perrin M, et al. Reversibility of hepatic fibrosis in treated genetic hemochromatosis: a study of 36 cases. Hepatology 2006;44:472-7.

65 Deugnier YM, Guyuder D, Crantock I, et al. Primary liver cancer in genetic hemochromatosis: a clinical, pathological, and pathogenetic study of 54 cases. Gastroenterology 1993;104:228-34.

66 Deugnier YM, Charalambous P, Le Quilleuc D, et al. Preneoplastic significance of hepatic iron-free foci in genetic hemochromatosis: a study of 185 patients. Hepatology 1993;18:1363-9.

67 Fellows IW, Stewart M, Jeffcoate WJ, et al. Hepatocellular carcinoma in primary haemochromatosis in the absence of cirrhosis. Gut 1988;29:1603-6.

68 Farrell FJ, Nguyen M, Woodley S, et al. Outcome of liver transplantation in patients with hemochromatosis. Hepatology 1994;20:404-10.

69 Loréal O, Turlin B, Pigeon C, et al. Aceruloplasminemia: new clinical, pathophysiological and therapeutic insights. J Hepatol 2002;36:851-6.

70 Pietrangelo A. Hemochromatosis: an endocrine liver disease. Hepatology 2007;46:1291-301.

71 Kono S, Suzuki H, Takahashi K, et al. Hepatic iron overload associated with a decreased serum ceruloplasmin level in a novel clinical type of aceruloplasminemia. Gastroenterology 2006;131:240-5.

72 Kerkhof M, Honkoop P. Never forget aceruloplasminemia in case of highly suggestive Wilson's disease score. Hepatology 2014;59:1645-7.

73 Whitington PF. Gestational alloimmune liver disease and neonatal hemochromatosis. Semin Liver Dis 2012;32:325-32.

74 Bonilla S, Prozialeck JD, Malladi P, et al. Neonatal iron overload and tissue siderosis due to gestational alloimmune liver disease. J Hepatol 2012;56:1351-5.

75 Zoller H, Knisely AS. Control of iron metabolism – lessons from neonatal hemochromatosis. J Hepatol 2012;56:1226-9.

75a Asai A, Malladi S, Misch J, et al. Elaboration of tubules with active hedgehog drives parenchymal fibrogenesis in gestational alloimmune liver disease. Hum Pathol 2015;46:84-93.

76 Smith SR, Shneider BL, Magid M, et al. Minor salivary gland biopsy in neonatal hemochromatosis. Arch Otolaryngol Head Neck Surg 2004;130:760-3.

77 Collardeau-Frachon S, Heissat S, Bouvier R, et al. French retrospective multicentric study of neonatal hemochromatosis: iimportance of autopsy and autoimmune maternal manifestations. Pediatr Dev Pathol 2012;15:450-70.

78 Wonke B, Hoffbrand AV, Brown D, et al. Antibody to hepatitis C virus in multiply transfused patients with thalassaemia major. J Clin Pathol 1990;43:638-40.

79 Donohue SM, Wonke B, Hoffbrand AV, et al. Alpha

interferon in the treatment of chronic hepatitis C infection in thalassaemia major. Br J Haematol 1993;83:491–7.

80  de Kerguenec C, Hillaire S, Molinié V, et al. Hepatic manifestations of hemophagocytic syndrome: a study of 30 cases. Am J Gastroenterol 2001;96:852–7.

81  Banerjee S, Owen C, Chopra S. Sickle cell hepatopathy. Hepatology 2001;33:1021–8.

82  Haque S, Chandra B, Gerber MA, et al. Iron overload in patients with chronic hepatitis C: a clinicopathologic study. Hum Pathol 1996;27:1277–81.

83  Lefkowitch JH, Yee HT, Sweeting J, et al. Iron-rich foci in chronic hepatitis. Hum Pathol 1998;29:116–18.

84  Bonkovsky HL, Banner BF, Rothman AL. Iron and chronic viral hepatitis. Hepatology 1997;25:759–68.

85  Eng SC, Taylor SL, Reyes V, et al. Hepatic iron overload in alcoholic end-stage liver disease is associated with iron deposition in other organs in the absence of HFE-1

hemochromatosis. Liver Int 2005;25:513–17.

86  Deugnier Y, Brissot P, Loréal O. Iron and the liver: update 2008. J Hepatol 2008;48:S113–23.

87  Nagy Z, Kószo F, Pár A, et al. Hemochromatosis (HFE) gene mutations and hepatitis C virus infection as risk factors for porphyria cutanea tarda in Hungarian patients. Liver Int 2004;24:16–20.

88  Bonkovsky HL, Poh-Fitzpatrick M, Pimstone N, et al. Polrphyria cutanea tarda, hepatitis C and HFE gene mutations in North America. Hepatology 1998;27:1661–9.

89  Pascoe A, Kerlin P, Steadman C, et al. Spur cell anaemia and hepatic iron stores in patients with alcoholic liver disease undergoing orthotopic liver transplantation. Gut 1999;45:301–5.

90  Fletcher LM, Dixon JL, Purdie DM, et al. Excess alcohol greatly increases the prevalence of cirrhosis in hereditary hemochromatosis. Gastroenterology 2002;122:281–9.

## 扩展阅读

Bacon BR, Adams PC, Kowdley KV, et al. Diagnosis and management of hemochromatosis: 2011 practice guideline by the American Association for the Study of Liver Diseases. Hepatology 2011;54:328–43.

Datz C, Felder TK, Niederseer D, et al. Iron homeostasis in the metabolic syndrome. Eur J Clin Invest 2013;43:215–24.

European Association for the Study of the Liver. EASL clinical practice guidelines for HFE hemochromatosis. J Hepatol 2010;53:3–22.

European Association for the Study of the Liver. EASL clinical practice guidelines: Wilson's disease. J Hepatol 2012;56:671–85.

Ferenci P, Caca K, Loudianos G, et al. Diagnosis and phenotypic classification of Wilson disease. Liver Int 2003;23:139–42.

Kanwar P, Kowdley KV. Metal storage disorders: Wilson disease and hemochromatosis. Med Cliin North Am 2014;98:87–102.

Merle U, Schaefer M, Ferenci P, et al. Clinical presentation,

diagnosis and long-term outcome of Wilson's disease: a cohort study. Gut 2007;56:115–20.

Paterson AC, Pietrangelo A. Disorders of iron overload. In: Burt AD, Portmann BC, Ferrell LD, editors. MacSween's Pathology of the Liver. 6th ed. Edinburgh: Churchill Livingstone/Elsevier; 2012. p. 261–92.

Pietrangelo A. Hereditary hemochromatosis – a new look at an old disease. N Engl J Med 2004;350:2383–97.

Pietrangelo A. Non-HFE hemochromatosis. Hepatology 2004;39:21–9.

Pietrangelo A. Hemochromatosis: an endocrine liver disease. Hepatology 2007;46:1291–301.

Roberts EA, Schilsky ML. Diagnosis and treatment of Wilson disease: an update. Hepatology 2008;47:2089–111.

Thompson RJ, Portmann BC, Roberts EA. Genetic and metabolic liver disease. In: Burt AD, Portmann BC, Ferrell LD, editors. MacSween's Pathology of the Liver. 6th ed. Edinburgh: Churchill Livingstone/Elsevier; 2012. p. 157–260.

第 15 章

# 系统性疾病和妊娠期肝病

## 引言

肝活检通常用于已知或疑似系统性疾病和不明原因发热时肝功能异常的评估[1,2]。对于不明原因发热患者,肝活检可为其中 15%~30% 的病例提供诊断信息[3]。从明显的肉芽肿或脂肪变性(见第 7 章),到细微变化如肝细胞有丝分裂的增加,系统性疾病相关的肝组织改变呈多样化表现。病理医师会尽一切可能去了解某种系统性疾病的肝活检变化是否具有特异性,例如,肉芽肿的出现其病因通常具有重要的治疗意义。AIDS 患者肝活检可明确抗反转录病毒药物的肝毒性,或明确其他部位微生物感染累及肝脏,或者可能会发现如淋巴瘤等新的问题。肝活检亦可为培养和特殊染色提供组织。本章讨论肝肉芽肿病理学、各种感染性疾病的肝改变、胃肠和造血系统疾病以及卟啉症的肝脏受累情况。

发现妊娠期肝功能障碍这种异常情况,病理医师需要将妊娠期并发的疾病如病毒性肝炎与妊娠期若干独特的疾病相鉴别。该鉴别诊断将在本章后面讨论。

## 肉芽肿

肝肉芽肿病因很多,包括局部刺激、感染、寄生虫和药物过敏等。这些损伤的形成取决于病因学和产生的炎症因子[4],包括大上皮样细胞、多核巨细胞、数量不等的单个核细胞和嗜酸性粒细胞。肝肉芽肿从形态学上进一步分类为干酪样(坏死)、非干酪样、脂性肉芽肿(见第 7 章)和纤维蛋白环肉芽肿[5-7]。不同国家的肝肉芽肿的发病率不同。虽然病因学可根据组织学特征、微生物特殊染色、活检标本培养或石蜡包埋标本[8]的聚合酶链反应检测,或临床及血清学资料进行确定,但仍有 10%~36% 的肝肉芽肿病例病因不明[9,10]。

从活检的实际观察来看,肉芽肿可分为以下四类:

1. 肉芽肿的病因在显微镜下可以见到,例如血吸虫卵周围的肉芽肿,以及汇管区或终末肝静脉附近的矿物油脂性肉芽肿。

2. 病因不可见,但是其他组织学特征和临床表现可明确诊断,例如,临床和免疫学典型的原发性胆汁性肝硬化患者,见损伤胆管附近的肉芽肿几乎可以肯定是由该疾病所致。

3. 病因不明确,但表现更倾向某一特定线索而非其他,可提供进一步检查,例如,汇管区见成簇的,由明显上皮样细胞、多核巨细胞和致密纤维化组成的大肉芽肿时,应怀疑结节病。

4. 肉芽肿的病因不能从组织学确定,这十分常见,此时病理医师能提供给临床医师的帮助也是有限的。

这四种情况可以概括为:见到病因、知晓病因、疑似病因和未知病因。评估肉芽肿的一些组织学指南,见表 15.1。

表 15.1  肝肉芽肿组织学特征

| 病因 | 好发部位 | 特征 |
| --- | --- | --- |
| 结节病 | 汇管区 / 汇管区周围 | 成簇的 |
| | | 透明变性或玻璃样变 |
| | | 巨细胞内包涵体 |
| | | 可能破坏胆管 |
| 肺结核 | 无 | 坏死 |
| PBC | 汇管区 | 损伤的胆管附近 |
| | | 小叶肉芽肿不常见 |
| 药物 | 无 | 嗜酸性粒细胞 |
| | | 常出现其他病变(肝炎、脂变、胆汁淤积) |
| 矿物油 | 汇管区、静脉周围 | 油滴空泡 |
| Q 热、CMV、别嘌呤醇等 | 无 | 纤维蛋白环肉芽肿 |
| CGDC | 无 | 巨噬细胞内棕褐色色素 |
| | | 可能坏死 |
| 猫抓病、土拉菌病、耶尔森病 | 无 | 中央化脓 |

CGDC:儿童慢性肉芽肿病;CWV:巨细胞病毒;PBC:原发性胆汁性肝硬化

肝活检肉芽肿发现率高达 10%[11,12]。它们可能分布稀疏,对怀疑肉芽肿者,如果起初没有看到病变,可对石蜡块进行连续切片,逐层检查。因为可识别的肉芽肿直径通常大于 50μm,除非需要对单个肉芽肿行进一步检查,否则无必要行 5μm 厚的连续切片。

结节病时,肝脏内常见肉芽肿,甚至肝移植后也可能重现[13]。肝脏通常仅是受累的器官之一,但有时肝外病变很难确定,胸部 X 线检查可以是正常的[14]。肝活检有助于诊断,特别是有发热和关节痛的患者[15]。汇管区和小叶内均可发现病变,肉芽肿边界清晰、圆形,伴各种不同的炎细胞浸润,包括浆细胞和嗜酸性粒细胞(图 15.1)。肉芽肿含有网状纤维(图 15.2)。多核巨细胞可能含有不同类型的包涵体[16]。偶见中央坏死,但绝不像结核那样广泛。肉芽肿往往集中在汇管区及汇管区周围[17](图 15.2),陈旧病灶显示有密集的玻璃样变的胶原,纤维化可伸入破坏正常腺泡结构,严重时可发展为肝硬化[16,18]。结节病肉芽肿时,偶见显著的

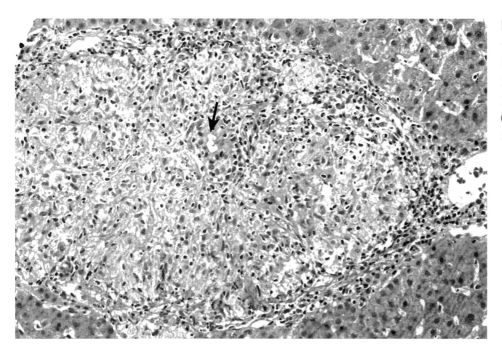

图 15.1　结节病
一群伴有巨细胞的上皮样细胞肉芽肿使汇管区扩大，并围绕胆管（箭示）。（针刺活检，HE 染色）

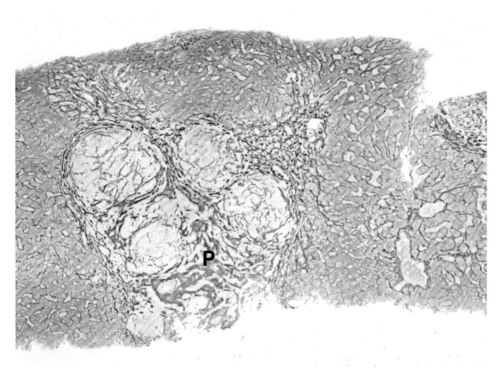

图 15.2　结节病
汇管区及其周围带肉芽肿聚集，为结节病的特征性改变，并有网状纤维增多。（针刺活检，网状纤维染色）

汇管区和小叶内反应性炎症,提示伴有肝炎[18]。小叶主要见增生的库普弗细胞,嗜酸性小体罕见。汇管区见数量多少不等的淋巴细胞性炎症,邻近肉芽肿的汇管区炎症最为活跃。如果诊断困难,应当行病毒性肝炎的血清学检查。少数结节病患者可发展为门静脉高压[19,20],可能与汇管区及汇管区周围纤维化或广泛的纤维化[16]、结节再生性增生[21]及肝硬化[16,18]相关。结节病另一种罕见的并发症是原发性胆汁性肝硬化样的病变,该病具有胆管破坏和慢性胆汁淤积的临床表现[22]。显示胆道梗阻的汇管区特征也可能出现[16,18]。应当指出,结节病的诊断不能单纯依靠肝组织学检查,因为类似的病变也可见于其他肉芽肿疾病。

在儿童慢性肉芽肿病中,中性粒细胞功能缺陷导致大小不同的感染性肉芽肿形成,内含均质的嗜酸性物质、坏死碎片或脓汁。汇管区炎细胞浸润,并可能发生纤维化。蜡质样褐色色素聚集在汇管区巨噬细胞内,库普弗细胞内量较少[23~25]。也可见到类似于原发性硬化性胆管炎的脓肿和胆管纤维炎症病变[26]。与结节性再生性增生[29]及终末静脉和(或)门静脉闭塞性纤维化相关的非硬化性门静脉高压的发生,可增加死亡率[27]。常见的各种不同的免疫缺陷症可能与汇管区和(或)小叶上皮样肉芽肿、结节性再生性增生[29]、轻度汇管区淋巴细胞浸润伴轻度纤维化[30]有关[28],罕见情况下与原发性胆汁性肝硬化或自身免疫性肝炎也相关[31]。

少数慢性丙型肝炎患者汇管区或小叶内可见非干酪样肉芽肿[32,33],有时也会在肝移植后复发[34]。一项系列研究表明,接近 10% 的肉芽肿是因慢性丙型肝炎病毒感染引起的[10],其发病机制不明。在某些情况下,经全面评估,其他病因如血吸虫病可能很容易确定[35]。胆囊切除术后由革兰阴性杆菌木糖氧化无色杆菌引起的脓肿边缘的坏死性肉芽肿已有报道,CT 扫描表现为多腔的"珊瑚状"肿块[36]。

评估肝脏肉芽肿,尤其当有明显嗜酸性粒细胞浸润时[37],应当考虑到药物和毒物因素(第 8 章)。多种颗粒物质,如铝[38]、长石[39]和硅[40]均可引起肉芽肿。因此,含有肉芽肿的活检组织应当在偏振光下检测,以证实这种颗粒物。通过静脉吸毒或工作场所经常暴露于二氧化硅、铬、钴、镁的人群可能发生反应性致密纤维化,形成硬化性玻璃样变结节[41]。

纤维蛋白环肉芽肿是一种独特的但非特异性的[42]肉芽肿,其在 Q 热[42~47]、霍奇金病[48]、别嘌呤醇超敏反应[49]、巨细胞病毒[50]和 EB 病毒感染[51]、利什曼原虫[52]、弓形体病[48]、甲型肝炎[53,54]、巨细胞性动脉炎[55]和系统性红斑狼疮[56]等疾病中均有描述。这种肉芽肿由纤维蛋白环、上皮样细胞、巨细胞和中性粒细胞环绕脂肪空泡形成(图 15.3),可能需要连续切片才能显示典型的纤维蛋白环或"环形"线圈样病变[44]。

Simon 和 Wolff[57]描述了以发热、全身症状和肝肉芽肿为特征的综合征,对抗结核药物无应答,但糖皮质激素治疗或有时用甲氨蝶呤治疗有效[58]。一些患者无需治疗,其症状可自行消退[59]。该综合征的病因尚不明确。

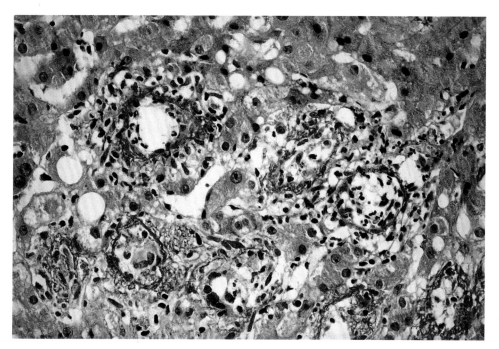

图 15.3 Q 热 包含巨噬细胞、脂肪空泡和中性粒细胞的小肉芽肿被红染的环形纤维蛋白环包绕。(针刺活检,马休猩红蓝染色)

## 病毒性疾病

Lucas 已经综述报道过非肝炎病毒感染所致的肝脏病理学改变[60]。病毒性出血热,如蚊传播的黄热病病毒感染(登革热[61])和啮齿动物传播的汉坦病毒感染[62],特征为肝腺泡中间带或更广泛的肝坏死。黄热病中通常有丰富的嗜酸性小体,它们在 100 年前首次由 Councilman 在该病中描述[63,64]。

通常与肝病无关的几种病毒偶尔可引起肝损害,包括单纯疱疹病毒和腺病毒感染[65,66],其中单纯疱疹病毒感染可引起不规则和随机分布的凝固性坏死[67,68](图 15.4)。这两种感染中,可证实肝细胞中有病毒颗粒或抗原。成人多核巨细胞肝炎中可见副黏液病毒样颗粒[69]。成人肝活检中多核细胞(婴儿后巨细胞肝炎)也可见于慢性丙型肝炎病毒单一感染,或与人类免疫缺陷病毒(HIV)[70]、人类疱疹病毒 6A 混合感染[71]以及自身免疫性肝炎和其他肝病中[72,73]。

### 巨细胞病毒感染

一些患有新生儿肝炎的儿童常伴巨细胞病毒(CMV)感染(见第 13 章)。组织学特征包括如同其他形式的新生儿肝损伤中的巨细胞形成、炎症、胆汁淤积和胆管损伤以致破坏[74]。在多数病例中可通过聚合酶链反应检测到 CMV 基因组[75]。

后期,CMV 感染可表现为单核细胞增多症样疾病,也可以是肝炎。无症状感染在免疫功能不全的患者中常见,其组织学改变往往较轻,但在肝细胞、胆管上皮细胞和内皮细胞中可发现典型的 CMV 包涵体(图 15.5)。特异性免疫细胞化学染色甚至可在无包涵体、但有时呈异常颗粒状嗜碱性细胞质[77]的细胞中显示 CMV 抗原[76]。CMV 感染的患者肝窦内也可见中性粒细胞聚集,附近细胞内有或无 CMV 感染证据[77],这是免疫功能不全或接受移植器官患者感染 CMV 的重要诊断依

图 15.4　单纯疱疹性肝炎　多核肝细胞中(邻近中心)和其他区域肝细胞内(箭示)见淡染的、毛玻璃样核内包涵体。视野右侧见一中性粒细胞坏死灶与之相邻。(针刺活检,HE 染色)

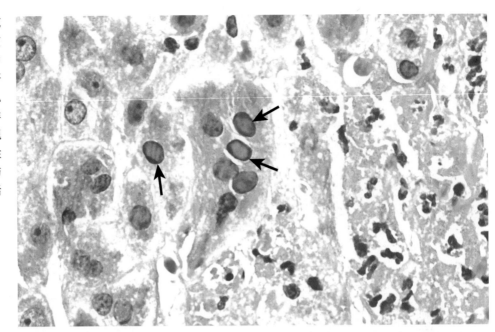

图 15.5　AIDS 伴巨细胞病毒肝炎　胆管上皮细胞内可见大量巨细胞病毒包涵体(箭示)。(针刺活检,HE 染色)

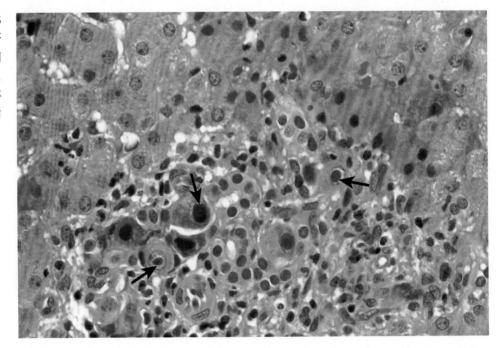

据。还能看到大量的巨噬细胞和淋巴细胞聚集，并且有上皮样细胞肉芽肿形成的报道[78]。免疫功能正常者，可出现不同程度的灶性肝细胞和胆管损伤，汇管区炎症，肝窦内淋巴细胞浸润和肝细胞有丝分裂增加[79]。这些患者不一定能证实 CMV 包涵体或抗原存在，这种情况可能类似于乙型肝炎病毒感染，在携带状态时急性发作过程中内涵体和抗原可能稀少或缺乏[79]。

## 传染性单核细胞增多症

传染性单核细胞增多症即使无临床黄疸也会出现肝脏组织学异常[80]。汇管区和肝窦可见非典型淋巴细胞密集积聚（图 15.6）。肝窦内淋巴细胞聚集必须与髓外造血时出现的更多种不同的细胞聚集相鉴别。这种淋巴细胞浸润亦类似于白血病，库普弗细胞增大，偶尔出现上皮样细胞肉芽肿[12]。可见局灶肝细胞坏死和嗜酸性小体，但通常无病毒性肝炎特征的弥漫性肝细胞损伤，广泛性坏死较罕见[81]，无胆汁淤积或轻度肝内淤胆。

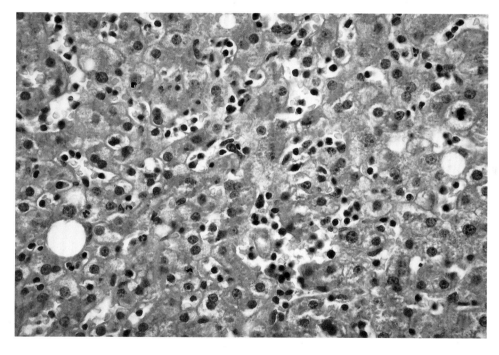

图 15.6 传染性单核细胞增多症 在左侧，肝窦内可见由非典型淋巴细胞和增生的库普弗细胞组成的明显的"串珠样"结构，非典型淋巴细胞同样存在于右侧汇管区。（针刺活检，HE 染色）

## 获得性免疫缺陷综合征（acquired immune deficiency syndrome，AIDS）

自 AIDS 发作流行以来，一系列肝胆疾病均与 AIDS 和 HIV-1 感染有关[82~91]（表 15.2）。肝活检在评估这些患者的肝功能异常中继续起着重要的作用[84,85,92]，特别是在处理高效抗反转录病毒治疗中（highly active antiretroviral therapy，HAART）潜在的肝毒性[93,96]，以及可能合并的慢性乙型和（或）丙型肝炎时。虽然库普弗细胞和内皮细胞[97~101]是 HIV-1 感染潜在的靶细胞，但由于 HIV-1 感染没有特定的肝脏病变，少数病例仍被称为所谓的"HIV-1 型肝炎"[102,103]。

尽管因抗反转录病毒治疗和预防性使用抗生素使得 AIDS 的发病率和死亡

表 15.2　HIV-1 感染艾滋病的肝胆病变

| 病变 | 病因或类型 |
| --- | --- |
| 肉芽肿 | 分枝杆菌,真菌,药物 |
| 脓肿 | 葡萄球菌,链球菌,李斯特菌 |
| 杆状细菌性紫癜 | 巴尔通体 |
| 胆道疾病(艾滋病胆管病) | CMV,隐孢子虫,微孢子虫 |
| 肿瘤 | 卡波西肉瘤,淋巴瘤,平滑肌肿瘤 |
| 慢性病毒性肝炎 | HBV,HCV,HDV |
| 自身免疫性肝炎 | 共存的或免疫重建后 |
| 其他病毒感染 | CMV,单纯疱疹病毒,EB 病毒,腺病毒 |
| 血管病变 | 肝紫癜病,肝窦扩张 |
| 药物毒性 | 磺胺类药物,抗反转录病毒药物 |
| 其他 | 脂肪变性,含铁血黄素沉积,星状细胞肥大,淀粉样变 |

HIV-1 人体免疫缺陷病毒 -1;AIDS 获得性免疫缺陷综合征;CMV 巨细胞病毒

率有所降低[104],并发机会性感染和肿瘤如卡波西肉瘤和淋巴瘤仍需肝活检排除。标本应常规进行抗酸及银染,以检测高发病率病原如分枝杆菌和真菌。根据临床及组织学提示,革兰染色或 Warthin-Starry 染色等其他方法亦可选择使用。部分活检应当被送培养。

## 药物相关的肝毒性

HIV 阳性,特别是肝炎病毒血清学标志物阴性的患者,出现肝功能异常需排除抗反转录病毒药物所致。联合治疗的患者考虑药物所致肝损害时通常会出现多种药物难以区分的问题。一些较新的抗反转录病毒药物与血清肝酶升高有关,但获得的形态学数据较少[105]。参考已报道的几类 HAART 药物肝损害的类型有助于诊断[94]。核苷类反转录酶抑制剂可引起线粒体损伤和小泡性脂肪变性,而非核苷类反转录酶抑制剂会导致肝炎和融合性坏死。蛋白酶抑制剂所致肝脏病变呈多样性,包括胆管损伤、肝细胞坏死和气球样变、Mallory 小体形成、脂肪性肝炎和静脉周围纤维化[94,95]。一些接受联合抗反转录病毒治疗的个体肝活检显示为肝细胞内粗糙褐色色素颗粒,类似 Dubin-Johnson 综合征,通常呈全小叶分布[106](图 15.7),特定致病药物尚未确定。由于抗反转录病毒性肝损伤往往具有特质性,因此对出现新发病例的认识应通过互联网和其他渠道来咨询。

## 机会性感染和侵袭

艾滋病患者累及肝和胆管的机会性感染和侵袭包括:鸟胞内分枝杆菌和结核分枝杆菌感染,巨细胞病毒感染,隐球菌病,念珠菌病,组织胞浆菌病,利什曼原虫病[107],疟疾,隐孢子虫病[108]和微孢子虫病[109~111]。分枝杆菌和真菌感染常形成

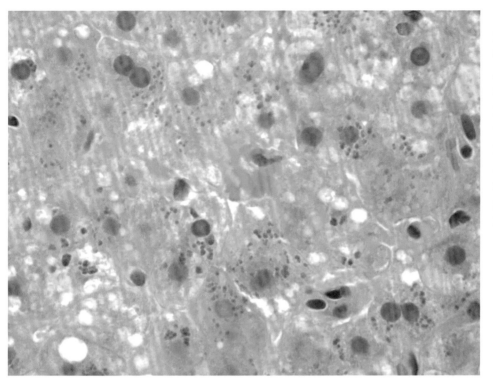

图 15.7 与 HIV 抗反转录病毒治疗相关的肝细胞内色素 肝细胞内出现类似 Dubin-Johnson 染色的粗糙褐色色素颗粒,色素通常呈全小叶分布,引起的具体药物未知。(针刺活检,HE 染色)

肉芽肿。鸟胞内分枝杆菌感染可形成很多肉芽肿,该病原体易被淀粉酶 - 过碘酸 - 希夫(D-PAS)或萋 - 尼染色(Ziehl-Neelsen)检出[112-115](图 15.8)。每个肉芽肿由泡沫样组织细胞和少量淋巴细胞组成。该组织细胞由于每个细胞中含丰富的病原体,HE 染色呈条纹状的外观。戈莫里(Gomori)六胺银染色对鸟胞内分

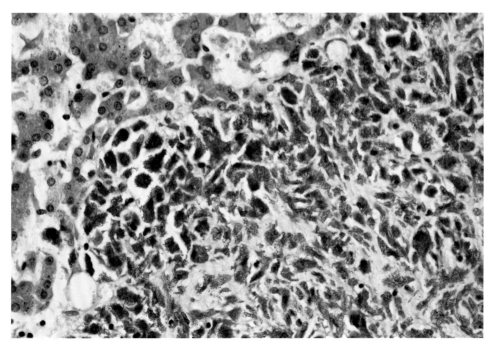

图 15.8 艾滋病鸟胞内分枝杆菌感染 肉芽肿中见丰富的巨噬细胞,其内充满密集的分枝杆菌,视野中央可清晰见到病原体。(尸检肝,Ziehl-Neelsen 抗酸染色)

枝杆菌亦有很好的染色效果。对肝活检筛查,特别是结核分枝杆菌感染者,因结核分枝杆菌数量远少于鸟胞内分枝杆菌,采用金胺 - 罗丹明荧光法[116,117]染色效果显著。一些 AIDS 伴有分枝杆菌感染者并无典型肉芽肿形成,在肝窦和汇管区内可能出现少量或单个分枝杆菌,因此仔细观察特殊染色结果至关重要。卡氏肺孢子菌可能传播到肝脏,形成与肺泡渗出物极为类似的无细胞渗出性包块[118]。

## 艾滋病相关胆管病

艾滋病相关胆管病的临床和影像学表现类似于硬化性胆管炎,由几种可能的病原体感染大胆管引起,包括巨细胞病毒、隐孢子虫和微孢子虫[109~111],[119~121],肝活检病理改变为大胆管阻塞。隐孢子虫和微孢子虫在内镜吸出物、十二指肠活检组织或尸检标本的大胆管组织中很好辨认[109~111]。

## 肝紫癜病

艾滋病的肝紫癜病[114,122,123]被推断为是由 HIV-1 感染引起内皮损伤所致[101]。另外,细菌性肝紫癜可能是肝脏感染革兰阴性杆菌巴尔通体的后果[124~127]。扩张的血管腔内可见与黏液样基质相关的涂抹样或颗粒状粉红色到紫色物质(**图 15.9**),Warthin-Starry 银染色法可在这些血管区域显示出成群的杆菌。

## 淋巴瘤

淋巴瘤累及肝脏时表现为肝内结节性肿块或汇管区浸润(**图 7.3**),可分为高级别大细胞、免疫母细胞和伯基特(Burkitt)淋巴瘤等类型[128,129]。

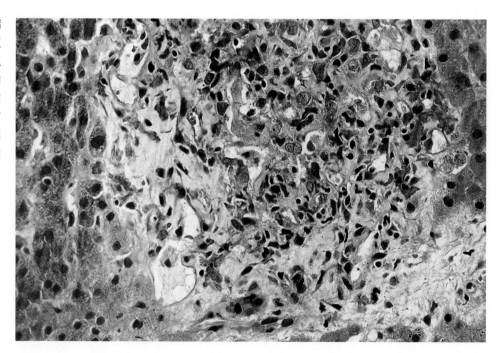

**图 15.9　艾滋病细菌性紫癜**　汇管区扩大,其中见扩张的血管(左和右)、慢性炎性细胞浸润及含细菌的灰粉色涂抹样物(中心)。(针刺活检,HE 染色)

## 慢性肝炎

艾滋病患者与肝炎病毒感染者有很多相同的危险因素,在感染前期或活动性病毒性肝炎时血清标志物通常存在。HIV 患者合并慢性乙型、丙型和丁型病毒性肝炎肝活检病变可有很大的不同[130-132]。现认为 HIV 感染可能给病毒性肝炎施加不良影响[133-135],可能会发生急性重型肝炎[136],而吸毒的 HIV 感染者将有发生重度慢性肝炎进展为肝硬化的倾向[137]。当发现 HIV-1 感染者血清肝功能异常时需排除合并自身免疫性肝炎的可能[138],抗反转录病毒治疗开始后由于免疫重建,少见新发自身免疫性肝炎[139]。

## 脂肪变性和其他病变

脂肪变性较常见[140],偶尔见于汇管区周围(图 7.3)。严重的大泡或小泡性脂肪变应引起足够重视,这可能反映了抗病毒药物的肝毒性[93,94,141,142],且可能与肝衰竭有关[143]。由于伴随胰岛素抵抗和代谢综合征的特点,可能出现非酒精性脂肪性肝炎(NASH)和肝酶异常[144,145]。库普弗细胞内铁沉积是由于输血或病毒血症相关的噬红细胞作用。有时候,在汇管区或腺泡内可见稀少的淋巴细胞浸润伴散在凋亡小体形成,构成了非特异性改变,其病因不明。

其他报道的病变包括结节性再生性增生[146,147]、淀粉样变[148]和含有大量脂滴的肥大窦周星状(Ito)细胞[149]。在儿童中,巨细胞肝炎[102,150]、不明原因的慢性肝炎[151]和原发性平滑肌肉瘤[152]已有论述。

# 立克次体、细菌和真菌感染

## Q 热

由伯内特考克斯体(Coxiella burnetii)感染所致的 Q 热,肝脏受累十分常见,尽管仅有少数患者出现肝病临床表现。肝脏组织学变化包括局灶性坏死、非特异性炎症和脂肪变性。最具特征性的病变是纤维蛋白环肉芽肿[42-48](见图 15.3),该肉芽肿亦可见于其他几种感染和部分服用别嘌呤醇的患者[49]。也可见到无环形排列或中心空白区(但含有不规则的纤维蛋白丝)的不典型病变,被称为无纤维蛋白的非特异性肉芽肿。慢性 Q 热进展至纤维化和肝硬化的病例已有报道[153]。

## 布鲁杆菌病

大部分布鲁杆菌病患者,肝活检显示非特异性反应性改变,包括窦细胞肥大、汇管区炎症和灶性坏死[153a]。非坏死性肉芽肿较小且位于腺泡内,常见于急性感染期[154]。

## 伤寒

肝脏受累较少见,但大多数患有"伤寒性肝炎"者表现为黄疸[155]。肝活检显示轻度肝炎伴显著的单核吞噬细胞和肝窦淋巴样细胞增生[156]。特征性的单核细胞肉芽肿样聚集,即伤寒小结已有描述[157]。其他特征包括脂肪变和汇管区炎症[155,158]。

## 猫抓病

指儿童感染短革兰阴性杆菌—巴尔通体后出现发热和区域性淋巴结病。病变罕见波及肝脏,组织学见肝脏肉芽肿伴中央星状微脓肿[159,160],周围绕以栅栏状巨噬细胞、淋巴细胞,最外层为纤维母细胞。Warthin-Starry 银染色可确定病原体。

## 结核

出现在肝内的结核病变,或是全身感染的一部分[161],或者少数情况下表现为肝胆病[162]。正常胸片并不能排除诊断[163]。在肝实质或汇管区内可见随机散在分布的肉芽肿,其范围从少量聚集的巨噬细胞样细胞,到成熟的含有朗汉斯巨细胞的大上皮样细胞结节(图 15.10)。中心坏死可有可无,若缺乏也不能排除诊断。当肝脏有广泛分布的肉芽肿时,大量坏死(图 15.11)更容易见到,少数肝活检可见分枝杆菌。急性病变几乎无网状纤维,而慢性病变容易形成瘢痕。残留肝组织表现为非特异性反应和脂肪变。艾滋病患者有时分枝杆菌感染无典型肉芽肿形成,或者可能形成结核脓肿[164]。对所有怀疑结核的患者,肝活检标本的部分组织应进行培养,也可对活检标本进行 PCR 分析[165]。也有报道接受卡介苗免疫治疗的患者出现类似于结核的病变[166~169]。

## 麻风病

瘤型麻风是肝脏内由泡沫细胞构成的特异性肉芽肿样病变,通常含有抗酸杆

图 15.10 结核病　邻近汇管区的肝实质内三个肉芽肿,其中两个肉芽肿内可见多核巨细胞。(针刺活检,HE 染色)

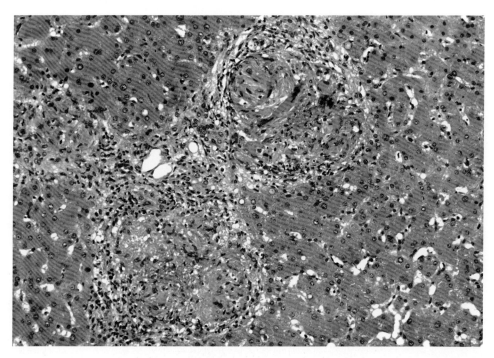

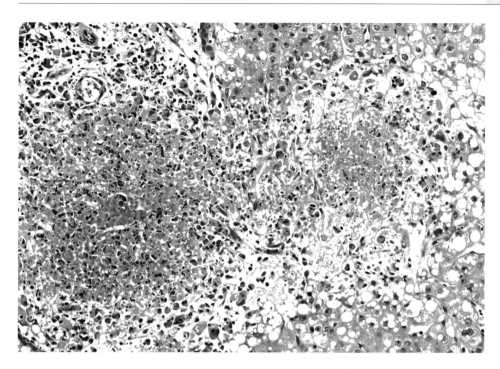

图 15.11 **结核病** 广泛坏死，几乎无肉芽肿残留。(针刺活检，HE 染色)

菌[170]，该病原体亦可见于库普弗细胞内。结核样型上皮样细胞肉芽肿极少见于瘤型麻风中，可见于一些结核样型麻风患者的肝脏。无论哪种类型的肉芽肿在界线类麻风病中均可见到[171]。

## 螺旋体感染

### 梅毒

先天性梅毒时，广泛的纤维化分隔肝实质呈小团块状，并有大量螺旋体。成人在感染的早期，肝活检可为正常或呈现非特异性改变[172]。组织学检查可以证实螺旋体。二期梅毒以及黄疸或肝功能异常患者，有不同程度的局灶性肝实质炎症、肉芽肿形成[173]、肝细胞坏死和汇管区炎症。汇管区反应类似于胆道梗阻[174]，可能存在胆管上皮及小动静脉壁炎症[175,176]。由于梅毒患者常同时合并其他感染，因此不能总是将病变完全归因于梅毒本身[177]。三期梅毒的典型病变是树胶样肿，它是一个由肉芽肿组织包绕的坏死区域，其中有动脉内膜炎，依靠纤维化进行修复。

### 钩端螺旋体病

大部分钩端螺旋体的病理学研究使用的是尸检标本，肝细胞板的组织结构破坏为其主要特征，肝活检通常缺乏此特征[178]。肝细胞肿胀，尤其见于中央静脉周围区，核分裂象增加，可见少量嗜酸性小体和脂肪空泡，库普弗细胞明显，汇管区有轻度单个核细胞浸润。胆汁淤积较常见，且其他改变消退后仍可持续存在[179]。应用石蜡切片免疫组织化学染色显示钩端螺旋体抗原可明确诊断[180]。

## 莱姆病

感染蜱传播的伯氏疏螺旋体的莱姆病患者可表现为肝大、血清转氨酶活性升高,其肝活检组织学特征类似于病毒性肝炎[181]。肝细胞气球样变和大量核分裂象伴有肝窦炎症(增生的库普弗细胞、淋巴细胞、浆细胞和中性粒细胞)。罕见情况,可有伴多核巨细胞和嗜酸性粒细胞的坏死性肉芽肿[182]。该螺旋体在肝组织中可通过 Dieterle 银染色进行识别。

## 念珠菌病

有免疫功能低下者的念珠菌病最常见的肝病表现是微小脓肿和肉芽肿[183,184]。急性病表现为伴中央坏死的微小脓肿,肉眼观察可见 1~2mm 的黄白色结节。应用 D-PAS 和戈莫里六胺银染色,部分而非全部可见酵母菌和假菌丝。随着病变进展,占优势的中性粒细胞浸润被上皮样组织细胞和肉芽肿替代,有时包绕着反应性纤维组织。念珠菌病多于死亡后尸检诊断,但若出现发热、腹部症状和碱性磷酸酶升高时应当怀疑此病。人们已注意到,由于劳累性中暑所致腺泡 3 带和多小叶肝坏死患者中,系统性念珠菌病是死亡的一个重要原因[185]。

## 组织胞浆菌病

荚膜组织胞浆菌所致的播散性组织胞浆菌病常可见肝大,该病在非流行国家相当少见[186],而肝脏也很少成为临床唯一受累的器官[187]。肝活检显示非特异性炎症[188,189]以及可能被误认为结核病肉芽肿。病原体位于库普弗细胞和肉芽肿内,数量多少不一,呈圆形或椭圆形,直径 1~5μm,有荚膜和中央染色质团块。D-PAS 及其他真菌染色法可显示荚膜组织胞浆菌并与利什曼 - 杜氏小体鉴别,后者组织中 PAS 染色阴性[190]。杜氏组织胞浆菌播散性感染见于非洲,亦可累及肝脏。结节性病变内含有更大且更易识别的菌体[191]。

长期存在的组织胞浆菌病有时在肝内及深达肝被膜处可见纤维性、钙化甚至骨性结节,结节直径 1~3mm,可有一个被肉芽肿组织包绕的坏死灶,某些情况下可检测到病原体[192]。

## 脓毒症的肝脏

脓毒症的肝脏病变是由肝脏本身感染、循环毒素、缺血或多种因素联合作用所致,因此很多患者无法证实其确切病因。

感染性病变包括肝脓肿和细菌性胆管炎。少见情况下,感染可引起弥漫性细菌性肝炎,此时,肝内细菌的侵入与汇管区炎症有关[193]。门静脉系统引流区感染可导致门静脉炎(见图 12.3)。罕见的是,脓毒症时胆管造影和组织学特点都类似于原发性硬化性胆管炎,这可能与大胆管的缺血损伤有关[194]。脓毒症患者肝脏尸检切片可见肝窦内中性粒细胞聚集,少量分散在整个汇管区的结缔组织中。

肝外脓毒症患者,尤其是革兰阴性杆菌感染[195]者往往出现黄疸。这类患者有三种组织学模式:最常见的是毛细胆管淤胆,以中央静脉周围最为严重。这与不同程度的库普弗细胞活化、脂肪变性和汇管区炎症有关,但通常有少数或无肝细胞坏死[196]。

第二种模式是细胆管淤胆和炎症之一[195,197]。汇管区边缘的细胆管和 Hering 管扩张并充满胆汁,胆汁浓稠、色深,受累的细胆管内及周围可见中性粒细胞浸润(图 15.12)。常见中央静脉周围淤胆,有时也可见汇管区周围毛细胆管淤胆,单纯的胆管梗阻则无上述改变。它们通常见于并发脓毒症的致命性急性或慢性肝病的终末阶段。胆管上皮损伤已有报道[198],但多数情况下小叶间胆管不受累。伴有细胆管淤胆模式的患者血清胆红素水平与碱性磷酸酶和转氨酶升高不成比例[199]。由于该病有灾难性后果,应当迅速与 临床医师沟通这一活检结果,并对脓毒症进行进一步研究证实。

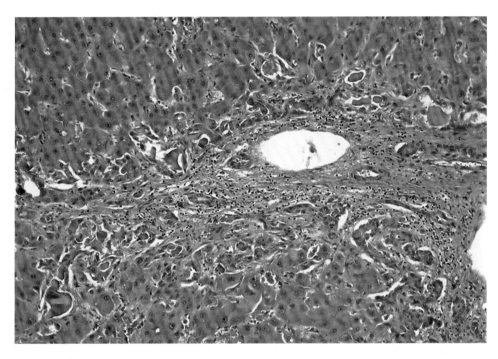

图 15.12 脓毒症细胆管胆汁淤积 汇管区边缘增生的细胆管含有浓缩的胆汁,该患者死于败血症。(尸检肝,HE染色)

第三种模式是非细菌性胆管炎,见于中毒性休克综合征[200],其组织学特征类似于细菌性胆管炎,但其胆管树解剖结构正常,该病变是由循环葡萄球菌毒素引起,而非菌血症。许多患者,但并非全部,其基础病变是与使用卫生棉条有关的葡萄球菌阴道炎。

# 寄生虫病

## 弓形体病

弓形体偶可引起新生儿肝损伤。成人肝脏病变包括肝窦广泛的淋巴细胞浸润、轻度肝细胞损伤和肉芽肿形成[12,201]。坏死肝细胞中可见滋养体,并可用特异性免疫细胞化学方法证实[202,203]。

## 疟疾

对疟疾无免疫力的患者感染后可见库普弗细胞肥大,其内含细小、深褐色或黑色色素颗粒的疟疾色素(疟色素)(图 15.13)。恶性疟原虫所致急性疟疾,肥大的库普弗细胞内也可含有红细胞、寄生虫和铁。疟疾色素极类似于血吸虫色素,常呈精细的双折光性,与福尔马林色素一样,可溶于酒精性苦味酸溶液,这可使其与容易混淆的碳相区别[204]。在金属盐治疗后或膝、髋关节置换含钛假体后,库普弗细胞、汇管区巨噬细胞或肉芽肿内可见其他黑色色素[205]。疟疾的一次发作后,色素可从腺泡中清除,但仍可见于汇管区巨噬细胞内。

图 15.13 疟疾 库普弗细胞含有丰富的黑色疟色素颗粒。(针刺活检,HE 染色)

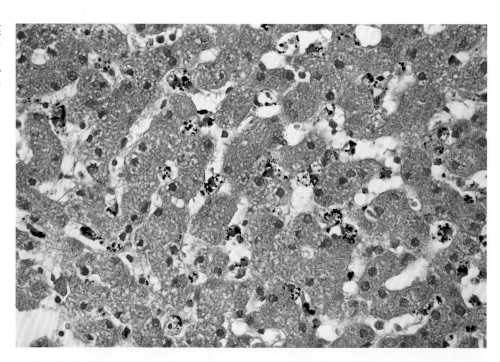

热带巨脾综合征(高反应性疟疾脾肿大)可能反映了患者对疟原虫的异常免疫应答[206]。扩张的肝窦中可见大量小 T 淋巴细胞(图 15.14),库普弗细胞增大,但肝细胞仍保持正常,疟色素稀少或缺乏,组织学鉴别诊断包括白血病、丙型肝炎病毒感染、传染性单核细胞增多症、巨细胞病毒感染和弓形体病。

## 内脏利什曼病(黑热病)

杜氏利什曼原虫感染导致库普弗细胞和汇管区巨噬细胞显著肥大。这些细胞通常含有数量不等、有时数量巨大的利什曼 - 杜诺万小体,HE 染色切片上易见(图 15.15),淀粉酶消化后 PAS(D-PAS)染色阴性,相比之下,组织胞浆菌染色阳性。部分患者肝内含有上皮样细胞肉芽肿,可通过纤维化愈合[12,207]。

## 阿米巴病

溶组织阿米巴肝脓肿患者[208],病变边缘或偶尔在坏死碎片物中可见阿米巴,

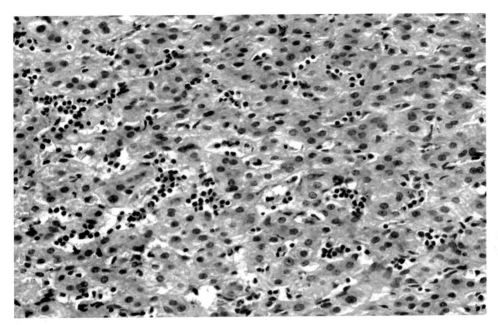

图 15.14 热带巨脾综合征(高反应性疟疾脾肿大) 肝窦中有成群淋巴细胞,库普弗细胞肥大,肝细胞正常。(针刺活检,HE 染色)

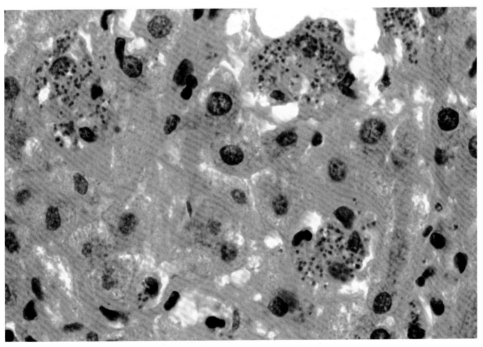

图 15.15 黑热病 几个肝细胞中有大量利什曼 - 杜诺万小体,高倍镜下足够大使细胞呈现斑点状外观。(尸检肝,HE 染色)

亦可见于邻近肝组织。PAS 或姬姆萨染色最易显示。细针穿刺抽吸活检标本中可识别病原体[209](图 15.16)。

图 15.16 阿米巴脓肿 细针抽吸肝活检标本可见溶组织阿米巴滋养体,在几个胞浆糖原空泡上见圆形细胞核,附近的细胞是中性粒细胞。(巴帕尼科拉乌染色)(插图由英国伦敦 Dr Alastair Deery 惠赠)

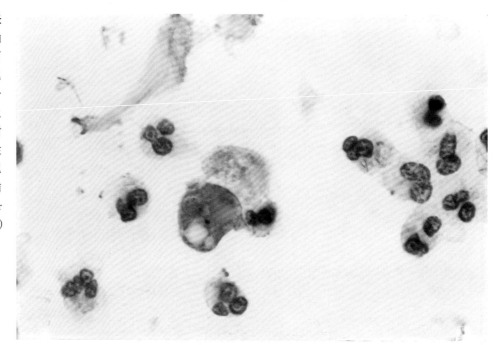

## 血吸虫病

肝脏病变通常是由曼氏血吸虫或日本血吸虫引起,其他种类引起肝损伤不常见[210]。曼氏血吸虫引起的急性血吸虫病,汇管区见嗜酸性粒细胞、淋巴细胞和巨噬细胞浸润。库普弗细胞肥大并有灶性肝细胞坏死。包围虫卵的肉芽肿少见[211]。

慢性血吸虫病更为常见。起初,内含活毛蚴的虫卵陷入汇管区,激发肉芽肿反应,该肉芽肿由上皮样细胞、多核巨细胞、嗜酸性粒细胞和淋巴细胞组成(图 15.17),可通过纤维化修复。当虫卵稀少且看不见肉芽肿时,则需逐层切片查找。Ziehl-Neelsen 染色有助于识别[212],因为除埃及血吸虫外,其他类的虫卵都有抗酸性。慢性或既往血吸虫病患者汇管区可见血吸虫色素,是极其相似于疟色素的细微的、黑色颗粒状物质。

所有不同大小的门静脉分支中都存在病变[211],最小者内含虫卵和肉芽肿。纤维化扩大的汇管区内见血管瘤样的、宽而不规则的薄壁血管腔等特征性改变。中等大小的静脉内膜增厚呈偏心性或息肉状,大静脉可见血栓和成虫。汇管区瘢痕形成过程中,孤立的平滑肌细胞可从门静脉壁分离,陷入纤维组织中,这是有诊断价值的病理特征[213]。弥漫性玻璃样增厚和扭曲的静脉被外周纤维化包绕,构成了"黏土烟斗柄纤维化",其中残留肝动脉分支和胆管[213](图 15.18)。

小叶变化通常较轻,但肝窦内衬细胞明显,而且 Disse 间隙内纤维增生[214,215]。汇管区淋巴细胞浸润和碎屑样坏死很可能表明存在慢性肝炎,因为肝脾血吸虫病

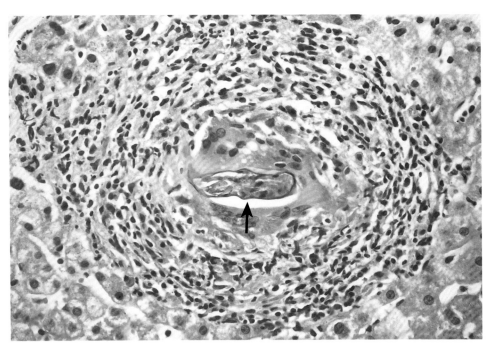

图 15.17 血吸虫病 肉芽肿中心见巨噬细胞环绕的虫卵(箭头),大量嗜酸性粒细胞浸润。(针刺活检,HE)

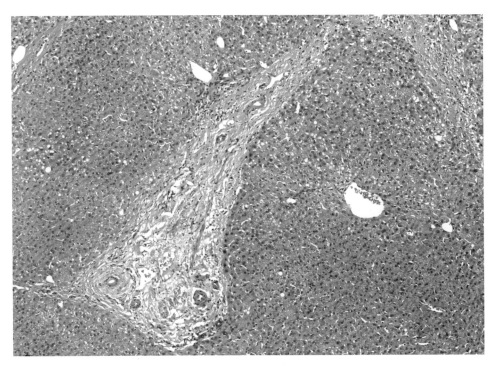

图 15.18 血吸虫病 这例"烟斗柄"纤维化标本见匍行间隔中含有许多小血管。(楔形活检,HE染色)

患者感染乙型及丙型肝炎病毒的几率增加[216,217]。

## 肝吸虫

华支睾吸虫(中华肝吸虫)、泰国睾吸虫和猫肝吸虫侵入胆管树后,大胆管周围胆管样结构增生,该胆管上皮细胞可发生杯状细胞化生[218],小胆管周围大量嗜酸性粒细胞浸润。并发症包括胆管梗阻、感染、汇管区纤维化和门静脉高压,以及胆管癌[219]。感染可于患者离开疫区数年后出现[220]。

　　肝吸虫中肝片吸虫从腹腔侵入肝脏,数周后到达胆管树。肝脏表面入侵点可见白色结节,可被误认为肿瘤。迁徙路径延伸进入肝内。组织学上,包膜和包膜下病变由含嗜酸性粒细胞和夏科 - 雷登结晶的匐行坏死区组成,周围为栅栏状组织细胞[221](图 15.19)。肝脏其他部位汇管区内均可见嗜酸性粒细胞浸润。肝片吸虫侵犯胆道主要表现为胆管炎,与华支睾或后睾吸虫感染相比,较少见胆管增生,而两者均有动静脉血栓形成。也有发生胆管阻塞、胆管周围纤维化和肉芽肿内虫卵等特征的报道[222]。

## 蛔虫病

　　幼虫由肝移行至肺的迁徙阶段可见伴嗜酸性粒细胞和中性粒细胞浸润的灶性坏死区。成虫可从十二指肠进入胆管树,引起胆管梗阻、胆管炎及脓肿形成[212]。

## 幼虫病

　　包括弓蛔虫在内的几种寄生虫感染的幼虫期,其幼虫到达肝脏可引起嗜酸性粒细胞脓肿或肉芽肿,有时可在这些病变内看到幼虫[12]。弓蛔虫或节肢动物幼虫引起的长期慢性病变中,可见由伴钙化的成熟纤维组织和极少量围绕幼虫残体的浸润细胞构成的白色包膜和包膜下结节[223]。

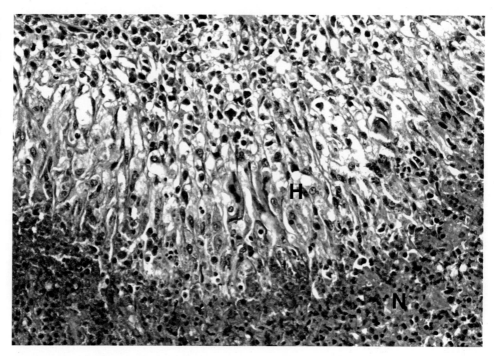

图 15.19　肝片吸虫病　邻近肝表面结节的一部分。中央坏死区(N)充满白细胞,与周围栅栏状排列的组织细胞(H)相连。(楔形活检,HE 染色)

## 胃肠道疾病和肝脏

腹腔病患者有时血清转氨酶升高,伴非特异性腺泡或汇管区单个核细胞炎症、脂肪肝,或不常见的慢性肝炎、肝硬化和肝细胞癌[224]。偶尔腹腔病与原发性胆汁性肝硬化有关,罕见情况与自身免疫性肝炎、原发性硬化性胆管炎或自身免疫性胆管炎相关[224,225]。Whipple 病特征性的 PAS 阳性的泡沫样巨噬细胞可见于肝脏[226],上皮样细胞肉芽肿也有报道[227],该肉芽肿与嗜酸性粒细胞重度浸润有关,在嗜酸细胞性胃肠炎中也有描述[228]。胃肠道癌(结直肠、胰腺、胆管、小肠)有时与化脓性肝脓肿有关[229]。

### 慢性炎症性肠病

溃疡性结肠炎和克罗恩病的肝病谱通常是类似的。在克罗恩病中,诸如硬化性胆管炎这样的严重肝并发症相对少见,可能有肝内肉芽肿[230]或淀粉样沉积[231]。克罗恩病患者胆囊结石较一般人群更为常见。克罗恩病和溃疡性结肠炎患者均可因营养不良、贫血和毒血症导致脂肪变性[232]。

少数溃疡性结肠炎患者肝功能可持续异常[233]。包括胆道造影在内的详细检查发现,这些患者大多合并原发性硬化性胆管炎(见第 5 章)。溃疡性结肠炎患者胆管癌发病率增加,有时伴有胆管上皮弥漫性异型增生[234,235](图 5.18),可能提示存在硬化性胆管炎[236,237]。溃疡性结肠炎中,汇管区炎症病变伴或不伴胆管周围纤维化,有时被称为"胆管周围炎"。然而伴有这种汇管区炎症的绝大部分患者有典型的原发性硬化性胆管炎[238]或其小胆管变异改变[239]。此外,某些所谓的胆管周围炎可能是对结肠炎的非特异性炎症反应,因此"胆管周围炎"这一名称应当弃用[239]。当溃疡性结肠炎患者的肝活检表现为慢性肝炎的特征时,可能是合并了病毒性肝炎(例如输血后)。但需要指出的是,界面性肝炎也常见于原发性硬化性胆管炎。因此,从实际观察来看,对所有溃疡性结肠炎合并慢性肝病的患者考虑硬化性胆管炎的可能是较为明智的。

## 血液系统疾病和肝脏

血液病患者肝活检最常见的表现之一是弥漫性库普弗细胞铁沉积,通常提示之前有过输血史(14 章)。反应性嗜血细胞综合征[240,241]可见于系统性感染、癌播散、白血病和淋巴瘤患者,表现为弥漫性库普弗细胞增生伴铁沉积和吞噬的红细胞。感染、恶性肿瘤或胶原血管病引发的巨噬细胞活化综合征(macrophage activation syndrome,MAS)中库普弗细胞的嗜红细胞作用[242],可通过伴有汇管区和肝实质的 CD8 阳性 T 淋巴细胞浸润,从而引起临床和组织病理学肝炎,而后者突出的病理特点为显著的凋亡小体,罕见胆管损伤及破坏[243,244]。铬 - 苯胺蓝染色可很好地显示吞噬了红细胞的细胞。D-PAS 染色显示的组织细胞比坏死性病变如病毒性肝炎时的组织细胞染色浅很多。白血病和淋巴瘤累及肝的问题已于第 11 章进行了讨论,血栓形成和镰状细胞病对肝脏的影响见第 12 章,骨髓移植术后移植物抗宿主病见第 16 章。

## 血友病

　　肝炎病毒易在血制品中迅速传播,因此血友病患者肝炎常见[245~248]。丙型肝炎病毒和其他可能的非甲非戊型肝炎病毒是最主要的致病因素。但一些患者也可存在乙肝病毒感染标志物。肝组织病理学检查最常见的是轻度慢性肝炎[248],肝硬化少见。合并 HIV-1 感染和艾滋病见于部分血友病患者,这些人是在 20 世纪 80 年代强制执行筛检该病毒之前接受了 HIV-1 污染的血制品。

## 髓外造血

　　胎儿和新生儿期肝窦造血为正常现象,成人主要见于骨髓增生性疾病和肿瘤侵入骨髓时。造血灶也可见于心力衰竭时淤血的肝脏[249]、大块肝坏死区域[250]、伴腺泡 3 带坏死的移植肝[251],或偶见于肝移植后移植物抗宿主病的患者[252]。增大的肝窦和 Disse 间隙内含散在造血细胞团(图 15.20),汇管区亦可见相似的细胞。髓外造血与白血病浸润、传染性单核细胞增多症、其他感染和热带巨脾综合征的鉴别点是多样化细胞聚集,并存在可识别的骨髓细胞,如晚幼红细胞和嗜酸性中幼粒细胞。巨核细胞常见(图 15.20),有时是唯一发现的骨髓成分。由于空间所限,这些细胞比骨髓切片或涂片中更细长。在患有唐氏综合征(Down's syndrome)的新生儿或死产胎儿肝中,巨核细胞可能是髓外造血的主要形式[253,254],也可出现窦周纤维化[255]。

图 15.20　髓外造血　肝窦中可见成团造血细胞,视野底部可见巨核细胞。(针刺活检,HE 染色)

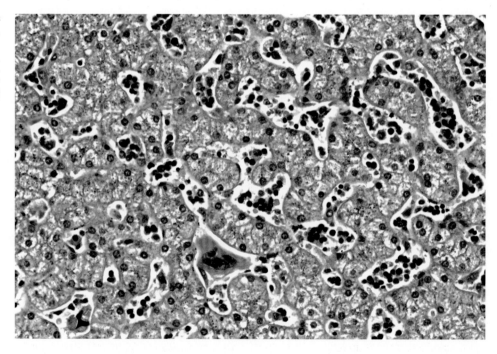

## 类风湿、免疫复合物和胶原病中的肝脏

这一组疾病肝脏病理改变不常见,但如果存在,最多见的是脂肪变性[256]。许多结缔组织病也可见到结节性再生性增生[257,258]。这组疾病中的一些病例有免疫相关的胆管损伤(原发性胆汁性肝硬化)或表现为肝血管炎,可提示出现了多系统免疫紊乱[258,259]。

肝小动脉结节性多动脉炎可导致梗死,有时这一病变的血管壁内可证实存在含乙型肝炎病毒表面抗原的免疫复合物[260]。乙型和丙型肝炎病毒抗原-抗体复合物均参与原发性(Ⅱ型)混合性冷球蛋白血症的发病机制[261~264]。风湿性多肌痛-巨细胞动脉炎综合征患者的肝内可能含有肉芽肿[265,266]。其他报道的病变有脂肪变、静脉充血、非特异性肝炎和显著的星状细胞[267,268]。

类风湿关节炎患者通常有肝功能异常,但肝活检更多地表现为非特异性改变或正常,而无明确的肝脏疾病[269~271]。可见淀粉样变性或坏死性动脉炎,肝内的类风湿结节也有报道,和见于皮下组织的典型类风湿结节一样[272]。在费尔蒂(Felty)综合征[273](类风湿关节炎、白细胞减少和脾大)患者肝中,结节性病灶可能是动脉炎累及肝内小血管所致[274]。

硬皮病和CRST综合征(钙质沉着、雷诺现象、指端硬化和毛细血管扩张)可能与原发性胆汁性肝硬化有关[275,276]。已有报道系统性硬化症患者电镜下可见巨大、致密的线粒体,而光镜下肝组织正常或呈非特异性改变[277]。

大多数系统性红斑狼疮(systemic lupus erythematosus,SLE)患者无显著的肝脏病理改变,但也有报道存在慢性肝炎、肝硬化和肝肉芽肿改变[278,279]。无严重病变时也可能出现肝功能异常[280,281]。SLE的其他肝脏病变包括脂肪变[282]、胆汁淤积、结节再生性增生和累及直径100~400μm动脉的坏死性动脉炎[279]。一例SLE合并革兰阴性细菌感染接受类固醇治疗的患者少见的软化斑累及肝脏,表现为伴有典型米-古小体(Michaelis-Gutmann bodies)的组织细胞聚集[283]。尽管SLE和自身免疫性(狼疮样)肝炎之间似乎无密切关系,但SLE可与自身免疫性肝炎或原发性胆汁性肝硬化同时存在[282]。慢性肝炎合并混合性结缔组织病病例也有报告[284]。

## 淀粉样变性和轻链沉积

肝脏是系统性淀粉样变性常累及的器官。尽管几个研究报道均为原发性淀粉样变性(AL)见肝窦沉积和反应性淀粉样变性(AA)见血管受累[285,286],然而AL和AA仍不能根据肝脏受累模式进行明确区分[285,287]。组织学是根据AL淀粉样蛋白在刚果红染色前对高锰酸钾的抵抗[288],以及免疫球蛋白轻链、AA蛋白、甲状腺素运载蛋白和其他蛋白质的免疫组织化学染色来区分的[286,289,290]。大多数患者的淀粉样物沉积在汇管区动脉(**图15.21,图15.22**)或弥漫分布在窦周Disse间隙内(**图15.23**),这两种形式常常共存。窦周沉积物挤压肝窦和肝细胞板,偶可导致门静脉高压或胆汁淤积[291~293]。偶见AL或AA淀粉样物呈球状沉积在Disse

图 15.21　淀粉样变性　汇管区右侧的动脉因淀粉样物沉积而增厚。(穿刺活检,HE 染色)

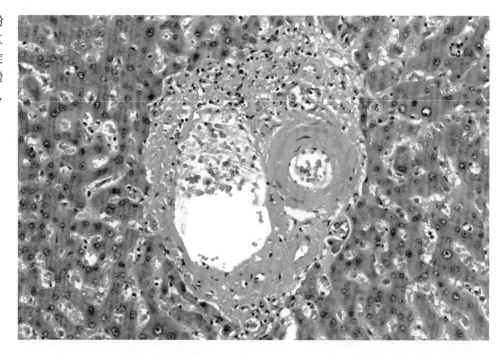

图 15.22　淀粉样变性　刚果红染色显示汇管区大管径动脉淀粉样物沉积。(楔形活检,刚果红染色)

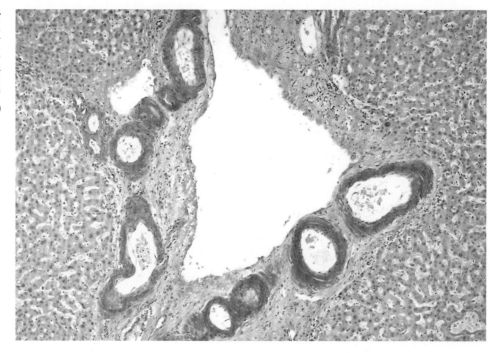

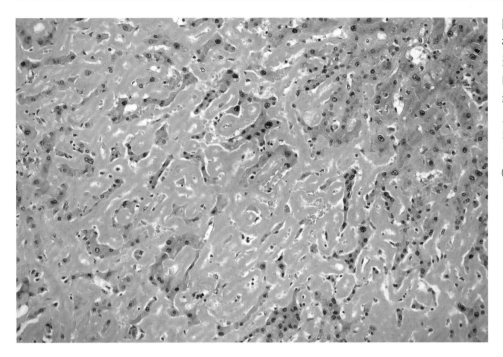

图 15.23 淀粉样变性 淀粉样蛋白沉积于 Disse 间隙,肝细胞板萎缩、肝窦变窄,右上方可见胆汁淤积为肝淀粉样变的罕见并发症。(移植肝,HE染色)

间隙[294](图 15.24)、汇管区动静脉或终末静脉内或其周围或于肝细胞内。球状淀粉样物可能与肝窦线性淀粉样物组织学具有连续性(组织学接近),因此可能是后者的前体[295]。

当轻链沉积病累及肝脏时,可见类似淀粉样物的窦周和汇管区不定型沉积物[296]。免疫球蛋白轻链,通常为 Kappa 链,可通过免疫组织化学确定。无淀粉

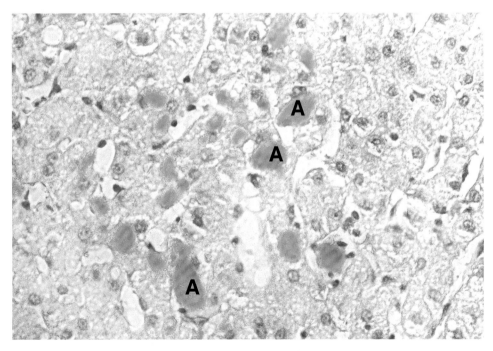

图 15.24 球状淀粉样蛋白 Disse 间隙有圆形淀粉样物沉积(A)。(穿刺活检,刚果红染色)

样物刚果红染色后呈现的特征性绿色双折光性。偶尔同一患者中见淀粉样物和轻链沉积物[297,298]。

## 肝卟啉症

迟发型皮肤卟啉症（porphyria cutanea tarda, PCT）和原卟啉症[299]可出现肝脏病变。这两种疾病中的未固定肝组织可显示出红色卟啉荧光。

在 PCT 中，肝细胞含有针状双折光卟啉结晶，充分的水溶性使得它们难以或不可能在常规制备的石蜡切片中显示，而未经染色的石蜡切片、用铁氰化钾还原染色[300]、制备时最低限度与水接触[301]的 HE 染色切片上，均可见到结晶。脂肪变性和肝细胞铁沉积常见[302]，也可见腺泡内成簇的含铁和蜡质样物的巨噬细胞、脂肪滴和炎细胞[303]。PCT 中 HFE 突变的作用因地域而不同[304~306]。酒精可促使 PCT 发病，因此对活检标本应仔细观察肝组织内酒精相关的损害。更重要的是，PCT 患者常见慢性肝炎和肝硬化，其中大多数为丙型肝炎病毒感染[307~310]，在这一人群中慢性丙型肝炎的患病率约为 50%[311,312]，这也可解释肝细胞癌发生的原因[299]。

在原卟啉症（红细胞生成性或红细胞肝细胞性原卟啉症）中可见致密、深褐色难溶性的原卟啉沉积物聚集于肝脏（图 15.25），偏振光下呈具诊断价值的红色双折光性，中心有特征性的暗黑色马耳他（Maltese）十字结构[313]。部分患者可能出现严重肝损害，可发生胆汁淤积、窦周和静脉周围纤维化及肝硬化[314,315]。

图 15.25　红细胞生成性原卟啉病　肝窦内可见密集的褐色原卟啉沉积物。（穿刺活检，HE 染色）

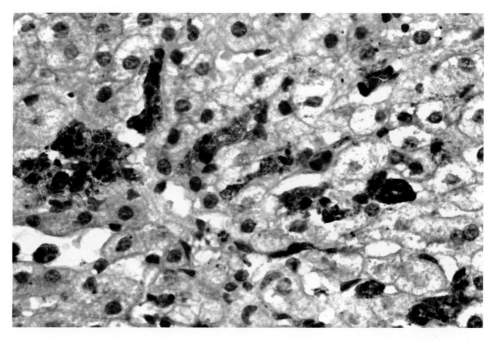

# 非特异性反应性改变

肝外疾病,尤其是发热性、炎性或播散性肿瘤性疾病可引起各种各样病理改变,包括汇管区和小叶炎症、脂肪堆积、库普弗细胞肥大等。肝实质中可见局灶性肝细胞坏死。这些反应性改变与轻度慢性肝炎或急性肝炎恢复期的鉴别尚需结合其他临床资料,若炎症及肝细胞脱失主要位于中央静脉周围,则应怀疑后者。占位性病变,如转移性肿瘤附近的反应性改变已于第 1 章讨论(见图 1.5)。

# 妊娠期肝脏

正常妊娠期肝脏无光镜下特异性改变。报道的妊娠晚期电子显微镜下改变包括有含类晶体包涵体的巨大线粒体、过氧化物酶体数量增加和滑面内质网增生[316]。

妊娠期肝病罕见,可分为以下三类[317]:

1. 妊娠期特有的肝病:此类型包括四种疾病[318~320],妊娠期急性脂肪肝(acute fatty liver of pregnancy,AFLP)、先兆子痫 / 子痫、HELLP 综合征(溶血、肝酶升高和血小板减少)和妊娠期肝内胆汁淤积(intrahepatic cholestasis of pregnancy,ICP)。

2. 妊娠期间并发的肝病:例如病毒性肝炎和胆石症。肝细胞癌包括纤维板层癌[321]极少发生。病毒性肝炎是妊娠期最常见的肝病。

3. 妊娠前所患的肝病:例如慢性乙肝病毒感染和自身免疫性肝炎,伴或不伴肝硬化。

黄疸和血清转氨酶升高是妊娠期肝病临床表现的重要方面。下面的讨论仅限于那些妊娠期特有的肝病。

## 妊娠期急性脂肪肝

这种少见而严重的妊娠期并发症发生于孕期最后几周[322~324],某些情况是由于基因突变影响了线粒体脂肪酸氧化酶[325,326]。脂肪变性累及每个肝腺泡的绝大部分,通常仅汇管区周围残留一条细薄、不完整的正常肝细胞[327,328]。脂肪主要表现为细小脂滴,像雷耶(Reye)综合征和其他小泡脂变一样[329]。酒精性肝病中的那种大脂泡少见,并且观察石蜡切片,可能不易发现肝细胞肿胀苍白的原因(图 15.26)。PAS 和三色染色识别小脂肪空泡有时比 HE 染色更为有效。冰冻切片脂肪染色可明确诊断,因此对妊娠后期伴不明原因黄疸的患者应保留一块活检标本用于冰冻切片检查。一些病例中,以淋巴细胞为主的炎细胞较明显,易与急性病毒性肝炎[330]混淆,急性病毒性肝炎见不到小泡性脂变。AFLP 更为严重的病例可见肝细胞脱失,致使汇管区相互靠近,偶可见明显的肝窦内纤维蛋白沉积。部分患者有胆汁淤积、髓外造血和巨大线粒体[328]等系列改变。除少数情况外[331],罹患过 AFLP 的患者在再次妊娠中不会复发。

图 15.26 妊娠期急性脂肪肝
终末肝静脉(V)周围肝细胞肿胀淡染,左上角汇管区边缘可见少量淋巴细胞浸润,未见大的脂肪空泡。(尸检肝,HE染色)

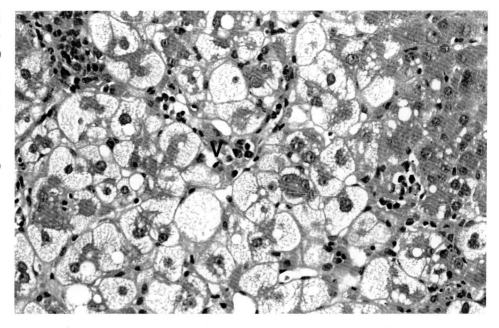

### 先兆子痫 / 子痫

　　妊娠期发生高血压、蛋白尿、周围水肿和偶尔的凝血功能异常构成了先兆子痫,如果还出现抽搐和反射亢进则为子痫。肝脏受累不常见,但可表现为血清转氨酶和(或)碱性磷酸酶水平升高。急性脂肪肝患者先兆子痫发病率增加[330]。先兆子痫患者肝内见汇管区血管及汇管区周围肝窦内纤维蛋白血栓形成[332,333](图 15.27),这与更为严重的病例中出现坏死出血有关。纤维蛋白可通过磷钨酸 - 苏木精(phosphotungstic acid-haematoxylin,PTAH)染色或免疫荧光识别[334]。这些变化并不是见于所有患者。并发症有梗死、血肿和肝破裂[335]。

### HELLP 综合征

　　该综合征在妊娠期极为罕见[322,336],可见于 20% 重度先兆子痫患者[318]。肝活检改变从非特异性汇管区炎症和肝细胞糖原核[322,337~339]到先兆子痫中所见的汇管区周围纤维蛋白和坏死[318]。一项研究证实了母亲 AFLP 和 HELLP 综合征与其后代线粒体脂肪酸 γ 氧化障碍伴 3- 羟酰 - 辅酶 A 脱氢酶(3-hydroxyacyl-CoA dehydrogenase,3HAD)缺乏之间的相关性[340]。该项研究中的两个儿童尸检中发现有重度的脂肪变、坏死和早期结节形成。

### 妊娠期肝内胆汁淤积(intrahepatic cholestasis of pregnancy,ICP)

　　瘙痒伴或不伴淤胆性黄疸可在妊娠晚期及再妊娠中发生,分娩后消退。肝活检仅见毛细胆管淤胆,中央静脉周围最为严重[332]。轻微的肝细胞改变和炎症也是由淤胆本身引起,汇管区炎症无或呈轻度。两次妊娠之间无肝脏组织学异常改变,但给予口服避孕药后黄疸会再次出现[341]。ICP 和 AFLP 伴随出现已有报道[342]。

约 15% 的病例由多药耐药基因 3（multidrug resistance 3，MDR3）胆汁转运基因突变所致[343~346]，妊娠前后，胆石症和丙型肝炎病毒的感染也与 ICP 有关[347]。

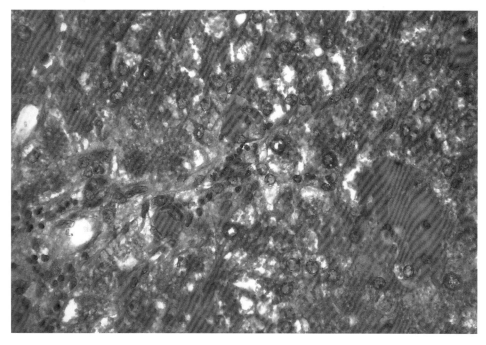

图 15.27　先兆子痫 / 子痫　右下角汇管区周围肝窦内见纤维蛋白。(穿刺活检，HE 染色)

（赵刚　译　　袁农　刘晖　校）

## 参考文献

1　Bravo AA, Sheth SG, Chopra S. Liver biopsy. N Engl J Med 2001;344:495–500.

2　Burt AD. Liver pathology associated with diseases of other organs or systems. In: Burt AD, Portmann BC, Ferrell LD, editors. Pathology of the Liver. 5th ed. Edinburgh: Churchill Livingstone/Elsevier; 2007. p. 881–932 [Ch. 17].

3　Holtz T, Moseley RH, Scheiman JM. Liver biopsy in fever of unknown origin. A reappraisal. J Clin Gastroenterol 1993;17:29–32.

4　Sandor M, Weinstock JV, Wynn TA. Granulomas in schistosome and mycobacterial infections: a model of local immune responses. Trends Immunol 2003;24:44–52.

5　Lefkowitch JH. Hepatic granulomas. J Hepatol 1999;30:40–5.

6　Ferrell LD. Hepatic granulomas: a morphologic approach to diagnosis. Surg Pathol 1990;3:87–106.

7　Denk H, Scheuer PJ, Baptista A, et al. Guidelines for the diagnosis and interpretation of hepatic granulomas. Histopathology 1994;25:209–18.

8　Drebber U, Kasper H-U, Ratering J, et al. Hepatic granulomas: histological and molecular pathological approach to differential diagnosis – a study of 442 cases. Liver Int 2008;28:828–34.

9　Fauci AS, Wolff SM. Granulomatous hepatitis. In: Popper H, Schaffner F, editors. Progress in Liver Diseases, vol. V. New York: Grune & Stratton; 1976. p. 609–21 [Ch. 36].

10　Gaya DR, Thorburn KA, Oien KA, et al. Hepatic granulomas: a 10 year single centre experience. J Clin Pathol 2003;56:850–3.

11　Guckian JC, Perry JE. Granulomatous hepatitis: an analysis of 63 cases and review of the literature. Ann Intern Med 1966;65:1081–100.

12　Ishak KG. Granulomas of the liver. In: Ioachim HL, editor. Pathology of Granulomas. New York: Raven Press; 1983. p. 307–70.

13　Hunt J, Gordon FD, Jenkins RL, et al. Sarcoidosis with selective involvement of a second liver allograft: report of a case and review of the literature. Mod Pathol 1999;12:325–8.

14　Israel HL, Margolis ML, Rose LJ. Hepatic granulomatosis and sarcoidosis. Further observations. Dig Dis Sci 1984;29:353–6.

15　Hercules HD, Bethlem NM. Value of liver biopsy in sarcoidosis. Arch Pathol Lab Med 1984;108:831–4.

16　Ishak KG. Sarcoidosis of the liver and bile ducts. Mayo Clin Proc 1998;73:467–72.

17　Epstein MS, Devaney KO, Goodman ZD, et al. Liver disease in sarcoidosis. Hepatology 1990;12:839A.

18　Devaney K, Goodman ZD, Epstein MS, et al. Hepatic sarcoidosis. Clinicopathologic features in 100 patients. Am J Surg Pathol 1993;17:1272–80.

19　Maddrey WC, Johns CJ, Boitnott JK, et al. Sarcoidosis and chronic hepatic disease: a clinical and pathologic study of 20 patients. Medicine 1970;49:375–95.

20　Tekeste H, Latour F, Levitt RE. Portal hypertension complicating sarcoid liver disease: case report and review of the literature. Am J Gastroenterol 1984;79:389–96.

21　Moreno-Merlo F, Wanless IR, Shimamatsu K, et al. The role of granulomatous phlebitis and thrombosis in the pathogenesis of cirrhosis and portal hypertension in sarcoidosis. Hepatology 1997;26:554–60.

22　Rudzki C, Ishak KG, Zimmerman HJ. Chronic intrahepatic cholestasis of sarcoidosis. Am J Med 1975;59:373–87.

23　Bridges RA, Berendes H, Good RA. A fatal granulomatous disease of childhood. Am J Dis Child 1959;97:387–408.

24　Ishak KG, Sharp HL. Metabolic errors and liver disease. In: MacSween RNM, Anthony PP, Scheuer PJ, et al., editors. Pathology of the Liver. 3rd ed. Edinburgh: Churchill Livingstone; 1994. p. 123–218 [Ch. 4].

25　Nakhleh RE, Glock M, Snover DC. Hepatic pathology of chronic granulomatous disease of childhood. Arch Pathol Lab Med 1992;116:71–5.

26　Hussain N, Feld JJ, Kleiner DE, et al. Hepatic abnormalities in patients with chronic granulomatous disease. Hepatology 2007;45:675–83.

27　Feld JJ, Hussain N, Wright EC, et al. Hepatic involvement and portal hypertension predict mortality in chronic granulomatous disease. Gastroenterology 2008;134:1917–26.

28　Ardeniz O, Cunningham-Rundles C. Granulomatous disease in common variable immunodeficiency. Clin Immunol 2009;133:198–207.

29　Malamut G, Ziol M, Suarez F, et al. Nodular regenerative hyperplasia: the main liver disease in patients with primary hypogammaglobulinemia and hepatic abnormalities. J Hepatol 2008;48:74–82.

30　Daniels JA, Torbenson M, Vivekanandan P, et al. Hepatitis in common variable immunodeficiency. Hum Pathol 2009;40:484–8.

31　Fukushima K, Ueno Y, Kanegane H, et al. A case of severe recurrent hepatitis with common variable immunodeficiency. Hepatol Res 2008;38:415–20.

32　Emile JF, Sebagh M, Ferray C, et al. The presence of epithelioid granulomas in hepatitis C virus-related cirrhosis. Hum Pathol 1993;24:1095–7.

33　Barceno R, Sanroman AL, Del Campo S, et al. Posttransplant liver granulomatosis associated with hepatitis C? Transplantation 1998;65:1494–5.

34　Vakiani E, Hunt KK, Mazziotta RM, et al. Hepatitis C-associated granulomas after liver transplantation: morphologic spectrum and clinical implications. Am J Clin Pathol 2007;127:128–34.

35　Goldin RD, Levine TS, Foster GR, et al. Granulomas and hepatitis C. Histopathology 1996;28:265–7.

36　Asano K, Tada S, Matsumoto T, et al. A novel bacterium Achromobacter xylosoxidans as a cause of liver abscess: three case reports. J Hepatol 2005;43:362–5.

37　McMaster KR, Hennigar GR. Drug-induced granulomatous hepatitis. Lab Invest 1981;44:61–73.

38　Kurumaya H, Kono N, Nakanuma Y, et al. Hepatic granulomata in long-term hemodialysis patients with hyperaluminumemia. Arch Pathol Lab Med 1989;113:1132–4.

39　Ballestri M, Baraldi A, Gatti AM, et al. Liver and kidney foreign bodies granulomatosis in a patient with malocclusion, bruxism and worn dental prostheses. Gastroenterology 2001;121:1234–8.

40　Leong ASY, Disney APS, Gove DW. Spallation and migration of silicone from blood-pump tubing in patients on hemodialysis. N Engl J Med 1982;306:135–40.

41　Yao-Chang L, Tomashefski J, McMahon JT, et al.

Mineral-associated hepatic injury: a report of seven cases with X-ray microanalysis. Hum Pathol 1991;22:1120–7.

42　Tjwa M, De Hertogh G, Neuville B, et al. Hepatic fibrin-ring granulomas in granulomatous hepatitis: report of four cases and review of the literature. Acta Clin Belg 2001;56:341–8.

43　Bernstein M, Edmondson HA, Barbour BH. The liver lesion in Q-fever. Clinical and pathologic features. Arch Intern Med 1965;116:491–8.

44　Pellegrin M, Delsol G, Auvergnat JC, et al. Granulomatous hepatitis in Q fever. Hum Pathol 1980;11:51–7.

45　Hofmann CE, Heaton JW Jr. Q fever hepatitis: clinical manifestations and pathological findings. Gastroenterology 1982;83:474–9.

46　Qizilbash AH. The pathology of Q fever as seen on liver biopsy. Arch Pathol Lab Med 1983;107:364–7.

47　Srigley JR, Vellend H, Palmer N, et al. Q-fever. The liver and bone marrow pathology. Am J Surg Pathol 1985;9:752–8.

48　Marazuela M, Moreno A, Yebra M, et al. Hepatic fibrin-ring granulomas. A clinicopathologic study of 23 patients. Hum Pathol 1991;22:607–13.

49　Vanderstigel M, Zafrani ES, Lejonc JL, et al. Allopurinol hypersensitivity syndrome as a cause of hepatic fibrin-ring granulomas. Gastroenterology 1986;90:188–90.

50　Lobdell DH. 'Ring' granulomas in cytomegalovirus hepatitis. Arch Pathol Lab Med 1987;111:881–2.

51　Nenert M, Mavier P, Dubuc N, et al. Epstein–Barr virus infection and hepatic fibrin-ring granulomas. Hum Pathol 1988;19:608–10.

52　Moreno A, Marazuela M, Yebra M, et al. Hepatic fibrin-ring granulomas in visceral leishmaniasis. Gastroenterology 1988;95:1123–6.

53　Ponz E, García-Pagán JC, Bruguera M, et al. Hepatic fibrin-ring granulomas in a patient with hepatitis A. Gastroenterology 1991;100:268–70.

54　Ruel M, Sevestre H, Henry-Biabaud E, et al. Fibrin ring granulomas in hepatitis A. Dig Dis Sci 1992;37:1915–17.

55　De Bayser L, Roblot P, Ramassamy A, et al. Hepatic fibrin-ring granulomas in giant cell arteritis. Gastroenterology 1993;105:272–3.

56　Murphy E, Griffiths MR, Hunter JA, et al. Fibrin-ring granulomas: a non-specific reaction to liver injury? Histopathology 1991;19:91–3.

57　Simon HB, Wolff SM. Granulomatous hepatitis and prolonged fever of unknown origin: a study of 13 patients. Medicine 1973;52:1–21.

58　Knox TA, Kaplan MM, Gelfand JA, et al. Methotrexate treatment of idiopathic granulomatous hepatitis. Ann Intern Med 1995;122:592–5.

59　Zoutman DE, Ralph ED, Frei JV. Granulomatous hepatitis and fever of unknown origin. An 11-year experience of 23 cases with three years' follow-up. J Clin Gastroenterol 1991;13:69–75.

60　Lucas SB. Other viral and infectious diseases and HIV-related liver disease. In: Burt AD, Portmann BC, Ferrell LD, editors. MacSween's Pathology of the Liver. 5th ed. Edinburgh: Churchill Livingstone/Elsevier; 2007. p. 443–92 [Ch. 9].

61　Huerre MR, Lan NT, Marianneau P, et al. Liver histopathology and biological correlates in five cases of fatal dengue fever in Vietnamese children. Virchows Arch 2001;438:107–15.

62　Elisaf M, Stefanaki S, Repanti M, et al. Liver involvement in hemorrhagic fever with renal syndrome. J Clin Gastroenterol 1993;17:33–7.

63 Klotz O, Belt TH. The pathology of the liver in yellow fever. Am J Pathol 1930;6:663–89.

64 Vieira WT, Gayotto LC, de Lima CP, et al. Histopathology of the human liver in yellow fever with special emphasis on the diagnostic role of the Councilman body. Histopathology 1983;7:195–208.

65 Goodman ZD, Ishak KG, Sesterhenn IA. Herpes simplex hepatitis in apparently immunocompetent adults. Am J Clin Pathol 1986;85:694–9.

66 Jacques SM, Qureshi F. Herpes simplex virus hepatitis in pregnancy: a clinicopathologic study of three cases. Hum Pathol 1992;23:183–7.

67 Carmichael GP Jr, Zahradnik JM, Moyer GH, et al. Adenovirus hepatitis in an immunosuppressed adult patient. Am J Clin Pathol 1979;71:352–5.

68 Varki NM, Bhuta S, Drake T, et al. Adenovirus hepatitis in two successive liver transplants in a child. Arch Pathol Lab Med 1990;114:106–9.

69 Phillips MJ, Glendis LM, Paucell S, et al. Syncytial giant-cell hepatitis. Sporadic hepatitis with distinctive pathologic features, a severe clinical course, and paramyxoviral features. N Engl J Med 1991;324:455–60.

70 Micchelli STL, Thomas D, Boitnott JK, et al. Hepatic giant cells in hepatitis C virus (HCV) mono-infection and HCV/HIV co-infection. J Clin Pathol 2008;61:1058–61.

71 Potenza L, Luppi M, Barozzi P, et al. HHV-6A in syncytial giant-cell hepatitis. N Engl J Med 2008;359:593–602.

72 Devaney K, Goodman ZD, Ishak KG. Postinfantile giant-cell transformation in hepatitis. Hepatology 1992;16:327–33.

73 Lau J, Koukoulis G, Mieli-Vergani G, et al. Syncytial giant-cell hepatitis – a specific disease entity? J Hepatol 1992;15:216–19.

74 Finegold MJ, Carpenter RJ. Obliterative cholangitis due to cytomegalovirus: a possible precursor of paucity of intrahepatic bile ducts. Hum Pathol 1982;13:662–5.

75 Chang M-H, Huang H-H, Huang E-S, et al. Polymerase chain reaction to detect human cytomegalovirus in livers of infants with neonatal hepatitis. Gastroenterology 1992;103:1022–5.

76 Theise ND, Conn M, Thung SN. Localization of cytomegalovirus antigens in liver allografts over time. Hum Pathol 1993;24:103–8.

77 Vanstapel MJ, Desmet VJ. Cytomegalovirus hepatitis: a histological and immunohistochemical study. Appl Pathol 1983;1:41–9.

78 Clarke J, Craig RM, Saffro R, et al. Cytomegalovirus granulomatous hepatitis. Am J Med 1979;66:264–9.

79 Snover DC, Horwitz CA. Liver disease in cytomegalovirus mononucleosis: a light microscopical and immunoperoxidase study of six cases. Hepatology 1984;4:408–12.

80 Kilpatrick ZM. Structural and functional abnormalities of liver in infectious mononucleosis. Arch Intern Med 1966;117:47–53.

81 Chang MY, Campbell WG Jr. Fatal infectious mononucleosis. Association with liver necrosis and herpes-like virus particles. Arch Pathol 1975;99:185–91.

82 Lebovics E, Thung SN, Schaffner F, et al. The liver in the acquired immunodeficiency syndrome: a clinical and histologic study. Hepatology 1985;5:293–8.

83 Glasgow BJ, Anders K, Layfield LJ, et al. Clinical and pathologic findings of the liver in the acquired immune deficiency syndrome (AIDS). Am J Clin Pathol 1985;83:582–8.

84 Dworkin BM, Stahl RE, Giardina MA, et al. The liver in acquired immune deficiency syndrome: emphasis on patients with intravenous drug abuse. Am J Gastroenterol 1987;82:231–6.

85 Schneiderman DJ, Arenson DM, Cello JP, et al. Hepatic disease in patients with the acquired immune deficiency syndrome (AIDS). Hepatology 1987;7:925–30.

86 Lebovics E, Dworkin BM, Heier SK, et al. The hepatobiliary manifestations of human immunodeficiency virus infection. Am J Gastroenterol 1988;83:1–7.

87 Wilkins MJ, Lindley R, Dourakis SP, et al. Surgical pathology of the liver in HIV infection. Histopathology 1991;18:459–64.

88 Stone VE, Bounds BC, Muse VV, et al. Case 29-2009: an 81-year-old man with weight loss, odynophagic, and failure to thrive. N Engl J Med 2009;361:1189–98.

89 Bach N, Theise ND, Schaffner F. Hepatic histopathology in the acquired immunodeficiency syndrome. Semin Liver Dis 1992;12:205–12.

90 Lefkowitch JH. The liver in AIDS. Semin Liver Dis 1997;17:335–44.

91 Lefkowitch JH. Pathology of AIDS-related liver disease. Dig Dis 1994;12:321–30.

92 Forsmark CE. AIDS and the gastrointestinal tract. Postgrad Med 1993;93:143–52.

93 Clark SJ, Creighton S, Portmann B, et al. Acute liver failure associate with antiretroviral treatment for HIV: a report of six cases. J Hepatol 2002;36:295–301.

94 Spengler U, Lichterfeld M, Rockstroh JK. Antiretroviral drug toxicity – a challenge for the hepatologist? J Hepatol 2002;36:283–94.

95 Sulkowski MS, Mehta SH, Torbenson M, et al. Hepatic steatosis and antiretroviral drug use among adults coinfected with HIV and hepatitis C virus. AIDS 2005;19:585–92.

96 Núñez M. Clinical syndromes and consequences of antiretroviral-related hepatotoxicity. Hepatology 2010;52:1143–55.

97 Scoazec JY, Feldmann G. Both macrophages and endothelial cells of the human hepatic sinusoid express the CD4 molecule, a receptor for the human immunodeficiency virus. Hepatology 1990;12:505–10.

98 Housset C, Lamas E, Courgnaud V, et al. Presence of HIV-1 in human parenchymal and non-parenchymal liver cells in vivo. J Hepatol 1993;19:252–8.

99 Steffan A-M, Lafon M-E, Gendrault J-L, et al. Primary cultures of endothelial cells from the human liver sinusoid are permissive for human immunodeficiency virus type 1. Proc Natl Acad Sci USA 1992;89:1582–6.

100 Housset C, Boucher O, Girard PM, et al. Immunohistochemical evidence for human immunodeficiency virus-1 infection of liver Kupffer cells. Hum Pathol 1990;21:404–8.

101 Lafon M-E, Kirn A. Human immunodeficiency virus infection of the liver. Semin Liver Dis 1992;12:197–204.

102 Witzleben CL, Marshall GS, Wenner W, et al. HIV as a cause of giant cell hepatitis. Hum Pathol 1988;19:603–5.

103 Molina J-M, Welker Y, Ferchal F, et al. Hepatitis associated with primary HIV infection. Gastroenterology 1992;102:739–46.

104 Palella FJ, Delaney KM, Moorman AC, et al. Declining morbidity and mortality among patients with advanced human immunodeficiency virus infection. N Engl J Med

1998;338:853–60.

105  Surgers L, Lacombe K. Hepatotoxicity of new antiretrovirals: a systematic review. Clin Res Hepatol Gastroenterol 2013;37:126–33.

106  Doherty AR, Ferrell LD, Morse CG, et al. Hepatic pigment accumulation in HIV patients on HAART therapy. Mod Pathol 2011;24(Suppl. 1s):Abstract 1522, 359A.

107  Hofman V, Marty P, Perrin C, et al. The histological spectrum of visceral leishmaniasis caused by *Leishmania infantum* MON-1 in acquired immune deficiency syndrome. Hum Pathol 2000;31:75–84.

108  Kahn DG, Garfinkle JM, Klonoff DC, et al. Cryptosporidial and cytomegaloviral hepatitis and cholecystitis. Arch Pathol Lab Med 1987;111:879–81.

109  Beaugerie L, Teilhac M-F, Deluol A-M, et al. Cholangiopathy associated with *Microsporidia* infection of the common bile duct mucosa in a patient with HIV infection. Ann Intern Med 1992;117:401–2.

110  Pol S, Romana C, Richard S, et al. *Enterocytozoon bieneusi* infection in acquired-immunodeficiency syndrome-related sclerosing cholangitis. Gastroenterology 1992;102:1778–81.

111  Pol S, Romana CA, Richard S, et al. Microsporidia infection in patients with the human immunodeficiency virus and unexplained cholangitis. N Engl J Med 1993;328:95–9.

112  Greene JB, Sidhu GS, Lewin S, et al. *Mycobacterium avium-intracellulare*: a cause of disseminated life-threatening infection in homosexuals and drug abusers. Ann Intern Med 1982;97:539–46.

113  Orenstein MS, Tavitian A, Yonk B, et al. Granulomatous involvement of the liver in patients with AIDS. Gut 1985;26:1220–5.

114  Gordon SC, Reddy KR, Gould EE, et al. The spectrum of liver disease in the acquired immunodeficiency syndrome. J Hepatol 1986;2:475–84.

115  Nakanuma Y, Liew CT, Peters RL, et al. Pathologic features of the liver in acquired immune deficiency syndrome (AIDS). Liver 1986;6:158–66.

116  Stevens A. Micro-organisms. In: Bancroft JD, Stevens A, editors. Theory and Practice of Histological Techniques. 2nd ed. Edinburgh: Churchill Livingstone; 1982. p. 278–96 [Ch. 15].

117  Kuper SWA, May JR. Detection of acid-fast-organisms in tissue sections by fluorescence microscopy. J Pathol Bacteriol 1960;79:59–68.

118  Poblete RB, Rodriguez K, Foust RT, et al. *Pneumocystis carinii* hepatitis in the acquired immunodeficiency syndrome (AIDS). Ann Intern Med 1989;110:737–8.

119  Margulis SJ, Honig CL, Soave R, et al. Biliary tract obstruction in the acquired immunodeficiency syndrome [published erratum appears in *Ann Intern Med* 1986 Oct; 105(4): 634]. Ann Intern Med 1986;105:207–10.

120  Cello J. Human immunodeficiency virus-associated biliary tract disease. Semin Liver Dis 1992;12:213–18.

121  Bouche H, Housset C, Dumont J-L, et al. AIDS-related cholangitis: diagnostic features and course in 15 patients. J Hepatol 1993;17:34–9.

122  Czapar CA, Weldon-Linne CM, Moore DM, et al. Peliosis hepatis in the acquired immunodeficiency syndrome. Arch Pathol Lab Med 1986;110:611–13.

123  Boylston AW, Cook HT, Francis ND, et al. Biopsy pathology of acquired immune deficiency syndrome (AIDS). J Clin Pathol 1987;40:1–8.

124  Perkocha LA, Geaghan SM, Yen TSB, et al. Clinical and pathological features of bacillary peliosis hepatis in association with human immunodeficiency virus

125  Garcia-Tsao G, Panzini L, Yoselevitz M, et al. Bacillary peliosis hepatis as a cause of acute anemia in a patient with the acquired immunodeficiency syndrome. Gastroenterology 1992;102:1065–70.

126  Tappero JW, Koehler JE, Berger TG, et al. Bacillary angiomatosis and bacillary splenitis in immunocompetent adults. Ann Intern Med 1993;118:363–5.

127  Koehler JE, Sanchez MA, Garrido CS, et al. Molecular epidemiology of bartonella infections in patients with bacillary angiomatosis–peliosis. N Engl J Med 1997;337:1876–83.

128  Caccamo D, Pervez NK, Marchevsky A. Primary lymphoma of the liver in the acquired immunodeficiency syndrome. Arch Pathol Lab Med 1986;110:553–5.

129  Beral V, Peterman T, Berkelman R, et al. AIDS-associated non-Hodgkin lymphoma. Lancet 1991;337:805–9.

130  Newell A, Francis N, Nelson M. Hepatitis and HIV: interrelationship and interactions. Br J Clin Pract 1995;49:247–51.

131  Horvath J, Raffanti SP. Clinical aspects of the interactions between human immunodeficiency virus and the hepatotropic viruses. Clin Infect Dis 1994;18:339–47.

132  Petrovic LM. HIV/HCV co-infection: histopathologic findings, natural history, fibrosis, and impact of antiretroviral treatment: a review article. Liver Int 2007;27:598–606.

133  Colin J-F, Cazals-Hatem D, Loriot MA, et al. Influence of human immunodeficiency virus infection on chronic hepatitis B in homosexual men. Hepatology 1999;29:1306–10.

134  Collier J, Heathcote J. Hepatitis C viral infection in the immunosuppressed patient. Hepatology 1998;27:1–6.

135  Di Martino V, Rufat P, Boyer N, et al. The influence of human immunodeficiency virus coinfection on chronic hepatitis C in injection drug users: a long-term retrospective cohort study. Hepatology 2001;34:1193–9.

136  Lichtenstein DR, Makadon HJ, Chopra S. Fulminant hepatitis B and delta virus coinfection in AIDS. Am J Gastroenterol 1992;87:1643–7.

137  Housset C, Pol S, Carnot F, et al. Interactions between human immunodeficiency virus-1, hepatitis delta virus and hepatitis B virus infections in 260 chronic carriers of hepatitis B virus. Hepatology 1992;15:578–83.

138  Puius YA, Dove LM, Brust DG, et al. Three cases of autoimmune hepatitis in HIV-infected patients. J Clin Gastroenterol 2008;42:424–9.

139  O'Leary JG, Zachary K, Misdraji J, et al. De novo autoimmune hepatitis during immune reconstitution in an HIV-infected patient receiving highly active antiretroviral therapy. Clin Infect Dis 2008;46:e12–14.

140  Crum-Cianflone N, Dilay A, Collins G, et al. Nonalcoholic fatty liver disease among HIV-infected persons. J AIDS 2009;50:464–73.

141  Bissuel F, Bruneel F, Habersetzer F, et al. Fulminant hepatitis with severe lactate acidosis in HIV-infected patients on didanosine therapy. J Int Med 1994;235:367–72.

142  Olano JP, Borucki MJ, Wen JW, et al. Massive hepatic steatosis and lactic acidosis in a patient with AIDS who was receiving zidovudine. Clin Infect Dis 1995;21:973–6.

143  Freiman JP, Helfert KE, Hamrell MR, et al. Hepatomegaly with severe steatosis in HIV-seropositive patients. AIDS 1993;7:379–85.

144  Sterling RK, Smith PG, Brunt EM. Hepatic steatosis in human immunodeficiency virus. A prospective study in

infection. N Engl J Med 1990;323:1581–6.

patients without viral hepatitis, diabetes, or alcohol, abuse. J Clin Gastroenterol 2013;47:182–7.

145  Ingiliz P, Valantin M-A, Duvivier C, et al. Liver damage underlying unexplained transaminase elevation in human immunodeficiency virus-1 mono-infected patients on antiretroviral therapy. Hepatology 2009;49:436–42.

146  Tateo M, Sebagh M, Bralet M-P, et al. A new indication for liver transplantation: nodular regenerative hyperplasia in human immunodeficiency virus-infected patients. Liver Transplant 2008;14:1194–8.

147  Mallet V, Blanchard P, Verkarre V, et al. Nodular regenerative hyperplasia is a new cause of chronic liver disease in HIV-infected patients. AIDS 2007;21:187–92.

148  Osick LA, Lee T-P, Pedemonte MB, et al. Hepatic amyloidosis in intravenous drug abusers and AIDS patients. J Hepatol 1993;19:79–84.

149  Kossaifi T, Dupon M, Le Bail B, et al. Perisinusoidal cell hypertrophy in a patient with acquired immunodeficiency syndrome. Arch Pathol Lab Med 1990;114:876–9.

150  Kahn E, Greco A, Daum F, et al. Hepatic pathology in pediatric acquired immunodeficiency syndrome. Hum Pathol 1991;22:1111–19.

151  Duffy LF, Daum F, Kahn E, et al. Hepatitis in children with acquired immune deficiency syndrome. Histopathologic and immunocytologic features. Gastroenterology 1986;90:173–81.

152  Ross JS, Del Rosario A, Bui HX, et al. Primary hepatic leiomyosarcoma in a child with the acquired immunodeficiency syndrome. Hum Pathol 1992;23:69–72.

153  Turck WP, Howitt G, Turnberg LA, et al. Chronic Q fever. Q J Med 1976;45:193–217.

153a  Young EJ, Roushan MRH, Shafae S, et al. Liver histology of acute brucellosis caused by Brucella melitensis. Hum Pathol 2014;45:2023–8.

154  Cervantes F, Bruguera M, Carbonell J, et al. Liver disease in brucellosis. A clinical and pathological study of 40 cases. Postgrad Med J 1982;58:346–50.

155  Khosla SN. Typhoid hepatitis. Postgrad Med J 1990;66:923–5.

156  De Brito T, Trench Vieira W, D'Agostino Dias M. Jaundice in typhoid hepatitis: a light and electron microscopy study based on liver biopsies. Acta Hepatol Gastroenterol 1977;24:426–33.

157  Nasrallah SM, Nassar VH. Enteric fever: a clinicopathologic study of 104 cases. Am J Gastroenterol 1978;69:63–9.

158  Pais P. A hepatitis like picture in typhoid fever. Br Med J Clin Res 1984;289:225–6.

159  Lamps LW, Gray GF, Scott MA. The histologic spectrum of hepatic cat scratch disease. A series of six cases with confirmed Bartonella henselae infection. Am J Surg Pathol 1996;20:1253–9.

160  Thudi KR, Kreikemeier JT, Phillips NJ, et al. Cat scratch disease causing hepatic masses after liver transplant. Liver Int 2007;27:145–8.

161  Asada Y, Hayashi T, Sumiyoshi A, et al. Miliary tuberculosis presenting as fever and jaundice with hepatic failure. Hum Pathol 1991;22:92–4.

162  Alvarez SZ, Carpio R. Hepatobiliary tuberculosis. Dig Dis Sci 1983;28:193–200.

163  Essop AR, Posen JA, Hodkinson JH, et al. Tuberculosis hepatitis: a clinical review of 96 cases. Q J Med 1984;53:465–77.

164  Pottipati AR, Dave PB, Gumaste V, et al. Tuberculous abscess of the liver in acquired immunodeficiency syndrome. J Clin Gastroenterol 1991;13:549–53.

165  Alcantra-Payawal DE, Matsumura M, Shiratori Y, et al. Direct detection of Mycobacterium tuberculosis using polymerase chain reaction assay among patients with hepatic granuloma. J Hepatol 1997;27:620–7.

166  Hunt JS, Silverstein MJ, Sparks FC, et al. Granulomatous hepatitis: a complication of BCG immunotherapy. Lancet 1973;2:820–1.

167  Bodurtha A, Kim YH, Laucius JF, et al. Hepatic granulomas and other hepatic lesions associated with BCG immunotherapy for cancer. Am J Clin Pathol 1974;61:747–52.

168  Proctor DD, Chopra S, Rubenstein SC, et al. Mycobacteremia and granulomatous hepatitis following initial intravesical bacillus Calmette–Guérin instillation for bladder carcinoma. Am J Gastroenterol 1993;88:1112–15.

169  Case records of the Massachusetts General Hospital. Case 29-1998. N Engl J Med 1998;339:831–7.

170  Karat AB, Job CK, Rao PS. Liver in leprosy: histological and biochemical findings. BMJ 1971;1:307–10.

171  Chen TS, Drutz DJ, Whelan GE. Hepatic granulomas in leprosy. Their relation to bacteremia. Arch Pathol Lab Med 1976;100:182–5.

172  Terry SI, Hanchard B, Brooks SE, et al. Prevalence of liver abnormality in early syphilis. Br J Vener Dis 1984;60:83–6.

173  Murray FE, O'Loughlin S, Dervan P, et al. Granulomatous hepatitis in secondary syphilis. Irish J Med Sci 1990;159:53–4.

174  Sobel HJ, Wolf EH. Liver involvement in early syphilis. Arch Pathol 1972;93:565–8.

175  Fehér J, Somogyi T, Timmer M, et al. Early syphilitic hepatitis. Lancet 1975;2:896–9.

176  Romeu J, Rybak B, Dave P, et al. Spirochetal vasculitis and bile ductular damage in early hepatic syphilis. Am J Gastroenterol 1980;74:352–4.

177  Veeravahu M. Diagnosis of liver involvement in early syphilis. A critical review. Arch Intern Med 1985;145:132–4.

178  De Brito T, Machado MM, Montans SD, et al. Liver biopsy in human leptospirosis: a light and electron microscopy study. Virchows Arch Pathol Anat Physiol 1967;342:61–9.

179  De Brito T, Penna DO, Hoshino S, et al. Cholestasis in human leptospirosis: a clinical, histochemical, biochemical and electron microscopy study based on liver biopsies. Beitr Pathol 1970;140:345–61.

180  Ferreira Alves VA, Vianna MR, Yasuda PH, et al. Detection of leptospiral antigen in the human liver and kidney using an immunoperoxidase staining procedure. J Pathol 1987;151:125–31.

181  Goellner MH, Agger WA, Burgess JH, et al. Hepatitis due to recurrent Lyme disease. Ann Intern Med 1988;108:707–8.

182  Zanchi A, Gingold AR, Theise ND, et al. Necrotizing granulomatous hepatitis as an unusual manifestation of Lyme disease. Dig Dis Sci 2007;52:2629–32.

183  Thaler M, Pastakia B, Shawker TH, et al. Hepatic candidiasis in cancer patients: the evolving picture of the syndrome. Ann Intern Med 1988;108:88–100.

184  Lewis JH, Patel HR, Zimmerman HJ. The spectrum of hepatic candidiasis. Hepatology 1982;2:479–87.

185  Hassanein T, Perper JA, Tepperman L, et al. Liver failure occurring as a component of exertional heatstroke. Gastroenterology 1991;100:1442–7.

186 Jariwalla A, Tulloch BR, Fox H, et al. Disseminated histoplasmosis in an English patient with diabetes mellitus. BMJ 1977;1:1002–4.

187 Lanza FL, Nelson RS, Somayaji BN. Acute granulomatous hepatitis due to histoplasmosis. Gastroenterology 1970;58:392–6.

188 Smith JW, Utz JP. Progressive disseminated histoplasmosis. A prospective study of 26 patients. Ann Intern Med 1972;76:557–65.

189 Edmondson RP, Eykyn S, Davies DR, et al. Disseminated histoplasmosis successfully treated with amphotericin B. J Clin Pathol 1974;27:308–10.

190 Ridley DS. The laboratory diagnosis of tropical diseases with special reference to Britain: a review. J Clin Pathol 1974;27:435–44.

191 Williams AO, Lawson EA, Lucas AO. African histoplasmosis due to *Histoplasma duboisii*. Arch Pathol 1971;92:306–18.

192 Okudaira M, Straub M, Schwarz J. The etiology of discrete splenic and hepatic calcifications in an endemic area of histoplasmosis. Am J Pathol 1961;39:599–611.

193 Weinstein L. Bacterial hepatitis: a case report on an unrecognized cause of fever of unknown origin. N Engl J Med 1978;299:1052–4.

194 Engler S, Elsing C, Flechtenmacher C, et al. Progressive sclerosing cholangitis after shock: a new variant of vanishing bile duct disorders. Gut 2003;52:688–93.

195 Banks JG, Foulis AK, Ledingham IM, et al. Liver function in septic shock. J Clin Pathol 1982;35:1249–52.

196 Zimmerman HJ, Fang M, Utili R, et al. Jaundice due to bacterial infection. Gastroenterology 1979;77:362–74.

197 Lefkowitch JH. Bile ductular cholestasis: an ominous histopathologic sign related to sepsis and 'cholangitis lenta'. Hum Pathol 1982;13:19–24.

198 Vyberg M, Poulsen H. Abnormal bile duct epithelium accompanying septicaemia. Virchows Arch [A] 1984;402:451–8.

199 Riely CA, Dean PJ, Park AL, et al. A distinct syndrome of liver disease with multisystem organ failure associated with bile ductular cholestasis. Hepatology 1989;10:739A.

200 Ishak KG, Rogers WA. Cryptogenic acute cholangitis –association with toxic shock syndrome. Am J Clin Pathol 1981;76:619–26.

201 Weitberg AB, Alper JC, Diamond I, et al. Acute granulomatous hepatitis in the course of acquired toxoplasmosis. N Engl J Med 1979;300:1093–6.

202 Andres TL, Dorman SA, Winn W Jr, et al. Immunohistochemical demonstration of *Toxoplasma gondii*. Am J Clin Pathol 1981;75:431–4.

203 Conley FK, Jenkins KA, Remington JS. *Toxoplasma gondii* infection of the central nervous system. Use of the peroxidase–antiperoxidase method to demonstrate toxoplasma in formalin fixed, paraffin embedded tissue sections. Hum Pathol 1981;12:690–8.

204 Pounder DJ. Malarial pigment and hepatic anthracosis [letter]. Am J Surg Pathol 1983;7:501–2.

205 Brenard R, Dumortier P, Del Natale M, et al. Black pigments in the liver related to gold and titanium deposits. A report of four cases. Liver Int 2007;27:408–13.

206 Editorial: tropical splenomegaly syndrome. Lancet 1976;i:1058–9.

207 Daneshbod K. Visceral leishmaniasis (kala-azar) in Iran: a pathologic and electron microscopic study. Am J Clin Pathol 1972;57:156–66.

208 Maltz G, Knauer CM. Amebic liver abscess: a 15-year experience. Am J Gastroenterol 1991;86:704–10.

209 Mokhtari M, Kumar PV. Amebic liver abscess: fine needle aspiration diagnosis. Acta Cytol 2014;58:225–8.

210 Dunn MA, Kamel R. Hepatic schistosomiasis. Hepatology 1981;1:653–61.

211 Andrade ZA. Hepatic schistosomiasis. Morphological aspects. In: Popper H, Schaffner F, editors. Progress in Liver Diseases, vol. II. New York: Grune & Stratton; 1965. p. 228–42 [Ch. 16].

212 Lucas SB. Other viral and infectious diseases. In: MacSween RNM, Anthony PP, Scheuer PJ, et al., editors. Pathology of the Liver. 3rd ed. Edinburgh: Churchill Livingstone; 1994. p. 269–316 [Ch. 7].

213 Andrade ZA, Peixoto E, Guerret S, et al. Hepatic connective tissue changes in hepatosplenic schistosomiasis. Hum Pathol 1992;23:566–73.

214 Canto AL, Sesso A, De Brito T. Human chronic Mansonian schistosomiasis-cell proliferation and fibre formation in the hepatic sinusoidal wall: a morphometric, light and electron-microscopy study. J Pathol 1977;123:35–44.

215 Grimaud JA, Borojevic R. Chronic human schistosomiasis mansoni. Pathology of the Disse's space. Lab Invest 1977;36:268–73.

216 Lyra LG, Reboucas G, Andrade ZA. Hepatitis B surface antigen carrier state in hepatosplenic schistosomiasis. Gastroenterology 1976;71:641–5.

217 Nash TE, Cheever AW, Ottesen EA, et al. Schistosome infections in humans: perspectives and recent findings. Ann Intern Med 1982;97:740–54.

218 Sun T. Pathology and immunology of *Clonorchis sinensis* infection in the liver. Ann Clin Lab Sci 1984;14:208–15.

219 Ona FV, Dytoc JNT. Clonorchis-associated cholangiocarcinoma: a report of two cases with unusual manifestations. Gastroenterology 1991;101:831–9.

220 Hartley JP, Douglas AP. A case of clonorchiasis in England. BMJ 1975;3:575.

221 Acosta-Ferreira W, Vercelli-Retta J, Falconi LM. *Fasciola hepatica* human infection. Histopathological study of sixteen cases. Virchows Arch [A] 1979;383:319–27.

222 Jones EA, Kay JM, Milligan HP, et al. Massive infection with *Fasciola hepatica* in man. Am J Med 1977;63:836–42.

223 Drury RAB. Larval granulomata in the liver. Gut 1962;3:289–94.

224 Rubio-Tapia A, Murray JA. The liver in celiac disease. Hepatology 2007;46:1650–8.

225 Gogos CA, Nikolopoulou V, Zolota V, et al. Autoimmune cholangitis in a patient with celiac disease: a case report and review of the literature. J Hepatol 1999;30:321–4.

226 MacSween RNM, Burt AD. Liver pathology associated with diseases of other organs. In: MacSween RNM, Anthony PP, Scheuer PJ, et al., editors. Pathology of the Liver. 3rd ed. Edinburgh: Churchill Livingstone; 1994. p. 713–64 [Ch. 17].

227 Saint-Marc Girardin MF, Zafrani ES, Chaumette MT, et al. Hepatic granulomas in Whipple's disease. Gastroenterology 1984;86:753–6.

228 Everett GD, Mitros FA. Eosinophilic gastroenteritis with hepatic eosinophilic granulomas. Report of a case with 30-year follow-up. Am J Gastroenterol 1980;74:519–21.

229 Lai H-C, Lin C-C, Cheng K-S, et al. Increased incidence of gastrointestinal cancers among patients with pyogenic liver abscess: a population-based cohort study. Gastroenterology 2014;146:129–37.

230 Eade MN, Cooke WT, Brooke BN, et al. Liver disease in Crohn's colitis. A study of 21 consecutive patients having colectomy. Ann Intern Med 1971;74:518–28.

231  Shorvon PJ. Amyloidosis and inflammatory bowel disease. Am J Dig Dis 1977;22:209–13.

232  Quigley EMM, Zetterman RK. Hepatobiliary complications of malabsorption and malnutrition. Semin Liver Dis 1988;8:218–28.

233  Shepherd HA, Selby WS, Chapman RW, et al. Ulcerative colitis and persistent liver dysfunction. Q J Med 1983;52:503–13.

234  Haworth AC, Manley PN, Groll A, et al. Bile duct carcinoma and biliary tract dysplasia in chronic ulcerative colitis. Arch Pathol Lab Med 1989;113:434–6.

235  Fleming KA, Boberg KM, Glaumann H, et al. Biliary dysplasia as a marker of cholangiocarcinoma in primary sclerosing cholangitis. J Hepatol 2001;34:360–5.

236  Wee A, Ludwig J, Coffey RJ Jr, et al. Hepatobiliary carcinoma associated with primary sclerosing cholangitis and chronic ulcerative colitis. Hum Pathol 1985;16:719–26.

237  Mir-Madjlessi SH, Farmer RG, Sivak MV Jr. Bile duct carcinoma in patients with ulcerative colitis. Relationship to sclerosing cholangitis: report of six cases and review of the literature. Dig Dis Sci 1987;32:145–54.

238  Blackstone MO, Nemchausky BA. Cholangiographic abnormalities in ulcerative colitis associated pericholangitis which resemble sclerosing cholangitis. Am J Dig Dis 1978;23:579–85.

239  Wee A, Ludwig J. Pericholangitis in chronic ulcerative colitis: primary sclerosing cholangitis of the small bile ducts? Ann Intern Med 1985;102:581–7.

240  Tsui WMS, Wong KF, Tse CCH. Liver changes in reactive haemophagocytic syndrome. Liver 1992;12:363–7.

241  de Kerguenec C, Hillaire S, Molinié V, et al. Hepatic manifestations of hemophagocytic syndrome: a study of 30 cases. Am J Gastroenterol 2001;96:852–7.

242  Tristano AG. Macrophage activation syndrome: a frequent but under-diagnosed complication associated with rheumatic diseases. Med Sci Monit 2008;14:RA27–36.

243  Billiau AD, Roskams T, Van Damme-Lombaerts R, et al. Macrophage activation syndrome: characteristic findings on liver biopsy illustrating the key role of activated IFN-γ-producing lymphocytes and IL-6- and TNF-α-producing macrophages. Blood 2005;105:1648–51.

244  Bihl F, Emmenegger U, Reichen J, et al. Macrophage activating syndrome is associated with lobular hepatitis and severe bile duct injury with cholestasis. J Hepatol 2006;44:1208–12.

245  Aledort LM, Levine PH, Hilgartner M, et al. A study of liver biopsies and liver disease among hemophiliacs. Blood 1985;66:367–72.

246  Colombo M, Mannucci PM, Carnelli V, et al. Transmission of non-A, non-B hepatitis by heat-treated factor VIII concentrate. Lancet 1985;ii:1–4.

247  Hay CR, Preston FE, Triger DR, et al. Progressive liver disease in haemophilia: an understated problem? Lancet 1985;1:1495–8.

248  Bianchi L, Desmet VJ, Popper H, et al. Histologic patterns of liver disease in hemophiliacs, with special reference to morphologic characteristics of non-A, non-B hepatitis. Semin Liver Dis 1987;7:203–9.

249  Lefkowitch JH, Mendez L. Morphologic features of hepatic injury in cardiac disease and shock. J Hepatol 1986;2:313–27.

250  Craig CEH, Quaglia A, Dhillon AP. Extramedullary haematopoiesis in massive hepatic necrosis. Histopathology 2004;45:518–25.

251  Ludwig J, Gross JB, Perkins JD, et al. Persistent centrilobular necroses in hepatic allografts. Hum Pathol 1990;21:656–61.

252  Collins RH, Anastasi J, Terstappen LWMM, et al. Brief report: donor-derived long-term multilineage hematopoiesis in a liver-transplant recipient. N Engl J Med 1993;328:762–5.

253  Gilson TP, Bendon RW. Megakaryocytosis of the liver in a trisomy 21 stillbirth. Arch Pathol Lab Med 1993;117:738–9.

254  Ruchelli ED, Uri A, Dimmick JE, et al. Severe perinatal liver disease and Down syndrome: an apparent relationship. Hum Pathol 1991;22:1274–80.

255  Arai H, Ishida A, Nakajima W, et al. Immunohistochemical study on transforming growth factor-beta 1 expression in liver fibrosis of Down's syndrome with transient abnormal myelopoiesis. Hum Pathol 1999;30:474–6.

256  Youssef WI, Tavill AS. Connective tissue diseases and the liver. J Clin Gastroenterol 2002;35:345–9.

257  Keshavarzian A, Rentsch R, Hodgson HJF. Clinical implications of liver biopsy findings in collagen–vascular disorders. J Clin Gastroenterol 1993;17:219–26.

258  Matsumoto T, Kobayashi S, Shimizu H, et al. The liver in collagen diseases: pathologic study of 160 cases with particular reference to hepatic arteritis, primary biliary cirrhosis, autoimmune hepatitis and nodular regenerative hyperplasia of the liver. Liver 2000;20:366–73.

259  De Santis M, Crotti C, Selmi C. Liver abnormalities in connective tissue diseases. Best Prac Res Clin Gastroenterol 2013;27:543–51.

260  Gocke DJ, Hsu K, Morgan C, et al. Association between polyarteritis and Australia antigen. Lancet 1970;2:1149–53.

261  Levo Y, Gorevic PD, Kassab HJ, et al. Liver involvement in the syndrome of mixed cryoglobulinemia. Ann Intern Med 1977;87:287–92.

262  Misiani R, Bellavita P, Fenili D, et al. Hepatitis C virus infection in patients with essential mixed cryoglobulinemia. Ann Intern Med 1992;117:573–7.

263  Agnello V, Chung RT, Kaplan LM. A role for hepatitis C virus infection in type II cryoglobulinemia. N Engl J Med 1992;327:1490–5.

264  Peña LR, Nand S, De Maria N, et al. Hepatitis C virus infection and lymphoproliferative disorders. Dig Dis Sci 2000;45:1854–60.

265  Long R, James O. Polymyalgia rheumatica and liver disease. Lancet 1974;1:77–9.

266  Litwack KD, Bohan A, Silverman L. Granulomatous liver disease and giant cell arteritis. Case report and literature review. J Rheumatol 1977;4:307–12.

267  Gossmann HH, Dolle W, Korb G, et al. Liver changes in giant-cell arteritis: temporal arteritis and rheumatic polymyalgia (author's transl.). [German.]. Deutsche Med Wochenschr 1979;104:1199–202.

268  Leong AS, Alp MH. Hepatocellular disease in the giant-cell arteritis/polymyalgia rheumatica syndrome. Ann Rheum Dis 1981;40:92–5.

269  Rao R, Pfenniger K, Boni A. Liver function tests and liver biopsies in patients with rheumatoid arthritis. Ann Rheum Dis 1975;34:198–9.

270  Mills PR, MacSween RN, Dick WC, et al. Liver disease in rheumatoid arthritis. Scottish Med J 1980;25:18–22.

271  Mills PR, Sturrock RD. Clinical associations between arthritis and liver disease. Ann Rheum Dis 1982;41:295–307.

272  Smits JG, Kooijman CD. Rheumatoid nodules in liver [letter]. Histopathology 1986;10:1211–13.

273  Thorne C, Urowitz MB, Wanless I, et al. Liver disease in

Felty's syndrome. Am J Med 1982;73:35–40.

274  Reynolds WJ, Wanless IR. Nodular regenerative hyperplasia of the liver in a patient with rheumatoid vasculitis: a morphometric study suggesting a role for hepatic arteritis in the pathogenesis. J Rheumatol 1984;11:838–42.

275  Murray-Lyon IM, Thompson RP, Ansell ID, et al. Scleroderma and primary biliary cirrhosis. BMJ 1970;1:258–9.

276  Reynolds TB, Denison EK, Frankl HD, et al. Primary biliary cirrhosis with scleroderma, Raynaud's phenomenon and telangiectasia. New syndrome. Am J Med 1971;50:302–12.

277  Feldmann G, Maurice M, Husson JM, et al. Hepatocyte giant mitochondria: an almost constant lesion in systemic scleroderma. Virchows Arch [A] 1977;374:215–27.

278  Runyon BA, LaBrecque DR, Anuras S. The spectrum of liver disease in systemic lupus erythematosus. Report of 33 histologically-proved cases and review of the literature. Am J Med 1980;69:187–94.

279  Matsumoto T, Yoshimine T, Shimouchi K, et al. The liver in systemic lupus erythematosus: pathologic analysis of 52 cases and review of Japanese autopsy registry data. Hum Pathol 1992;23:1151–8.

280  Gibson T, Myers AR. Subclinical liver disease in systemic lupus erythematosus. J Rheumatol 1981;8:752–9.

281  Miller MH, Urowitz MB, Gladman DD, et al. The liver in systemic lupus erythematosus. Q J Med 1984;53:401–9.

282  Chowdhary VR, Crowson CS, Poterucha JJ, et al. Liver involvement in systemic lupus erythematosus: case review of 40 patients. J Rheumatol 2008;35:1–6.

283  Robertson SJ, Higgins RB, Powell C. Malacoplakia of liver: a case report. Hum Pathol 1991;22:1294–5.

284  Marshall JB, Ravendhran N, Sharp GC. Liver disease in mixed connective tissue disease. Arch Intern Med 1983;143:1817–18.

285  Chopra S, Rubinow A, Koff RS, et al. Hepatic amyloidosis. A histopathologic analysis of primary (AL) and secondary (AA) forms. Am J Pathol 1984;115:186–93.

286  Buck FS, Koss MN. Hepatic amyloidosis: morphologic differences between systemic AL and AA types. Hum Pathol 1991;22:904–7.

287  Looi L-M, Sumithran E. Morphologic differences in the pattern of liver infiltration between systemic AL and AA amyloidosis. Hum Pathol 1988;19:732–5.

288  Wright JR, Calkins E, Humphrey RL. Potassium permanganate reaction in amyloidosis. A histologic method to assist in differentiating forms of this disease. Lab Invest 1977;36:274–81.

289  Shirahama T, Skinner M, Cohen AS. Immunocytochemical identification of amyloid in formalin-fixed paraffin sections. Histochemistry 1981;72:161–71.

290  Falk RH, Comenzo RL, Skinner M. The systemic amyloidoses. N Engl J Med 1997;337:898–909.

291  Rubinow A, Koff RS, Cohen AS. Severe intrahepatic cholestasis in primary amyloidosis: a report of four cases and a review of the literature. Am J Med 1978;64:937–46.

292  Finkelstein SD, Fornasier VL, Pruzanski W. Intrahepatic cholestasis with predominant pericentral deposition in systemic amyloidosis. Hum Pathol 1981;12:470–2.

293  Case records of the Massachusetts General Hospital. Case 50-1987. N Engl J Med 1987;317:1520–31.

294  Agaram N, Shia J, Klimstra DS, et al. Globular hepatic

amyloid: a diagnostic peculiarity that bears clinical significance. Hum Pathol 2005;36:845–9.

295  Makhlouf HR, Goodman ZD. Globular hepatic amyloid: an early stage in the pathway of amyloid formation. A study of 20 new cases. Am J Surg Pathol 2007;31:1615–21.

296  Droz D, Noel LH, Carnot F, et al. Liver involvement in nonamyloid light chain deposits disease. Lab Invest 1984;50:683–9.

297  Kirkpatrick CJ, Curry A, Galle J, et al. Systemic kappa light chain deposition and amyloidosis in multiple myeloma: novel morphological observations. Histopathology 1986;10:1065–76.

298  Smith NM, Malcolm AJ. Simultaneous AL-type amyloid and light chain deposit disease in a liver biopsy: a case report. Histopathology 1986;10:1057–64.

299  Bruguera M. Liver involvement in porphyria. Semin Dermatol 1986;5:178–85.

300  Fakan F, Chlumská A. Demonstration of needle-shaped hepatic inclusions in porphyria cutanea tarda using the ferric ferricyanide reduction test. Virchows Arch [A] 1987;411:365–8.

301  Cortés JM, Oliva H, Paradinas FJ, et al. The pathology of the liver in porphyria cutanea tarda. Histopathology 1980;4:471–85.

302  Campo E, Bruguera M, Rodés J. Are there diagnostic histologic features of porphyria cutanea tarda in liver biopsy specimens? Liver 1990;10:185–90.

303  Lefkowitch JH, Grossman ME. Hepatic pathology in porphyria cutanea tarda. Liver 1983;3:19–29.

304  Nagy Z, Kószo F, Pár A, et al. Hemochromatosis (HFE) gene mutations and hepatitis C virus infection as risk factors for porphyria cutanea tarda in Hungarian patients. Liver Int 2004;24:16–20.

305  Bonkovsky HL, Poh-Fitzpatrick M, Pimstone N, et al. Porphyria cutanea tarda, hepatitis C and HFE gene mutations in North America. Hepatology 1998;27:1661–9.

306  Bulaj ZJ, Phillips JD, Ajioka RS, et al. Hemochromatosis genes and other factors contributing to the pathogenesis of porphyria cutanea tarda. Blood 2000;95:1565–71.

307  Fargion S, Piperno A, Cappellini MD, et al. Hepatitis C virus and porphyria cutanea tarda: evidence of a strong association. Hepatology 1992;16:1322–6.

308  Herrero C, Vicente A, Bruguera M, et al. Is hepatitis C virus infection a trigger of porphyria cutanea tarda? Lancet 1993;341:788–9.

309  DeCastro M, Sánchez J, Herrera JF, et al. Hepatitis C virus antibodies and liver disease in patients with porphyria cutanea tarda. Hepatology 1993;17:551–7.

310  Bonkovsky H, Poh-Fitzpatrick M, Tattrie C, et al. Porphyria cutanea tarda and hepatitis C in the USA. Hepatology 1996;24:486A.

311  Gisbert JP, García-Buey L, Pajares JM, et al. Prevalence of hepatitis C virus infection in porphyria cutanea tarda: systematic review and meta-analysis. J Hepatol 2003;39:620–7.

312  Fargion S, Fracanzani AL. Prevalence of hepatitis C virus infection in porphyria cutanea tarda. J Hepatol 2003;39:635–8.

313  Klatskin G, Bloomer JR. Birefringence of hepatic pigment deposits in erythropoietic protoporphyria. Specificity of polarization microscopy in the identification of hepatic protoporphyrin deposits. Gastroenterology 1974;67:294–302.

314  Bloomer JR, Phillips MJ, Davidson DL, et al. Hepatic disease in erythropoietic protoporphyria. Am J Med

1975;58:869–82.

315　Bonkovsky HL, Schned AR. Fatal liver failure in protoporphyria. Synergism between ethanol excess and the genetic defect. Gastroenterology 1986;90:191–201.

316　Pérez V, Gorodisch S, Casavilla F, et al. Ultrastructure of human liver at the end of normal pregnancy. Am J Obstet Gynecol 1971;110:428–31.

317　Hay JE. Liver disease in pregnancy. Hepatology 2008;47:1067–76.

318　Riely CA. Liver disease in the pregnant patient. Am J Gastroenterol 1999;94:1728–32.

319　Wakim-Fleming J, Zein NN. The liver in pregnancy: disease vs. benign changes. Cleveland Clin J Med 2005;72:713–21.

320　Schutt VA, Minuk GY. Liver diseases unique to pregnancy. Best Pract Res Clin Gastroenterol 2007;21:771–92.

321　Kroll D, Mazor M, Zirkin H, et al. Fibrolamellar carcinoma of the liver in pregnancy. A case report. J Reprod Med 1991;36:823–7.

322　Schorr-Lesnick B, Lebovics E, Dworkin B, et al. Liver diseases unique to pregnancy. Am J Gastroenterol 1991;86:659–70.

323　Samuels P, Cohen AW. Pregnancies complicated by liver disease and liver dysfunction. Obstet Gynecol Clin North Am 1992;19:745–63.

324　Kaplan MM. Acute fatty liver of pregnancy. N Engl J Med 1985;313:367–70.

325　Sibai BM. Imitators of severe preeclampsia. Obstet Gynecol 2007;109:956–66.

326　Ibdah JA. Acute fatty liver of pregnancy: an update on pathogenesis and clinical implications. World J Gastroenterol 2006;46:7397–404.

327　Burroughs AK, Seong NH, Dojcinov DM, et al. Idiopathic acute fatty liver of pregnancy in 12 patients. Q J Med 1982;51:481–97.

328　Rolfes DB, Ishak KG. Acute fatty liver of pregnancy: a clinicopathologic study of 35 cases. Hepatology 1985;5:1149–58.

329　Sherlock S. Acute fatty liver of pregnancy and the microvesicular fat diseases. Gut 1983;24:265–9.

330　Riely CA. Acute fatty liver of pregnancy. Semin Liver Dis 1987;7:47–54.

331　Schoeman MN, Batey RG, Wilcken B. Recurrent acute fatty liver of pregnancy associated with a fatty-acid oxidation defect in the offspring. Gastroenterology 1991;100:544–8.

332　Rolfes DB, Ishak KG. Liver disease in toxemia of pregnancy. Am J Gastroenterol 1986;81:1138–44.

333　Rolfes DB, Ishak KG. Liver disease in pregnancy.

Histopathology 1986;10:555–70.

334　Arias F, Mancilla-Jimenez R. Hepatic fibrinogen deposits in pre-eclampsia. Immunofluorescent evidence. N Engl J Med 1976;295:578–82.

335　Cheung H, Hamzah H. Liver rupture in pregnancy: a typical case? Singapore Med J 1992;33:89–91.

336　Schorr-Lesnick B, Dworkin B, Rosenthal WS. Hemolysis, elevated liver enzymes, and low platelets in pregnancy (HELLP syndrome). A case report and literature review. Dig Dis Sci 1991;36:1649–52.

337　Weinstein L. Syndrome of hemolysis, elevated liver enzymes, and low platelet count: a severe consequence of hypertension in pregnancy. Am J Obstet Gynecol 1982;142:159–67.

338　Weinstein L. Preeclampsia/eclampsia with hemolysis, elevated liver enzymes, and thrombocytopenia. Obstet Gynecol 1985;66:657–60.

339　Baca L, Gibbons RB. The HELLP syndrome: a serious complication of pregnancy with hemolysis, elevated levels of liver enzymes, and low platelet count. Am J Med 1988;85:590–1.

340　Ibdah JA, Bennett MJ, Rinaldo P, et al. A fetal fatty-acid oxidation disorder as a cause of liver disease in pregnant women. N Engl J Med 1999;340:1723–31.

341　Adlercreutz H, Tenhunen R. Some aspects of the interaction between natural and synthetic female sex hormones and the liver. Am J Med 1970;49:630–48.

342　Vanjak D, Moreau R, Roche-Sicot J, et al. Intrahepatic cholestasis of pregnancy and acute fatty liver of pregnancy. An unusual but favorable association? Gastroenterology 1991;100:1123–5.

343　Dixon PH, Weerasekera N, Linton KJ, et al. Heterozygous MDR3 missense mutation associated with intrahepatic cholestasis of pregnancy: evidence for a defect in protein trafficking. Hum Mol Genet 2000;9:1209–17.

344　Schneider G, Paus TC, Kullak-Ublick GA, et al. Linkage between a new splicing site mutation in the MDR3 alias ABCB4 gene and intrahepatic cholestasis of pregnancy. Hepatology 2007;45:150–8.

345　Keitel V, Vogt C, Häussinger D, et al. Combined mutations of canalicular transporter proteins cause severe intrahepatic cholestasis of pregnancy. Gastroenterology 2006;131:624–9.

346　Floreani A, Carderi I, Paternoster D, et al. Intrahepatic cholestasis of pregnancy: three novel MDR3 gene mutations. Aliment Pharmacol Ther 2006;23:1649–53.

347　Marschall H-U, Shemer EW, Ludvigsson JF, et al. Intrahepatic cholestasis of pregnancy and associated hepatobiliary disease: a population-based cohort study. Hepatology 2013;58:1385–91.

## 扩展阅读

Flamm SL. Granulomatous liver disease. Clin Liver Dis 2012;16:387–96.

Gaya DR, Thorburn KA, Oien KA, et al. Hepatic granulomas: a 10 year single center experience. J Clin Pathol 2003;56:850–3.

Lucas SB, Zaki SR, Portmann BC. Other viral and infectious diseases and HIV-related liver disease. In: Burt AD, Portmann BC, Ferrell LD, editors. Macsween's Pathology of the Liver. 6th ed. Edinburgh: Churchill Livingstone/Elsevier; 2012. p. 403–66.

Quaglia A, Burt AD, Ferrell LD, et al. Systemic disease. In: Burt AD, Portmann BC, Ferrell LD, editors. Macsween's Pathology of the Liver. 6th ed. Edinburgh: Churchill Livingstone/Elsevier; 2012. p. 935–86.

Sandor M, Weinstock JV, Wynn TA. Granulomas in schistosome and mycobacterial infections: a model of local immune responses. Trends Immunol 2003;24:44–52.

Sartin JS, Walker RC. Granulomatous hepatitis: a retrospective review of 88 cases at the Mayo Clinic. Mayo Clin Proc 1991;66:914–18.

第 16 章

# 肝 移 植

## 引言

病理医师常需要对移植后患者,包括接受肝脏、肾脏和骨髓移植,进行肝活检以评估肝脏功能异常情况。对于肝移植,当出现黄疸和发生移植物功能障碍时,肝活检仍然是诊断的"金标准"。因为生化检测不足以区分移植物发生排斥反应或其中可能出现的其他病变[1]。此外,即使血清肝功能正常,也可能出现组织学异常(包括排斥反应)[2,3]。摘除或植入时,供肝也需要检查,有时采用冰冻切片,以决定供肝是否可用于移植,这关系到移植手术后病情进展及移植术后的肝活检会出现的病变。本章复习肝移植排斥反应和其他与移植物相关的组织病理学特征,最后一部分讨论了肾脏移植、骨髓移植患者的肝脏病变。

## 肝移植

### 供肝的评估

植入肝前,移植物血管重建后,或稍后一段时间进行肝活检,对于分析供肝的来源很重要。如果活检发现健康良好的供者活体肝有诸如脂肪性肝炎、原发性胆汁性肝硬化(primary biliary cirrhosis,PBC)的病变则不宜用于肝移植[4]。供肝的左叶或右叶,如果与受体比较相对较小时,由于静脉回流障碍及门静脉高灌注,移植后立即可出现淤胆或与腹水有关的充血、凝血指标延长及代谢功能障碍[ 小肝综合征(Small-for-size syndrome)][5]。手术后由于缺血或与手术操作有关的大胆管机械性损伤也可能出现汇管区胆管阻塞病变[7]。尸体切除的肝在肝脏采集及运达手术室过程中可能出现缺血及再灌注保存性损伤[8],早期基线活检可见不同程度的中央静脉周围区坏死、肝细胞气球样变性和(或)凋亡。如果术后肝活检见到胆汁淤积及胆道梗阻表现,应想到采用了心脏病死亡患者的供肝[9],使术后胆管狭窄及胆汁渗漏的风险增加。如供者为乙型肝炎或丙型肝炎患者(放宽了供肝标准),需进行基线肝活检确定慢性肝炎的分期及分级,便于与随后肝活检相比较(见第9章)。移植后不久肝活检有时可发现供肝未知的疾病,如 $\alpha_1$-抗胰蛋白酶缺乏症、铁过载或淀粉样变[10]。

对供肝进行冰冻切片检查可排除原有疾病,病理医师提供冰冻切片报告时应涵盖三个要点:①确定是否存在脂肪变性及其程度;②如果供者乙肝核心抗体阳性而表面抗原阴性(可能是隐性乙肝患者)或丙肝病毒(HCV)阳性,需除外慢性肝炎;③评估供肝上发现的肿块。严重的脂肪肝是导致原发性移植肝功能障碍或无功能发病率增高的基础[11]。当供肝呈现黄色,边缘圆钝及被膜表面无划痕印时,肝移植外科医师应考虑是重度脂肪变性(肝包膜局灶性胶原破裂或破坏,认为是近似于冰晶的获得现象)[12,13]。大泡性(大脂滴)脂肪变性的程度应按照累及肝实质的百分率分为轻度(<30%),中度(30%~60%),重度(>60%)[14,15]。肝移植外科医师认为严重的脂肪变性可导致原发性移植肝功能障碍或无功能危险性增加,因此,重度脂肪肝不宜用于肝移植[11,15]。小泡性脂肪肝(小脂滴)不是肝移植的绝对禁忌证,但若显著的话也应该进行分级[16],值得移植团队进行讨论,因为它可能延迟肝功能和临床的恢复[17]。乙肝或丙肝标志物阳性患者供肝显示汇管区弥漫性单个核炎性细胞浸润提示慢性肝炎,这些重要的发现需移植团队共同决策。至于供肝的占位病变,确定为恶性或转移性肿瘤则对于肝移植是明显的禁忌证。然而识别良性病变如局灶性结节性增生是十分重要的(见第 11 章),因为它们在临床上是常见的。

## 肝脏同种异体移植物活检:概论

| 框 16.1 肝移植的病理学要点 |
| --- |
| 移植肝排斥反应 |
| 体液(超急性) |
| 急性(细胞) |
| 慢性(胆管消失) |
| 功能性胆汁淤积 |
| 保存性损伤 |
| 胆管阻塞 |
| 肝动脉或门静脉血栓形成 |
| 感染和脓毒血症 |
| 药物毒性 |
| 原发疾病的复发 |
| **肿瘤性疾病** |
| 移植后淋巴细胞增殖性疾病 |
| 肝细胞癌 |

细针穿刺肝活检是制订肝移植方案或由于临床上病情恶化时采用的方法[18]。临床治疗团队共同讨论和细致的分析相关的放射影像学、生化学以及微生物学,对肝活检结果的解读及选择合适的治疗方案至关重要。系列的肝活检对疑难病例的确诊也是必须的。

除排斥反应外(框 16.1),有很多可导致移植物损伤的原因[19](图 16.1),应从肝移植开始按时间顺序考虑这些病因。移植后的几周,可能会出现功能性胆汁淤积,必须要与急性排斥反应、胆管阻塞、肝炎、药物毒性及脓毒血症所导致的胆汁淤积相鉴别。这种胆汁出现在肝细胞及毛细胆管内。胆汁流的损伤可能是供肝冷缺血或再灌注损伤(保存性损伤)导致肝细胞内细胞器受损的结果[20]。由于急性保存性损伤所致的肝细胞死亡呈现坏死和凋亡两种特点(坏死性凋亡)[21]。术后早期的胆汁淤积也可能由于小体积移植肝[22]。胆汁淤积可能伴随小静脉周围区或呈弥漫性分布的肝细胞气球样变性[23,24](图 16.2)。如无明显的静脉周围肝细胞坏死,气球样变性不代表预后不佳[23]。围手术期肝脏低灌注损伤可导致汇管区周围或小静脉周围区域肝细胞坏死,有时有被膜下不规则带状梗死[25]。如供肝脂肪含量较高,保存性损伤导致的肝细胞破裂,形成的脂质空泡偶尔可致肝窦充血(脂性紫癜)[26](图 16.3)。

评估肝移植后肝穿刺活检标本时,应特别注意汇管区,它是排斥反应的主要部位。详细观察细胞浸润的类型、胆管、门静脉分支以及肝动脉以便于区分排斥反应及汇管区其他疾病的病理改变,尤其是胆管梗阻、复发性病毒性肝炎、药物毒

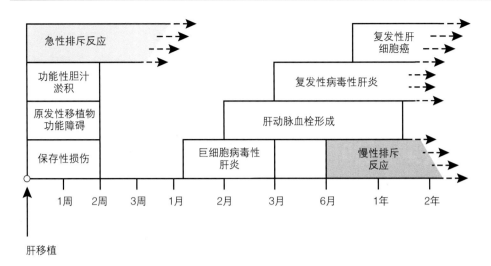

图 16.1　**肝移植后病理学改变的时间线**　肝移植后常见病变与其相应的大致时间框。虚线箭头表示在稍晚时间可能出现的潜在疾病。CMV,巨细胞病毒;HCC,肝细胞癌;PGD,原发性移植物功能障碍;Liver Tx:肝移植

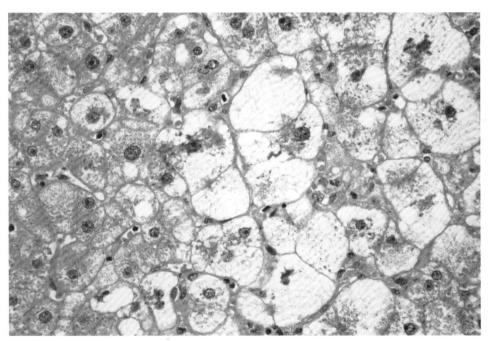

图 16.2　**移植后肝细胞气球样变性**　移植后 2 周肝穿刺活检小静脉周围肝细胞气球样变性。可见肝细胞内胆汁淤积。(针刺活检,HE)

性以及免疫抑制相关的淋巴细胞增生性疾病(见以下移植活检的鉴别诊断)。也应详细观察小静脉周围区是否有可能的保存性损伤、胆汁淤积或炎症,以及在更为严重的急性排斥反应中伴随汇管区病变的坏死性炎症[27]。排斥反应中肝实质几乎无改变,除了胆汁淤积和偶见的凋亡小体,以及为使移植肝发展成与受体相匹配适合大小而出现的肝细胞有丝分裂。因此,汇管区发生无法解释的病变时,仔细寻找肝实质内出现的并发疾病的证据就尤为重要,如病毒性和药物性肝炎。病理医师应该牢记肝活检可能显示的是移植后多种不同并发症相互重叠的病理图像。

图 16.3　脂性紫癜　小静脉周围扩大的空腔为破裂、融合的脂质空泡(箭示),这是由于移植物发生"保存性损伤"后脂变肝细胞坏死破裂所致,可见库普弗细胞吞噬脂质的异物反应(箭示)。(针刺活检,HE)

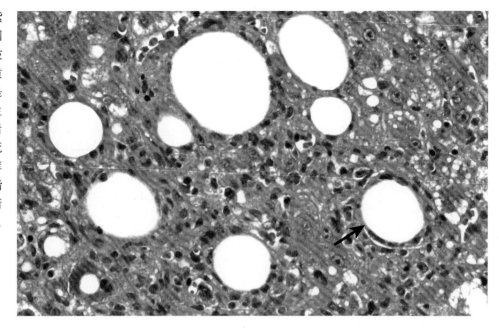

## 移植物排斥反应

　　肝移植物排斥反应的组织病理学改变已经被详细的描述[28~32]。1994 年召开的肝移植会议上[27],国际工作小组将其分类为体液排斥反应,急性(细胞)排斥反应和慢性(胆管消失)排斥反应。临床实践中常见的为急性和慢性排斥反应。

### 抗体介导(体液)排斥反应

　　肝移植后抗体介导的排斥反应十分罕见,主要研究认为是受体与供体 ABO 血型不匹配。在肝移植后最初几小时,发生微血管损伤,包括肝窦中性粒细胞浸润,与灶性出血相关的纤维蛋白及红细胞沉积。几天后进展为汇管区及汇管区周围水肿伴凝固性出血性坏死以及细胆管反应[33](图 16.4)。免疫荧光研究显示 IgG 或 IgM、补体 C1q、C3 和 C4 成分以及纤维蛋白原在动脉壁线性沉积[27,34]。在最初几天内,某些移植物肝功能尚可保持稳定,可能由于库普弗细胞对循环抗体的防护作用所致[35],2~4 周后,移植肝衰竭,主要表现为血清转氨酶水平进行性升高,肉眼观察移植肝呈现花斑或青紫。受体与供体 ABO 血型不合的也可发展为移植物抗宿主溶血,伴有噬红细胞作用及库普弗细胞铁质沉着病[36]。抗体介导的排斥反应有时见于 ABO 相容者受体,发生早期或晚期移植肝功能障碍 / 衰竭,并且可检测到高滴度供肝特异性抗体[37~39]。门静脉和毛细血管(有时见动脉)内皮细胞肥大,伴有腔内淋巴细胞和嗜酸性粒细胞黏附和嵌入内皮,这些特征有助于诊断[39a],但对这样的病例应用适当的方法检测 $C_4d$ 沉积(免疫组织化学 vs 免疫荧光)以帮助诊断仍存在争议。在某种程度上由于检测技术会出现不同的结果(如使用石蜡包埋切片进行特异性免疫过氧化物酶 $C_4d$ 染色门静脉及微血管表达强阳性[39b](图 16.4,插图),而应用免疫荧光法显示肝窦阳性)。

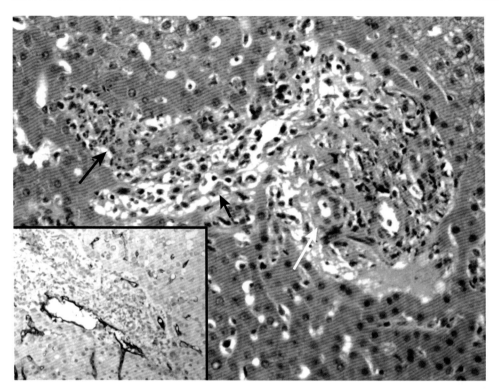

图 16.4　ABO 血型不合肝移植后的抗体介导排斥反应　图示术后 1 周移植肝活检见汇管区轻度水肿伴早期汇管区周围细胆管反应,中性粒细胞增多(长箭)。门静脉分支(短箭)腔内淋巴细胞、嗜酸性粒细胞浸润,固有胆管相对正常(白箭),其右侧可见肝小动脉。插图:C4d 免疫组织化学染色,门静脉和邻近入口血管显示强阳性。(移植肝针刺活检,HE;插图 C4d 特异性免疫组织化学染色)

## 急性细胞性排斥反应

　　急性(细胞性)排斥反应为排斥反应中最常见的形式,是一种主要直接针对胆管上皮、门静脉分支血管内皮以及终末肝静脉的细胞介导的免疫损伤。通常发生于移植后的最初 1 个月至 6 周内[40]。但是如果免疫抑制降低或中断也可在晚些时间出现。细胞性排斥反应的组织学三联征包括汇管区炎症、胆管损害以及内皮炎,并非在所有病例都出现。典型的汇管区炎症为混合性炎细胞即以淋巴细胞为主的浆细胞、中性粒细胞浸润,及偶尔可见大淋巴样细胞(图 16.5),有时可见核分裂象,嗜酸性粒细胞数量较为丰富(图 16.6),这有助于急性排斥反应的诊断[41,42]。

　　免疫细胞围绕并浸润胆管,破坏胆管上皮,表现上皮细胞核大小不一,胞浆空泡化,局部细胞分层或脱落,以及胆管轮廓不规则(图 16.5 至图 16.7)。内皮炎症包括淋巴样细胞黏附至门静脉分支或终末肝静脉,有不同程度的内皮损害和内皮下炎症(图 16.5,图 16.6),以及内皮细胞从静脉壁下层被掀起(图 16.8)。偶尔肝窦内皮炎也可见。有时在基线肝活检中发现轻度局灶性内皮炎,认为与低灌注损伤有关,但出现术后广泛的内皮炎是排斥反应的显著特征[28]。中央静脉周围肝细胞坏死伴随终末肝静脉内皮炎,以及广泛的汇管区炎症累及汇管区周围肝实质,均提示为重度急性排斥反应[43]。中央静脉周围炎(中央静脉炎),以终末静脉内皮

图 16.5 急性排斥反应 汇管区的不同成分的混合性炎细胞,包括淋巴细胞、浆细胞及散在的中性粒细胞浸润胆管(箭头之间)及顶部的门静脉分支。(针刺活检,HE)

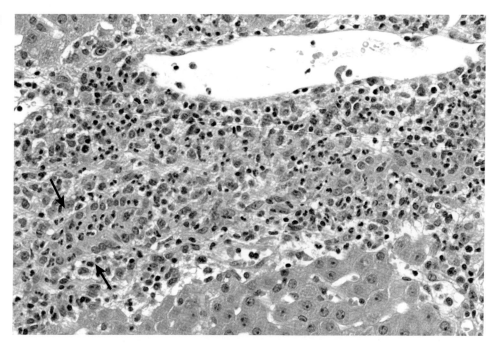

图 16.6 急性排斥反应 汇管区见丰富的嗜酸粒细胞浸润,下面的门静脉分支显示内皮炎、内皮下淋巴细胞及嗜酸性粒细胞浸润。(针刺活检,HE)

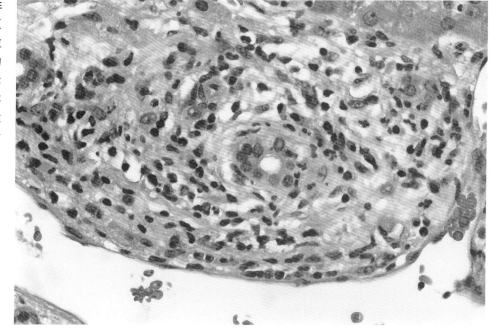

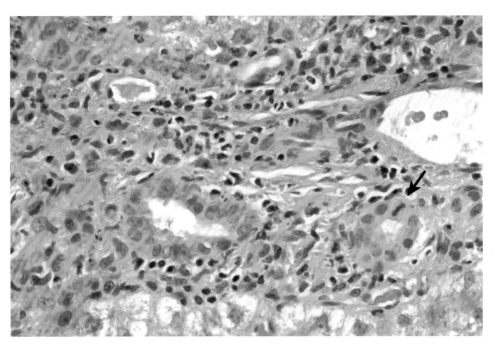

图 16.7 **急性排斥反应** 图示这个汇管区中被切成两段的胆管受损,显示上皮不规则伴轻度核多形性。左侧胆管周围及上边可见中性粒细胞,并混有淋巴细胞;右侧胆管可见核分裂象(箭示)(针刺活检,HE)(该例由美国明尼苏达州,罗契斯特市 Jurgen Ludwig 博士惠赠)

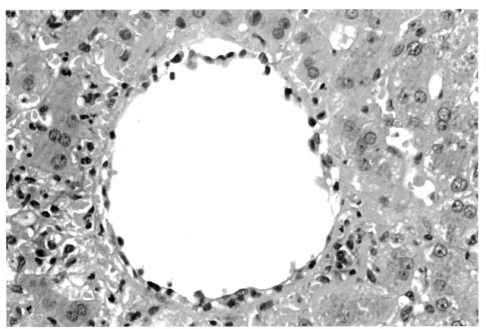

图 16.8 **急性排斥反应中的内皮炎** 中央静脉壁上见淋巴细胞浸润,静脉壁下层的内皮细胞被灶性掀起,并被部分破坏。(针刺活检,HE)

炎及其周围肝细胞脱失及凋亡为特征(有时伴灶性肝血窦扩张),往往预示后期会发作急性排斥反应及出现慢性胆管消失性排斥反应[44~46]。中央静脉周围炎是儿童同种异体肝移植排斥反应常见的表现[47],儿童及成人移植后数月甚至更长时间内,主要的排斥反应为孤立性中央静脉周围炎,而很少或没有汇管区的改变(见以下迟发型移植肝功能障碍)。

采用 Banff 国际会议所提出的评分系统对急性排斥反应描述和半定量分级已达共识[43](表 16.1)。使用半定量评分系统对急性排斥反应三联征中的每一个成分进行分析评分,在肝活检报告中就能够体现总的排斥反应活动指数(rejection activity index,RAI)。另外,也可选择更为简易的肝活检总体评价标准将急性排斥反应分为不确定、轻度、中度、重度改变(表 16.2)。分级系统的选择与慢性肝炎分级分期一样,应与临床医师讨论后做出。

表 16.1　急性排斥反应的 Banff 分级积分方案 *

| 分类 | 标准 | 评分 |
|---|---|---|
| 汇管区炎症 | 主要为淋巴细胞浸润,汇管区无明显扩大,累及少数汇管区 | 1 |
| | 多数或全部汇管区扩大,混合性炎细胞浸润,包括淋巴细胞、少量淋巴母细胞、中性粒细胞和嗜酸性粒细胞 | 2 |
| | 多数或全部汇管区显著扩大,汇管区含大量淋巴母细胞及嗜酸性粒细胞的混合性炎细胞浸润,炎症扩散至汇管区周围肝实质 | 3 |
| 胆管炎性损伤 | 少数胆管被炎细胞围绕并浸润,仅显示轻度反应性改变,如上皮细胞核 - 浆比增加。 | 1 |
| | 大部分或全部胆管炎细胞浸润,超过一个胆管出现上皮细胞退变,如核多形性、极向紊乱,上皮细胞的细胞质空泡化 | 2 |
| | 同上 2 分,大部分或全部胆管退行性变或局灶管腔破坏 | 3 |
| 静脉内皮炎 | 少数门静脉和(或)肝静脉内皮下淋巴细胞浸润 | 1 |
| | 多数或全部门静脉和(或)肝静脉内皮下淋巴细胞浸润 | 2 |
| | 如同上 2 分,伴有中度或重度静脉周围炎症,扩散到静脉周围肝实质,并伴静脉周围肝细胞坏死 | 3 |

注:总分 = 成分之和。所使用的肝移植活检急性排斥反应的评分标准参照世界胃肠病学会文件

* 排斥反应活动指数(RAI)指急性排斥反应三个成分分值总和。RAI≥4(轻度),RAI≥6(中度或重度)

表 16.2　急性排斥反应的描述性术语

| * 总体评价 | 标准 |
|---|---|
| 不确定性 | 汇管区炎细胞浸润,未达到急性排斥反应的诊断标准(见正文) |
| 轻度 | 排斥反应涉及少数汇管区三联征(triad),通常为轻度,只局限在汇管区 |
| 中度 | 排斥反应涉及大部分或全部汇管区三联征(triad) |
| 重度 | 同以上中度,伴有汇管区周围的扩散及中 - 重度中央静脉周围炎并波及肝实质,伴中央静脉周围肝细胞坏死 |

注:排斥反应分级的总评价是在回顾活检和排斥反应确定诊断后做出

* 描写的词语:急性排斥反应的轻度、中度和重度也可分别标记为 Ⅰ、Ⅱ 和Ⅲ级

### 慢性(胆管缺失)排斥反应

慢性(胆管缺失)排斥反应(胆管消失综合征)是指移植术后 60 天或更长时间后发生的闭塞性血管病变和胆管消失[27,49]。由于免疫抑制疗法的使用,肝移植患者慢性排斥反应发生率逐渐降低至不足 5%[50-52]。大多数情况下,血管病变和胆管消失同时发生,少数患者会单独出现[53]。

慢性排斥反应的诊断,即使是对于有经验的肝病理医师也是棘手的问题[48,49],尤其在病变的早期阶段[27]。胆管萎缩、核多形性和核固缩(胆管营养不良)经常先于明显的胆管消失出现[56]。如果这种胆管营养不良和衰老的改变广泛,临床黄疸可持续数周,肝活检可发现明显的小叶中心淤胆和肝细胞气球样变(图 16.9)。小叶中央的改变有可能被误认为药物性肝损伤,但仔细观察肝细胞常可弄清,这是弥漫性排斥反应相关的胆管损伤。依据汇管区内小胆管和肝动脉的正常数量,若证实至少 50% 的汇管区内胆管缺乏,则可诊断为胆管消失。破坏性胆管炎引起的进行性胆管消失,在大多数病例中是由于急性排斥反应未能被免疫抑制剂控制造成的。细胞角蛋白免疫组织化学染色有助于辨别残余的胆管上皮[31]。汇管区的肝

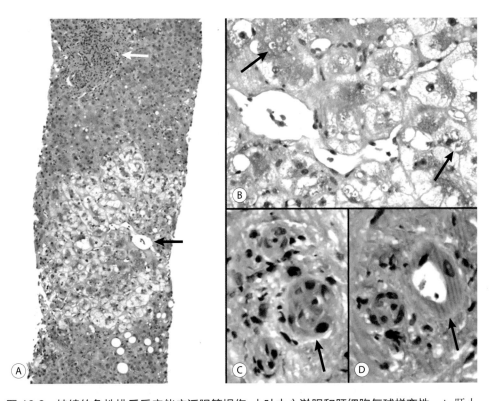

图 16.9　持续的急性排斥反应伴广泛胆管损伤,小叶中心淤胆和肝细胞气球样变性　A. 肝小叶中央区见显著的淤胆和肝细胞气球样变(黑箭),反映了排斥反应相关的胆管损伤的广泛性。上部的汇管区见排斥相关的炎症(白箭)。B. 毛细胆管(箭示)和肝细胞内显著的胆汁淤积,导致明显的肝细胞气球样变。C. 小叶间胆管(箭示)形态异常伴细胞核大小和染色失常,并失去极性。D. 这个重度营养不良和老化的胆管(箭示)结构非常简单,仅由几个核特征各异的细胞构成(移植肝针刺活检,HE)

动脉也可消失[49]。随着时间推移,汇管区炎症逐渐减轻,大部分汇管区胆管消失,通常无细胆管反应[49](图 16.10)。伴严重炎症和内皮炎的急性排斥发作可以发展与慢性排斥反应改变相重叠。因此,慢性排斥反应的病理学报告应包括以下几点[49]:①是否存在急性排斥反应;②汇管区胆管消失的程度;③中央静脉周围坏死和纤维化的情况;④与汇管区总数相关的肝小动脉缺失程度。

图 16.10　慢性(胆管消失性)排斥反应　汇管区见肝动脉分支(箭示),但相应的小叶间胆管消失是排斥反应的结果,仍见少量淋巴细胞浸润。(移植供肝,HE)

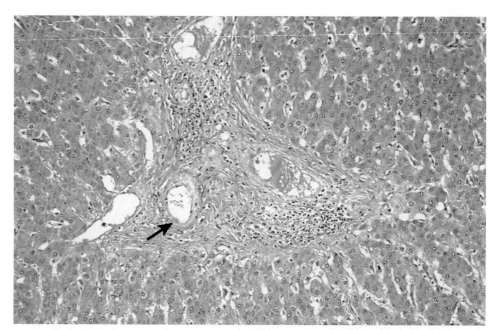

　　通过细针穿刺活检可能更难以证明闭塞性血管病变的存在(排斥反应性动脉病变),因为泡沫组织细胞和肌内膜细胞主要在肝门的大口径动脉内膜下聚集[53,57](图 16.11)。然而,肝活检可证实,泡沫细胞病变有时会出现汇管区中等口径动脉内,偶尔出现在门静脉及肝窦内(图 16.12)。如果在慢性排斥反应中恰当的时间进行肝活检,一旦出现中央静脉周围缺血性坏死和纤维化,则足以表明在大多数病例中有动脉病变的存在。肝活检证实有静脉周围坏死提示预后不佳[58]。受体和供体组织相容性抗原错配,补体膜攻击复合物激活和移植物中肝持续性巨细胞病毒(CMV)感染均被认为是胆管缺失及动脉病变的发病机制[31,59~63]。

　　尽管部分患者可能恢复,但通常慢性排斥反应可导致不可逆转的移植肝衰竭[31,64],后期的表现特征为显著胆汁淤积和胆管缺失,汇管区和汇管区周围纤维化形成,中央静脉周围纤维化以及不同数量的桥接纤维间隔连接汇管区之间或中央静脉与汇管区之间。只有少数肝移植后患者发展为肝硬化,主要是由于复发性或获得性病毒性肝炎,而并非慢性排斥反应[59](见以下复发性疾病)。

## 移植肝功能障碍的其他原因

### 感染

　　巨细胞病毒(CMV)是移植肝中常见的病原,大多数 CMV 肝炎发生于移植后

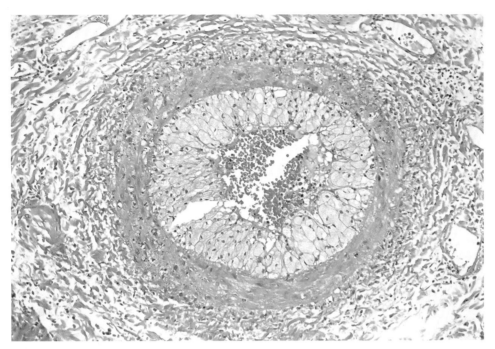

图 16.11 **排斥反应性动脉病** 因排斥反应切除的移植肝,其肝门动脉可见内膜下泡沫细胞聚集(移植供肝,HE)(该例由美国明尼苏达州罗契斯特市 Jurgen Ludwig 博士惠赠)

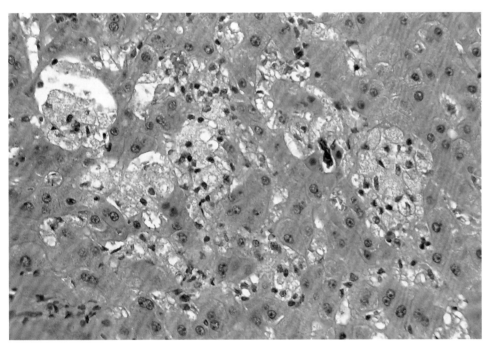

图 16.12 **移植排斥反应中的肝窦泡沫细胞** 肝移植后数月,可见泡沫细胞沉积于大口径动脉及肝窦内。(针刺活检,HE)

4~8 周[66]。肝细胞、胆管上皮细胞(见图 15.5)及内皮细胞可见典型的核内及细胞质内 CMV 包涵体(见 15 章)。当伴中性粒细胞浸润的微小脓肿灶存在时,应怀疑是否存在 CMV 感染(图 16.13)。肝实质内更小的中性粒细胞聚集灶(微小脓肿)偶尔见于无 CMV 感染的患者,显然对移植物无不利的影响[67]。CMV 也可导致上皮样肉芽肿形成。CMV 抗原的免疫组织化学染色是证明其隐匿感染的敏感方法[62]。

图 16.13 巨细胞病毒肝炎 一个含有核内包涵体的肝细胞被一簇微脓肿样中性粒细胞所包绕。(针刺活检,HE)

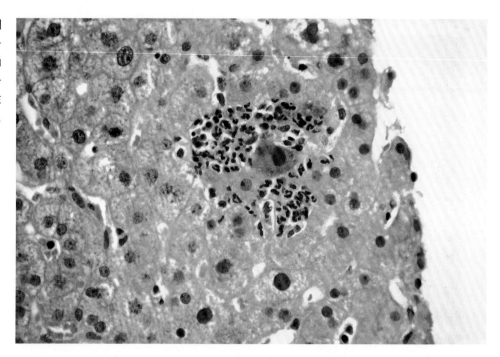

如果汇管区及肝血窦含有多数非典型淋巴细胞和免疫母细胞,应考虑 EB 病毒(Epstein-Barr virus)感染[69~71]。还有可能存在至今仍未确定的肝炎病毒引起移植后肝功能障碍[72]。

革兰阴性杆菌感染可引起肝细胞及毛细胆管胆汁淤积,或伴脓毒血症时可见到更为不寻常的汇管区周围细胆管内浓缩胆汁(细胆管胆汁淤积)(见第 15 章和图 15.11)。感染和(或)脓毒血症导致的胆汁淤积需和胆管阻塞及排斥反应相鉴别。评估汇管区病理改变及微生物研究结果对于鉴别很重要。对有微脓肿及肉芽肿的肝活检标本进行培养及特殊染色是确诊细菌、真菌或其他感染的最好方法[73]。

## 胆管阻塞

肝移植后可能发生肝门周围胆漏(胆汁流)、吻合口狭窄[74]和少见的胆道铸型综合征[75],肝活检可见阻塞相关的胆汁淤积和汇管区改变(见第 5 章)。后期对移植肝活检还应考虑到,先前发生阻塞并放置胆管支架减压后残留的汇管区及其周围纤维化伴细胆管反应。

## 血栓形成

肝动脉[76,77]或门静脉[78]血栓形成(后者多见于儿童)多出现于移植后最初几周或几个月内,可导致肝梗死(见第 12 章)。由于肝梗死灶在肝实质内的不规则分布,穿刺活检标本不可能具有代表性。肝门部动脉血栓形成、狭窄或泡沫细胞动脉病,引起胆管血灌注减少可致肝门周围胆管坏死、狭窄或扩张[79]。这些病例的肝活检可显示胆管阻塞的特点[79]。

## 药物毒性

肝移植患者免疫抑制治疗方案中包括好几个具有潜在肝毒性的药物。以前在肾移植患者中,已有硫唑嘌呤肝毒性的报道(见下面的肾移植)。在肝移植患者中,应用这一药物可使肝窦淤血和中央静脉周围坏死,导致血清转氨酶水平升高[80]。即使没有肝活检标本的证实,也应怀疑其他部位有移植肝的静脉闭塞性病变。可能有终末肝静脉纤维化,特别见于细胞性排斥反应及内皮炎的患者[81]。环孢素可通过抑制 ATP 依赖的胆盐转运通道[83,84]引起胆汁淤积[74]。虽然 FK 506 具有相同的致胆汁淤积的机制,但其肝毒性罕见,可能是与使用 FK 506 剂量较低有关[85,86]。

## 免疫抑制的撤除

一些移植肝性能稳定的受者希望达到操作性耐受(operational tolerance)(定义为一种无重要临床影响的免疫应答或免疫不足的耐受表型)[87],可减低或终止免疫抑制治疗[87]。但由于免疫抑制在撤除的过程中会发生排斥反应或其他改变[87~90],这种情况下的肝活检仍然有重要的诊断价值,因此推荐终止免疫抑制治疗前,行肝活检可作为筛选撤除免疫抑制的患者、监测撤除后的并发症以及评价后果的决定性方法[87]。

## 复发性疾病

许多原发疾病肝移植后都存在复发的可能性[91],包括:病毒性肝炎、恶性肿瘤、酒精性及非酒精性脂肪性肝炎[92~94]、布卡综合征、各种静脉闭塞性疾病[95]、自身免疫性肝炎、原发性胆汁性肝硬化和原发性硬化性胆管炎[96~98]。肝活检诊断复发性疾病存在争议,因为移植前这些疾病与所见排斥反应或移植后胆管阻塞在组织病理特征上相重叠。

尽管在不同的移植中心,因乙、丙及丁型肝炎引起严重肝病进行肝移植的患者,其复发性病毒性肝炎的发病率各异,若无预防性治疗,病例都会复发。复发性乙型病毒性肝炎有着不同的组织病理学表现,包括急性肝炎、慢性肝炎、肝硬化、伴轻微病变的携带状态以及纤维淤胆性肝炎[99,100](见下图)。复发性乙型病毒性肝炎可在肝移植后 1 年内由慢性肝炎发展为肝硬化[101]。早在移植后 1~3 周就可通过免疫组织化学方法,在移植肝中检测乙型肝炎及丁型肝炎(delta)抗原[101]。原肝中重叠乙型及丁型肝炎的患者,复发过程可有不同,有些患者出现丁型肝炎病毒复发,而无乙型肝炎病毒复制(免疫组织化学检测缺少 HBV 核心抗原)或无肝炎组织学证据[102]。一旦 HBV 开始复制,移植肝中便可检测到乙肝病毒核心抗原,肝活检中也可见慢性肝炎的改变[103]。小部分复发性乙型病毒性肝炎患者表现为纤维淤胆性肝炎,可见大量毛玻璃样包涵体,肝细胞气球样变,胆汁淤积以及汇管区周围纤维化[100,104~108]（图16.14,图16.15）。这种疾病复发的形式造成移植肝衰竭率增高。

移植后丙型病毒性肝炎复发导致一系列特征性病理学改变[109]。在最初几个月里,组织中可见凋亡小体增多,这是丙肝复发的重要组织学标志[110]（图16.16）,其在肝小叶内数目的密集程度远远超过单独在急性排斥反应所见到的。常见脂肪变性,且程度不一,基因3型感染复发时有时脂变程度较重[111]。随后肝小叶坏死性

图16.14 纤维淤胆性肝炎 肝细胞肿胀,许多肝细胞内含毛玻璃样包涵体。中间偏右可见胆栓。（移植肝,HE）

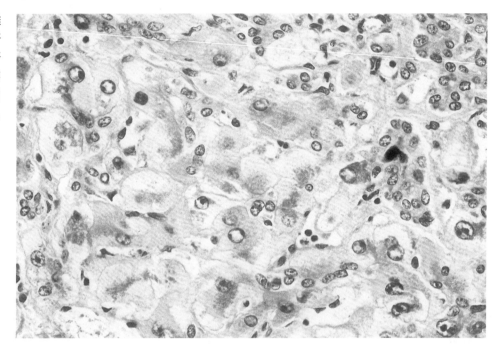

图16.15 纤维淤胆性肝炎 病例来自图17.12描述的组织片。三色染色显示从汇管区（图片中央）发出的相互交错的纤维网。（移植肝,三色染色）（该例由英国伦敦Bernard Portmann博士惠赠）

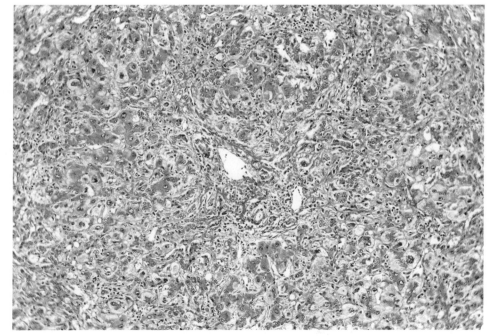

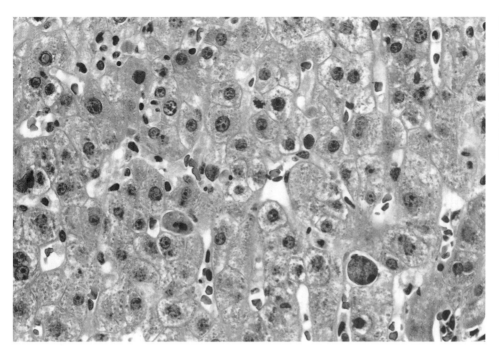

图 16.16 移植后早期复发性丙型肝炎 大量嗜酸性小体(凋亡小体)是丙型肝炎复发最早的组织病理学证据。(针刺活检,HE)

炎症及肝细胞气球样变增多[112],在 6 个月至 1 年时间内,复发性慢性丙型肝炎的汇管区病变形成,表现为淋巴细胞聚集或滤泡形成(有时可在移植后最初几个月单独出现),淋巴细胞性或淋巴浆细胞性炎症[98,99],以及不同程度的界面性肝炎。病变多为轻度[113~114]。淋巴浆细胞分两侧浸润至汇管区边缘和汇管区周围,支持复发性丙型肝炎的诊断,而急性排斥反应时,炎细胞浸润更多地集中在胆管及门静脉分支周围。慢性肝炎和进展性纤维化中可见细胆管反应[114a](图 16.17)。复发性丙型肝炎更严重的形式被称为纤维淤胆性丙型肝炎(fibrosing cholestatic hepatitis,FCH-C),汇管区显示格外突出的细胆管反应伴散在的中性粒细胞浸润以及汇管区和汇管区周围星芒状纤维化。肝实质淤胆及肝细胞气球样变典型而显著(图 16.17,插图),是由于病毒对细胞直接作用的结果[114b]。总之,与纤维淤胆性乙型肝炎中所见特征相似[115]。血清胆红素和 HCV 滴度通常很高[116~117]。三色染色显示 FCH-C 中细胆管反应明显,采用 CK7 或 CK19 免疫染色可使其进一步突出。严重的复发性丙型肝炎的其他形式可表现为融合性坏死,肝细胞气球样变,桥接纤维化和肝硬化[116,117]。偶尔复发性慢性丙肝类似于自身免疫性肝炎,表现为汇管区和汇管区周围大量浆细胞浸润,通常伴有淋巴浆细胞性中央静脉周围炎[118](图 16.18)。这种表现有时可在减少免疫抑制剂剂量或应用干扰素治疗后出现[119,120]。也许是同种异体免疫排斥的一种变异形式,预后很差[121,122]。如此复杂的病例需要与临床团队讨论后给出治疗方案。复发性慢性丙肝与急性排斥反应相当难以区分,特别是在活检组织中两种病变都存在时。因此,必须评估多种组织学参数(表 16.3)。病理报告中应尽可能地强调主要的病理改变。

原发性胆汁性肝硬化患者肝移植后,血清抗线粒体抗体可能持续存在或复现,肝功能指标(尤其是血清碱性磷酸酶活性)可能变差,肝活检可证明胆管的复发性损害[124]。旺炽性胆道病变以及邻近的上皮样肉芽肿是疾病复发最有用的组

图 16.17　淤胆性复发性慢性丙型肝炎　汇管区见轻度慢性炎症及纤维化,伴汇管区显著的细胆管反应(箭头)。插图:肝细胞呈明显气球样变、细胞损伤病变和胆汁淤积。(针刺活检,HE)

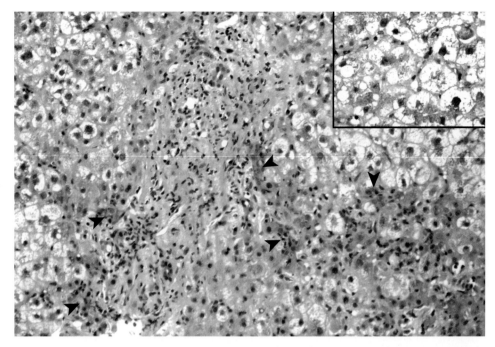

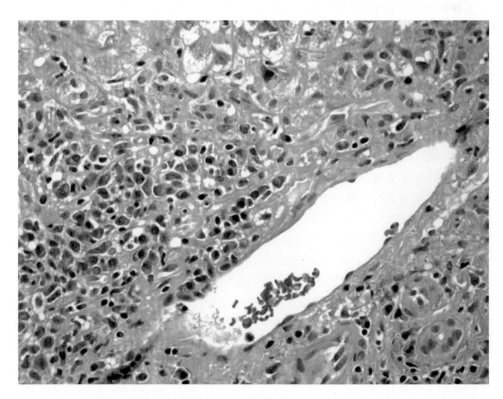

图 16.18　慢性丙型病毒性肝炎复发后的浆细胞性肝炎　图示浆细胞为主的炎细胞浸润伴活动性界面肝炎,并扩展到汇管区外。这一异常改变有时是应用干扰素引起的,认为是一种非典型排斥反应(同种免疫排斥反应),预后不佳。右下角显示为正常胆管和门静脉分支,无排斥反应损伤

表 16.3　急性排斥反应与复发性慢性丙型病毒性肝炎的特点比较

| 特点 | 急性排斥反应 | 复发性丙型病毒性肝炎 |
|---|---|---|
| 肝小叶坏死性炎症 | 无 | 有 |
| 凋亡小体 | 少量 | 多量 |
| 胆汁淤积 | 轻度 | 可能重度 |
| 界面性肝炎 | 无(严重病例除外) | 常有 |
| 淋巴细胞聚集 / 淋巴滤泡 | 无 | 有 |
| 门静脉炎症 | 混合性 | 淋巴细胞和浆细胞 |
| 脂肪 | 无(除外糖皮质激素治疗) | 有(特别是基因 3 型) |
| 细胆管反应 | 无 | 不确定(淤胆型常见) |
| 中央静脉炎 | 常见,弥漫性 | 少见,局限性 |
| 胆管损伤 | 有,弥漫性 | 局灶性或无 |
| 汇管区 / 汇管区周围纤维化 | 无 | 常见 |

织学表现。细胆管反应及进行性铜沉积是其他有帮助的特征性改变。也可能出现汇管区淋巴细胞聚集,单个核细胞浸润,以及胆管消失,但这些表现在 HCV 感染和排斥反应中也能见到。如不确定,HCV 感染应该通过血清学检测予以排除。复发性 PBC 在几年内可进展为肝硬化[125]。有报道称,因 PBC 进行肝移植的患者在术后可发生的 AIH,有血清球蛋白水平升高以及典型的肝活检组织学特征[126]。移植前伴有生化及组织学高活性的 AIH 可能预示在移植肝中复发[127]。

　　PSC 移植后复发的病例也已有报道[128],但一直存有争议,因为 PSC 的影像学及组织病理学特征与移植后出现的胆道并发症十分相似,如肝动脉血栓所致的胆道狭窄及胆管或胆总管空肠吻合术后发生的吻合口梗阻[91]。因此,需要根据影像学及其他资料谨慎解释活检中淤胆和汇管区阻塞病变的特征。纤维阻塞性病变(见第 5 章)诊断复发更为特异[128],但在活检中不常见[97]。若移植出的 PBC 肝脏中有肝门周围黄色肉芽肿性胆管炎(见第 5 章),与移植后发病率及死亡率上升明显有关[129]。

　　对因 AIH 进行肝移植的患者疾病复发率的研究尚有分歧[91]。血清转氨酶突然上升,自身抗体阳性,高 γ- 球蛋白血症及肝活检发现的伴界面炎的汇管区炎症均表明疾病复发。小叶性肝炎可能为疾病复发的首发指征[72]。儿童患者,复发性 AIH 可能具侵袭性,可导致肝硬化并需要再次进行肝移植[111]。

　　酒精性或非酒精性脂肪性肝病移植后复发可能表现为脂肪变性和脂肪性肝炎[131]。免疫抑制剂(如糖皮质激素和钙调神经抑制剂)的应用和体重增加可促使成人和儿童疾病复发或新的代谢综合征发生[132~136]。因 1 型进行性家族性肝内胆汁淤积症进行肝移植的患者,在肝移植术后也可发生脂肪变性、脂肪性肝炎及肝硬化[137]。

## 新发的自身免疫性肝炎

　　因 AIH 以外的其他原因而进行肝移植的儿童及成人,在肝移植术后几年,少数（<6%）会发生以血清球蛋白水平升高，出现各种自身抗体阳性为特征的新发 AIH[96-98]。其主要组织学标准包括大量浆细胞活动性界面炎，富有浆细胞的中央肝小叶坏死性炎[138]（图 16.19）。儿童病例也可能显示显著的小叶坏死炎和凋亡，不伴界面性肝炎和丰富的浆细胞浸润[98b]。

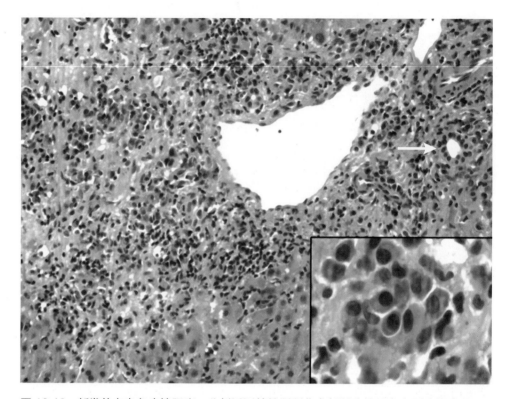

**图 16.19　新发的自身免疫性肝炎**　此例因酒精性肝硬化实行肝移植后发生肝功能障碍已 3 年。移植肝活检显示汇管区和汇管区周围显著的浆细胞浸润（插图）伴广泛的界面性肝炎。胆管（白色箭）和其左侧的门静脉分支均正常，小叶中心坏死性炎症灶伴较多浆细胞浸润。（该例由美国德克萨斯州 Laspalmas 医学中心 GlenFriedman 博士惠赠）（同种异体肝，针刺活检，HE）

　　一种与移植后有关的严重肝病，类似自身免疫性肝炎的移植功能障碍[139]，能导致移植物被再次切除。

**肿瘤**

　　移植后淋巴细胞增殖性疾病（posttransplant lymphoproliferative disease，PTLD）是器官移植患者免疫抑制剂使用后出现的并发症，主要为淋巴结内和结外 B 细胞淋巴瘤。依据目前 WHO 分类标准[140]，使用特殊检测手段确定 PTLD 类型是单形性还是多形性十分重要。有报道称，肝脏 B 细胞淋巴瘤最早可发生于移植后 2 个月[141]，但成人的移植后淋巴瘤发病时间大约在术后 1 年以上，儿童则在术后 1 年内发生[140]。淋巴瘤通常源于受者淋巴组织，也可能源于供者移植物内的淋巴组织，但这种情况比较少见[142]。淋巴瘤累及肝脏时肝内可见弥漫的淋巴瘤结节或汇管区淋巴瘤细胞浸润（图 16.20）。肝活检证明 EB 病毒感染参与大多数 PTLD

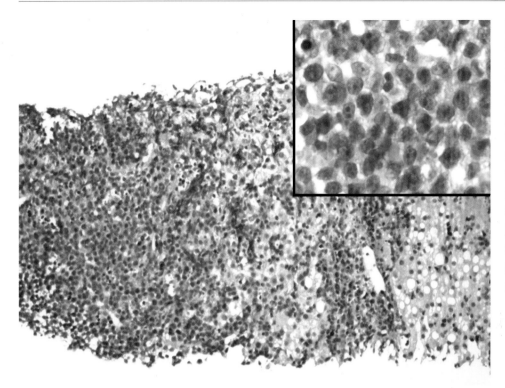

图 16.20 移植后淋巴细胞增生性病变 左侧汇管区内增生的淋巴样细胞弥漫浸润。插图:细胞学特征与高级别大B细胞淋巴瘤一致。采用流式细胞仪、免疫组织化学染色和基因重排研究,进一步显示浸润的淋巴样细胞的特点。(针刺活检,HE)

发病的过程[140],因此通过检测 EB 病毒可帮助与急性排斥反应鉴别[143]。因慢性乙型肝炎和慢性丙型肝炎接受肝移植的患者,即使病毒已经清除,也会发生新发[144,145]或复发[146]的肝细胞癌[147]。

### 晚期肝移植物功能障碍

肝移植术后 1 年或 1 年以上,大多数伴肝功异常或有明显症状的受者肝活检显示与复发性疾病或胆道狭窄有关的病变[148]。然而,通过与先前的肝活检比较,一些病变就显而易见了,可根据 Banff 工作小组提出的组织学指南标准加以分类[148]。确定是否发生急性或慢性排斥反应的检查至关重要。特别要注意中央静脉周围区域,正在发生的或迟发性的排斥反应主要局限在这里,称为孤立性中央静脉周围炎[48,149,150](**图 16.21**)。这些改变与早期肝移植后中央静脉周围炎相似,但也可能存在中央静脉周围纤维化并有可能发展为胆管消失性的排斥反应。在诊断孤立性中央静脉周围炎时,终末静脉受累的程度及其相关的中央静脉周围肝细胞脱失和坏死情况应作特别描述[148]。

有时晚期肝活检发现汇管区或肝小叶不明原因的非特异性淋巴细胞浸润,但也缺少更多的诊断排斥反应的变化。儿童肝移植术后几年进行肝活检发现无法解释的汇管区周围纤维化[3]。少部分肝移植的儿童及成人患者,在后期移植肝活检中发现慢性肝炎或肝硬化的组织学改变,而这些改变并不能用慢性乙型、丙型病毒性肝炎或 AIH 解释。这种"特发性移植后肝炎(idiopathic posttransplantation hepatitis,IPTH)"可能是慢性排斥反应的一种变异形式[97,151]。发生 IPTH 的另一个原因有可能是戊型肝炎病毒(hepatitis E virus,HEV)感染

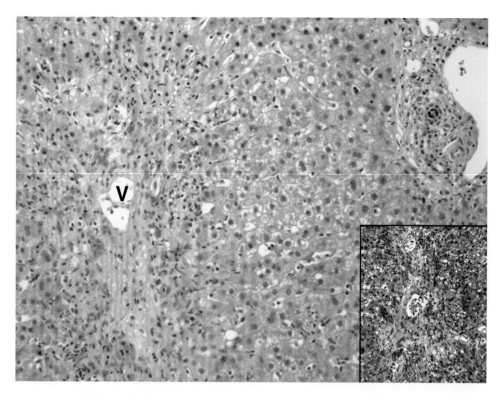

图 16.21　**孤立的中央静脉周围炎**　这例移植后 1 年活检的排斥反应病变,主要累及终末小静脉(V),见淋巴细胞浸润、淤血和中央静脉周围纤维化。右上汇管区病变相对较轻,只见稀少的淋巴细胞,无胆管和门静脉损伤。(针刺活检,HE)。插图:结缔组织染色见显著的胶原瘢痕围绕着静脉。(三色染色)

(是否为供肝内复发、再活化或重新感染)应通过检测血清中抗 HEV-RNA 及抗 HEV-IgM 和 IgG 来排除[152,153,153a,153b]。

### 移植物活检的鉴别诊断

　　肝移植后活检报告中的大多数问题易鉴别排斥反应与其他病变(表 16.4)。需注意的是,排斥反应与其他移植物疾病可同时存在。病理方面的疑难问题可通过与临床医师相互讨论,评估病毒血清学检测和微生物培养结果,以及回顾药物治疗史来解决。必要时需要通过影像学证实血管或胆管吻合口是否通畅。

　　尽管多种肝脏疾病均可见内皮炎[154],但当同时存有胆管损伤、汇管区混合性细胞浸润,通常可明确诊断为急性排斥反应。中央静脉内皮炎(中央静脉炎)有时诊断较困难[47]。活检标本中大部分中央静脉呈一致性的改变,则倾向诊断排斥反应或发生少见的新发 AIH。病毒及药物性肝炎的中央静脉炎在分布上无明显规律可循。胆管损伤在组织学鉴别时更为疑难,因为它的特征在排斥反应、慢性丙型肝炎及 PBC 组织中可见到。若组织中见汇管区淋巴细胞聚集、大量凋亡小体、界面性肝炎及明显的肝窦炎症,则支持慢性丙型肝炎的诊断。如前所述,HCV 血清学病毒指标阴性的 PBC 患者若在移植后肝活检组织中发现肉芽肿、破坏性胆管炎是诊断 PBC 复发的重要证据。

表 16.4 肝移植活检的鉴别诊断要点

| 组织学特征 | 排斥反应 | 疾病 | | 胆管阻塞 | 缺血 |
| --- | --- | --- | --- | --- | --- |
| | | 复发性 HBV | 复发性 HCV | | |
| 胆汁淤积 | +/- | 不常见(除外纤维淤胆性肝炎) | 不常见 | 有 | 无 |
| 汇管区炎症 | | | | | |
| 　混合性(L,P,N,E)* | 有 | +/- | +/- | 无 | 无 |
| 　淋巴细胞,浆细胞 | +/- | 有 | 有 | 无 | 无 |
| 　中性粒细胞 | +/- | 无 | 无 | 无 | 无 |
| 胆管损伤 | 有 | 不常见 | 有 | 无 | 无 |
| 内皮炎 | 有 | 不常见 | 不常见 | 无 | 偶见 |
| 腺泡 3 带坏死 | 有(慢性) | 无 | 无 | 无 | 有 |
| 肝窦炎症 | 无 | +/- | ++ | 无 | 无 |
| 凋亡小体 | +/- | + | +++ | 无 | 无 |

注:+/- 代表特征有 / 无

* 混合性汇管区炎症包括淋巴细胞(L),浆细胞(P),中性粒细胞(N),嗜酸性粒细胞(E)

　　排斥反应时受损胆管周围可见中性粒细胞浸润(图 16.5),不能误认为是胆管阻塞,如果无汇管区水肿及细胆管反应,胆管阻塞基本可以排除。嗜酸性粒细胞常在排斥反应中占主导,但在少数复发性病毒性肝炎或 AIH 中也可见到。门静脉分支内皮下嗜酸性粒细胞浸润通常提示排斥反应的发生。在预防性使用磺胺类抗生素,如甲氧苄啶 - 磺胺甲基异噁唑时,应考虑到药物性肝炎,它造成嗜酸性粒细胞浸润,肝实质内急性肝炎改变可与排斥反应进行鉴别。急性排斥反应中常可见少量浆细胞浸润,但在如慢性乙型肝炎、丙型肝炎或 AIH 复发性疾病时,也可与淋巴细胞混合形成汇管区周围界面炎。移植后肝活检中见界面性肝炎伴大量成群的浆细胞浸润,而原肝中无此种疾病存在时,提示可能为新发的 AIH,如果血清自身抗体阳性,γ 球蛋白水平升高,即可确诊。移植后慢性丙型肝炎伴浆细胞浸润(浆细胞肝炎)在上文中已经讨论过,此处不再赘述。

　　由于胆汁淤积可能与以下几种潜在原因相关,可能造成诊断困难[22],包括胆管梗阻、排斥反应和脓毒血症。肝移植后早期(1~2 周)的肝活检中,胆汁淤积通常本质上是功能性改变。小体积供肝也可能发生胆汁淤积。胆汁淤积伴汇管区水肿和细胆管反应时应检查胆管吻合口。纤维淤胆性肝炎可能有类似于这种胆管梗阻的特征,但缺少典型的水肿,伴随胆汁淤积的肝细胞肿胀和凋亡,常提示存在复发性重度 HBV 或 HCV 感染。在这种情况下需临床排除胆管梗阻。明确的细胆管淤胆,通常与脓毒血症有关。在迁延难治性排斥反应中,一两个损伤明显的胆管可能含有浓缩胆汁,但这十分罕见。

　　移植后肝活检中的大泡性脂变可由多种因素引起,包括免疫抑制剂糖皮质激素应用和复发的丙型肝炎病毒感染。特别是基因 3 型再感染可导致严重的脂肪变[111]。因 1 型进行性家族性肝内胆汁淤积进行肝移植的儿童肝活检中也能见明显脂变[155]。

乙肝病毒阴性受者肝组织和其他器官移植物中偶发毛玻璃样肝细胞包涵体，呈过碘酸 - 希夫反应阳性，提示糖原异常[156~158]，需要与其他类型的毛玻璃样包涵体进行鉴别[159]（见第 4 章）。

## 肾移植

接受肾移植的患者接触到多种病毒可引起急性或慢性肝炎，特别是乙型肝炎[160]及丙型肝炎[161]。肝活检中常见脂肪变性、慢性肝炎及肝硬化[162]。患慢性丙肝的受者纤维淤胆性肝炎不常见[163]。可能存在与使用肝毒性药物有关的病变，例如硫唑嘌呤，该药可引起胆汁淤积、肝小静脉闭塞症、结节性再生性增生及其他病变[80,164~166]。少部分患者可发展为肝硬化。常涉及多种病因。输血可能会使肝细胞及巨噬细胞内大量铁质沉着[167,168]。肾移植后的血管病变包括中央静脉的狭窄或阻塞[169]，肝紫癜症[170]及非肝硬化性门静脉高压症[171]。门静脉高压伴有肝腺泡 2 带、3 带肝窦扩张，最终发展为纤维化或肝硬化也曾有报道[148]。

接受血液透析的患者汇管区内可能有双折光物质，该物质可能源于透析用的硅胶管。在某些病例中，该物质引起巨细胞或肉芽肿反应[173~175]。透析患者中常见库普弗细胞内铁质沉积。

## 骨髓移植

骨髓移植后的肝损害包括移植物抗宿主病（graft-versus-host disease，GVHD）、化疗相关的肝窦阻塞综合征 / 肝小静脉闭塞症、感染或特发性药物黄疸，因为之前的输血常出现铁质沉着。GVHD 累及肝脏所表现的组织学特征决定于疾病进展的时期[176~178]。急性（移植后 90 天内）GVHD 最特异的表现为胆管损伤及胆汁淤积[176,179]。胆管逐渐变细、伸长，胆管上皮细胞排列不规则，出现空泡化或嗜酸性变，核多形性及复层，以及核 - 浆比增加[176,179]（图 16.22）。汇管区及胆管上皮可见稀疏的淋巴细胞浸润。在 GVHD 早期（35 天内）胆管改变并不显著，但肝实质会出现大量嗜酸性小体[176]。与同种异体肝移植急性排斥反应相比，内皮炎不常见。慢性 GVHD（90 天后）可见胆管进行性营养不良及衰变，胆管消失和汇管区纤维化[180]，临床及影像学改变都与肝内 PSC 相似[181]。罕见有急性肝炎的肝实质改变[182,183]，最终可能发展为胆汁性肝硬化[184]。因白血病或淋巴瘤化疗可能损伤肝窦内皮细胞，导致肝窦阻塞综合征 / 肝小静脉闭塞症[185]（也在第 12 章讨论）。此病例显示不同程度的中央静脉周围或弥漫的肝窦淤血，伴内皮破坏或缺失，红细胞侵入 Diss 间隙以及肝窦和终末端静脉斑片状纤维化[186]（图 16.23）。曾有报道骨髓移植后垂死患者的肝细胞内出现嗜酸性胞浆包涵体[187]。

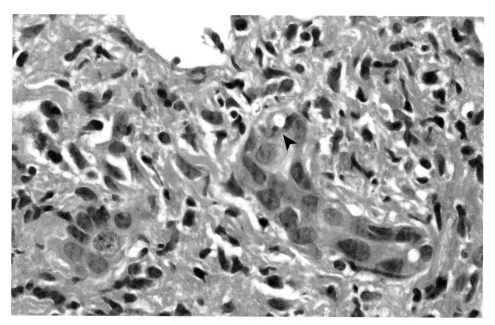

图 16.22 移 植物抗宿主病　显示胆管上皮细胞，极性消失，且稀疏数目减少。箭头所示上部胆管细胞空泡变性，附近见核凋亡碎片。周围的淋巴细胞浸润相对较少。（针刺活检，HE）

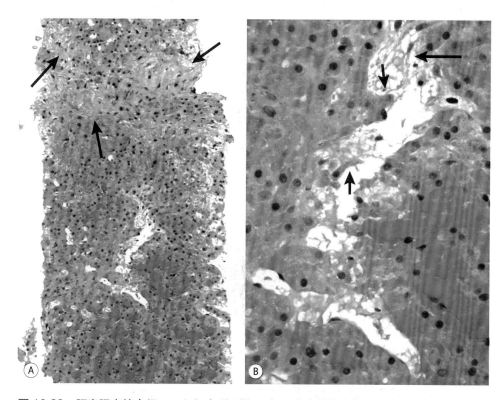

图 16.23　肝窦阻塞综合征　A. 组织内明显淤血，好几个小静脉和邻近的肝窦内含新形成的纤维组织栓子（箭头），中央的终末小静脉损伤，该损伤是由白血病行造血干细胞移植前使用马利兰（白消安）化疗引起的。B. 这一终末静脉内皮部分剥脱分离（长箭头），见肝细胞推挤入血管腔内（短箭头）。（针刺活检，HE）

（王萍　译　　袁农　刘晖　校）

# 参考文献

1. Henley KS, Lucey MR, Appelman HD, et al. Biochemical and histopathological correlation in liver transplant: the first 180 days. Hepatology 1992;16:688–93.

2. Abraham SC, Poterucha JJ, Rosen CB, et al. Histologic abnormalities are common in protocol liver allograft biopsies from patients with normal liver function tests. Am J Surg Pathol 2008;32:965–73.

3. Ekong UD, Melin-Aldana H, Seshadri R, et al. Graft histology characteristics in long-term survivors of pediatric liver transplantation. Liver Transpl 2008;14:1582–7.

4. Minervini MI, Ruppert K, Fontes P, et al. Liver biopsy findings from healthy potential living liver donors: reasons for disqualification, silent diseases and correlation with liver injury tests. J Hepatol 2009;50:501–10.

5. Demetris AJ, Kelly DM, Eghtesad B, et al. Pathophysiologic observations and histopathologic recognition of the portal hyperperfusion or small-for-size syndrome. Am J Surg Pathol 2006;30:986–93.

6. Kasahara M, Takada Y, Fujimoto Y, et al. Impact of right lobe with middle hepatic vein graft in living-donor liver transplantation. Am J Transplant 2005;5:1339–46.

7. Ayata G, Pomfret E, Pomposelli JJ, et al. Adult-to-adult live donor liver transplantation: a short-term clinicopathologic study. Hum Pathol 2001;32:814–22.

8. Gaffey MJ, Boyd JC, Traweek ST, et al. Predictive value of intraoperative biopsies and liver function tests for preservation injury in orthotopic liver transplantation. Hepatology 1997;25:184–9.

9. de Vera ME, Lopez-Solis R, Dvorchik I, et al. Liver transplantation using donation after cardiac death donors: long-term follow-up from a single center. Am J Transplant 2009;9:773–81.

10. Pungpapong S, Krishna M, Abraham SC, et al. Clinicopathologic findings and outcomes of liver transplantation using grafts from donors with unrecognized and unusual diseases. Liver Transpl 2006;12:310–15.

11. Verran D, Kusyk T, Painter D, et al. Clinical experience gained from the use of 120 steatotic donor livers for orthotopic liver transplantation. Liver Transpl 2003;9:500–5.

12. Yersiz H, Lee C, Kaidas FM, et al. Assessment of hepatic steatosis by transplant surgeon and expert pathologist: a prospective double-blind evaluation of 201 donor livers. Liver Transpl 2013;19:437–49.

13. Brunt EM. Surgical assessment of significant steatosis in donor livers: the beginning of the end for frozen-section analysis? Liver Transpl 2013;19:360–1.

14. Bzeizi KI, Jalan R, Plevris JN, et al. Primary graft dysfunction after liver transplantation: from pathogenesis to prevention. Liver Transpl Surg 1997;3:137–48.

15. Trevisani F, Colantoni A, Caraceni P, et al. The use of donor fatty liver for liver transplantation: a challenge or a quagmire? J Hepatol 1996;24:114–21.

16. Fishbein TM, Fiel MI, Emre S, et al. Use of livers with microvesicular fat safely expands the donor pool. Transplantation 1997;64:248–51.

17. Sharkey FE, Lytvak I, Prihoda TJ, et al. High-grade microsteatosis and delay in hepatic function after orthotopic liver transplantation. Hum Pathol 2011;42:1337–42.

18. Eggink HF, Hofstee N, Gips CH, et al. Histopathology of serial graft biopsies from liver transplant recipients. Am J Pathol 1984;114:18–31.

19. Ludwig J, Lefkowitch JH. Histopathology of the liver following transplantation. In: Maddrey WC, Schiff ER, Sorrel MF, editors. Transplantation of the Liver. 3rd ed. Philadelphia: Lippincott Williams & Wilkins; 2001. p. 229–50, [Ch. 15].

20. Williams JW, Vera S, Peters TG, et al. Cholestatic jaundice after hepatic transplantation. A nonimmunologically mediated event. Am J Surg 1986;151:65–70.

21. Jaeschke H, LeMasters JJ. Apoptosis versus oncotic necrosis in hepatic ischemia/reperfusion injury. Gastroenterology 2003;125:1246–57.

22. Ben-Ari Z, Pappo O, Mor E. Intrahepatic cholestasis after liver transplantation. Liver Transpl 2003;9:1005–18.

23. Ng IOL, Burroughs AK, Rolles K, et al. Hepatocellular ballooning after liver transplantation: a light and electronmicroscopic study with clinicopathological correlation. Histopathology 1991;18:323–30.

24. Goldstein NS, Hart J, Lewin KJ. Diffuse hepatocyte ballooning in liver biopsies from orthotopic liver transplant patients. Histopathology 1991;18:331–8.

25. Russo PA, Yunis EJ. Subcapsular hepatic necrosis in orthotopic liver allografts. Hepatology 1986;6:708–13.

26. Cha I, Bass N, Ferrell LD. Lipopeliosis. An immunohistochemical and clinicopathologic study of five cases. Am J Surg Pathol 1994;18:789–95.

27. International Working Party. Terminology for hepatic allograft rejection. Hepatology 1995;22:648–54.

28. Snover DC, Sibley RK, Freese DK, et al. Orthotopic liver transplantation: a pathological study of 63 serial liver biopsies from 17 patients with special reference to the diagnostic features and natural history of rejection. Hepatology 1984;4:1212–22.

29. Demetris AJ, Lasky S, Van Thiel DH, et al. Pathology of hepatic transplantation: a review of 62 adult allograft recipients immunosuppressed with a cyclosporine/steroid regimen. Am J Pathol 1985;118:151–61.

30. Hubscher SG. Histological findings in liver allograft rejection – new insights into the pathogenesis of hepatocellular damage in liver allografts. Histopathology 1991;18:377–83.

31. Freese DK, Snover DC, Sharp HL, et al. Chronic rejection after liver transplantation: a study of clinical, histopathological and immunological features. Hepatology 1991;13:882–91.

32. Wiesner RH, Ludwig J, Krom RAF, et al. Hepatic allograft rejection: new developments in terminology, diagnosis, prevention, and treatment. Mayo Clin Proc 1993;68:69–79.

33. Haga H, Egawa H, Shirase T, et al. Periportal edema and necrosis as diagnostic histological features of early humoral rejection in ABO-incompatible liver transplantation. Liver Transpl 2004;10:16–27.

34. Demetris AJ, Jaffe R, Tzakis A, et al. Antibody-mediated rejection of human orthotopic liver allografts. A study of liver transplantation across ABO blood group barriers. Am J Pathol 1988;132:489–502.

35. Wardle EN. Kupffer cells and their function. Liver 1987;7:63–75.

36. Clavien P-A, Camargo CA, Cameron R, et al. Kupffer cell

erythrophagocytosis and graft-versus-host hemolysis in liver transplantation. Gastroenterology 1996;110:1891-6.

37　Banff 2013 meeting report: inclusion of C4d-negative antibody-mediated rejection and antibody-associated arterial lesions. Am J Transplant 2014;14:272-83.

38　Kozlowski T, Andreoni K, Schmitz J, et al. Sinusoidal C4d deposits in liver allografts indicate an antibody-mediated response: diagnostic considerations in the evaluation of liver allografts. Liver Transpl 2012;18:641-58.

39　Taner T, Stegall MD, Heimbach JK. Antibody-mediated rejection in liver transplantation: current controversies and future directions. Liver Transpl 2014;20:514-27.

39a　O'Leary JG, Shiller SM, Bellamy C, et al. Acute liver allograft antibody-mediated rejection: an inter-institutional study of significant histopathological features. Liver Transplant 2014;20:1244-55.

39b　Salah A, Fujimoto M, Yoshizawa A, et al. Application of complement component 4d immunohistochemistry to ABO-compatible and ABO-incompatible liver transplantation. Liver Transpl 2014;20:200-9.

40　Wiesner RH, Demetris AJ, Belle SH, et al. Acute hepatic allograft rejection: incidence, risk factors and impact on outcome. Hepatology 1998;28:638-45.

41　DeGroen PC, Kephart GM, Gleich GJ, et al. The eosinophil as an effector cell of the immune response during hepatic allograft rejection. Hepatology 1994;20:654-62.

42　Nagral A, Ben-Ari Z, Dhillon AP, et al. Eosinophils in acute cellular rejection in liver allografts. Liver Transpl Surg 1998;4:355-62.

43　International Panel. Banff schema for grading liver allograft rejection: an international consensus document. Hepatology 1997;25:658-63.

44　Khettry U, Backer A, Ayata G, et al. Centrilobular histopathologic changes in liver transplant biopsies. Hum Pathol 2002;33:270-6.

45　Lovell MO, Speeg KV, Halff GA, et al. Acute hepatic allograft rejection: a comparison of patients with and without centrilobular alterations during first rejection episode. Liver Transpl 2004;10:369-73.

46　Sundaram SS, Melin-Aldana H, Neighbors K, et al. Histologic characteristics of late cellular rejection, significance of centrilobular injury, and long-term outcome in pediatric liver transplant patients. Liver Transpl 2006;12:58-64.

47　Demetris AJ. Central venulitis in liver allografts: considerations of differential diagnosis. Hepatology 2001;33:1329-30.

48　Hübscher SG. Central perivenulitis: a common and potentially important finding in late posttransplant liver biopsies. Liver Transpl 2008;14:596-600.

49　International Panel. Update of the international Banff schema for liver allograft rejection: working recommendations for the histopathologic staging and reporting of chronic rejection. Hepatology 2000;31:792-9.

50　Weisner RH, Batts KP, Krom RAF. Evolving concepts in the diagnosis, pathogenesis and treatment of chronic hepatic allograft rejection. Liver Transpl Surg 1999;5:388-400.

51　Wiesner RH, Demetris AJ, Seaberg EC. Chronic hepatic allograft rejection: defining clinical risk factors and assessing impact on graft outcome. Hepatology 1998;28:314A.

52　Ludwig J, Hashimoto E, Porayko MK, et al. Failed allografts and causes of death after orthotopic liver transplantation from 1985 to 1995: decreasing prevalence of irreversible hepatic allograft rejection. Liver

Transpl Surg 1996;2:185-91.

53　McCaughan GW, Bishop GA. Atherosclerosis of the liver allograft. J Hepatol 1997;27:592-8.

54　Demetris AJ, Belle SH, Hart J, et al. Intraobserver and interobserver variation in the histopathological assessment of liver allograft rejection. Hepatology 1991;14:751-5.

55　Thung SN, Gerber MA. Histological features of liver allograft rejection: do you see what I see? Hepatology 1991;14:949-51.

56　Sebagh M, Blakolmer K, Falissard B, et al. Accuracy of bile duct changes for the diagnosis of chronic liver allograft rejection: reliability of the 1999 Banff schema. Hepatology 2002;35:117-25.

57　Liu G, Butany J, Wanless IR, et al. The vascular pathology of human hepatic allografts. Hum Pathol 1993;24:182-8.

58　Ludwig J, Gross JB, Perkins JD, et al. Persistent centrilobular necroses in hepatic allografts. Hum Pathol 1990;21:656-61.

59　Arnold JC, Portmann BC, O'Grady JG, et al. Cytomegalovirus infection persists in the liver graft in the vanishing bile duct syndrome. Hepatology 1992;16:285-92.

60　Donaldson PT, Alexander GJM, O'Grady J, et al. Evidence for an immune response to HLA Class I antigens in the vanishing-bile duct syndrome after liver transplantation. Lancet 1987;1:945-8.

61　O'Grady JG, Alexander GJM, Sutherland S, et al. Cytomegalovirus infection and donor/recipient HLA antigens: interdependent co-factors in pathogenesis of vanishing bile duct syndrome after liver transplantation. Lancet 1988;2:302-5.

62　Lautenschlager I, Höckerstedt K, Jalanko H, et al. Persistent cytomegalovirus in liver allografts with chronic rejection. Hepatology 1997;25:190-4.

63　Conti F, Grude P, Calmus Y, et al. Expression of the membrane attack complex of complement and its inhibitors during human liver allograft transplantation. J Hepatol 1997;27:881-9.

64　Hubscher SG, Buckels JAC, Elias E, et al. Vanishing bile-duct syndrome following liver transplantation – is it reversible? Transplantation 1991;51:1004-10.

65　Tabatabai L, Lewis WD, Gordon F, et al. Fibrosis/cirrhosis after orthotopic liver transplantation. Hum Pathol 1999;30:39-47.

66　Seehofer D, Rayes N, Tullius SG, et al. CMV hepatitis after liver transplantation: incidence, clinical course, and long-term follow-up. Liver Transpl 2002;8:1138-46.

67　MacDonald GA, Greenson JK, DelBuono EA, et al. Mini-microabscess syndrome in liver transplant patients. Hepatology 1997;26:192-7.

68　Theise ND, Conn M, Thung SN. Localization of cytomegalovirus antigens in liver allografts over time. Hum Pathol 1993;24:103-8.

69　Alshak NS, Jimenez AM, Gedebou M, et al. Epstein–Barr virus infection in liver transplantation patients: correlation of histopathology and semiquantitative Epstein–Barr virus-DNA recovery using polymerase chain reaction. Hum Pathol 1993;24:1306-12.

70　Markin RS. Manifestations of Epstein–Barr virus-associated disorders in liver. Liver 1994;14:1-13.

71　Hubscher SG, Williams A, Davison SM, et al. Epstein–Barr virus in inflammatory diseases of the liver and liver allografts: an in situ hybridization study. Hepatology 1994;20:899-907.

72　Pessoa MG, Terrault NA, Ferrell LD, et al. Hepatitis after liver transplantation: the role of the known and unknown viruses. Liver Transpl Surg 1998;4:461–8.

73  Blair JE, Kusne S. Bacterial, mycobacterial, and protozoal infections after liver transplantation – Part I. Liver Transpl 2005;11:1452–9.

74  Wojcicki M, Milkiewicz P, Silva M. Biliary tract complications after liver transplantation: a review. Dig Surg 2008;25:245–57.

75  Paik WH, Lee SH, Ryu JK, et al. Long-term clinical outcomes of biliary cast syndrome in liver transplant recipients. Liver Transpl 2013;19:275–82.

76  Hertzler GL, Millikan WJ. The surgical pathologist's role in liver transplantation. Arch Pathol Lab Med 1991;115:273–82.

77  Oh C-K, Pelletier SJ, Sawyer RG, et al. Uni- and multi-variate analysis of risk factors for early and late hepatic artery thrombosis after liver transplantation. Transplantation 2001;71:767–72.

78  Harper PL, Edgar PR, Luddington RJ, et al. Protein C deficiency and portal thrombosis in liver transplantation in children. Lancet 1988;2:924–7.

79  Ludwig J, Batts KP, MacCarty RL. Ischemic cholangitis in hepatic allografts. Mayo Clin Proc 1992;67:519–26.

80  Sterneck M, Wiesner R, Ascher N, et al. Azathioprine hepatotoxicity after liver transplantation. Hepatology 1991;14:806–10.

81  Dhillon AP, Burroughs AK, Hudson M, et al. Hepatic venular stenosis after orthotopic liver transplantation. Hepatology 1994;19:106–11.

82  Gulbis B, Adler M, Ooms HA, et al. Liver-function studies in heart-transplant recipients treated with cyclosporin A. Clin Chem 1988;34:1772–4.

83  Kadmon M, Klünemann C, Böhme M, et al. Inhibition by cyclosporin A of adenosine triphosphate-dependent transport from the hepatocyte into bile. Gastroenterology 1993;104:1507–14.

84  Arias IM. Cyclosporin, the biology of the bile canaliculus, and cholestasis. Gastroenterology 1993;104:1558–60.

85  Thomson AW. FK-506 enters the clinic. Immunol Today 1990;11:35–6.

86  Fung JJ, Todo S, Tzakis A, et al. Current status of FK 506 in liver transplantation. Transplant Proc 1991;23:1902–5.

87  Banff Working Group on Liver Allograft Pathology. Importance of liver biopsy findings in immunosuppression management: biopsy monitoring and working criteria for patients with operational tolerance. Liver Transpl 2012;18:1154–70.

88  Benítez C, Londoňo M-C, Miquel R, et al. Prospective multicentre clinical trial of immunosuppressive drug withdrawal in stable adult liver transplant recipients. Hepatology 2013;58:1824–35.

89  Levitsky J. Immunosuppression withdrawal following liver transplantation: the older, the wiser...but maybe too late. Hepatology 2013;58:1529–32.

90  Feng S, Ekong UD, Lobritto SJ, et al. Complete immunosuppression withdrawal and subsequent allograft function among pediatric recipients of parental living donor liver transplants. JAMA 2012;307:283–93.

91  Davern TJ, Lake JR. Recurrent disease after liver transplantation. Semin Gastrointest Dis 1998;9:86–109.

92  Kim WR, Poterucha JJ, Porayko MK, et al. Recurrence of nonalcoholic steatohepatitis following liver transplantation. Transplantation 1996;62:1802–5.

93  Molloy RM, Komorowski R, Varma RR. Recurrent nonalcoholic steatohepatitis and cirrhosis after liver transplantation. Liver Transpl Surg 1997;3:177–8.

94  Carson K, Washington MK, Treem WR, et al. Recurrence of nonalcoholic steatohepatitis in a liver transplant recipient. Liver Transpl Surg 1997;3:174–6.

95  Fiel MI, Schiano TD, Klion FM, et al. Recurring fibro-obliterative venopathy in liver allografts. Am J Surg Pathol 1999;23:734–7.

96  Duclos-Vallee J-C, Sebagh M. Recurrence of autoimmune disease, primary sclerosing cholangitis, primary biliary cirrhosis, and autoimmune hepatitis after liver transplantation. Liver Transpl 2009;15:S25–34.

97  Hübscher SG. What is the long-term outcome of the liver allograft? J Hepatol 2011;55:702–17.

98  Liberal R, Longhi MS, Grant CR, et al. Autoimmune hepatitis after liver transplantation. Clin Gastroenterol Hepatol 2012;10:346–53.

98b  Pongpaibul A, Venick RS, McDiarmid SV, et al. Histopathology of de novo autoimmune hepatitis. Liver Transplant 2012;18:811–18.

99  Walker N, Apel R, Kerlin P, et al. Hepatitis B virus infection in liver allografts. Am J Surg Pathol 1993;17:666–77.

100  Lucey MR, Graham DM, Martin P, et al. Recurrence of hepatitis B and delta hepatitis after orthotopic liver transplantation. Gut 1992;33:1390–6.

101  ten Kate FJW, Schalm SW, Willemse PJA, et al. Course of hepatitis B and D virus infection in auxiliary liver grafts in hepatitis B-positive patients. A light-microscopic and immunohistochemical study. J Hepatol 1992;14:168–75.

102  Ottobrelli A, Marzano A, Smedile A, et al. Patterns of hepatitis delta virus reinfection and disease in liver transplantation. Gastroenterology 1991;101:1649–55.

103  David E, Rahier J, Pucci A, et al. Recurrence of hepatitis D (delta) in liver transplants: histopathological aspects. Gastroenterology 1993;104:1122–8.

104  Davies SE, Portmann BC, O'Grady JG, et al. Hepatic histological findings after transplantation for chronic hepatitis B virus infection, including a unique pattern of fibrosing cholestatic hepatitis. Hepatology 1991;13:150–7.

105  O'Grady JG, Smith HM, Davies SE, et al. Hepatitis B virus reinfection after orthotopic liver transplantation. Serological and clinical implications. J Hepatol 1992;14:104–11.

106  Benner KG, Lee RG, Keeffe EB, et al. Fibrosing cytolytic liver failure secondary to recurrent hepatitis B after liver transplantation. Gastroenterology 1992;103:1307–12.

107  Lau JYN, Bain VG, Davies SE, et al. High-level expression of hepatitis B viral antigens in fibrosing cholestatic hepatitis. Gastroenterology 1992;102:956–62.

108  Phillips MJ, Cameron R, Flowers MA, et al. Post-transplant recurrent hepatitis B viral liver disease. Viral-burden, steatoviral, and fibroviral hepatitis B. Am J Pathol 1992;140:1295–308.

109  Demetris AJ, Eghtesad B, Marcos A, et al. Recurrent hepatitis C in liver allografts. Prospective assessment of diagnostic accuracy, identification of pitfalls, and observations about pathogenesis. Am J Surg Pathol 2004;28:658–69.

110  Saxena R, Crawford JM, Navarro VJ, et al. Utilization of acidophil bodies in the diagnosis of recurrent hepatitis C infection after orthotopic liver transplantation. Mod Pathol 2002;15:897–903.

111  Gordon FD, Pomfret EA, Pomposelli JJ, et al. Severe steatosis as the initial histologic manifestation of recurrent hepatitis C genotype 3. Hum Pathol 2004;35:636–8.

112  Guerrero RB, Batts KP, Burgart LJ, et al. Early detection of hepatitis C allograft reinfection after orthotopic liver

transplantation: a molecular and histologic study. Mod Pathol 2000;13:229–37.

113 Ferrell LD, Wright TL, Roberts J, et al. Hepatitis C viral infection in liver transplant recipients. Hepatology 1992;16:865–76.

114 Böker KHW, Dalley G, Bahr MJ, et al. Long-term outcome of hepatitis C virus infection after liver transplantation. Hepatology 1997;25:203–10.

114a Prakoso E, Tirnitz-Parker JEE, Clouston AD, et al. Analysis of the intrahepatic ductular reaction and progenitor cell responses in hepatitis C virus recurrence after liver transplantation. Liver Transplant 2014;20:1508–19.

114b Moreira RK, Salomao M, Verna EC, et al. The hepatitis aggressiveness score (HAS): a novel classification system for post-liver transplantation recurrent hepatitis C. Am J Surg Pathol 2013;37:104–13.

115 Dickson RC, Caldwell SH, Ishitani MB, et al. Clinical and histologic patterns of early graft failure due to recurrent hepatitis C in four patients after liver transplantation. Transplantation 1996;61:701–5.

116 Taga SA, Washington MK, Terrault N, et al. Cholestatic hepatitis C in liver allografts. Liver Transpl Surg 1998;4:304–10.

117 Schluger LK, Sheiner PA, Thung SN, et al. Severe recurrent cholestatic hepatitis C following orthotopic liver transplantation. Hepatology 1996;23:971–6.

118 Khettry U, Huang W-Y, Simpson MA, et al. Patterns of recurrent hepatitis C after liver transplantation in a recent cohort of patients. Hum Pathol 2007;38:443–52.

119 Berardi S, Lodato F, Gramenzi A, et al. High incidence of allograft dysfunction in liver transplanted patients treated with pegylated-interferon alpha-2b and ribavirin for hepatitis C recurrence: possible de novo autoimmune hepatitis? Gut 2007;56:237–42.

120 Levitsky J, Fiel MI, Norvell JP, et al. Risk for immune-mediated graft dysfunction in liver transplant recipients with recurrent HCV infection treated with pegylated interferon. Gastroenterology 2012;142:1132–9.

121 Demetris AJ, Sebagh M. Plasma cell hepatitis in liver allografts: variant of rejection or autoimmune hepatitis? Liver Transpl 2008;14:750–5.

122 Ward SC, Schiano TD, Thung SN, et al. Plasma cell hepatitis in hepatitis C virus patients post-liver transplantation: case control study showing poor outcome and predictive features in the liver explant. Liver Transpl 2009;15:1826–33.

123 Souza P, Prihoda TJ, Hoyumpa AM, et al. Morphologic features resembling transplant rejection in core biopsies of native livers from patients with hepatitis C. Hum Pathol 2009;40:92–7.

124 Sylvestre PB, Batts KP, Burgart LJ, et al. Recurrence of primary biliary cirrhosis after liver transplantation: histologic estimate of incidence and natural history. Liver Transpl 2003;9:1086–93.

125 Hubscher SG, Elias E, Buckels JAC, et al. Primary biliary cirrhosis. Histological evidence of disease recurrence after liver transplantation. J Hepatol 1993;18:173–84.

126 Khettry U, Anand N, Faul PN, et al. Liver transplantation for primary biliary cirrhosis: a long-term pathologic study. Liver Transpl 2003;9:87–96.

127 Montano-Loza AJ, Mason AL, Ma M, et al. Risk factors for recurrence of autoimmune hepatitis after liver transplantation. Liver Transpl 2009;15:1254–61.

128 Graziadei IW, Wiesner RH, Batts KP, et al. Recurrence of primary sclerosing cholangitis following liver transplantation. Hepatology 1999;29:1050–6.

129 Keaveny AP, Gordon FD, Goldar-Najari A, et al. Native

liver xanthogranulomatous cholangiopathy in primary sclerosing cholangitis: impact ono posttransplant outcome. Liver Transpl 2004;10:115–22.

130 Birnbaum AH, Benkov KJ, Pittman NS, et al. Recurrence of autoimmune hepatitis in children after liver transplantation. J Pediatr Gastroenterol Nutr 1997;25:20–5.

131 Malik SM, deVera ME, Fontes P, et al. Recurrent disease following liver transplantation for nonalcoholic steatohepatitis cirrhosis. Liver Transpl 2009;15:1843–51.

132 Bianchi G, Marchesini G, Marzocchi R, et al. Metabolic syndrome in liver transplantation: relation to etiology and immunosuppression. Liver Transpl 2008;14:1648–54.

133 Patil DT, Yerian LM. Evolution of non-alcoholic fatty liver disease recurrence after liver transplantation. Liver Transpl 2012;18:1147–53.

134 Watt KD. Metabolic syndrome: is immunosuppression to blame? Liver Transpl 2011;17:S38–42.

135 Lunati ME, Grancini V, Agnelli F, et al. Metaoblic syndrome after liver transplantation: short-term prevalence and pre- and post-operative risk factors. Dig Liver Dis 2013;45:833–9.

136 Perito ER, Lau A, Rhee S, et al. Posttransplant metabolic syndrome in children and adolescents after liver transplantation: a systematic review. Liver Transpl 2012;18:1009–28.

137 Miyagawa-Hayashino A, Egaqa H, Yorifuji T, et al. Allograft steatohepatitis in progressive familial intrahepatic cholestasis type 1 after living donor liver transplantation. Liver Transpl 2009;15:610–18.

138 Sebagh M, Casstillo-Rama M, Axoulay D, et al. Histologic findings predictive of a diagnosis of de novo autoimmune hepatitis after liver transplantation in adults. Transplantation 2013;96:1–9.

139 Heneghan MA, Portmann BC, Norris SM, et al. Graft dysfunction mimicking autoimmune hepatitis following liver transplantation in adults. Hepatology 2001;34:464–70.

140 Leblond V, Choquet S. Lymphoproliferative disorders after liver transplantation. J Hepatol 2004;40:728–35.

141 Palazzo JP, Lundquist K, Mitchell D, et al. Rapid development of lymphoma following liver transplantation in a recipient with hepatitis B and primary hemochromatosis. Am J Gastroenterol 1991;88:102–4.

142 Spiro IJ, Yandell DW, Li C, et al. Brief report: lymphoma of donor origin occurring in the porta hepatis of a transplanted liver. N Engl J Med 1993;329:27–9.

143 Lones MA, Shintaku IP, Weiss LM, et al. Posttransplant lymphoproliferative disorder in liver allograft biopsies: a comparison of three methods for the demonstration of Epstein–Barr virus. Hum Pathol 1997;28:533–9.

144 Luketic VA, Shiffman ML, McCall JB, et al. Primary hepatocellular carcinoma after orthotopic liver transplantation for chronic hepatitis B infection. Ann Intern Med 1991;114:212–13.

145 Saxena R, Ye MQ, Emre S, et al. De novo hepatocellular carcinoma in a hepatic allograft with recurrent hepatitis C cirrhosis. Liver Transpl Surg 1999;5:81–2.

146 McPeake JR, O'Grady JG, Zaman S, et al. Liver transplantation for primary hepatocellular carcinoma: tumor size and number determine outcome. J Hepatol 1993;18:226–34.

147 Morita K, Taketoni A, Soejima Y, et al. De novo

hepatocellular carcinoma in a liver graft with sustained hepatitis C virus clearance after living donor liver transplantation. Liver Transpl 2009;15:1412–16.

148 Banff Working Group. Liver biopsy interpretation for causes of late liver allograft dysfunction. Hepatology 2006;44:489–501.

149 Krasinskas AM, Demetris AJ, Poterucha JJ, et al. The prevalence and natural history of untreated isolated central perivenulitis in adult allograft livers. Liver Transpl 2008;14:625–32.

150 Abraham SC, Freese DK, Ishitani MB, et al. Significance of central perivenulitis in pediatric liver transplantation. Am J Surg Pathol 2008;32:1479–88.

151 Shaikh OS, Demetris AJ. Idiopathic posttransplantation hepatitis? Liver Transpl 2007;13:943–6.

152 Unzueta A, Rakela J. Hepatitis E infection in liver transplant recipients. Liver Transpl 2014;20:15–24.

153 Grewal P, Kamili S, Motamed D. Chronic hepatitis E in an immunocompetent patient: a case report. Hepatology 2014;59:347–8.

153a Behrendt P, Steinmann E, Manns MP, et al. The impact of hepatitis E in the liver transplant setting. J Hepatol 2014;61:1418–29.

153b Protzer U, Bohm F, Longerich T, et al. Molecular detection of hepatitis E virus (HEV) in liver biopsies after liver transplantation. Mod Pathol 2015; [Epub ahead of print].

154 Nonomura A, Mizukami Y, Matsubara F, et al. Clinicopathological study of lymphocyte attachment to endothelial cells (endothelialitis) in various liver diseases. Liver 1991;11:78–88.

155 Lykavieris P, van Mil S, Cresteil D, et al. Progressive familial intrahepatic cholestasis type 1 and extrahepatic features: no catch-up of stature growth, exacerbation of diarrhea, and appearance of liver steatosis after liver transplantation. J Hepatol 2003;39:447–52.

156 Lefkowitch JH, Lobritto SJ, Brown RS Jr, et al. Ground-glass, polyglucosan-like hepatocellular inclusions: a 'new' diagnostic entity. Gastroenterology 2006;131:713–18.

157 Bejarano PA, Garcia MT, Rodriguez MM, et al. Liver glycogen bodies: ground-glass hepatocytes in transplanted patients. Virchows Arch 2006;449:539–45.

158 Wisell J, Boitnott J, Haas M, et al. Glycogen pseudoground glass change in hepatocytes. Am J Surg Pathol 2006;30:1085–90.

159 Vázquez JJ. Ground glass hepatocytes: light and electron microscopy. Characterization of the different types. Histol Histopathol 1990;5:379–86.

160 Degos F, Degott C. Hepatitis in renal transplant recipients. J Hepatol 1989;9:114–23.

161 Chan T-M, Lok ASF, Cheng IKP, et al. A prospective study of hepatitis C virus infection among renal transplant recipients. Gastroenterology 1993;104:862–8.

162 Rao KV, Anderson WR, Kasiske BL, et al. Value of liver biopsy in the evaluation and management of chronic liver disease in renal transplant recipients. Am J Med 1993;94:241–50.

163 Delladetsima JK, Boletis JN, Makris F, et al. Fibrosing cholestatic hepatitis in renal transplant recipients with hepatitis C virus infection. Liver Transpl Surg 1999;5:294–300.

164 Sopko J, Anuras S. Liver disease in renal transplant recipients. Am J Med 1978;64:139–46.

165 Ware AJ, Luby JP, Hollinger B, et al. Etiology of liver disease in renal-transplant patients. Ann Intern Med 1979;91:364–71.

166 Weir MR, Kirkman RL, Strom TB, et al. Liver disease in recipients of long-functioning renal allografts. Kidney Int 1985;28:839–44.

167 Rao KV, Anderson WR. Hemosiderosis: an unrecognized complication in renal allograft recipients. Transplantation 1982;33:115–17.

168 Rao KV, Anderson WR. Hemosiderosis and hemochromatosis in renal transplant recipients. Clinical and pathological features, diagnostic correlations, predisposing factors, and treatment. Am J Nephrol 1985;5:419–30.

169 Marubbio AT, Danielson B. Hepatic veno-occlusive disease in a renal transplant patient receiving azathioprine. Gastroenterology 1975;69:739–43.

170 Degott C, Rueff B, Kreis H, et al. Peliosis hepatis in recipients of renal transplants. Gut 1978;19:748–53.

171 Nataf C, Feldmann G, Lebrec D, et al. Idiopathic portal hypertension (perisinusoidal fibrosis) after renal transplantation. Gut 1979;20:531–7.

172 Gerlag PG, Lobatto S, Driessen WM, et al. Hepatic sinusoidal dilatation with portal hypertension during azathioprine treatment after kidney transplantation. J Hepatol 1985;1:339–48.

173 Krempien B, Bommer J, Ritz E. Foreign body giant cell reaction in lungs, liver and spleen. A complication of long term haemodialysis. Virchows Arch A Pathol Anat Histol 1981;392:73–80.

174 Leong AS, Disney AP, Gove DW. Refractile particles in liver of haemodialysis patients [letter]. Lancet 1981;1:889–90.

175 Parfrey PS, O'Driscoll JB, Paradinas FJ. Refractile material in the liver of haemodialysis patients [letter]. Lancet 1981;1:1101–2.

176 Shulman HM, Sharma P, Amos D, et al. A coded histologic study of hepatic graft-versus-host disease after human bone marrow transplantation. Hepatology 1988;8:463–70.

177 McDonald GB, Shulman HM, Sullivan KM, et al. Intestinal and hepatic complications of human bone marrow transplantation. Part I. Gastroenterology 1986;90:460–77.

178 McDonald GB, Shulman HM, Sullivan KM, et al. Intestinal and hepatic complications of human bone marrow transplantation. Part II. Gastroenterology 1986;90:770–84.

179 Snover DC, Weisdorf SA, Ramsay NK, et al. Hepatic graft versus host disease: a study of the predictive value of liver biopsy in diagnosis. Hepatology 1984;4:123–30.

180 Shulman HM, Kleiner D, Lee SJ, et al. Histopathologic diagnosis of chronic graft-versus-host disease: National Institutes of Health consensus development project on criteria for clinical trials in chronic graft-versus-host disease. II. Pathology Working Group report. Biol Blood Marrow Transplant 2006;12:31–47.

181 Geubel AP, Cnudde A, Ferrant A, et al. Diffuse biliary tract involvement mimicking primary sclerosing cholangitis after bone marrow transplantation. J Hepatol 1990;10:23–8.

182 Strasser SI, Shulman HM, Flowers ME, et al. Chronic graft-versus-host disease of the liver: presentation as an acute hepatitis. Hepatology 2000;32:1265–71.

183 Malik AH, Collins RH Jr, Saboorian MH, et al. Chronic graft-versus-host disease after hematopoietic cell transplantation presenting as an acute hepatitis. Am J Gastroenterol 2001;96:588–90.

184 Knapp AB, Crawford JM, Rappeport JM, et al. Cirrhosis as a consequence of graft–versus-host disease. Gastroenterology 1987;92:513–19.

185 DeLeve LD, Shulman HM, McDonald GB. Toxic injury to hepatic sinusoids: sinusoidal obstruction syndrome (veno-occlusive disease). Semin Liver Dis 2002;22:27–42.

186 Shulman HM, Fisher LB, Schoch HG, et al. Venoocclusive disease of the liver after marrow transplantation: histological correlates of clinical signs and symptoms. Hepatology 1994;19:1171–80.

187 Zubair I, Herrera GA, Pretlow TG, et al. Cytoplasmic inclusions in hepatocytes of bone marrow transplant patients: light and electron microscopic characterization. Am J Clin Pathol 1985;83:65–8.

## 扩展阅读

Adeyi O, Fischer SE, Guindi M. Liver allograft pathology: approach to interpretation of needle biopsies with clinicopathological correlation. J Clin Pathol 2010;63:47–74.

Banff Working Group. Liver biopsy interpretation for causes of late liver allograft dysfunction. Hepatology 2006;44:489–501.

Carbone M, Neuberger JM. Autoimmune liver disease, autoimmunity and liver transplantation. J Hepatol 2014;60:210–23.

Demetris AJ, Crawford JM, Minervini MI, et al. Transplantation pathology of the liver. In: Odze RD, Goldblum JR, editors. Surgical Pathology of the GI Tract, Liver, Biliary Tract, and Pancreas. 2nd ed. Philadelphia, PA: Saunders/ Elsevier, 2009. p. 1169–230.

Hübscher S. What is the long-term outcome of the liver allograft? J Hepatol 2011;55:702–11.

Hübscher SG, Clouston AD. Transplantation pathology. In: Burt AD, Portmann BC, Ferrell LD, editors. MacSween's Pathology of the Liver. 6th ed. Edinburgh: Churchill Livingstone/Elsevier, 2012. p. 853–934.

International Panel. Banff schema for grading liver allograft rejection: an international consensus document. Hepatology 1997;25:658–63.

International Panel. Update of the international Banff schema for liver allograft rejection: working recommendations for the histopathologic staging and reporting of chronic rejection. Hepatology 2000;31:792–9.

# 第 17 章

# 电子显微镜和其他技术

## 介绍

本章将主要关注透射电子显微镜(transmission electron microscopy,TEM)在评估肝脏超微结构和疾病中的作用。还将简要描述一些其他方法的使用和原则。在每一技术所需的特殊组织处理条件(表 17.1)应在获得标本之前做好精心准备。近来,选择新型"分子固定液"(代替传统的福尔马林)固定肝标本,有利于改善RNA 和 DNA 的保存效果,并可用于石蜡包埋组织的处理(从而无需使用迅速冷冻,也不需要 OCT 包埋剂或其他特殊处理程序)[1]。新型分子固定液处理标本的质量和免疫组织化学染色结果可与福尔马林固定标本相媲美[1]。虽然有些方法在病理科并不常用,但在个别研究所或者研究中心出于特殊诊断目的和研究兴趣也在使用。对此有特定的诊断或研究的兴趣。透射电子显微镜样本的固定程序和处理方法可见于本章末尾的普通阅读文献。

表 17.1　不同检查技术所需的肝组织处理

| 技术 | 组织处理方法 |
|---|---|
| 透射电子显微镜 | 戊二醛固定 |
| 扫描电子显微镜 | 灌注固定;临界点干燥;金或铂喷涂 |
| 免疫电子显微镜 | 戊二醛 / 多聚甲醛固定 |
| 组织切片免疫过氧化物酶技术 | 10% 中性福尔马林固定或相应固定方法 |
| 冷冻切片免疫过氧化物酶和免疫荧光技术 | OCT 包埋后快速冷冻 * |
| 原位杂交技术 | OCT 包埋后快速冷冻 * |
| 流式细胞技术 | 新鲜组织 |
| 激光共聚焦扫描显微镜 | OCT 包埋后快速冷冻 * |
| 激光捕获显微切割技术 | 常规光学显微镜检查的组织切片 |
| 基因芯片分析 | 液氮快速冷冻 *;-80℃保存 |

OCT,最佳切片温度

* 使用分子固定液的石蜡包埋的组织可替代快速冷冻。见参考 1

## 肝活检样本的电子显微镜检查

透射电子显微镜(TEM)可持续提供正常肝脏和相关疾病状态下细胞和细胞外成分的重要信息。得益于透射电子显微镜的应用,近来对各种肝窦细胞之间相互关系引起了大家的极大兴趣[2,3],肝祖细胞的研究获得一定进展[4]。而由于免疫组织化学染色技术(见免疫电镜,附后)、数字化三维电脑图像重建[5-7]和形态测量技术的应用,普通透射电镜数据获得明显增强。有时,TEM 技术的应用也会由于缺乏某种超微结构的特异性变化或病变分布的不均一导致的取材失败而受到限制,胆汁淤积症就是最好的例证。电子显微镜下很容易识别毛细胆管消失等胆汁淤积症的各种特征,但是,其他很多原因都会引起这些变化。而整合光镜和电子显微镜的成套设备可减少取样失败的发生率[8]。

在诊断工作中,以下五种情况 TEM 技术的应用须认真考虑:

1. 评估新陈代谢先天性缺陷病的特点。在许多贮积病中,超微结构的变化被认为是诊断疾病分型的特征或线索[9,10]。例如,在 II 型糖原病、戈谢病和尼曼 - 匹克病中(图 17.1)出现的特征性病变。贮积病经常通过生物化学等其他方法确诊,尽管如此,电子显微镜由于能缩短诊断时间而引起关注。当怀疑 Dubin-Johnson 综合征(图 17.2)而光学显微镜不能充分证明时很有帮助,电子显微镜能清楚地显示肝细胞内是脂褐质还是 Dubin-Johnson 综合征中的色素[11]。在某些 Wilson 病患者中,电子显微镜能清楚显示肝细胞线粒体的特征性改变(见下文)。

图 17.1 尼曼 - 匹克病患者的肝组织　巨噬细胞(M)和肝细胞(H)中出现大量空泡,其中含板层状脂质包含物。(针刺活检、柠檬酸铅;×4600)

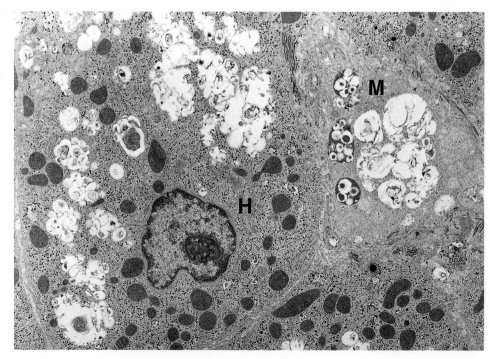

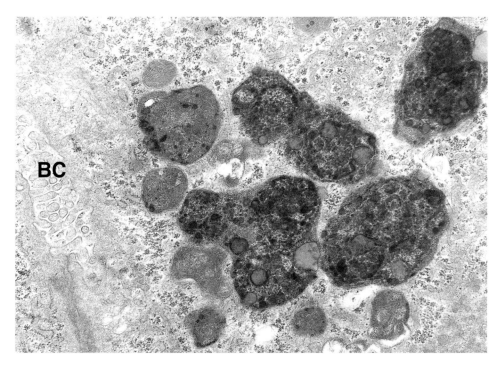

图 17.2 Dubin-Johnson 综 合征 毛细胆管(BC)附近大而典型的高密度复合体。(针刺活检、柠檬酸铅;×18 900)

2. 确认病毒感染的存在。在疑似感染病毒的血清学检测结果或培养方法不可行或不完整的情况下,肝活检组织的电子显微镜检查显得尤为重要。细胞核内和细胞质内的病毒颗粒可通过病毒外表面的球形或六角衣壳、密集的核心物质、表面包膜、亚晶状的和晶格状阵列特征而得到确认。这些特性可通过与已知的候选病毒粒子的显微图片相比较而进行识别[12,13]。例如,一些不常见的成年巨细胞肝炎患者中,采用电子显微镜能在肝活检材料中清楚地确认以往常规光学显微镜不能看到的副黏病毒颗粒(paramyxovirus-like particles)[14,15]。如近来研究显示,电子显微镜也可应用于显示培养细胞中 50~90nm 的丙型肝炎病毒颗粒[16]。戊二醛固定是活检标本的首选固定方法,但是,福尔马林固定组织经洗涤后和相应处理后也可采用电子显微镜确定病毒颗粒。

3. 确认组织发生不明肿瘤的性质。许多肿瘤的超微结构特征,包括神经内分泌肿瘤和恶性黑色素瘤,对于明确肿瘤诊断很有帮助[17]。如石蜡包埋的神经内分泌肿瘤组织中的残存的神经内分泌颗粒,经再次包埋后,仍可采用电子显微镜确认其更显著的超微特征。

4. 确认特异性药物相关性改变。在少数药物引起的肝损伤中,包括马来酸哌克昔林[18]和胺碘酮[19~22],肝细胞溶酶体内充满薄层状磷脂样物质(图 17.3)。

5. 为研究工作提供材料。电子显微镜为人类肝脏疾病的研究提供了广阔的潜力,并可能在这一领域的未来研究中进一步提升电子显微镜的诊断价值。如果来自患者的肝活检组织具有潜在的价值或者令人关注的超微结构特征,就应该取小块的样本进行可供电子显微镜检查的组织包埋或者以组织包埋块的方式无限

图 17.3　胺碘酮诱导的磷脂沉积
扩大的溶酶体(*),含有密聚呈同心性排列的嗜锇性脂质,类似髓鞘样结构,被认为是药物相关脂质复合体。细胞质中还有小的膜样螺轮(箭头)。L,脂质。(氰化亚铁, × 38 000)

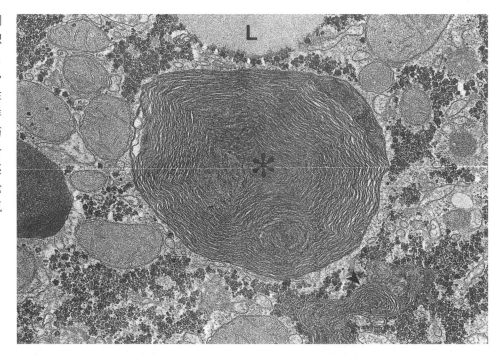

期存储。显然这样做的价值在很大程度上依赖于特定实验室的资源。

正当考虑对肝活检标本进行电子显微镜检查时,实验室应事先联系、安排在床旁进行标本的收集和固定。正确处理组织,包括最佳的固定,将为精确分析超微结构的变化提供基础。

## 正常肝和疾病状态下的超微结构变化的举例

以下仅描述肝脏在透射电子显微镜下常见变化。应该注意的是,样本的固定质量会影响细胞和细胞器的外观形态,正常肝脏的描述标记见**图 17.4** 和**图 17.5**。

肝小叶中含有几种类型的细胞。Disse 间隙将肝细胞或肝实质细胞(parenchymal cells,PC)与肝窦内皮细胞(the sinusoidal endothelial cells,EC)分隔开来,在 Disse 间隙内有一些胶原纤维和星状细胞(stellate cells,SC),以前也称为窦周细胞、Ito 细胞或脂质储存细胞。在窦腔内的是库普弗细胞,肝巨噬细胞和具有自然杀伤活性的大颗粒淋巴细胞(也称 pit 细胞)。

### 肝细胞(肝实质细胞)

肝小叶不同区的肝细胞形态类似,但其细微结构却有所差异。例如,汇管区周围的肝细胞较中央静脉周围的肝细胞具有更多的溶酶体、线粒体,而肝细胞内滑面内质网的分布正好相反。肝细胞是高度极化细胞,表面分别面向 Disse 间隙、其他肝细胞和毛细胆管。在这三个面上的细胞膜已经特化,形成许多微绒毛伸入 Disse 间隙和毛细胆管。正常肝脏毛细胆管是由 2~3 个相邻肝细胞膜凹陷形成。

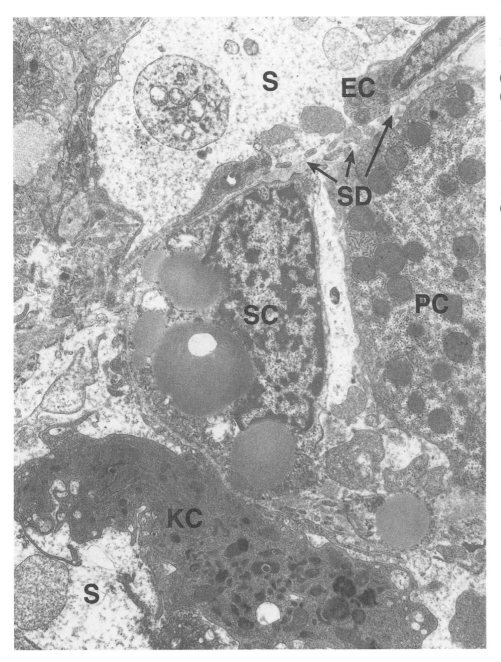

图 17.4　正常肝细胞　在肝细胞板边缘实质细胞(PC),被内皮细胞(EC)和库普弗细胞(KC)将肝实质细胞(PC)与肝窦腔(S)分隔开。SC,星状细胞;SD,Disse 间隙。(针刺活检,柠檬酸铅,×10 000)

在疾病情况下,有时细胞数增多。相邻肝细胞间的细胞膜相对光滑,有数种细胞间连接。

## 细胞核

　　细胞核(A)通常有双层的核膜,核膜与粗面内质网相连。核膜上的核孔被认为是细胞质与核浆之间的通讯通道。在细胞核内,染色质的分布不规则,通常核仁可见。

图 17.5 正常肝细胞 两个肝实质细胞凭借细胞间连接复合体（junctional complexes，JC）形成毛细胆管（bile canaliculus，BC）。溶酶体（lysosomes，Ly）的密度不一，深色者相当于光学显微镜下看到的脂褐质。N，细胞核；M，线粒体；Gly，糖原；RER，粗面内质网；G，高尔基体。（针刺活检，柠檬酸铅，×24 000）

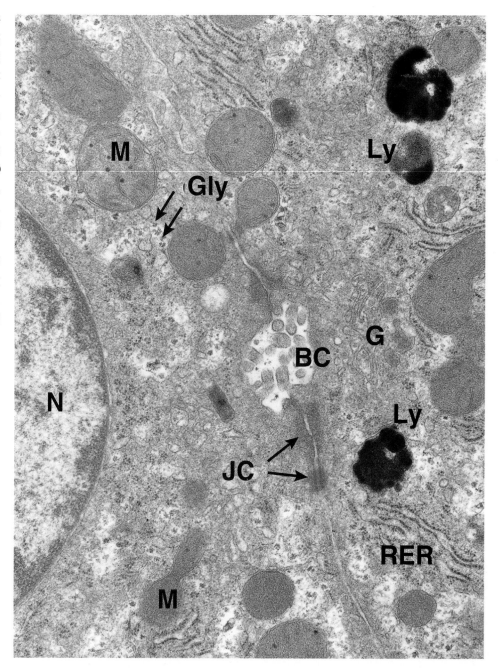

## 结构变化

一些成年人糖尿病和胰岛素抵抗患者和小儿的肝细胞核内可见大量单颗粒糖原，亦可见于Ⅰ型糖原贮积病患者。在乙型肝炎可见核心病毒颗粒（图 17.6）。在巨细胞病毒、疱疹病毒、埃可病毒和腺病毒感染时，细胞核内也可见到病毒粒子。

## 线粒体

线粒体（M）是氧化酶活化的场所，并参与氨基酸、脂类和碳水化合物的代谢。

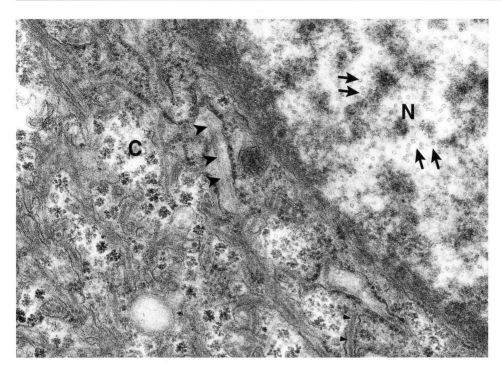

**图 17.6 HBsAg 阳性慢性乙型肝炎肝细胞** 在细胞核内(N)有大量核心病毒颗粒(箭示)。细胞质(C)内形状不规则的内质网囊泡内有大量小管状物质(箭示),相当于乙肝表面抗原。细胞质左侧还可见多数糖原花结。(针刺活检,柠檬酸铅,×45 000)

平均每个肝细胞内有 2200 个线粒体[23]。有光滑的外膜和内膜向内深折形成的线粒体嵴使得线粒体具有独特的形态特征。内膜包围的线粒体基质内包含许多致密颗粒。

## 结构变化

在很多种情况下,可见肝细胞内线粒体嵴形态不典型、晶状体包涵体和扩大或异常稀疏的颗粒,有时也见于正常肝脏。巨大线粒体最常见于酒精性肝病[24],但也可见于非酒精性脂肪肝[25]和其他状况下[26]。免疫组织化学和免疫电镜技术可有助于检测[27]。上述病变也常见于系统性硬化症患者[28]。在 Wilson 病早期,线粒体出现形态变化、电子密度增加、膜间隙扩大、空泡形成、基质内颗粒肿大和结晶物沉积[29,30](图 17.7)。三种类型 Wilsoniam 线粒体显示出家族内部的一致性[31]。在雷耶综合征[32]和其他小泡性脂肪综合征(microvesicular fat syndromes)[33]患者的肝细胞常出现线粒体的异常、肿胀和不规则性改变。高度不规则的线粒体也可见于线粒体性病变,在该病变中,呼吸链功能障碍是由于线粒体 DNA 缺陷(线粒体消耗与缺失综合征)(图 17.8)。受累的新生儿和婴儿可能出现肝功能衰竭和胆汁淤积并合并神经或神经肌肉病变[34~37](神经性肝病)(见第 13 章,图 13.17)。

## 内质网

内质网是蛋白质合成和转运的重要场所。它还含有参与药物和类固醇代

**图 17.7　Wilson 病**　肝细胞的细胞质内的线粒体内嵴间隙扩大(箭头)。有些为微泡,其内容物呈细颗粒状(*)。高电子密度的颗粒很明显。(氰化亚铁,×11 400)

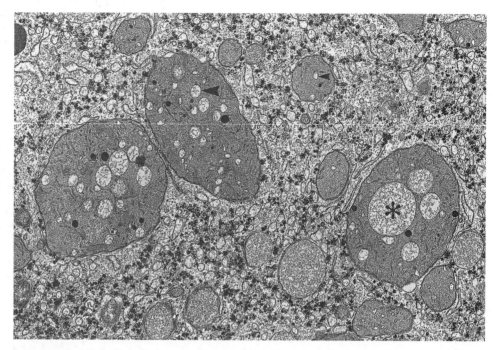

**图 17.8　线粒体病**　出现明显多形性线粒体有异常分支和尖端变细、显著扩张、异常膨大。深黑色嗜锇性基质(*线粒体)。还可出现微泡性脂肪空泡。遗传分析显示,该婴儿存在神经系统缺陷、肝功能衰竭和胆汁淤积等线粒体 DNA 缺陷综合征的表现。(针刺活检,四氧化锇染色)

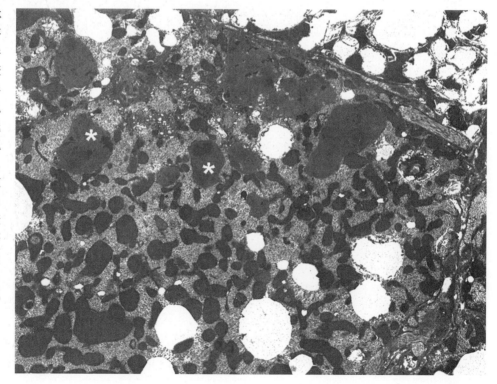

谢的酶。形态学上,内质网是一个与核膜连接的囊池状的膜结合系统。形态上与微粒体结构类似。内质网可分为两种主要类型:粗面内质网(rough-surfaced endoplasmic reticulum,RER)表面常镶嵌有核糖体并常排列成板层样。而滑面内质网(smooth-surfaced endoplasmic reticulum,SER)表面缺乏核糖体,常呈管状或囊泡状。

## 结构变化

在很多情况下均可看到内质网的扩张、脱粒、囊泡形成和增生。其中的一些"变化"常常受样本固定方法的影响而给内质网的准确评估带来困难。对其精确定量要求仔细控制样本处理条件和形态学测量分析方法。然而,在 α₁- 抗胰蛋白酶缺乏症患者肝细胞内质网显著扩张,且内质网囊泡内贮积大量细颗粒样物(图 17.9)。在慢性乙型肝炎患者肝细胞内质网池囊泡内也出现扩张,并含有大量由 HBV 表面抗原形成的管状结构(图 17.6),有时还可形成完整的 Dane 颗粒。

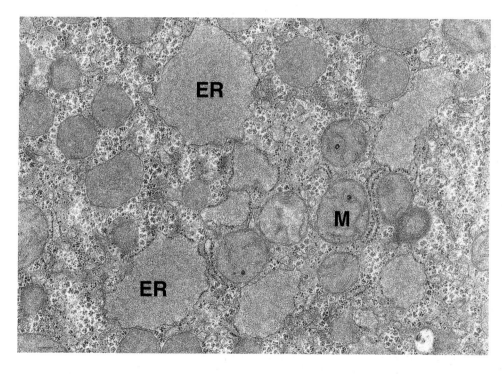

图 17.9  α₁- 抗胰蛋白酶缺乏症  肝实质细胞的内质网囊泡扩张并充满细颗粒状物。M:线粒体。(穿刺活检,柠檬酸铅,×16 000)

## 溶酶体

溶酶体(Ly)是含有多种不同类型溶解酶,参与蛋白质、碳水化合物和脂肪分解的细胞器。初级溶酶体是含酶小囊泡,尚未参与分解代谢过程。次级溶酶体呈膜性结构,常含有形状不规则的电子致密体,是物质分解的发生场所。当未消化残留物累积和酶活性减弱时,次级溶酶体被称为残留小体,这些就是脂褐素颗粒。所有类型的次级溶酶体均趋向于集中在毛细胆管周围。

### 结构变化

在各种形式的铁过载溶酶体可出现铁色素积聚,包括遗传性血色病[38]。先天性代谢异常疾病可以明显增大,如尼曼 - 匹克症(图 17.1)和Ⅱ型糖原贮积病尤为显著,或显示为特征性的改变,如在 Dubin-Johnson 综合征(图 17.2)。在药物相关磷脂质病,其中常能看到板层状和网状包涵物[17~21]。

### 过氧化物酶体

过氧化物酶体是具有均匀颗粒样基质,外有单层膜包绕的圆或椭圆形小体。人类过氧化物酶体很少有拟核,但通常可见于其他种属。中央静脉周围肝细胞中过氧化物酶体含量最为丰富。过氧化物酶体中含有大量参与长链脂肪酸 β 氧化、胆汁酸和前列腺素合成的氧化酶。其内的过氧化氢酶可将过氧化氢转化为水。

### 结构变化

泽韦格综合征(Zellweger's syndrome)(脑肝肾综合征)缺乏过氧化物酶体[39]。在酒精和药物性肝炎中过氧化物酶体中的过氧化氢酶含量降低[38],且过氧化物酶体形态不规则[39~41]。在酒精、药物性肝炎[40]和肝硬化中过氧化物酶体数量增加[42]。

### 高尔基体

高尔基体(G)是一种与细胞外分泌功能有关的膜系统。它含有参与糖蛋白代谢酶,如糖基转移酶。形态学上高尔基体由伴有小泡的一小群扁平囊状结构组成。

### 结构变化

高尔基体的形态易受标本固定的影响,因此其改变难以量化,但是在肝脏再生和肝细胞癌中高尔基体确实是明显扩张的。脂肪肝形成过程中,高电子致密脂质体在高尔基体中贮积。

### 细胞质(细胞溶质)

细胞质(细胞溶质)中的可溶性部分含有不定量的糖原、游离核糖体、微管、中间丝和微丝。有时可见到少数脂滴和稀疏的含铁颗粒。

### 结构变化

在铁贮积疾病中,细胞质可见铁蛋白颗粒贮积[38]。在脂肪肝中可见许多脂肪滴,但其含量因患者营养状态的不同而有很大变化。在部分慢性乙型肝炎患者肝细胞的细胞质中可见 HBV 核心颗粒。正常和病变的肝细胞质中均可见到胞质性晶体蛋白。在酒精性肝炎中,肝细胞气球样变性常能看到 Mallory-Denk 小体,它是由细胞角蛋白和其他蛋白凝聚成的丝状体(图 17.10)。

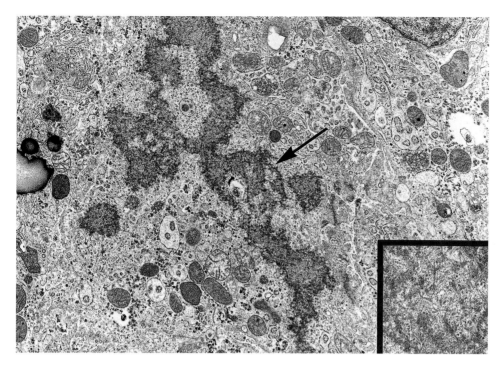

图 17.10　Mallory-Denk 小体　肝细胞质中可见不规则的电子致密物质(箭示)。在高倍放大插图中,该物质的纤丝状特征明显。(针刺活检,醋酸铀及柠檬酸铅;×8600;插图:×27 000)

## 毛细胆管

　　毛细胆管(BC)直径大约 0.75μm,是由几个相连肝细胞的细胞膜经紧密连接接合形成的[43]。表面微绒毛覆以薄层糖蛋白外衣突入毛细胆管腔。微绒毛内含有肌动蛋白丝,并向下延伸到也含肌动蛋白的毛细胆管周围网,起着毛细胆管收缩作用。

## 结构变化

　　在多种形式的胆汁淤积中毛细胆管的变化是相似的。常见的特征有微绒毛减少、表面膜形成小泡和毛细胆管周围肌动蛋白紊乱。肝移植后的保存性损伤相关的胆汁淤积,例如,缺血和再灌注损伤导致的毛细胆管扩张,微绒毛丢失和肌动蛋白丝紧密化[44]。毛细胆管内胆汁呈高电子密度的丝状物,粗颗粒状毛细胆管型胆汁("Byler 胆汁")是见于 Amish 儿童进行性家族性肝内胆汁淤积症 1 型病(Byler 病)的特征性改变[45](图 17.11)。

## 糖原

　　正常情况下,糖原颗粒遍布细胞质内的细胞器之间,常位于光面内质网附近。单颗粒型糖原颗粒(β 颗粒)呈 7~18nm 的深嗜锇性多边形颗粒。可是在正常肝细胞最常见的糖原颗粒是由单颗粒型糖原聚集组成的 200nm 糖原花环(α 颗粒)(图 17.6)。

图 17.11　进行性家族性肝内胆汁淤积症 1 型（PFIC-1）扩张的毛细胆管（BC）内含粗颗粒状胆汁（"Byler 胆汁"）为亚米希（Amish）儿童中胆汁淤积的特征。毛细胆管由几个紧密连接复合体围成（箭示），微绒毛数量减少。（针刺活检，柠檬酸铅，×24 475）

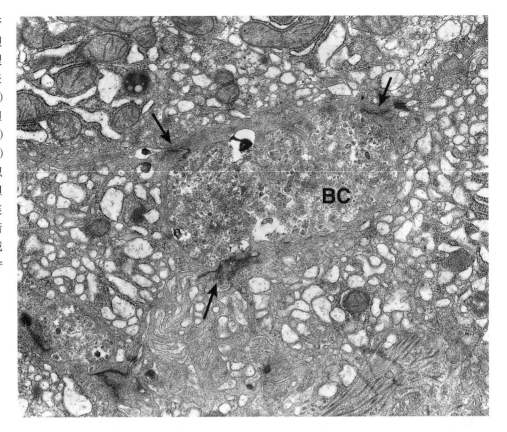

## 结构变化

糖原贮积病，也称为糖原沉积症[46]和某些难以控制的糖尿病（糖原性肝病，见第 7 章）显示肿大的肝细胞内有过多的胞质糖原颗粒。单颗粒型糖原池将线粒体和其他细胞器推向细胞膜（图 17.12），导致光学显微镜下肝细胞膜呈厚的植物细胞样。在 Ⅱ 型糖原贮积病中，可出现溶酶体内糖原沉积，而细胞核内糖原的出现是 Ⅰa 型糖原沉积症的特征（也可见于糖尿病、胰岛素抵抗、儿童和 Wilson 病）。毛玻璃样肝细胞胞质内含有异常的糖原颗粒包涵体可见于成人葡聚糖体病[47]，也称葡聚糖储积症，Lafora 病[48]（肌阵挛癫痫）和部分器官移植的受体[49]。

## 库普弗细胞

库普弗细胞（Kupffer cell，KC）形态不规则，细胞表面有许多指状突起锚于内皮细胞表面。库普弗细胞富含吞噬空泡（吞噬体）、溶酶体和线粒体，而内质网含量仅为中等。细胞核形状也不规则，核染色质周边聚集。

## 结构变化

在各种因素引起的肝实质细胞损伤（如肝炎）和色素过载（如胆汁淤积、铁质沉积）情况下，均可看到库普弗细胞肥大。许多贮积性疾病均会影响库普弗细胞：例如，在尼曼 - 匹克病中，库普弗细胞和肝细胞增大并充满鞘磷脂聚集的空泡（见图 17.1）。

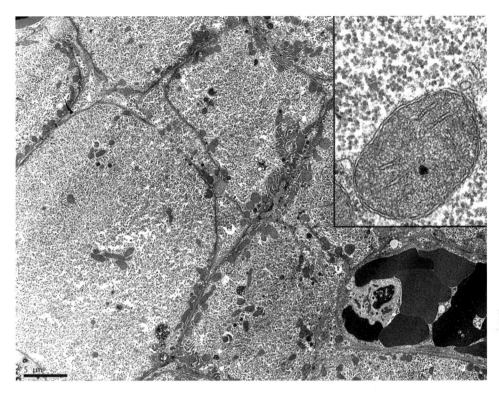

**图 17.12　糖原贮积症**　该视野内的几个肝细胞内显示的细胞质内单颗粒型糖原致大部线粒体和细胞器移向细胞膜。该型糖原沉积症可见于包括 I 型 von Gierke 病在内的其他几型糖原贮积症。插图:高倍镜下显示单颗粒型糖原颗粒(每个颗粒直径为 7~18nm),与邻近的外形正常的线粒体大小进行比较。(针刺活检,四氧化锇染色)

## 内皮细胞

内皮细胞(endothelial cell,EC)是一种表面光滑的扁平细胞,并有窗孔形成的筛板,为窦腔与 Disse 间隙提供直接通道[50]。窗孔开放形成似迷宫样结构[51]。内皮细胞的胞质体积相对较少。细胞膜下可看到许多微小吞饮小泡。

### 结构变化

在肝炎和其他情况下,内皮细胞经历几种变化,包括富含铁的铁蛋白小体(iron-rich siderosomes)积聚和在 Disse 间隙侧基底膜形成[52]。在慢性病毒性肝炎和 AIDS 患者中,内皮细胞粗面内质网内出现小管网状结构(tubulo reticular structures)和圆柱状池(cylindrical confronting cisternae),有时也见于库普弗细胞、星状细胞(见下文)和淋巴细胞内[53,54]。管网状结构是内质网囊泡内分支小管的网状积聚而成,有时在核周外层。圆柱状池是由两个或两个以上内质网囊泡彼此融合的膜片套在一起形成的圆桶状结构。它们的出现似乎是内源性 α- 干扰素和β- 干扰素水平增加的结果。有时在慢性乙型肝炎和丙型肝炎和自身免疫性肝炎中会出现膜包被的致密小体,类似于在光学显微镜下看到淀粉酶消化后的 PAS 阳性细胞质颗粒[55](见图 9.12)。

## 星状细胞

星状细胞(SC),以前也称为 Ito 细胞、脂肪贮积细胞、窦周细胞或脂肪细胞,是维生素 A 的主要储存部位。在肝脏损伤情况下,它变成过渡型细胞或肌成纤维样细胞,不仅能够合成 Ⅰ、Ⅲ 和 Ⅳ 胶原蛋白,还能合成层粘连蛋白[56]。星状细胞定位于 Disse 间隙内(见图 7.6),含有丰富的粗面内质网、大高尔基体和含有维生素 A 的大脂滴。在酒精性肝病、维生素 A 过多症和甲氨蝶呤中毒时,星状细胞增生,并与 Disse 间隙内胶原纤维增多密切相关。有报道,发现在原发性胆汁性肝硬化中出现含有大量脂滴的多囊泡星状细胞[57]。

### Pit 细胞(大颗粒淋巴细胞)

这种细胞位于肝窦腔内,汇管区周围区域明显多于肝腺泡 3 带[58]。Pit 细胞表面的突起和伪足经常与内皮细胞或库普弗细胞密切接触。细胞核致密、偏位于细胞一侧,呈锯齿状。细胞内高电子密度的膜结合细胞毒性酶颗粒类似于水果的"核"或籽的特点因而取名 pit 细胞。细胞质内富含粗面内质网、发达的高尔基体、中心粒,偶尔还可见到具有杆状核心的小泡。Pit 细胞在自身免疫性肝炎中被发现,具有自然杀伤细胞功能,pit 细胞的数量在肝脏恶性肿瘤中明显增加[59]。

## 免疫电子显微镜

用于光学显微镜检测(参见下文免疫组织化学)的肝活检切片免疫组织化学染色原则,也适用于电子显微镜[60]。下述经戊二醛和多聚甲醛的混合标本固定方法,组织样本经硼氢化物处理,低温保护和冷冻保存,解冻后样本,进行 20~40μm 厚切片,采用直接或间接免疫过氧化物酶染色[61]。染色后切片经四氧化锇后固定、脱水和环氧树脂包埋。电子显微镜下,在靶抗原部位可见高电子密度免疫反应物。

随着各种针对组织抗原和受体的单克隆和多克隆抗体的有效应用,极大地扩展了肝细胞与免疫细胞和细胞外基质间相互作用的研究。细胞间黏附分子、组织相容性抗原和干扰素受体作为其中潜在的抗原均可采用免疫电子显微镜进行研究[62-64]。图 17.13 显示了这种技术应用的例证,证明在慢性乙型肝炎患者肝细胞细胞膜上肿瘤坏死因子 A 型受体表达上调[65]。

## 扫描电子显微镜

肝脏三维结构可以利用扫描电子显微镜对特殊处理的组织[66],甚至是石蜡包埋组织进行扫描后评估[67](图 17.14)。X 射线微量分析结合扫描技术可有效地用于元素分析。扫描电子显微镜实验室最好的装配能提供适当的组织固定、临界点干燥和样本金或白金喷涂的详细方法。扫描电子显微镜可用于检查胆管[68]和肝血管的树脂铸型[69-72]。

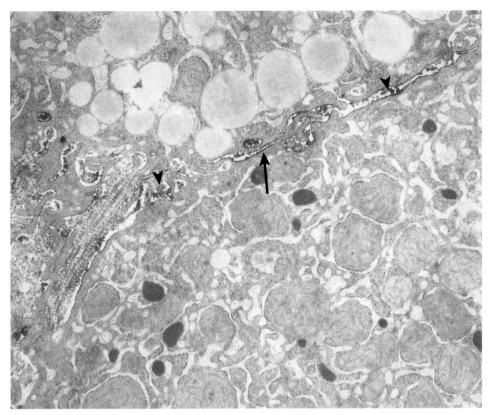

图 17.13 肿瘤坏死因子(TNF)A 型受体 一例 HBV 阳性慢性肝炎,用单克隆抗体 Utr-1(针对 TNF A 型受体)染色显示的细胞膜阳性染色模式包括位于两个相邻肝细胞间的不连续模式(箭示)和细胞间隙(箭头)模式。(免疫电子显微镜,×18 400)

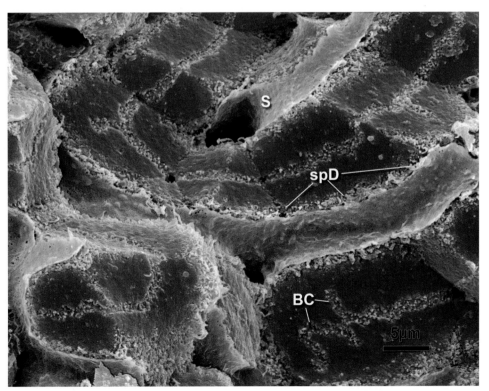

图 17.14 肝脏扫描电子显微彩色图像 图示肝索(暗绿色)之间的肝窦(S)(浅粉红色)的走向。清晰的毛细胆管网(BC)。显示肝窦的内皮细胞和肝细胞表面之间狭窄的 Disse 间隙(spD)

## 免疫组织化学

免疫组织化学技术已在病理学实验室中被广泛地使用,过氧化物酶染色和免疫荧光显微镜方法都已被写进了公认的教科书[73]。根据分子量 Moll 数分类的特异性细胞角蛋白免疫标记的应用[74],尤其是 CK7(cytokeratins 7)和 CK20(cytokeratins 20)在确定肿瘤[75]的组织来源中的作用也被广泛地认可,并对肝脏肿瘤的评估具有重要价值。有关特殊的免疫组织化学染色在肝细胞癌和其他肝胆的肿瘤诊断中的应用详见第 11 章(见图 11.18)。有关显示慢性肝炎和肝硬化的背景下乙型肝炎病毒抗原的内容已在第 9 章详述。其他病毒,例如巨细胞病毒等也采用免疫组织化学方法进行研究(例如,肝移植后)[76]。CK7 免疫标记应用在鉴别固有胆管、细胆管反应和肝祖细胞及其衍生细胞中具有特殊价值,因此,在本书多个章节中都进行讨论。采用泛素免疫标记识别 Mallory-Denk 小体并结合 CK8/18 免疫组织化学染色识别脂肪性肝炎中受损的和气球样变的肝细胞已在第 7 章有过概述。目前,已经形成了一个用于免疫组织化学染色的庞大且数目一直在持续增加的免疫标记谱,并在日复一日的肝活检的日常实践及肝脏病理学研究中具有潜在的使用价值。这些都已贯穿于本书之中,而且也将会参考 PubMed 和其他网络资源进行持续更新。

## 基因芯片、基因测序和分子分析

近来,随着人类基因组的阐明和多种关于基因表达模式和特征、突变序列分析技术的扩展应用,已经对肝脏病学基础科学和临床研究产生了巨大的影响。各种类型的肝脏标本均可用于基因和分子分析,包括新鲜组织、福尔马林固定和石蜡包埋组织[77]、印迹样本[78]、DNA 和 RNA 保存完好的档案组织块。肝脏转录组表达人类基因组中 39 000 个基因的 25%~40%[79],对于其表达模式和变化可通过基因芯片和其他方法进行分析研究。有报道称,相关技术的联合,如原位杂交与显微切割激光捕获和 PCR 反应相结合,可以提高分析的灵敏度[80]。采用全基因组分析可通过识别基因印记用于不同慢性肝病的发病机理研究,如丙型肝炎和非酒精脂肪肝疾病[81]。Sanger 测序(Sanger sequencing)[82]和"下一代"(深度)测序方法现在可用于区分特定肿瘤的基因突变特征,而成为个体化基因治疗的组成部分,用于靶向治疗[83]。例如,关于 KRAS 突变的检测,就是基因测序分析的成功范例,见图 17.15。

### 其他技术

在特殊的调查研究中,如共焦显微镜、原位分子杂交、聚合酶链反应和激光捕获显微切割技术,现在已被广泛地用于病理科和其他生物医学部门,也可以实施肝标本评估。这些方法需要特殊的固定和其他操作流程,如表 17.1 所示。鼓励读者通过 PubMed、其他网络资源和教科书途径来获得关于上述方法的细节和在研究领域中的潜在价值。

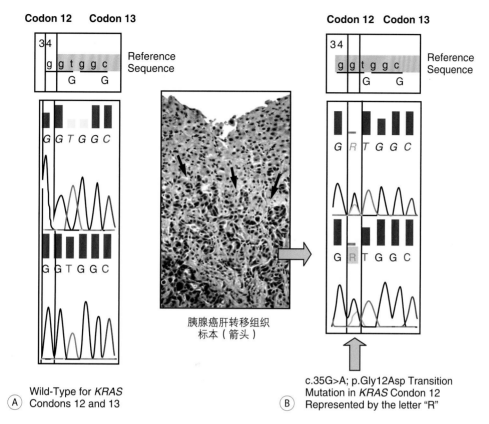

Codon 12　Codon 13

Reference Sequence

G G T G G C

G G T G G C

胰腺癌肝转移组织
标本（箭头）

(A) Wild-Type for *KRAS*
Condons 12 and 13

Codon 12　Codon 13

Reference Sequence

G R T G G C

G R T G G C

(B) c.35G>A; p.Gly12Asp Transition
Mutation in *KRAS* Condon 12
Represented by the letter "R"

图 17.15　采用直接 DNA-PCR　双脱氧末端终止测序法对石蜡包埋的肝脏转移灶显微切割组织进行 KRAS 基因的 12 和 13 密码子测序。A. 来自于一位有左半结肠腺癌伴肝脏转移的 60 岁女性患者,肝脏 4 区内转移性低分化结肠腺癌的组织 KRAS 基因的 12 和 13 密码子均为野生型。B. 该肿瘤发生 KRAS 序列转换突变(绿色箭头),影响 12 位密码子的第 35 位碱基对:c.35G>A;p.Gly12Asp。这一突变来自一位具有胰腺腺癌病史的 62 岁男性患者的肝脏转移性低分化腺癌组织(部分切除肿瘤组织显示 KRAS 基因左侧部分序列)

（杨军　译）

## 参考文献

1　Staff S, Kujala P, Karhu R, et al. Preservation of nucleic acids and tissue morphology in paraffin-embedded clinical samples: comparison of five molecular fixatives. J Clin Pathol 2013;66:807–10.

2　Burt AD, Le Bail B, Balabaud C, et al. Morphologic investigation of sinusoidal cells. Semin Liver Dis 1993;13:21–38.

3　Rieder H, Meyer zum Büschenfelde K-H, Ramadori G. Functional spectrum of sinusoidal endothelial liver cells. Filtration, endocytosis, synthetic capacities and intercellular communication. J Hepatol 1992;15:237–50.

4　Xiao J-C, Ruck P, Adam A, et al. Small epithelial cells in human liver cirrhosis exhibit features of hepatic stem-like cells: immunohistochemical, electron microscopic and immunoelectron microscopic findings. Histopathology 2003;42:141–9.

5　Nagore N, Howe S, Boxer L, et al. Liver cell rosettes: structural differences in cholestasis and hepatitis. Liver 1989;9:43–51.

6　Nagore N, Howe S, Scheuer PJ. The three-dimensional liver. In: Popper H, Schaffner F, editors. Progress in Liver Diseases, vol. IX. Philadelphia, PA: WB Saunders; 1989. p. 1–10.

7　Ludwig J, Ritman EL, LaRusso NF, et al. Anatomy of the human biliary system studied by quantitative computer-aided three-dimensional imaging techniques. Hepatology 1998;27:893–9.

8　Jones S, Chapman SK, Crocker PR, et al. Combined light and electron microscope in routine histopathology. J Clin Pathol 1982;35:425–9.

9　Spycher MA. Electron microscopy: a method for the diagnosis of inherited metabolic storage diseases. Electron microscopy in diagnosis. Pathol Res Pract

1980;167:118–35.

10　Ishak KG, Sharp HL. Metabolic errors and liver disease. In: MacSween RNM, Anthony PP, Scheuer PJ, et al., editors. Pathology of the Liver. 3rd ed. Edinburgh: Churchill Livingstone; 1994. p. 123–218, [Ch. 4].

11　Toker C, Trevino N. Hepatic ultrastructure in chronic idiopathic jaundice. Arch Pathol 1965;80:453–60.

12　Miller SE. Detection and identification of viruses by electron microscopy. J Electron Microsc Tech 1986;4:265–301.

13　Phillips MJ, Poucell S, Patterson J, et al. The Liver. An Atlas and Text of Ultrastructural Pathology. New York: Raven Press; 1987.

14　Phillips MJ, Glendis LM, Paucell S, et al. Syncytial giant-cell hepatitis. Sporadic hepatitis with distinctive pathologic features, a severe clinical course, and paramyxoviral features. N Engl J Med 1991;324:455–60.

15　Fimmel CJ, Guo L, Compans RW, et al. A case of syncytial giant cell hepatitis with features of a paramyxoviral infection. Am J Gastroenterol 1998;93:1931–7.

16　Lazaro CA, Chang M, Tang W, et al. Hepatitis C virus replication in transfected and serum-infected cultured human fetal hepatocytes. Am J Pathol 2007;170:478–89.

17　Lloreta-Trull J, Serrano S. The current role of electron microscopy in the diagnosis of epithelial and epithelioid tumors. Semin Diagn Pathol 2003;20:46–59.

18　Pessayre D, Bichara M, Degott C, et al. Perhexiline maleate-induced cirrhosis. Gastroenterology 1979;76:170–7.

19　Poucell S, Ireton J, Valencia-Mayoral P, et al. Amiodarone-associated phospholipidosis and fibrosis of the liver. Light, immunohistochemical, and electron microscopic studies. Gastroenterology 1984;86:926–36.

20　Simon JB, Manley PN, Brien JF, et al. Amiodarone hepatotoxicity simulating alcoholic liver disease. N Engl J Med 1984;311:167–72.

21　Pirovino M, Müller O, Zysset T, et al. Amiodarone-induced hepatic phospholipidosis: correlation of morphological and biochemical findings in an animal model. Hepatology 1988;8:591–8.

22　Lewis JH, Ranard RC, Caruso A, et al. Amiodarone hepatotoxicity: prevalence and clinicopathologic correlations among 104 patients. Hepatology 1989;9:679–85.

23　Rohr HP, Lüthy J, Gudat F, et al. Stereology: a new supplement to the study of human liver biopsy specimens. In: Popper H, Schaffner F, editors. Progress in Liver Diseases, vol. V. New York: Grune & Stratton; 1976. p. 24–34.

24　Uchida T, Kronborg I, Peters RL. Alcoholic hyalin-containing hepatocytes – a characteristic morphologic appearance. Liver 1984;4:233–43.

25　Caldwell SH, de Freitas AR, Park SH, et al. Intramitochondrial crystalline inclusions in nonalcoholic steatohepatitis. Hepatology 2009;49:1888–95.

26　Chedid A, Jao W, Port J. Megamitochondria in hepatic and renal disease. Am J Gastroenterol 1980;73:319–24.

27　Foschini MP, Macchia S, Losi L, et al. Identification of mitochondria in liver biopsies. A study by immunohistochemistry, immunogold and Western blot analysis. Virchows Arch 1998;433:267–73.

28　Feldmann G, Maurice M, Husson JM, et al. Hepatocyte giant mitochondria: an almost constant lesion in systemic scleroderma. Virchows Arch A Pathol Anat Histol 1977;374:215–27.

29　Sternlieb I. Evolution of the hepatic lesion in Wilson's disease (hepatolenticular degeneration). In: Popper H, Schaffner F, editors. Progress in Liver Diseases, vol. IV. New York: Grune & Stratton; 1972. p. 511–25, [Ch. 29].

30　Scheinberg IH, Sternlieb I. Wilson's disease. Major Problems in Internal Medicine XXIII. Philadelphia, PA: WB Saunders; 1984.

31　Sternlieb I. Fraternal concordance of types of abnormal hepatocellular mitochondria in Wilson's disease. Hepatology 1992;16:728–32.

32　Tonsgard JH. Effect of Reye's syndrome serum on the ultrastructure of isolated liver mitochondria. Lab Invest 1989;60:568–73.

33　Lichtenstein GR, Kaiser LR, Tuchman M, et al. Fatal hyperammonemia following orthotopic lung transplantation. Gastroenterology 1997;112:236–40.

34　Karadimas CL, Vu TH, Holve SA, et al. Navajo neurohepatopathy is caused by a mutation in the MPV17 gene. Am J Hum Genet 2006;79:544–8.

35　Spinazzola A, Santer R, Akman OH, et al. Hepatocerebral form of mitochondrioal depletion syndrome. Novel MPV17 mutations. Arch Neurol 2008;65:1108–13.

36　El-Hattab AW, Li F-Y, Schmitt E, et al. MPV17-associated hepatocerebral mitochondrial DNA depletion syndrome: new patients and novel mutations. Mol Genet Metab 2010;99:300–8.

37　Labarthe F, Dobbelaere D, Devisme L, et al. Clinical, biochemical and morphological features of hepatocerebral syndrome with mitochondrial DNA depletion due to deoxyguanosine kinase deficiency. J Hepatol 2005;43:333–41.

38　Iancu TC, Deugnier Y, Halliday JW, et al. Ultrastructural sequences during liver iron overload in genetic hemochromatosis. J Hepatol 1997;27:628–38.

39　Mooi WJ, Dingemans KP, Van Den Bergh Weerman MA, et al. Ultrastructure of the liver in cerebrohepatorenal syndrome of Zellweger. Ultrastruct Pathol 1983;5:135–44.

40　De Craemer D, Kerckaert I, Roels F. Hepatocellular peroxisomes in human alcoholic and drug-induced hepatitis: a quantitative study. Hepatology 1991;14:811–17.

41　Sternlieb I, Quintana N. The peroxisomes of human hepatocytes. Lab Invest 1977;36:140–9.

42　De Craemer D, Pauwels M, Roels F. Peroxisomes in cirrhosis of the human liver: a cytochemical, ultrastructural and quantitative study. Hepatology 1993;17:404–10.

43　Arias IM, Che M, Gatmaitan Z, et al. The biology of the bile canaliculus, 1993. Hepatology 1993;17:318–29.

44　Cutrin JC, Cantino D, Biasi F, et al. Reperfusion damage to the bile canaliculi in transplanted human liver. Hepatology 1996;24:1053–7.

45　Bull LN, Carolton VEH, Stricker NL, et al. Genetic and morphological findings in progressive familial intrahepatic cholestasis (Byler disease [PFIC-1] and Byler syndrome): evidence for heterogeneity. Hepatology 1997;26:155–64.

46　Hicks J, Wartchow E, Mierau G. Glycogen storage diseases: a brief review and update on clinical features, genetic abnormalities, pathologic features, and treatment. Ultrastruct Pathol 2011;35:183–96.

47　Hajdu CH, Lefkowitch JH. Adult polyglucosan body disease: a rare presentation with chronic liver disease and ground-glass hepatocellular inclusions. Semin Liver Dis 2011;31:223–9.

48　Nishimura RN, Ishak KG, Reddick R, et al. Lafora disease:

diagnosis by liver biopsy. Ann Neurol 1980;8:409–15.

49 Lefkowitch JH, Lobritto SJ, Brown RS Jr, et al. Ground-glass, polyclucosan-like hepatocellular inclusions: a "new" diagnostic entity. Gastroenterology 2006;131:713–18.

50 Horn T, Lyon H, Christoffersen P. The blood hepatocytic barrier: a light microscopical, transmission and scanning electron microscopic study. Liver 1986;6:233–45.

51 Braet F, Riches J, Geerts W, et al. Three-dimensional organization of fenestrae labyrinths in liver sinusoidal endothelial cells. Liver Int 2009;29:603–13.

52 Bardadin KA, Scheuer PJ. Endothelial cell changes in acute hepatitis. A light and electron microscopic study. J Pathol 1984;144:213–20.

53 Schaff Z, Hoofnagle JH, Grimley PM. Hepatic inclusions during interferon therapy in chronic viral hepatitis. Hepatology 1986;6:966–70.

54 Luu J, Bockus D, Remington F, et al. Tubuloreticular structures and cylindrical confronting cisternae: a review. Hum Pathol 1989;20:617–27.

55 Iwamura S, Enzan H, Saibara T, et al. Appearance of sinusoidal inclusion-containing endothelial cells in liver disease. Hepatology 1994;20:604–10.

56 Friedman SL. The cellular basis of hepatic fibrosis. N Engl J Med 1993;328:1828–35.

57 Cameron RG, Neuman MG, Shear N, et al. Multivesicular stellate cells in primary biliary cirrhosis. Hepatology 1997;26:819–22.

58 Luo D, Vanderkerken K, Bouwens L, et al. The number and distribution of hepatic natural killer cells (pit cells) in normal rat liver: an immunohistochemical study. Hepatology 1995;21:1690–4.

59 Bouwens L, Wisse E. Pit cells in the liver. Liver 1992;12:3–9.

60 De Vos R, De Wolf-Peeters C, van den Oord JJ, et al. A recommended procedure for ultrastructural immunohistochemistry on small human tissue samples. J Histochem Cytochem 1985;33:959–64.

61 Elia JM. Immunohistopathology. A Practical Approach to Diagnosis. Chicago, IL: ASCP Press; 1990.

62 Volpes R, van den Oord JJ, Desmet VJ. Can hepatocytes serve as 'activated' immunomodulating cells in the immune response? J Hepatol 1992;16:228–40.

63 Horiike N, Onji M, Kumon I, et al. Intercellular adhesion molecule-1 expression on the hepatocyte membrane of patients with chronic hepatitis B and C. Liver 1993;13:10–14.

64 Volpes R, van den Oord JJ, De Vos R, et al. Expression of interferon-gamma receptor in normal and pathological human liver tissue. J Hepatol 1991;12:195–202.

65 Volpes R, van den Oord JJ, De Vos R, et al. Hepatic expression of type A and type B receptors for tumor necrosis factor. J Hepatol 1992;14:361–9.

66 Vonnahme F-J. The Human Liver. A Scanning Electron Microscopic Atlas. Basel: Karger; 1993.

67 Ishak KG. Applications of scanning electron microscopy to the study of liver disease. In: Popper H, Schaffner F, editors. Progress in Liver Diseases, vol. VIII. Orlando, FL: Grune & Stratton; 1986. p. 1–32.

68 Petersen C, Grasshoff S, Luciano L. Diverse morphology of biliary atresia in an animal model. J Hepatol 1998;28:603–7.

69 Haratake J, Hisaoka M, Furuta A, et al. A scanning electron microscopic study of postnatal development of rat peribiliary plexus. Hepatology 1991;14:1196–200.

70 Haratake J, Hisaoka M, Yamamoto O, et al. Morphological changes of hepatic microcirculation in experimental rat cirrhosis: a scanning electron microscopic study. Hepatology 1991;13:952–6.

71 Gaudio E, Pannarale L, Onori P, et al. A scanning electron microscopic study of liver microcirculation disarrangement in experimental rat cirrhosis. Hepatology 1993;17:477–85.

72 Terada T, Ishida F, Nakanuma Y. Vascular plexus around intrahepatic bile ducts in normal livers and portal hypertension. J Hepatol 1989;8:139–49.

73 Dabbs DJ. Diagnostic Immunohistochemistry: Theranostic and Genomic Applications. Philadelphia: Elsevier Saunders; 2013.

74 Moll R, Franke WW, Schiller D, et al. The catalog of human cytokeratins: pattern of expression in normal epithelia, tumors and cultured cells. Cell 1982;31:11–24.

75 Wang NP, Zee S, Zarbo RJ, et al. Coordinate expression of cytokeratins 7 and 20 defines unique subsets of carcinomas. Appl Immunohistochem 1995;3:99–107.

76 Theise ND, Conn M, Thung SN. Localization of cytomegalovirus antigens in liver allografts over time. Hum Pathol 1993;24:103–8.

77 Hoshida Y, Villanueva A, Kobayashi M, et al. Gene expression in fixed tissues and outcome in hepatocellular carcinoma. N Engl J Med 2008;359:1995–2004.

78 Dogan S, Becker JC, Rekhtman N, et al. Use of touch imprint cytology as a simple method to enrich tumor cells for molecular analysis. Cancer Cytopathol 2013;121:354–60.

79 Shackel NA, Gorrell MD, McCaughan GW. Gene array analysis and the liver. Hepatology 2002;36:1313–25.

80 Horner SM. Defining the spatial relationship between hepatitis C virus infection and interferon-stimulated gene induction in the human liver. Hepatology 2014;59:2065–7.

81 Smalling RL, Delker DA, Zhang Y, et al. Genome-wide transcriptome analysis identifies novel gene signatures implicated in human chronic liver disease. Am J Physiol Gastrointest Liver Physiol 2013;305:G364–74.

82 Sanger F, Coulson AR. A rapid method for determining sequences in DNA by primed synthesis with DNA polymerase. J Mol Biol 1975;94:441–8.

83 Karagkounis G, Torbenson MS, Daniel HD, et al. Incidence and prognostic impact of KRAS and BRAF mutation in patients underoing liver surgery for colorectal metastases. Cancer 2013;119:4137–44.

## 扩展阅读

Dabbs DJ. Diagnostic Immunohistochemistry: Theranostic and Genomic Applications. Philadelphia: Elsevier Saunders; 2013.

Ghadially FN. Ultrastructural Pathology of the Cell and Matrix. 3rd ed. London: Butterworths; 1988.

Phillips MJ, Poucell S, Patterson J, et al. The Liver. An Atlas and Text of Ultrastructural Pathology. New York: Raven Press; 1987.

Shackel NA, Gorrell MD, McCaughan GW. Gene array analysis and the liver. Hepatology 2002;36:1313–25.

Smedsrod B, Le Couteur D, Ikejima K, et al. Hepatic sinusoidal cells in health and disease: update from the 14th International Symposium. Liver Int 2009;29:490–9.

Staff S, Kujala P, Karhu R, et al. Preservation of nucleic acids and tissue morphology in paraffin-embedded clinical samples: comparison of five molecular fixatives. J Clin Pathol 2013;66:807–10.

Vonnahme F-J. The Human Liver. A Scanning Electron Microscopic Atlas. Basel: Karger; 1993.

Watson JD, Gilman M, Witkowski J, et al. Recombinant DNA. 2nd ed. New York: Scientific American Books; 1992.

# 专业词汇注释

1. 嗜酸性小体（Acidophil body）（图 6.2 和图 16.16）凋亡的肝细胞，现在常称凋亡小体。另参见康希尔曼小体。

2. 腺泡（Acinus）（图 3.1）以血供为基础的解剖单位，它的三个肝实质带所含血氧依次减低，1 带最靠近小汇管区的末端门静脉血管。

3. 活动度（Activity）（图 9.7，图 9.8）表示肝细胞损害和相关炎症的程度的组织学术语，特别用于慢性肝炎和肝硬化，形成它们分级的依据。

4. 凋亡（Apoptosis）（图 6.2 和图 16.16）细胞的皱缩和碎裂。肝内所见主要为由肝细胞形成的浓染圆形小体，但游离于肝细胞板之外。

5. 自身免疫性肝炎（Autoimmune hepatitis） 肝炎的一种类型，伴有血清高滴度自身抗体，通常对免疫抑制治疗有应答。

6. 气球样变性（Ballooning degeneration） 肝细胞肿胀变圆，失去正常的多边形，病毒性肝炎（图 6.2）和脂肪性肝炎（图 7.8C）可见不同形态的气球样变性。

7. 毛细胆管（Bile canaliculus）（图 5.2）在 2 个或 3 个相邻肝细胞胆管极之间形成的输送胆汁的管状间隙。在疾病情况下，毛细胆管周围的肝细胞数可增多，毛细胆管本身无单独的上皮内衬。

8. 胆管（Bile duct）（图 3.2）最小的胆管，小叶间胆管位于小汇管区中心，通常与血管伴行，有时难与细胆管相区分。

9. 细胆管和 Hering 管（Bile ductule and canal of Hering）（图 3.3）在汇管区 - 肝实质界面，毛细胆管引流胆汁入 Hering 管（赫令管），Hering 管部分衬以肝细胞，部分衬以胆管上皮细胞（细胆管细胞）。经此进入相连的细胆管，后者完全衬以胆管上皮细胞。

10. 胆汁外渗（Bile extravasate）（图 5.9）胆汁从胆管漏入汇管区结缔组织，偶见于大胆管梗阻。

11. 胆汁梗死（Bile infarct）（图 5.4）肝内胆汁淤积的一个肝细胞死亡区，常见于汇管区周围。坏死区可呈或不呈胆汁染色。胆汁梗死易被误认为泡沫样巨噬细胞聚积，而毛细胆管淤胆主要是在中央静脉周围。

12. 胆汁湖（Bile lake） 胆汁积聚于肝细胞板之外。

13. 胆栓（Bile thrombus）（图 5.2）胆汁栓子的同义词，指毛细胆管内看得见的胆汁积聚。

14. 胆红素淤积（Bilirubinostasis） 此名称有时用于组织学的胆汁淤积。

15. 桥接纤维化（Bridging fibrosis）（图 7.21）通过纤维组织将汇管区之间和 / 或中央静脉之间连接起来。

16. 桥接坏死（Bridging necrosis）（图 6.9）连接血管结构的肝细胞融合性坏死

和塌陷,通常限用于连接汇管区到中央静脉之间的坏死。

17. 赫令管(Hering 管,Canals of Hering)(图 3.3)部分衬以肝细胞和部分衬以胆管上皮细胞的管腔,可能是祖细胞所在地。

18. 中央静脉周围炎(Central perivenulitis)(图 16.21)肝移植排斥反应的一种改变,输出小静脉作为淋巴细胞和其他效应免疫细胞攻击的目标。亦常见中央静脉周围肝细胞脱失和凋亡以及局部充血。这是小儿同种异体移植物排斥反应的常见表现,有时与汇管区排斥反应合并出现。偶尔为独立的排斥反应见于移植后期(>1 年)。

19. 蜡质样色素(Ceroid pigment)(图 6.5)巨噬细胞内的褐色色素,见于肝细胞损伤之后,富含氧化脂质,D-PAS 染色阳性,与脂褐素不同。

20. 胆管细胞(Cholangiocyte) 胆管的上皮细胞。

21. 胆盐淤积(Cholate stasis)(图 5.10)此术语有时用于慢性胆汁淤积。推想肝细胞的改变是毒性胆盐贮积所致。也被称为胆汁淤积前或假黄色瘤样改变。

22. 胆汁淤积(Cholestasis)(图 5.2)从形态学来讲,指胆红素淤积或在肝组织切片上出现可识别的胆汁。也可解释为胆汁流抵达十二指肠障碍,从生物化学来讲可作为黄疸的一个类型,有尿色深、粪灰白、高结合胆红素血症和血清碱性磷酸酶水平上升。

23. 肝硬化(Cirrhosis) 正常肝结构转变成被纤维间隔分割的结节。

24. 塌陷(Collapse)(图 4.8)由于肝细胞坏死,导致原来的网状支架密集,其后可能发生纤维化。

25. 融合性坏死(Confluent necrosis)(图 8.4)相邻肝细胞群的死亡。

26. 康希尔曼小体(Councilman bodies) 凋亡的肝细胞,这一名称限用于黄热病。它由康希尔曼(Councilman)医师首先描述。

27. 狄氏间隙(Disse 间隙,Disse space)(图 17.4)肝窦内皮细胞与肝细胞之间的间隙,内含细胞外基质和肝星状细胞。

28. 胆管缺失(Ductopenia)(图 13.6 和图 16.10)大量小叶间胆管消失。原因包括移植肝排斥反应,移植物抗宿主病,原发性胆汁性肝硬化,原发性硬化性胆管炎和药物性肝损伤。以胆管缺失为特点的疾病被称为胆管消失综合征。

29. 细胆管增生(Ductular proliferation) 此名词已不再使用。理由见细胆管反应一词。

30. 细胆管反应(Ductular reaction)(图 4.13)表现为细胆管结构增加,可能由原先存在的细胆管增生引起,也可能是来自肝细胞的胆管化生或来自祖细胞的转化。

31. 代谢障碍性肝铁过载(dysmetabolic hepatic iron overload,DHIO)(图 7.12)库普弗细胞和 / 或肝细胞内铁质沉着,是由于胰岛素抵抗和它对铁动态平衡的影响。明显的组织学改变最常见于非酒精性脂肪性肝病(NAFLD)大泡性脂肪变性状态下的铁过载。

32. 异型增生(Dyslasia)(图 10.8,图 10.9)通常在慢性肝炎和肝硬化中,肝细胞出现体积大小,核浆比例和 / 或核的改变。有大细胞型和小细胞型,也称为大细胞改变和小细胞改变。

33. 储脂细胞（Fat-storing cells） 即肝星状细胞。

34. 脂肪性肝病（Fatty liver disease） 包括脂肪肝和脂肪性肝炎两种病变，见于酒精性脂肪性肝病（AFLD）和非酒精性脂肪性肝病（NAFLD）。

35. 羽毛样变性（Feathery degeneration） （图 5.3）胆汁淤积引起肝细胞损伤的一种类型，原因为胆盐的毒性作用。受损肝细胞常为单个细胞位于正常肝实质内，细胞肿胀和见淡染的羽毛样胞浆。

36. 纤维化（Fibrosis） 新的胶原纤维形成，它可能在原有结缔组织支架塌陷后形成或为新生的。

37. 灶状坏死（Focal necrosis） （图 9.8）单个或一小群肝细胞死亡。由于死亡肝细胞迅速消失，认识灶状坏死是通过局部出现炎细胞聚集，以及肝细胞板断离，而不是出现坏死组织。

38. 滤泡（Follicle） 见淋巴滤泡。

39. 糖原空泡（Glycogen vacuolation） 见核空泡形成。

40. 分级（Grading） 通常在慢性肝炎中，包括肝细胞损伤和炎症浸润程度的半定量记分。组织学活动度的数值评估。

41. 肉芽肿（Granuloma） （图 15.1）上皮样细胞的灶性聚积，该细胞为改变了的巨噬细胞，具有丰富的细胞质和弯曲细长的核。需与单纯的巨噬细胞聚积相区别。

42. 毛玻璃肝细胞（Ground-glass hepatocytes） （图 9.13）肝细胞质大部被轮廓清晰均一的嗜伊红物质占据。最常见于乙肝病毒感染者的肝内。

43. 血色病（Haemochromatosis） （见铁质沉着）因铁过载，最终发展为肝纤维化和肝硬化，遗传性血色病是最常见的形式，通常由第 6 对染色体上 HFE 基因突变引起。

44. 肝星状细胞（Hepatic stellate cells） （图 7.6 和图 17.4）细胞内有富含维生素 A 的空泡，位于 Disse 间隙内。病理状态下，它能转化为肌纤维母细胞，产生细胞外基质。曾用的同义词包括储脂细胞、Ito 细胞、脂质细胞、肝窦旁细胞和窦周细胞。

45. 肝细胞（Hepatocytes） 肝脏细胞。

46. 界面肝炎（Interface hepatitis） （图 9.3，图 9.4）慢性肝病中在结缔组织与肝实质界面的肝细胞死亡，伴炎性细胞浸润，为慢性肝炎的特征性改变。旧的同义词为碎屑样坏死。

47. Ito 细胞（Ito cells） 肝星状细胞。

48. 库普弗细胞（Kupffer cells） 居留于肝内的巨噬细胞，横跨在肝窦腔内。

49. 界板（Limiting plate） 靠近汇管区的肝细胞层。

50. 脂质细胞（Lipocytes） 肝星状细胞。

51. 脂褐素（Lipofuscin） （图 3.6）肝细胞内的色素颗粒物，来自溶酶体，在肝细胞毛细胆管面最丰富，正常肝内数量有很大差异。

52. 肝细胞板（Liver-cell plates） （图 3.5）肝细胞排成的相互连接的板壁，成人多为一个细胞厚，小儿和再生肝的肝板增厚。

53. 肝小叶活动度（Lobular activity） （图 9.8）肝小叶内的炎症和肝细胞损伤

程度,与界面肝炎相对照。

54. 肝小叶(Lobule)（图 3.1）以中央静脉位于肝小叶的中心,汇管区位于周围的解剖单位。

55. 狼疮肝炎(Lupoid hepatitis) 自身免疫性肝炎的旧称,已不使用。

56. 淋巴滤泡(Lymphoid follicle)（图 7.17 和图 17.10）淋巴细胞积聚的结构,似正常淋巴结的滤泡。

57. Mallory 小体(Mallory bodies)（图 7.15 和图 17.9）不规则的致密的胞浆包涵体,具有细胞角蛋白成分,常呈绳索或花环状。电镜下显示为丝状结构。

58. 大块坏死(Massive necrosis)（图 4.13D 和图 6.12）肝多小叶坏死累及整个肝的大部分,常导致严重的肝功能不全。

59. 代谢综合征(Metabolic syndrome) 与胰岛素抵抗有关,有中心性肥胖(躯体性肥胖),糖尿病,高脂血症和高血压。现认为非酒精性脂肪性肝病(NAFLD)是代谢综合征的肝内表现。

60. 多小叶坏死(Multilobular necrosis)（图 4.13D 和图 6.12）融合性坏死累及全部邻近几个小叶。根据病变的范围,临床后果是不同的。

61. 非酒精性脂肪性肝炎(non-alcoholic steatohepatitis,NASH)（图 7.22）肝炎的一种形式类似于酒精性脂肪性肝炎,但与其他病因相关,如肥胖、糖尿病或药物性肝损伤。

62. 空泡核(Nuclear vacuolation)（图 7.13）石蜡切片见肝细胞核变空,可能由于糖原积聚、脂质或细胞质内陷。糖原核常见于青年人、肥胖和糖尿病患者,细胞核增大有明显核膜。糖原可用组织化学方法证实,常常在制片过程中丢失。

63. 全腺泡坏死(panacinar necrosis)（图 6.11）整个肝腺泡坏死。

64. 全小叶坏死(panlobular necrosis)（图 6.11）整个肝小叶坏死。

65. 窦旁细胞(Parasinusoidal cells) 肝星状细胞。

66. 肝实质(Parenchyma) 肝的特有组织,与结缔组织对应。用于描述肝小叶的内容物,与汇管区对应。

67. 汇管区周围(Periportal) 指肝小叶或肝腺泡的靠近小汇管区的部分。

68. 窦周细胞(Perisinusoidal cells) 肝星状细胞。

69. 碎屑样坏死(Piecemeal necrosis) 这一病变现称为界面肝炎,因为除坏死之外,也包括凋亡。

70. 多倍体(Polyploidy)（图 3.9）含多个染色体组的(如四倍体、八倍体)不同类别的细胞核共同存在,为成人肝细胞的正常状态。

71. 门管三联体(Portal triad)（图 3.2）门静脉、肝动脉和胆管三者共见于大多数汇管区,称为门管三联。

72. 胆汁淤积前(Precholestasis) 见胆盐淤积。

73. 祖细胞(Progenitor cell) 一种定向分化的细胞,有产生一系列特殊性细胞的能力。在肝脏祖细胞可能位于肝内细胆管或 Hering 管的部位。(见干细胞)

74. 假腺泡样(Pseudoacini) 玫瑰花结样(菊形团)。

75. 假黄色瘤样改变(Pseudoxanthomatous change)（图 5.10）见胆盐淤积。

76. 再生(Regeneration)（图 10.6）广泛用于描述肝细胞损伤或丢失以后的增

生。由于有丝分裂率低,在常规切片上不容易认识,而肝细胞板增厚是它的特征。

77. 玫瑰花结(Rosettes)(图 4.11,9.9 和 9.18)在肝脏病理学上,这一名词是用来表示正常肝板中几个肝细胞变成腺状结构。在胆汁淤积和慢性肝炎可见到不同类型的花结。

78. 间隔(Septa)(图 10.15 和 10.16)二维切片所见的纤维组织壁呈线状或带状。间隔可以由塌陷形成(被动间隔)和新生纤维形成(主动间隔)或两者兼有。

79. 铁质沉着(Siderosis) 肝组织任何成分内出现可染铁。铁质沉着有许多原因,包括血色病类疾病,该病进行性发展可导致纤维化。可是遗传性血色病早期有铁质沉着而无纤维化。

80. 肝窦阻塞综合征(Sinusoidal obsrtruction syndrome)(图 16.23)肝窦和中央静脉内血液循环阻塞。多由于化疗导致重度骨髓抑制或暴露于毒物如吡咯环生物碱损伤血管内皮引起。这一术语常代用于肝小静脉闭塞病。

81. 点状坏死(Spotty necrosis) 分布广泛,不是成片的肝细胞坏死,常见于急性肝炎。

82. 分期(Staging) 半定量评价结构改变,包括肝纤维化和肝硬化的。

83. 脂肪性肝炎(Steatohepatitis)(图 7.16)肝炎的一种特点为脂肪变性,肝细胞气球样变,Mallory 小体和细胞周围纤维化。

84. 脂肪变性(Steatosis)(图 7.1,图 7.2)肝细胞内过量脂质蓄积。

85. 星状细胞(Stellate cells) 见肝星状细胞。

86. 干细胞(Stem cell) 具有自身更新能力,和形成各种细胞的潜能,包括祖细胞。

87. 胆管消失综合征(Vanishing bile duct syndromes) 特点为大于 50% 胆管丢失,导致胆管减少甚至胆汁淤积。

（袁农　孙润菲　译　　王泰龄　刘晖　校）

# 索引